DEUTSCHE DEMOKRATISCHE REPUBLIK
DEUTSCHE AKADEMIE DER LANDWIRTSCHAFTSWISSENSCHAFTEN ZU BERLIN
INSTITUT FÜR LANDWIRTSCHAFTLICHE INFORMATION UND DOKUMENTATION

Landwirtschaftliches Zentralblatt

ABTEILUNG IV

VETERINÄRMEDIZIN

8. JAHRGANG
1963

AKADEMIE-VERLAG · BERLIN

LZ. IV VETERINÄRMEDIZIN · JG. 1963 · NR. 9 · SEITE 1793–2016 · BERLIN · SEPTEMBER 1963

LANDWIRTSCHAFTLICHES ZENTRALBLATT

ABTEILUNG VETERINÄRMEDIZIN

INHALTSVERZEICHNIS

NAMENVERZEICHNIS

Seitenzahl in [Klammern] bedeutet Bibliographie, mit * bedeutet Buchbesprechung

LANDWIRTSCHAFTLICHES ZENTRALBLATT
ABTEILUNG VETERINÄRMEDIZIN

1963 **NR. 9** **SEPTEMBER**

I. ALLGEMEINES

Blümel, Klaus; Berlin, Humboldt-Univ., Veterinärmed. Fak., Inst. für Staatsveterinärkunde. **Beiträge zur Geschichte der Vet.-med. Fakultät der Humboldt-Universität Berlin. Von der Gründung der Tierarzneischule bis zur Tierärztlichen Hochschule (1790–1887).** Diss. Berlin **1963** 131 S. – 10 Abb., 111 Lit.

Bohn, F. K.; München, Univ., Med. Tierklin. **Film und Ton bei der Darstellung von Themen in der Veterinärmedizin.** Berliner Münchener tierärztl. Wschr. **76** (1963) Nr. 6. S. 115–116. 20.

Hassen, Al; Iowa State Univ. New developments in anatomy at Iowa State University. **(Neuentwicklungen in der Anatomie an der Universität Iowa.)** Iowa State Univ. Veterinarian **24** (1961/62) Nr. 1. S. 35–38. – 6 Abb.
Es werden kurz die Weiterentwicklungen auf dem Gebiete des Unterrichtes und der Forschung in den vergangenen Jahren, vor allem seit der 1951 erfolgten Ernennung von Prof. Dr. Robert Getty zum Direktor, beschrieben. Im Unterricht wurde nicht mehr dem Pferd, sondern vor allem dem Rind und auch den Kleintieren eine besondere Bedeutung zugemessen. Es wurden Sammlungen von Trocken- und Feuchtpräparaten eingerichtet, die als eine große Hilfe für den Unterricht angesehen werden. Als Forschungsgebiete dienten vor allem die Gerontologie, die Neurologie und der Kreislaufapparat. Gemeinsam mit Ingenieurhochschulen wurde das Gebiet „biomedical electronics" entwickelt. G. Michel. 40.

Cockrill, W. Ross; Rome, Food & Agric. Organization of the United Nations. The future of the veterinary profession. International veterinary trends. **(Die Zukunft des tierärztlichen Berufes. Internationale tierärztliche Tendenzen.)** Brit. veterin. J. **119** (1963) Nr. 1. S. 1–11. 100.

Karsemeijer, M.; Alphen/Rijn, Koninklijke Maatschappij voor Diergeneeskunde. E. E. G. en dierenarts. **(Die EWG und der Tierarzt.)** Tijdschr. Diergeneeskunde **87** (1962) Nr. 25. S. 1626–1631. – Zus. in Engl., Franz., Dtsch.
Es wird die Auswirkung des Vertrages über die EWG, namentlich der Artikel 55 und 57 auf das Veterinärwesen geschildert. In diesem Zusammenhang wird die Niederlassungsmöglichkeit und damit die gegenseitige Anerkennung staatlicher Prüfungen in den Mitgliedstaaten besprochen. Bezüglich der tierärztlichen Betreuung werden folgende Zahlen genannt:

Belgien:	1 Tierarzt für 2700 Tiere
Niederlande:	1 Tierarzt für 3100 Tiere
Luxemburg:	1 Tierarzt für 3150 Tiere
Frankreich:	1 Tierarzt für 4400 Tiere
Westdeutschland:	1 Tierarzt für 1700 Tiere
Italien:	1 Tierarzt für 1266 Tiere

Bei der Berechnung dieser Zahlen sind 4 Schweine bzw. 4 Schafe einem Rind gleichgesetzt, während Geflügel, Ziegen und kleine (junge ? – d. Ref.) Haustiere nicht mit einbezogen sowie Pferde nicht erwähnt worden sind. Vom Vf. werden ferner die Berufsbezeichnungen und die akademischen Grade in diesen

Ländern geschildert. Demzufolge darf man in Belgien und Luxemburg nach bestandenem Tierarztexamen automatisch den Doktortitel führen. In Frankreich lautet die Berufsbezeichnung nach bestandenem Tierarztexamen Veterinär; den Doktortitel darf man erst nach Anfertigung einer Dissertation führen, die von der Medizinischen Fakultät, welche für diesen Fall durch Professoren der Veterinärmedizin verstärkt ist, anerkannt sein muß, führen. In Italien nennt man sich nach bestandenem Examen gleichfalls Veterinär und erwirbt den Doktorgrad nach Anfertigung und Prüfung der Dissertation durch 11 Professoren. Über die Dissertationen in Westdeutschland schreibt Vf., daß es sich um einfache Arbeiten handelt, „häufig nicht viel mehr als bei uns ein ausführlicher Zeitschriftenartikel". W. Kuhlmann. 100.

Lübke, H.; Berlin-West, Gesundheitswes., Veterinärabt. **Die Entwicklung der Berliner Veterinärverwaltung nach dem zweiten Weltkrieg.** Berliner Münchener tierärztl. Wschr. **76** (1963) Nr. 5. S. 95–96. 120.

Terpstra, C.; Utrecht, Rijksuniv., Fac. der Diergeneeskunde, Inst. voor Trop. en Protozoaire Ziekten. Overzicht van de diergeneeskundige situatie in het voormalige Nederlands Nieuw-Guinea. **(Übersicht über die tierheilkundliche Situation im ehemaligen Niederländisch-Neuguinea.)** Tijdschr. Diergeneeskunde 88 (1963) Nr. 1. S. 4–17. 120.

Nieuwenhuizen, C. L. C. van; Utrecht, Landelijke Specialistenveren. Algemene en medische aspecten van de Europese Economische Gemeenschap. **(Allgemeine und medizinische Gesichtspunkte der Europäischen Wirtschaftsgemeinschaft.)** Tijdschr. Diergeneeskunde 87 (1962) Nr. 25. S. 1618–1626. – Zus. in Engl., Franz., Dtsch.
Vf. bespricht den zu Rom geschlossenen Vertrag über die Europäische Wirtschaftsgemeinschaft, insbesondere den Artikel 57, und dessen Auswirkungen auf das Gesundheitswesen der Mitgliedsländer. W. Kuhlmann. 140.

Obiger, L.; Hamburg, Gesundheitsbehörde. **Aufgaben und Maßnahmen der Veterinärverwaltung während der Flutkatastrophe.** Münchener med. Wschr. **104** (1962) Nr. 42. S. 1999. 140.

Buchheister, Klaus-Jürgen; Berlin, Humboldt-Univ., Veterinärmed. Fak., Inst. für Staatsveterinärkunde. **Beiträge zur Geschichte der Entwicklung der Landwirtschaft und des Veterinärwesens im Kreis Salzwedel in den Jahren 1945 bis 1959.** Diss. Berlin **1963** 79 S. – 73 Lit. 140.

Freeman, Joseph T.; Philadelphia, Univ. of Pennsylvania; Women's Med. Coll. Gerontology and veterinary medicine. **(Die Gerontologie und die Veterinärmedizin.)** J. Amer. veterin. med. Assoc. **140** (1962) Nr. 12. S. 1295 bis 1297. – 14 Lit.
Im Januar 1961 tagte die Gesellschaft für Gerontologie in Washington anläßlich der Konferenz des Weißen Hauses über das Altern. Die aus dieser Tagung resultierenden Vorschläge wurden in einem 6-Punkte-Programm zusammengefaßt. Dieses bezieht sich auf: 1. Die Unterstützung und die Bereitstellung wissenschaftlich qualifizierter Fachkräfte, die sich mit Untersuchungen auf diesem Gebiet befassen. 2. Die Förderung der Studien im Rahmen langfristiger Forschungsaufträge von 10- bis 20jähriger Dauer. 3. Einrichtung entsprechender Forschungszentren in Kliniken, Krankenhäusern und Versuchsanstalten mit Unterstützung der Bundesregierung 4. Die Gründung eines Institutes für Alterungsforschung im Rahmen des Institutes für Nationales Gesundheitswesen. 5. Ein Hilfsprogramm bezüglich der Gründung der notwendigen Laboratorien und der Beschaffung von Versuchstierbeständen. 6. Die Unterstützung gemeinschaftlicher Untersuchungen über den Wirkungsgrad spezifischer Hilfsprogramme für Alternde und deren Gesundheit. Auf die Bedeutung der verschiedenen Tierarten und der Vete-

rinärmedizin für die Forschungsrichtungen auf dem Gebiete der Gerontologie und die Möglichkeiten und Schwierigkeiten einer vergleichenden Auswertung der Ergebnisse bei Mensch und Tier wird hingewiesen. H. Busse. 140.

II. ANATOMIE, HISTOLOGIE, EMBYROLOGIE

Stanka, P.; München, Univ., Inst. für Histol. und Exp. Biol. **Über das Subcommissuralorgan bei Schwein und Ratte.** Z. mikroskop.-anatom. Forsch. **69** (1963) Nr. 3. S. 395–409. – 16 Abb., 20 Lit.

Für diese Untersuchungen wurden 11 Subcommissuralorgane vom Hausschwein und 26 von weißen Ratten verwendet. Das Subcommissuralorgan des Schweines ist gut entwickelt. Das stellenweise mächtige Ependym wird ohne Basalmembran vom lockeren Hypendym unterlagert. Die Ependymzellen sind hochprismatisch, um den Kern spindelig verdickt. Auf der dem Ventrikel zugekehrten Oberfläche tragen die Subcommissuralzellen Cilien mit deutlichen Basalkörnchen. In einzelnen Fällen wurden von diesen ausgehende, zarte, nach zentral verlaufende Wimperwurzeln beobachtet. Die Zellkerne sind oval mit zartem lockerem Chromatingerüst. Im mittleren Drittel des supranucleären Zellteiles läßt sich ein fädiger, gegen den Kern zu meist geknäuelter Golgi-Apparat darstellen. Auf der Organoberfläche zeigen sich wechselnde Mengen stark gefärbter, feinster Granula. Im Hypendym liegen außer Gliazellen zahlreiche Zellen, die sich färberisch wie die subcommissuralen Ependymzellen verhalten. Bei der Ratte haben die subcommissuralen Ependymzellen keine basalen Fortsätze. Auf der ventrikelseitigen Oberfläche besitzen die Ependymzellen des subcommissuralen Organs Cilien. Die Zellkerne sind oval und zeigen durchweg Einfaltungen in der Längsrichtung, was beim Schwein nur vereinzelt vorkommt. Im supranucleären Zellteil läßt sich ein aus einzelnen langen, zarten Fäden bestehender Golgi-Apparat darstellen. R. Berg. 280.

Schneider, Rolf; Frankfurt/M., Univ., Dr. Senckenberg. Anatom. Inst. **Der Kehlkopf der Klappmütze (Cystophora cristata Erxleben 1777). Ein weiterer Beitrag zur vergleichenden Anatomie des Robbenkehlkopfes.** Anatom. Anz. **112** (1963) Nr. 1. S. 54–68. 280.

Ježková D.; Brno, Veterin. Fak. Délkové, váhové a objemové změny střev a objemové změny žaludku u selat v raném postnatálním údobí. **(Länge-, Gewichts- und Volumenveränderungen der Därme und Magenvolumenveränderungen bei Ferkeln in der frühen, postnatalen Zeitperiode.)** Veterin. Časopis **11** (1962) Nr. 5. S. 499–508. – 1 Abb., 4 Tab., 14 Lit.

Bei 48 Ferkeln, die unmittelbar nach dem Saugen das Versuchsobjekt bildeten, wurde die Länge der sofort nach der Schlachtung präparierten Dünn- und Dickdärme gemessen; bei 30 Ferkeln wurde das Wachstum des Magen- und Dünndarmumfanges verfolgt, wobei festgestellt wurde, daß die schnellste Entwicklung der Därme bis zum Alter von 11 Tagen stattfindet. Die absolute Dünndarmlänge des Eintagsferkels (283 ± 59 cm) gleicht der achtfachen Körperlänge und verdoppelt sich zwischen dem 6.–11. Lebenstag. Bis zum 25.–26. Lebenstag vergrößert sich diese Länge nur noch um das 2,7fache gegenüber der Dünndarmlänge des Eintagsferkels und stellt das Vierzehnfache der Körperlänge dar. Die Dickdarmlänge des Eintagsferkels ist 1,8 mal größer als die Körperlänge, verdoppelt sich zwischen dem 11. und 16. Lebenstage und bleibt dann bis zum 26. Tage, wo sie 2,3 Körperlängen mißt, unverändert. Der absolute Magenumfang verdoppelt sich bis zum 11. Tage, dann wird die Zunahme langsamer und erreicht das 3,2 fache. Gleichzeitig stellte man das Gewicht der Dünn- und Dickdärme sowie des Magens fest und rechnete es auf 100 g Lebendgewicht um. Das Gewicht der Gedärme wuchs bis zum 11. Tage um das 7,5–8,5fache, bis zum 16. Tag um das 17fache bzw. beim Dickdarm um das 13,5fache.

F. Nádvorník. 425.

Fujita, Tsuneo und Kamiya, Toshiro; Okayama, Univ., Anatom. Inst.; Tokyo, Univ., Anatom. Inst. **Zur makroskopischen und mikroskopischen Anatomie der Schilddrüse und Nebenschilddrüse des indischen Elefanten.** Anatom. Anz. **112** (1963) Nr. 1. S. 72–78. 472.

Torre, Ernesto de la, Mitchell, Oliver Charles und Netsky, Martin G.; Winston-Salem, N. C., Wake Forest Coll., Bowman Gray School of Med., Dep. of Neurol.; Sect. on Neurosurgery. Anatomic and angiographic study of the vertebralbasilar arterial system in the dog. **(Eine anatomische und angiographische Untersuchung des arteriellen vertebral-basilaren Systems beim Hund.)** Amer. J. Anatomy **110** (1962) Nr. 2. S. 187–197. – 5 Abb., 1 Tab., 12 Lit.

An Korrosionspräparaten von 5 Hunden wird zunächst nochmals der Verlauf und die Aufzweigung der Cerebralarterien dargestellt sowie zur Vervollständigung dazu an 3 anderen Tieren die Aa. vertebrales präpariert. Weiterhin wird eine Technik zur angiographischen Darstellung des vertebral-basilaren Kreislaufes beschrieben und die damit gewonnenen Ergebnisse mit dem anatomischen Bild dieser Arterien verglichen. Danach sind beim gesunden Tier unter physiologischen Verhältnissen das vertebral-basilare System und das Carotiden-System unabhängig voneinander und werden ausschließlich von ihren eigenen Arterien versorgt. Eine Vermischung geschieht nur unter pathologischen Bedingungen. G. Michel. 510.

Thomas, Carolyn Eyster und Combs, C. Murphy; Chicago, Ill., Northwestern Univ. Med. School, Dep. of Anatomy. Spinal cord segments. A. Gross structure in the adult cat. **(Die Segmente des Rückenmarkes. A. Makroskopische Struktur bei der Katze.)** Amer. J. Anatomy **110** (1962) Nr. 1. S. 37–47. – 14 Abb., 4 Lit.

Bei den an 12 Katzen durchgeführten Untersuchungen wurden systematisch die dorsalen und ventralen Wurzeln präpariert. Neben allgemeinen, zeichnerisch dargestellten Angaben über die Form und Ausbildung der einzelnen Wurzeln wurden vor allem Messungen durchgeführt und die für die einzelnen Segmente des gesamten Rückenmarkes gewonnenen Werte graphisch dargestellt. Gemessen wurde einmal die Menge des Wurzelansatzes und die Länge des Abschnittes zwischen zwei Wurzeln; beide zusammen werden als Segmentlänge bezeichnet. Zum anderen wurde als sog. „interrootlet length“ der größte Zwischenraum zwischen zwei nebeneinanderliegenden Fasern innerhalb einer Wurzel ausgemessen sowie nach einer besonderen Methode die Querschnittsfläche in den einzelnen Segmenten ermittelt und durch Multiplikation der Querschnittsfläche mit der Segmentlänge das sog. Segmentvolumen errechnet. Die zeichnerisch und graphisch dargestellten Ergebnisse zeigen deutlich die Unterschiede in der Ausbildung der einzelnen Rückenmarksegmente der Katze. G. Michel. 545.

Fowler, Murray E. und Getty, Robert; Davis, Univ. of California, Coll. of Veterin. Med., Dep. of Surgery; Ames, Iowa State Univ., Dep. of Veterin. Anatomy. Technique for embedding brain slices in plastic. **(Eine Technik zum Einbetten von Gehirnschnitten in Kunststoff.)** Iowa State Univ. Veterinarian **24** (1961/62) Nr. 1. S. 16–19. – 1 Abb., 4 Lit.

Vff. beschreiben ausführlich eine schon 1953–1954 entwickelte Einbettungstechnik in Kunststoff (Selectron Resin, No. 5003). Mit dieser lassen sich ausgezeichnete Dauerpräparate von Gehirnschnitten herstellen, die in den vergangenen 7 Jahren als wertvolle Hilfe für den Unterricht dienten. Die

Methode ist auch mit gutem Erfolg für Serienschnitte anderer Organe (Eierstock, Niere u. a.) anzuwenden. G. Michel. 710.

Krutsay, Miklós; Keszthely, Ungarn, Bezirkskrankenhaus, Pathol. Abt. **Beiträge zur Markscheidenfärbung in Paraffinschnitten.** Zbl. allg. Pathol. pathol. Anatom. **104** (1963) Nr. 3/4. S. 173–174. — 1 Abb., 1 Lit.
Einer bereits früher beschriebenen Methode zur Darstellung von Markscheiden (vgl. Zbl. Pathol. **98** [1958] S. 8.) haftet der Nachteil an, daß als Beizmittel Chromsäure und Ferrichlorid benutzt werden, die bekanntlich hygroskopisch sind und deshalb nur schwierig über längere Zeit aufbewahrt werden können. Aus diesen Gründen wurde die Chromsäure in gesättigter Lösung und statt des Ferrichlorids das beständigere Eisenalaun verwendet. Das beschriebene Färbeverfahren läßt sich sowohl am formalinfixierten Material, das nach der Stückbeizung in Paraffin eingebettet wird, als auch an Paraffinschnitten ungebeizten Materials anwenden. Die Beizung vor der Paraffineinbettung empfiehlt sich aber als vorteilhafter, da bei der Einbettung ungebeizten Materials das Myelin herausgelöst wird, so daß dann lediglich das Neurokeratingerüst der Markscheiden gefärbt werden kann.
J. Martin. 710.

Smollich, A. und Hühn, U.; Berlin, Humboldt-Univ., Inst. für Veterin.-Anatomie, Histol. Abt. **Eine geeignete Technik zur Darstellung argyrophiler Fasern.** Anatom. Anz. **112** (1963) Nr. 1. S. 69–71. — 3 Abb., 1 Lit.
Vff. wandten bei der Darstellung der argyrophylen Elemente der Nebenniere von *Myocastor coypus* neben verschiedenen Verfahren der Silberimprägnation auch die Methode nach Danilin an. Bei der Anwendung dieser Methode wirkt sich die relativ starke Imprägnation anderer Gewebselemente, insbesondere der Zellkerne, störend aus. Dieser Nachteil sowie jener einer ungleichmäßigen Färbung des Schnittes wurde durch eine gewisse Abwandlung der Danilinschen Technik, die aus einer Ersetzung der Formolfixation durch die Fixierung nach Bouin besteht, beseitigt. R. Berg. 710.

Věžník, Z.; Brno, Oddělení Fyziol. a Patol. Rozmnožování Hospodářských Zvířat VÚV. K otázce významu mnohojaderných buněk v semenoplodných kanálcích. **(Zur Frage der Bedeutung der vielkernigen Zellen in den samenbildenden Hodenkanälchen.)** Veterinární Med. **7(35)** (1962) Nr. 6/7. S. 531–544. — 4 Abb., 3 Tab., 20 Lit. Zus. in Russ., Franz., Dtsch.
Als Versuchsobjekt dienten 70 männliche Tiere (Bullen, Kaninchen, Ratten). Man verglich die Zahl der vielkernigen Zellen von Kontrolltieren und von Tieren, die entweder durch Thermoisolierung des Skrotums, evtl. durch Haltung des Tieres bei einer höheren Umwelttemperatur oder mit Hilfe von 8% Jodkali, das den Bullen auf intratestikulärem Wege und den Kaninchen subcutan, evtl. nach vorheriger Agovirinapplikation verabreicht wurde, versuchsweise beeinflußt waren. Beim Versuch bediente man sich der vitalcytologischen Studien, der Untersuchung farbiger cytologischer Präparate und der histologischen Untersuchung. Auf Grund der Versuche wird angenommen, daß die Entstehung der vielkernigen Zellen meistens durch eine Störung der meiotischen Aktivität durch direkte Beschädigung der Kernteilung oder durch Störung der Telophase auf Grund einer inneren und auch äußeren Reizung bedingt werde. Man kann die Schlußfolgerung ziehen, daß vielkernige Elemente eine Störung der spermiogenetischen Funktion darstellen, bei der die mitotische Aktivität der Zellen noch erhalten bleibt.
B. Hamzová. 710.

Ghoshal, Nani Gopal; Hannover, Tierärztl. Hochschule, Klin. für Tiergeburtshilfe und -gynäkol. **Untersuchungen über das Zellbild von Vaginalabstrichen des Rindes mit Hilfe der Färbemethode nach Papanicolaou. 5. Bei-**

trag. Das Zellbild beim Rind mit ruhenden Ovarien. Diss. Hannover **1962** 70 S. – 9 Abb., 45 Lit.
An 66 Färsen und Kühen der schwarzbunten Niederungsrasse, deren Ovarien ruhten, erfolgten während und außerhalb des Puerperiums vaginalcytologische Untersuchungen. In 106 Abstrichen aus dem Vestibulum vaginae bzw. 110 Abstrichen aus der Vagina, die nach der modifizierten Methode von Papanicolaou gefärbt worden waren, wurden Zellgrad, Ausstrichtyp, Lage der Zellen im Abstrich sowie deren Farbreaktion beurteilt. Aus den Ergebnissen dieser vergleichenden Untersuchungen wird die Schlußfolgerung gezogen, daß das Vorhofepithel auf hormonale Einflüsse intensiver reagiert als das Scheidenepithel, weshalb dem Vestibulum-Abstrich größere Bedeutung zukommt als dem Vaginal-Abstrich. Im Vestibulum-Abstrich von Kühen mit ruhenden Ovarien sind Parabasal- und kleine Intermediärzellen charakteristisch; außer diesen sind Leukocyten in reichlicher Zahl vorhanden. Ungeklärt bleiben Ausstrichtypen, die bei Kühen mit ruhenden Ovarien auf Oestrogenaktivität schließen lassen. Die Untersuchungsmethodik wird ausführlich beschrieben. W. Rommel. 730.

Nes, Norodd; Oslo, Veterin. Coll. of Norway, Dep. of Animal Husbandry and Genetics. Chromosome studies in Heggedal and Standard Dark mink. **(Chromosomenstudien am Heggedal- und Standard Dark-Nerz.)** Acta veterin. scand. **3** (1962) Nr. 3. S. 275–294. 730.

Lindner, D.; Berlin, Humboldt-Univ., Inst. für Veterin.-Anatomie, Abt. Histol. **Zur vergleichenden Zellmorphologie des lockeren Bindegewebes. I. Das Zellbild der Subcutis des Rindes.** Z. mikroskop.-anatom. Forsch. **69** (1962) Nr. 2. S. 153–166. – 22 Abb., 3 Tab., 16 Lit.
Die vorliegende Arbeit ist das erste Glied einer Reihe systematischer Untersuchungen zum Thema der vergleichenden Morphologie der zelligen Bestandteile des lockeren Bindegewebes unserer Haussäugetiere. Es wurde die Subcutis der Regio inguinalis von 25 Rindern verschiedener Altersstufen und beiderlei Geschlechts untersucht. Die Fibroblasten sind die größten Zellen der Subcutis und liegen vorwiegend einzeln. Ihr Zelleib ist unregelmäßig plattenförmig, das Cytoplasma zeigt zwei Erscheinungsformen, und zwar die diplasmatische und die monoplasmatische. Die auffallend großen Fibroblastenkerne sind in der Regel oval und häufig eingekerbt, sie erscheinen hell, da ihr Chromatin staubförmig verteilt ist. Die quantitative Untersuchung ergab, daß die diplasmatische Form der Fibroblasten im Verhältnis 3:2 überwiegt. Die geringste Fibroblastenanzahl (44–47,9%) weisen die ältesten Tiere (6–7 Jahre) auf. Die Histiocyten sind sehr polymorph. Das grobwabige Cytoplasma färbt sich stets dunkler als das der Fibroblasten; es enthält häufig peripher gelegene Vakuolen. Die Kerne sind vorwiegend oval und im allgemeinen chromatinreicher und kleiner als die der Fibroblasten. Die Kerne können sowohl zentral als auch exzentrisch liegen. Der prozentuale Anteil der Histiocyten beträgt 26,7 $\pm$ 2,3. Die Mastzellen kommen in ihrer Größe den Histiocyten ungefähr gleich. Ein ganz typisches und stets vorhandenes Merkmal der Mastzellen sind ihre gleichmäßig abgerundeten Konturen. Die Größe der Mastzellengranula variiert sehr stark. Manche Zellen weisen nur einzelne Granula auf, andere dagegen sind mit ihnen prall gefüllt. Die runden oder ovalen Kerne der Mastzellen, die im allgemeinen kompakter und etwas kleiner als die der Histiocyten erscheinen, zeigen eine deutliche Chromatinstruktur. Bei der Toluidinfärbung zeigen die Kerne eine deutliche Metachromasie. 3–7 Jahre alte Rinder zeigen einen bedeutend höheren Prozentsatz als 1–1½ Jahre alte Tiere. Bei den Leukocyten handelt es sich vor allem um kleine, mittelgroße und große Lymphocyten sowie um Monocyten, die sich zum größten Teil von denen des Blutes kaum unterscheiden lassen. Hinsichtlich der Quantität sind die Leukocyten am unbeständigsten. R. Berg. 765.

Lindner, D.; Berlin, Humboldt-Univ., Inst. für Veterin.-Anatomie, Abt. Histol. **Zur vergleichenden Zellmorphologie des lockeren Bindegewebes. II. Das Zellbild der Subcutis des Schafes.** Z. mikroskop.-anatom. Forsch. **69** (1962) Nr. 3. S. 456–466. – 7 Abb., 3 Tab., 7 Lit. 1. Mitt. vgl. vorst. Ref.

Es wurde die Subcutis der Regio inguinalis von 23 Merino-Fleischschafen untersucht. In der normalen Subcutis überwiegt die diplasmatische Fibroblastenform. In der gereizten Subcutis nimmt die normalerweise überwiegende Fibroblastenform noch zu. Amitosen sind im gereizten Bindegewebe äußerst häufig. Die Histiocyten der ungereizten Subcutis sind polymorph, besitzen ausgefranste Konturen und ein grobwabiges Cytoplasma. In der gereizten Subcutis findet man außerdem noch zahlreiche Übergänge zur aktiven Form (Polyblasten): Zelleib und Kern runden sich ab, die Konturen werden glatt und das Cytoplasma feinwabiger. Die rundlichen bis ovalen Mastzellen variieren in ihrer Größe erheblich. Die Cytoplasmaeigenschaften unterscheiden sich nicht von denen des Rindes. In der gereizten Subcutis zeigen alle Mastzellen äußerst spärliche Granula, die Vacuolisierung des Cytoplasmas ist beträchtlich. Die Anzahl der Mastzellen ist sehr hoch. Leukocyten werden in der ungereizten Subcutis äußerst selten angetroffen; im gereizten lockeren Bindegewebe kommen diese Zellen vermehrt vor. Die Mittelwerte des prozentualen Anteils der Zellarten in der ungereizten Subcutis des Schafes betragen für die Fibroblasten 71,4 ± 1,1; Histiocyten 19,3 ± 0,8; Mastzellen 3,5 ± 0,5; Lympho- und Monocyten 0,9 ± 0,2; Granulocyten 0,8 ± 0,03; degenerierte Zellen 4,2 ± 0,8.

R. Berg. 765.

Bartana, Uriel; Zürich, Univ., Veterin.-Anatom. Inst. **Zur Anatomie des Hundes im Welpenalter. 3. Mitt. Mikroskopische Anatomie einiger innerer Organe (Herz, Milz, Trachea, Lunge, Speiseröhre, Magen, Darm, Leber, Pankreas, Niere, Harnblase).** Diss. Zürich **1961** 62 S. – 9 Abb., 16 Lit.

Als Fortsetzung einer Arbeit von Meyer (vgl. Diss. Zürich **1952**) über Skelett, Muskulatur und Lagebeziehungen der Eingeweide des Hundes im Welpenalter und einer weiteren von Schneebeli (vgl. Diss. Zürich **1958**) über die Form- und Größenverhältnisse der inneren Organe des Welpen im Laufe der ersten acht Lebenswochen untersucht Vf. nunmehr den mikroskopischen Bau einer Reihe innerer Organe in dieser frühen Jugendperiode des Hundes. Diese Arbeiten können jedoch nur als Testuntersuchung gelten, da die Welpen in toto fixiert worden waren und der Konservierungszustand der meisten Organe sehr zu wünschen übrig ließ. Es zeigte sich, daß die beiden ersten Lebenswochen der Welpenzeit auch im morphologischen Sinne eine über die Geburt hinaus verlängerte Embryonalperiode darstellen. Keines der untersuchten Organe war bei Geburt mehr oder minder fertig ausdifferenziert. Erst während der 3. bis 8. Lebenswoche, der sog. „eruptiven Periode", beginnt sich auch der Feinbau der inneren Organe früher oder später demjenigen der erwachsenen Hunde anzupassen. Bei Magen, Dünndarm, Lunge und Milz dauert dieser Prozeß auch noch über die 8. Woche hinaus an.

E. Wiesner. 800.

Schulz, Helmut; Kiel, Neue Univ., Inst. für Haustierkunde. **Mikroskopisch-anatomischer Bau und Enzymbestand der Pansenzotten von Giraffa camelopardalis (L.) (Ein histochemischer Beitrag zur Physiologie der Ruminantier-Vormägen).** Zool. Anz. **169** (1962) Nr. 9/10. S. 331–347. – 8 Abb., 48 Lit.

Zur Untersuchung gelangte lebenswarmes Material von einer 2½ Jahre alten Giraffe (♀). Die Pansenwand der Giraffe ist von einer großen Zahl wenig pigmentierter, zungenförmiger Zotten verschiedener Größe bedeckt. Maximal erreichen sie eine Länge von 15 mm. Im Längsschnitt durch eine Zotte sind alle für ein geschichtetes, verhornendes Plattenepithel typischen Zellagen zu beobachten. Zentral in der Zotte befindet sich eine gut entwickelte Lamina propria mucosae, welche von zahlreichen elastischen Bindegewebsfasern durchsetzt ist, die z. T. papillenförmig zur Mucosa-Oberfläche streben, ohne diese selbst zu erreichen („Coriumpapillen"). Die Cytochromoxydase und Succinodehydrase als wichtige im Citronensäurezyklus wirkende Enzyme sind in der Mucosa der Pansenzotten reichlich vorhanden. Dabei sind die stärksten Zellaktivitäten stets in den unteren Schichten des Stratum germinativum zu beobachten. Von hier nehmen sie apicalwärts successive ab. Die unspezifische saure Phosphomonoesterase zeigt eine vollkommen andere Verteilung in den Epidermisschichten. Die geringste Aktivität ist im Stratum germinativum zu beobachten. Die unspezifische alkalische Phosphomonoesterase ist im eigentlichen Epithel nicht nachzuweisen, aber in großen Mengen direkt unterhalb der Mucosa. Die α-Naphthylacetatesterase besitzt ihre größte Aktivität in den Schichten in- und oberhalb des Stratum granulosum. Die Carboanhydrase findet sich in großen Mengen vom Stratum basale bis zum Stratum corneum. Mäßige Mengen von Leucinaminopeptidase sind im Bereich des Stratum basale und in den unteren Zellen des Stratum spinosum festzustellen. In der gesamten Mucosa, insbesondere in den oberen Zellagen, finden sich reichlich Lipoide. PAS-positive Substanzen finden sich im Bereich der Mucosa vorwiegend in den Zellen des Stratum corneum. Aus den histochemischen Befunden kann geschlossen werden, daß der Stoffaustausch zwischen Pansenlumen und Blutgefäßsystem durch die Pansenmucosa im wesentlichen enzymatisch gesteuert wird. R. Berg. 830.

Weiss, Leon; Baltimore, Md., Johns Hopkins Univ., School of Med., Dep. of Anatomy. The structure of fine splenic arterial vessels in relation to hemoconcentration and red cell destruction. **(Die Struktur der feinen arteriellen Milzgefäße in bezug zur Hämokonzentration und Zerstörung der roten Blutzellen.)** Amer. J. Anatomy **111** (1962) Nr. 2. S. 131–174. – 17 Abb., 44 Lit.

Mit Hilfe elektronenmikroskopischer Untersuchungen wurden Struktur und Verlauf der feinen arteriellen Gefäße in der Milz von Kaninchen und Hunden unter normalen Bedingungen und nach Thorotrast-Injektionen erforscht. Die arteriellen Gefäße bilden in der weißen Pulpa der Milz des Kaninchens ein reiches Netzwerk. Sie besitzen ein hohes Endothel, welches besonders in den terminalen Gefäßen fast das Lumen ausfüllt. Es bildet eine vollständige Schicht, die einer Basalmembran aufsitzt, welche sich auch in den terminalen Kapillaren nachweisen läßt. Die Muskel- und Adventitiaschicht kann noch bei Arteriolen beobachtet werden. Sie liegen in einer Grundsubstanz, die in wechselnden Mengen Fasern enthält, welche mit der Basalmembran des Endothels verbunden sind. Dieser Komplex entspricht dem Reticulum. Bei Hunden sind die terminalen Kapillaren von einer Scheide phagocytierender Zellen umgeben, die in die Grundsubstanz eingelagert sind. Die Basalmembran ist teilweise vorhanden, fehlt an anderen Stellen völlig und bildet zusammen mit der Grundsubstanz das Reticulum der Scheide. Nach Thorotrast-Injektion konnte der Stoff beim Kaninchen intra- und extracellulär in den Gefäßsträngen (cordal vessels) rund um die arteriellen Endigungen, bei Hunden in den Zellen und der Grundsubstanz der Scheide wiedergefunden werden. Auf Grund der besonderen Struktur werden die Möglichkeiten zur Hämokonzentration sowie zur Zerstörung roter Blutzellen diskutiert. In einem Anhang wird die Rolle der Milz bei der Beseitigung gealterter Blutzellen gesondert dargestellt. E. Grün. 835.

Hopwood, Ronald T.; Fort Lauderdale, Fla., Sunrise Animal Med. Center. Perivascular fibrosis of splenic follicular blood vessels in Macaca mulatta.

(Perivasculäre Fibrose der Follikelgefäße der Milz bei Macaca mulatta.) Amer. J. veterin. Res. **23** (1962) Nr. 97. S. 1303–1306. – 7 Abb., 14 Lit.
Von einer großen Anzahl von Milzen von Rhesusaffen wurden 30 eingehend histologisch nach verschiedenen Färbungen untersucht, insbesondere im Hinblick auf Veränderungen an den Follikelarterien und -kapillaren. Dabei konnte eine perivasculäre Fibrose mit dem Auftreten kollagener Fasern peripher der Tunica media festgestellt werden. Entzündliche Zellreaktionen waren nicht nachzuweisen. Die Veränderungen gleichen denjenigen beim Menschen bei verschiedenen allergischen oder immunologischen Zuständen. H. Gürtler. 835.

Zolnai, B.; Budapest, Med. Univ., Anatom. Inst. **Bemerkungen zur anatomischen Injektions-Korrosionstechnik. II. Glomerulizählung. Versuch zur quantitativen Wertung von mittels Polyvinylchlorid (PVC) angefertigten Nierenkorrosionspräparaten.** Anatom. Anz. **112** (1963) Nr. 1. S. 47–53. – 3 Abb., 4 Tab., 13 Lit. 1. Mitt. vgl. LZ. Abt. IV 8 (1963) Nr. 4. S. 576.
Die Zählmethode für die Auszählung der Glomerula beginnt mit der Anfertigung eines Okularnetzmikrometers auf photographischem Wege. Dieses wird in ein Okular (6.3×) des Zeiss-Cytoplast-Stereomikroskopes eingeklebt. Das Maß des Netzmikrometers wurde derart gewählt, daß dessen kleine Quadrate – mit dem 4er Objektiv (25fache Vergrößerung) auf das Präparat projiziert – das Präparat in Gebiete von 0,5×0,5 mm teilen. Die Zählung wird in den kleinen Quadraten vorgenommen. Das Präparat wird senkrecht zu seiner Oberfläche beobachtet. Das Mikroskop auf und abbewegend, wird in den einzelnen Quadraten die Nierenrinde in ihrer ganzen Dicke untersucht und die Zählung vorgenommen. Bei der Einstellung des Nierenkorrosionspräparates wird die Zählung in 10 Quadraten vorgenommen und dann die Ergebnisse addiert. Die auf diesem Wege erhaltene Ziffer gibt die Zahl der Glomerula in einer Präparatsäule von 2,5 mm² Basisfläche an. In jeder Niere sind mindestens 5 derartige Zählungen erforderlich, um ein Durchschnittsergebnis zu erhalten. Die Fehlerquellen dieser Methode werden abschließend diskutiert. R. Berg. 850.

Pícha, J. und Župka, Z.; Brno, Katedra Obecné Zootechn. Příspěvek k posouzení aktivity štítné žlazy býčků a volků histologickou metodou. **(Beitrag zur histologischen Beurteilung der Aktivität der Schilddrüse von Bullen und Kastraten.)** Sborník Vysoké Školy zemědělské Brně, Řada A **1961** Nr. 3/4. S. 303–307. – 2 Abb., 2 Tab., 10 Lit. Zus. in Russ., Dtsch.
Nach zahlreichen Autoren stellt sich nach der Kastration u. a. eine etwa 20%ige Senkung der Aktivität der Schilddrüse ein. Um ihre Tätigkeit zu beurteilen, bedient man sich des histologischen Bildes. Zu diesem Zweck wurde der Schilddrüsenzustand bei Tieren, die in Gewicht von 400 kg (Alter 12 Mon.) kastriert wurden, und bei 600 kg wiegenden geschlachteten Tieren (Alter 21 Mon.) sowie bei Jungbullen desselben Gewichtes (Alter 21 Mon.), die alle gleich genährt und gepflegt wurden, verglichen. Makroskopisch war die Schilddrüse der Jungbullen etwas größer. An gefärbten Präparaten eines jeden Tieres wurden 100 Follikel gemessen, und auf Grund der Länge und Zahl der Follikelzellen wurde der sog. Follikelindex errechnet. Bei den Jungbullen waren die Drüsenfollikel größer, die Epithelzellen höher und das Kolloid war in höherem Maße vacuolisiert. Ferner nahm man eine karyometrische Analyse vor, und dabei wurden nachweisbare Unterschiede im Umfang der Kerne festgestellt. Bei den kastrierten Tieren war der Umfang um etwa 27% kleiner als bei den Jungbullen; außerdem fand man eine größere Menge von basophilem Kolloid als bei den Jungbullen vor, wo das acidophile Kolloid überwog. Die festgestellten Veränderungen deuteten darauf hin, daß auch die spätere Kastration einen merklichen Einfluß auf den Stoffwechsel der kastrierten Tiere ausübt. F. Nádvorník. 880.

Dziallas, Paul; München, Univ., Anatom. Inst. **Sonderformen der Purkinjefasern des Schafsherzens.** Z. Zellforsch. mikroskop. Anatom. 58 (1962) Nr. 1. S. 27–32. – 4 Abb., 16 Lit.

Der kontinuierliche Übergang der Purkinjefasern in die Myocardfasern gilt heute als gesichert. Vf. konnte nun beobachten, daß an bestimmten, subendocardial gelegenen Abschnitten der Purkinjefasern, denen eine stärkere Bindegewebsscheide fehlt, aus den großen, sarkoplasmareichen, aber fibrillenarmen Purkinjefasern kontinuierlich Muskelfasern kleineren Kalibers, teils von gleicher, teils aber auch von unterschiedlicher Form und Größe, hervorgehen. Diese zeichnen sich durch eine relative Sarkoplasmaarmut und einen Fibrillenreichtum aus, bestehen über eine nur kurze Verlaufsstrecke und werden wieder von der spezifischen Faser aufgenommen. Diese fibrillenreichen Zwischenstrecken der Purkinjefasern werden, den Vorstellungen folgend, daß das Reizleitungssystem der mechanisch trägste Anteil des Herzmuskelgefüges ist, als Hilfseinrichtungen betrachtet, die den Kontraktionseffekt der bindegewebsarmen Anteile des Reizleitungssystems verbessern. G. Michel. 960.

Hampl, Arnošt; Brno, Anatom. Ústav Veterin. Fak. Příspěvek k poznání mikroskopické skladby lymfatické uzliny novorozené a dospělé kachny pekingské. **(Beitrag zur Erkenntnis der mikroskopischen Zusammensetzung der Lymphknoten der geschlüpften und erwachsenen Pekingente.)** Sborník Vysoké Školy zemědělské Brně, Řada B **9(30)** (1961) Nr. 1/2. S. 17–22. – 6 Abb., 14 Lit. Zus. in Russ., Engl.

Als Versuchsobjekt dienten 12 cervico-thorakale Lymphknoten von 6 erwachsenen und dieselbe Anzahl der gleichen Knoten von eintägigen Pekingenten. Die Paraffinschnitte wurden mit Hämatoxylin-Eosin, ferner mit Weigerts Eisenhämatoxylin und van Gieson'schem Pikrofuchsin sowie nach der Azanmethode gefärbt. Bei der erwachsenen Ente hat die Hülle verschiedene Form; am häufigsten ist es eine dünne Schicht von lammellenartig eingeordnetem fibrösem Gewebe oder ein nur am Rande verdichtetes Reticulum. Das Reticulum wird von sternförmigen Zellen gebildet, die durch gegenseitig sich verbindende Ausläufer zusammenhängen. Die Frage der Anwesenheit und Zersetzung der Reticularfasern soll mit Hilfe der Imprägnationsmethoden gelöst werden. Die Rinden- und Marksubstanz des Knotens haben denselben Ursprung, dieselbe Zusammensetzung und durchdringen sich gegenseitig. Die Rindensubstanz bildet den Hauptteil der Knotenmasse und enthält hauptsächlich lymphatische Zellen. In der Marksubstanz überwiegen die Zellelemente des Reticulums. Das Sinus-System besteht aus einem Axialsinus und einer Anzahl kleiner, untereinander zusammenhängender, subkapsulärer, perifollikulärer und periarterieller Sinusse. Der Lymphknoten der neugeborenen Ente besitzt überhaupt keine Hülle. Vom Reticulum sind nur die Zellelemente entwickelt. Die Lymphocyten sind zahlreich und diffus gelagert. B. Hamzová. 980.

Amirhosseini, S. Fakredin; Mainz, Johannes-Gutenberg-Univ., Anatom. Inst. **Über die Abhängigkeit der Nervenzellgröße von der Körpergröße beim Hund.** Anatom. Anz. **112** (1963) Nr. 1. S. 32–36. – 2 Abb., 4 Lit.

Zur Untersuchung wurden 2 Hunde mit bedeutendem Größenunterschied ausgewählt. Als Untersuchungsmaterial dienten das Halsmark C_3–C_7. und die Halsspinalganglien C_3–C_6. Die Mehrzahl der Halsspinalganglienzellen sind kleine Zellen. Diese kleinen Zellen sind bei dem großen Hund in ihrer Gesamtheit größer als die Zellen des kleinen Hundes. Für die kleinen Zellen der Halsmarkventralhornsäule ergibt sich nach den Messungen, daß die Mehrzahl dieser Zellen bei dem großen Hund größer sind als die entsprechenden kleinen Zellen des kleinen Hundes. Bei diesen Zellen besteht eine direkte Abhängigkeit der Nervenzellgröße von der Körpergröße der untersuchten

Hunde. Für die mittleren und größten Zellen konnte diese Abhängigkeit nicht festgestellt werden. R. Berg. 1000.

Zsoldos, M.; Budapest, Med. Univ., Anatom. Inst. **Multipolare Zellen im Spinalganglion (Neue Untersuchungsmethode).** Anatom. Anz. **112** (1963) Nr. 1. S. 37–46. – 4 Abb., 68 Lit.
Diese Arbeit stellt einen Diskussionsbeitrag zu dem Problem der multipolaren und multiangulären Zellen im Spinalganglion dar. Mit Hilfe einer neuen Technik, des 3-D-Kondensors, der ein besseres mikroskopisches Sehen ermöglicht, gibt Vf. ein vollkommen neues Bild des spinalen Ganglions. Großer Wert wurde darauf gelegt, das Spinalganglion ohne jeden Eingriff nativ zu untersuchen. Dabei waren die einzelnen Elemente des Ganglion spinale in ihren Zusammenhängen und ihrer ursprünglichen Mikrotopographie sichtbar. Auch ungefärbt sind die vielumstrittenen multipolaren (vegetativen) Zellen, die großen lichten Zellen, die kleinen lichten (pseudounipolaren) Rundzellen und das reiche Fasernetz des Ganglion sichtbar, Es konnten also multipolare Zellen nachgewiesen werden und damit wurde bewiesen, daß es sich nicht um multianguläre Zellen handelt, die nach Ansicht gewisser Autoren infolge Vorbehandlung durch starke Schrumpfung entstehen sollen. R. Berg. 1010.

Beery, F.; Bern, Univ., Veterinär-Ambulator. Klin., Abt. für Vergleichende Neurol. **Untersuchungen über die Entwicklung der Motilität und die histologische Differenzierung des Kleinhirns bei der Katze in den ersten Lebenswochen.** Schweiz. Arch. Tierheilkunde **104** (1962) Nr. 12. S. 701–721. – 16 Abb., 3 Tab., 32 Lit. Zus. in Engl., Franz., Ital.
Es wurde zunächst die Entwicklung der Motilität bei jungen Katzen von der Geburt an bis zum Alter von 50 Tagen eingehend beobachtet und beschrieben. Zum anderen wurde an 19 Katzen vom Neugeborenenalter bis zum Alter von 4 Mon. die postnatale histologische Differenzierung des Kleinhirns dargestellt. Das Kleinhirn der neugeborenen Katze ist vor allem dadurch gekennzeichnet, daß außer den noch gering ausdifferenzierten Schichten, die sich auch bei den erwachsenen Tieren finden, eine relativ sehr starke und zelldichte äußere Körnerschicht vorhanden ist. Sie bildet sich von der 2. Woche ab zurück und besteht schon bei 4 Wochen alten Tieren aus nur noch 1–4 Zellreihen. In dieser Schicht findet sich eine hohe Mitoseaktivität bis zur 12. Woche. Sie dürfte daher eine wesentliche Bedeutung für den Aufbau der Kleinhirnrinde besitzen. Die Befunde weisen auf eine eindeutige Parallelität zwischen der Entwicklung der Motilität bei jungen Katzen und der histologischen Differenzierung des Kleinhirns hin. G. Michel. 1010.

Milochin, A. A.; Leningrad, Akad. der Wiss. der UdSSR, Pawlow-Inst für Physiol., Abt. für Morphol. **Über eine besondere Form der Interoreceptoren des Verdauungstraktes.** Z. mikroskop.-anatom. Forsch. **69** (1962) Nr. 2. S. 145–152. – 6 Abb.
Im Verdauungstraktus verschiedener Vögel (Galliformes, Anseriformes) wurden vom Vf. in der Muskelschicht der Speiseröhre und des Drüsenmagens eigenartig gebaute Interoreceptoren festgestellt, die in das Schema der bisher bekannten Receptorenformen nicht einzuordnen sind. Diese neue Form der sensiblen Nervenendigungen wird als Receptor mit nervösem Ringapparat bezeichnet. Für den Bau dieses Receptors ist die Entstehung echter, geschlossener, ringartiger Nervenstrukturen entlang der Hauptfaser des Receptors oder auch deren Äste charakteristisch. Dieser neue Receptor hat folgenden Bau; die den Receptor bildende markhaltige Faser geht am Ranvierschen Schnürring von einer markhaltigen Nervenfaser großen Kalibers ab. Nach kurzem Verlauf teilt sich diese Nervenfaser in zwei große, markhaltige Hauptäste. Der erstere verliert unmittelbar nach der Abzweigung sein Myelin und beginnt sich intensiv zu verzweigen. Er wird mit jeder Teilung dünner, um

schließlich in zahlreiche feine Endästchen überzugehen. Der zweite Hauptast des Receptors zeigt einen anderen Bau. Seine relativ dünne markhaltige Faser wird nach dem ersten Ranvierschen Schnürring bedeutend dicker und bildet einen geschlossenen ringartigen, mit einer dicken Markscheide versehenen Nervenleiter. Erst von diesem Nervenring geht vom Ranvierschen Schnürring eine marklose Nervenfaser zur Peripherie ab.

R. Berg. 1050.

Ábráham, A.; Szeged, Ungarn, Univ., Inst. für Allg. Zool. und Biol. **Die intramurale Innervation des Vogelherzens.** Z. mikroskop.-anatom. Forsch. 69(1962) Nr. 2. S. 195–216. – 12 Abb., 16 Lit.

Mit verschiedenen Modifikationen des Bielschowskyschen Verfahrens wurde der Verlauf der in der Herzwand ziehenden Nerven, Geflechte und Fasern sowie ihre Verbindungsverhältnisse zu den Wandgeweben bei Haushuhn, Hausente, Hausgans, Haustaube, Flamingo, Kiebitz, Fischreiher untersucht. Das Vorhofsepicardium ist außergewöhnlich reich mit Nerven versehen. Receptorische Gebilde wurden nicht festgestellt. Das epicardiale Geflecht besteht aus dickeren, vom Vagus stammenden Fasern und aus dünneren, wellig verlaufenden sympathischen Fasern. Das Myocardium ist im Bereiche der beiden Vorhöfe reich an Nervenfasern. Sie bilden an dem dem Epicardium zugewendeten Abschnitt Geflechte. Endigungen von Nervenfasern sind in der gewöhnlichen Vorhofsmuskulatur nur selten sichtbar. Eigentümliche Elemente des Endocardiums stellen die Purkinje-Fasern dar. Diese sind im Querschnitt annähernd runde Zellen von 25–30 μ Durchmesser mit granuliertem, an Mitochondrien reichen Protoplasma und runden, chromatinarmen Kernen. Die Vorkammerscheidewand ist an Nervenfasern wesentlich ärmer als bei Amphibien und Reptilien. Es zeigt sich ein Bild wie beim Endocardium. Das Kammerepicardium ist außerordentlich reich an Nervengeflechten. Es besteht aus drei übereinander gelagerten, nicht deutlich abzugrenzenden Systemen. Die Innervation des Kammermyocardiums ist im allgemeinen spärlicher entwickelt als in den Vorhöfen. Die Nervenstämme und Geflechte ziehen entlang den Gefäßen. Wirkliche Geflechte treten seltener auf. Am Kammerendocardium wurde ein Geflecht festgestellt, welches in Anbetracht seiner Lage als subendocardiales Geflecht bezeichnet wird. Es ist nicht besonders dicht. Die Innervation der Kammerscheidewand weist im Vergleich zu den Kammern keine Besonderheiten auf. Von den Herzklappen sei besonders die Valvula cardiaca dextra erwähnt, sie ist eine muskulöse Klappe und gehört zu dem mit Nervenfasern am reichsten versorgten Gebiet des Vogelherzens. Vf. konnte an den untersuchten Vogelarten mit Sicherheit feststellen, daß in ihm ein spezielles Muskelsystem vorliegt, welches in seiner Struktur und Funktion Übereinstimmungen mit dem Reizleitungssystem der Säuger aufweist. Die Ganglien sind essentielle Bestandteile des Nervensystems des Vogelherzens.

R. Berg. 1050.

Margolena, L. A.; Beltsville, Md., U. S. Dep. of Agric., A.R.S., Animal Husbandry Res. Div., Sheep and Fur Animal Res. Branch. Sudoriferous glands of sheep and goats. **(Die Schweißdrüsen des Schafes und der Ziege.)** Z. mikroskop.-anatom. Forsch. 69 (1962) Nr. 2. S. 217–225. – 6 Abb., 2 Tab., 12 Lit.

Diese Beobachtungen stellen einen Teil allgemeiner Untersuchungen über die Biologie der Haut und Haarfollikel dar. Als Untersuchungsmaterial dienten Merino-, Rambouillet-, Hampshire- und das gewöhnliche amerikanische Schaf sowie Toggenburg- und Angoraziegen verschiedenen Alters. Die Arbeit gibt einen Überblick über die Morphologie, Embryologie, Histologie, die apokrine Natur und die Ausführungsgänge der Schweißdrüsen bei Schaf und Ziege. Die Schweißdrüsen des Schafes und der Ziege erscheinen als gewundene Schläuche, die in ihrem Verlauf den Konturen ihrer Follikel folgen. Die Schweiß- und

Talgdrüsen entwickeln sich morphologisch etwa um den 90. Tag des Fetallebens, jedoch besteht in funktioneller Hinsicht zwischen ihnen meistens ein Unterschied von 2 Monaten. Die Talgdrüsen beginnen bereits mit der Produktion des Talges, bevor sie definitiv ausgebildet sind. Die Schweißdrüsen bestehen aus dem Drüsenepithel und dem Myoepithel. Das Epithel besteht aus einer Reihe zylindrischer, cuboider oder abgeplatteter Zellen. Die Myoepithelzellen liegen auf der Basalmembran. Das Cytoplasma der Myoepithelzellen ist acidophil. Das Cytoplasma der hohen, aktiven Drüsenzellen zeigt auf der Lumenseite eine basische Reaktion, kann jedoch auch metachromatisch sich färbende Partikel oder Vacuolen enthalten. Auf der dem Lumen abgewandten Seite des Tubulus ist das Cytoplasma der Schweißdrüsen in den meisten Fällen farblos. Die Schweißdrüsen des Schafes und der Ziege erzeugen ihr Sekret scheinbar durch echte Sekretion und vor allen Dingen durch Abstoßen amorpher Partikel vom Zellursprung in das Lumen. Die Ausführungsgänge der Schweißdrüsen bestehen aus einem zweischichtigen Epithel, von dem die lumenseitige Schicht annähernd cubiode Zellen, die äußere Schicht abgeplattete Zellen besitzt. Ein stufenweiser Übergang der Myoepithelzellen in Epithelzellen des Ausführungsganges wurde beobachtet. Es wird vermutet, daß beide Zellarten einen gemeinsamen Ursprung aus undifferenzierten Epidermalzellen nehmen. R. Berg. 1080.

Strong, Leon H.; Chicago, Ill., Med. School, Dep. of Anatomy. Differential growth of the developing optic cup of the mammal. **(Das differenzierte Wachstum des sich entwickelnden Augenbechers der Säugetiere.)** J. Morphol. [Philadelphia] **110** (1962) Nr. 2. S. 199–216. — 10 Abb., 9 Lit.
An Embryonen des Kaninchens werden die Umbildungen am Augenbecher aufgezeigt. Die Differenzierungen in den einzelnen untersuchten Stadien (13 T. 2 Std., 14 T., 14 T. 3 Std., 15 T., 16. T., 16 T. 18 Std., 18 T., 19 T., 22 T. 6 Std.) werden kurz beschrieben und dargestellt. Am Schluß werden die gewonnenen Ergebnisse im Vergleich zur Literatur und im Hinblick auf die Verhältnisse beim Menschen erörtert. G. Michel. 1150.

Brodovskaja, Z. I. (Brodowskaja, S. I.) Razvitie kostnogo mozga u ptic. **(Die Entwicklung des Knochenmarks beim Geflügel.)** Pticevodstvo, Moskva **1962** Nr. 11. S. 24–25. — 4 Abb.
Es wurde die Entwicklung des Knochenmarks in den Röhrenknochen des Gliedmaßenskeletts beim Geflügel untersucht. Bei 14 Tage alten Hühnerembryonen hat sich aus dem Osteoblastenmark ein funktionsfähiges rotes Knochenmark gebildet. Die Bildung des roten Knochenmarks fällt zusammen mit der Erhöhung des Sauerstoff- und Nährstoffbedarfs, dem durch eine Neuformierung des Gefäßsystems der Allantois Rechnung getragen wird. Bei Hühnern kommt es zur völligen Reduzierung dem Knochenmarks in den Schulterknochen im Gegensatz zu Enten, bei denen die Schulterknochen mit gelbem Knochenmark angefüllt sind. Im Unterarm befindet sich auch bei Hühnern gelbes Knochenmark, lediglich in den Epiphysen ist ein geringer Anteil rotes Knochenmark. In den hinteren Extremitäten überwiegt das rote Knochenmark. H. Pingel. 1150.

III. PHYSIOLOGIE, PHYSIOLOGISCHE CHEMIE

Passow, H.; Homburg/Saar, Univ. des Saarlandes, II. Physiol. Inst. **Passive Permeabilität von Zellmembranen. Zur Frage der Penetration durch Poren.** Klin. Wschr. **41** (1963) Nr. 3. S. 130–138. — 1 Abb., 1 Tab., 45 Lit.
In einer Übersicht werden neuere Vorstellungen über die passive Permeabilität von Zellmembranen vermittelt. Aus den angeführten verschiedenartigen Be-

funden ergibt sich die Annahme, daß ein passiver Transport durch sehr enge, wassergefüllte, die Zellmembran durchziehende Kanäle möglich erscheint. Unvollständig sind die Vorstellungen über Gestalt und Abmessungen dieser wassergefüllten Kanäle. Als ungeklärt muß auch die Frage angesehen werden, ob diese Gebilde permanente oder zufällige Strukturen der Zellmembran sind.
H.-A. Ketz. 1200.

Spode, Ernst; Berlin-Buch, Inst. für Angew. Isotopenforsch. **Die Bedeutung der radioaktiven Isotope in der Medizin. 1. Teil. Diagnostik.** Medizintechnik 3 (1963) Nr. 1. S. 2–7. – 11 Abb., 2 Tab.
In kurzer Zusammenfassung werden einige Methoden des möglichen Einsatzes von Radionucliden in der Medizin dargestellt. Mit Hilfe von Radiojod ist sowohl eine anderen Methoden überlegene Funktionsdiagnostik als auch eine Lokalisationsdiagnostik der Schilddrüse möglich. Gegenüber der normalen Aufnahme von 10–30% der applizierten ^{131}J-Menge innerhalb 2 Stunden nach der Applikation ist die ^{131}J-Aufnahme in der Schilddrüse z. B. bei einer Hyperthyreose und bei aktiver Hyperplasie erhöht, bei einer Hypothyreose und bei der Thyreoiditis (de Quervain) erniedrigt. Bei der Leberfunktionsdiagnostik wird etwa 20 μc ^{131}J-markiertes Bengalrosa intravenös verabreicht und danach der Aktivitätsanstieg in der Leber gemessen. Auch die Speicherung von ^{198}Au-Kolloid in der Leber kann zur Diagnostik von Funktionsstörungen dieses Organes benutzt werden. Zur Diagnostik von Nierenerkrankungen werden ^{131}J-markierte Kontrastmittel (^{131}Diodrast) i.v. injiziert und deren Verteilung und Ausscheidung mittels Szintillationszähler gemessen (Isotopennephrographie). In der Kreislaufdiagnostik finden bei der Isotopenangiographie ^{24}NaCl, bei der Radiokardiographie ^{131}J-markiertes Humanalbumin bzw. Radiokrypton (^{85}Kr) und in der Angiographie der Lungenstrombahn eine ^{198}Au-Kohlesuspension Verwendung. Für die Bestimmung der Gesamtkreislaufzeit werden mit ^{131}J-Humanalbumin oder ^{51}Cr markierte Erythrocyten benutzt. Bei der Untersuchung von Blutkrankheiten und Stoffwechselstörungen werden ^{131}J, ^{32}P, ^{51}Cr, ^{59}Fe und ^{35}S eingesetzt. Mit Hilfe der Szintigraphie gelingt es, Tumoren und Tumormetastasen zu diagnostizieren.
H.-A. Ketz. 1220.

Kutzim, H.; Köln, Univ., Med. Klin., Nuclearmed. Abt.; Hautklin. **Die quantitative Bestimmung der Verteilung von ^{35}S-Sulfat bei der Maus mittels Autoradiographie.** Nuclear-Med. 3 (1962) Nr. 1. S. 39–50. – 9 Abb., 26 Lit.
Mit Hilfe einer Methode, die es gestattet, Autoradiographien ganzer Mäuse quantitativ auszuwerten, wird der ^{35}S-Sulfatgehalt verschiedener Gewebe bei der Maus in μC/g bestimmt. 1 Min., 1, 6, 12, 24, 48 und 72 Std. nach i.v. Injektion von 50 μC $Na^{35}SO_2$ werden die Mäuse getötet und Autoradiogramme von den ganzen Tieren hergestellt. Die höchsten ^{35}S-Sulfat-Werte werden im Knorpel gemessen. Auf Grund des Verlaufes und der Höhe der ^{35}S-Sulfat-Speicherung wird auf einen erhöhten ^{35}S-Durchgang im Larynxknorpel geschlossen. Die Versuchsergebnisse werden im Zusammenhang mit der cellulären Entstehung des Chondroitinsulfates als Bestandteil der Knochen- und Knorpelgrundsubstanz diskutiert. H.-A. Ketz. 1220.

Blair-West, J., Coghlan, J., Denton, D. A., Goding, J. R., Munro, J. A., Wintour, Marelyn und Wright, R. D.; Parkville, Australia, Univ. of Melbourne, Dep. of Physiol. A useful method for collection of adrenal venous blood in conscious sheep. **(Eine verwertbare Methode zur Gewinnung von venösem Nebennierenblut nichtnarkotisierter Schafe.)** Endocrinology 71 (1962) Nr. 6. S. 990–992. – 2 Tab., 7 Lit.
Für die Untersuchungen standen 18 Merinoschafe zur Verfügung. In Vollnarkose wurde den Tieren die linke Niere exstirpiert und danach ein 2 m langer Silikonkatheter (4 mm Durchmesser) in die V. renalis so eingeführt, daß

seine Öffnung 1–2 cm nierenwärts von der Einmündung der V. suprarenalis zu liegen kam. Ohne Beschädigung von Nerven- und Lymphbahnen wurde die Einmündung der V. renalis in die V. cava caudalis verschlossen, so daß das abfließende venöse Nebennierenblut in der V. renalis rückgestaut wurde und den Katheter passierte, dessen anderes Ende über die V. fascialis in die V. jugularis geleitet worden war. Der Katheter wurde am Körper entlang an Wollsträhnen befestigt und in seiner Mitte mit einer Teflon-Verbindung versehen. Die operierten Tiere erhielten alle 12 Std. 10000 E Heparin. Zum Zwecke der Blutsammlung wurde die Teflon-Verbindung unterbrochen und das Blut in einem Zylinder aufgefangen, der sich 10 cm unter dem Nebennierenniveau befand. Das zur V. jugularis führende Ende wurde verschlossen oder geringgradig durchspült. Die Nebennierendurchblutung und die Corticosteroidsekretion wurde gemessen. Letztere entspricht 1–2 Tage nach der Operation durchaus den bei Tieren mit transplantierten Nebennieren erhaltenen Durchblutungswerten. Länger als 5 Tage wurden die operierten Tiere nicht gehalten. Einige Male endeten die Versuche bereits 2–3 Tage nach der Operation infolge Katheterverlagerung und unkontrollierbarer Blutungen (Heparin!). H. Mielke. 1220.

Schneider, K. W. und Hochrein, H.; Würzburg, Med. Univ.-Klin. **Die Anwendung von Farbstoffverdünnungskurven zur Erfassung verschiedener hämodynamischer Größen.** Arch. für Kreislaufforsch. **39** (1962) Nr. 1. S. 21. 1220.

Hunstein, W. und Wendt, F.; Freiburg/Br., Med. Univ.-Klin. **Die Knochenbiopsie nach Turkel und Bethell.** Dtsch. med. Wschr. **87** (1962) Nr. 46. S. 2358. 1220.

Thews, Gerhard; Kiel. **Der Transport der Atemgase.** Klin. Wschr. **41** (1963) Nr. 3. S. 120–130. – 12 Abb., 2 Tab., 62 Lit.
In einer Übersicht werden die bisherigen Vorstellungen über den Transport der Atemgase bei Mensch und Tier dargestellt. Ausgehend vom Sauerstoffbedarf der Zellen wird auf die Prinzipien für den Transport der Atemgase bei den Einzellern, beim Süßwasserpolypen, bei Insekten, Würmern, Fischen, bei den Säugetieren und beim Menschen eingegangen. Eine zentrale Bedeutung kommt den Austauschprozessen in der Lunge und in den Geweben zu. Grundlage für das Verständnis dieser Austauschprozesse ist die Kenntnis des Zusammenwirkens der aktiv dynamischen Vorgänge, wie Lungenbelüftung und Organdurchblutung mit den Diffusionsprozessen im Blut und im Blutgewebe einschließlich der beteiligten chemischen Reaktionen. Es wird die notwendige Berücksichtigung der Methoden und Ergebnisse verschiedener beteiligter wissenschaftlicher Disziplinen und deren koordinierte Zusammenarbeit hervorgehoben. H.-A. Ketz. 1270.

Kadono, Hiroshi und Okada, Toshiaki; Gifu, Univ., Fac. of Agric., Dep. of Veterin. Sci. Electromyographic studies on the respiratory muscles of the domestic fowl. **(Elektromyographische Untersuchungen der Atmungsmuskeln des Hausgeflügels.)** Jap. J. veterin. Sci. **24** (1962) Nr. 4. S. 215–223. – Orig.: engl., Ausz.: jap. 1270.

Kusachi, Ryosaku und Piiper, Johannes (unter techn. Mitwirk. von Hansen, Elfriede); Göttingen, Max-Planck-Ges., Med. Forsch.-Anst., Physiol. Abt. **O_2-Verbrauch des isolierten, durchbluteten Lungenlappens vom Hund.** Pflügers Arch. ges. Physiol. Menschen Tiere **276** (1962) Nr. 3. S. 303–311. – 1 Abb. 1290.

Renkin, Eugene M.; Washington, George Washington Univ., Dep. of Physiol. **Stofftransport durch die Wände der Blutkapillaren.** Klin. Wschr. **41** (1963) Nr. 3. S. 147–152. – 7 Abb., 28 Lit.

In zusammenfassender Übersicht werden neue Erkenntnisse über den Stofftransport durch die Wände der Blutkapillaren mitgeteilt. Durch kleine Öffnungen oder Poren in der Kapillarmembran treten Verbindungen mit einem Molekulargewicht bis zu 30000 auf der Basis passiver Mechanismen, wie z. B. Diffusion, Ultrafiltration und Osmose, hindurch. Der Transport größerer Moleküle kann z. T. mit einem Durchtritt durch sehr große Poren in der Kapillarwand und z. T. nur mit einem sogenannten aktiven Transportmechanismus erklärt werden. Dieser aktive Transport soll über elektronenmikroskopisch sichtbare Bläschen in der Endothelzellmembran erfolgen.
H.-A. Ketz. 1310.

Bleichert, A. und Reichel, H.; Hamburg, Univ., Physiol. Inst. **Die Hemmung der Erschlaffung beim Herzmuskel des Kalt- und Warmblüters.** Pflügers Arch. ges. Physiol. Menschen Tiere **276** (1962) Nr. 3. S. 242–249. – 4 Abb.
1315.

Boris̒enko, E. Ja. und Guŕjanova, A. S. (Borissenko, Je. Ja. und Gurjanowa, A. S.) Minutnyj ob-em serdca i sootnošenie organov u krupnogo rogatogo skota v zavisimosti ot charaktera kormlenija. **(Das Minutenvolumen des Herzens und die Proportion der Organe beim Rinde in Abhängigkeit von der Fütterungsweise.)** Izvestija Timirjazevskoj sel'skochozjajstvennoj akademii, Moskva **1960** Nr. 6. S. 158–163. – 6 Tab., 5 Lit. Zus. in Engl.
Die Untersuchungen wurden an Rindern der Roten Tambower und der Simmentaler Rasse vom 18. Lebensmonat bis zum Ende der 1. Laktation durchgeführt. Dabei zeigte sich, daß Verdauungstrakt, Herz und Lunge bei Tieren, die mehr voluminöses Futter erhielten, stärker entwickelt waren als bei Tieren, die mehr Futterkonzentrate erhielten. Das Minutenvolumen war bei der 1. Gruppe größer als bei der 2. Gruppe, was vor allem auf ein größeres Systolenvolumen zurückzuführen ist. Die bessere Entwicklung und die größere Funktionstüchtigkeit der untersuchten Organe wird bei eim Vergleich mit den Organen der zweiten Gruppe als Ursache für die bei der ersten Gruppe ermittelten höheren Milchleistungen angesehen. H. Mielke. 1352.

Frol'kis, V. V., Bušmakina, Z. I. und Ščegoleva, I. V. (Frolkis, W. W., Buschmakina, S. I. und Stschegolewa, I. W.) O mechanizme izmenenij v chemoreceptorach sosudov pri adaptacii refleksov. **(Über den Mechanismus der Änderungen in den Gefäßchemoreceptoren bei der Adaptation von Reflexen.)** Bjulleteń ėksperimental'noj biologii i mediciny, Moskva **51(26)** (1961) Nr. 1. S. 8–13. – 3 Abb., 13 Lit.
Es wurden die Änderungen des Blutdruckes und der Atmung untersucht, die während einer Perfusion der Ohrgefäße (Kaninchen), des Dünndarmes und des Carotissinus (Katzen und Kaninchen) mit Acetylcholin und Adrenalin auftraten. Cadmiumchlorid und Natriumfluorid verminderten die Adaptationszeit der Reflexe. Die Reflexreaktionen konnten wieder hergestellt werden, wenn dem Perfusat Cystin und ATP zugesetzt wurden, wobei Cystin bei der Acetylcholin-Adaptation besser wirkte als ATP. H. Mielke. 1352.

Ojvin, I. A., Ojvin, V. I. und Baluda, V. P. (Oiwin, I. A., Oiwin, W. I. und Baluda, W. P.); Krasnodar, Med. Inst. des Kubangebietes, Lehrstuhl für Pathol. Physiol. O roli fibrina v mechanizme sosudistoj pronicaemosti. **(Die Rolle des Fibrins im Mechanismus der Gefäßpermeabilität.)** Bjulleteń ėksperimental'noj biologii i mediciny, Moskva **54(27)** (1962) Nr. 10. S. 45–47. – 1 Tab., 14 Lit. Zus. in Engl.
An insgesamt 23 Hunden wurde die Gefäßpermeabilität mittels Evans Blau (0,6 ml einer 2%igen Lösg./kg. Kgw.) bei erhöhter fibrinolytischer Aktivität (infolge intravenöser Verabreichung von Nicotinsäuren oder Heparin) bestimmt. Die Permeabilität wurde weder durch Heparin noch durch Nicotinsäure beeinflußt. Der Autor stellt die Hypothese, daß die Innenwände der

Gefäße mit einer Fibrinschicht überzogen sind und Fibrin eine Rolle in der Gefäßpermeabilität spielt, in Zweifel. G. Pose. 1352.

Gulyj, M. F., Pečenova, T. N. und Dvornikova, P. D. (Guly, M. F., Petschenowa, T. N. und Dwornikowa, P. D.); Moskau, Biochem. Bach-Inst. der Akad. der Wiss. der UdSSR. Obrazovanie acetilfosfata v gomogenatach pečeni životnych. **(Die Bildung von Acetylphosphat in Tierleberhomogenaten.)** Doklady Akademii nauk SSSR, Moskva **146(30)** (1962) Nr. 4. S. 933–936. 1 Abb., 1 Tab., 26 Lit.
Kaninchen- und Rattenlebern werden im doppelten Volumen 1%iger KCl-Lösung homogenisiert und 0,5 ml des Homogenates 10 Min. bei 38° in folgendem Gemisch incubiert: 1 ml Boratpuffer vom pH 8,51, 7 μMol Adenosintriphosphorsäure (ATP), 7 μMol neutrales Natriumcitrat, 10 μMol $MgSO_4$, 10 μMol $MnCl_2$, 6,4 μMol Cystein. Nach Enteiweißung mit Trichloressigsäure werden im Filtrat anorganischer Phosphor, Acetylphosphat, ATP, Adenosindiphosphorsäure (ADP) und Oxalessigsäure bestimmt. Unter den genannten Bedingungen erfolgt rasche Bildung von anorganischem Phosphor aus ATP. Die Abspaltung des Phosphors wird nur durch Citronensäure, nicht aber durch Apfelsäure, Bernsteinsäure und Essigsäure aktiviert. Bei Zusatz von 0,04 m NaF zum Homogenat kann der Zerfall von Acetylphosphat verhindert werden. In diesem Falle verläuft die Reaktion unter Bildung stöchiometrischer Mengen von Oxalessigsäure, Acetylphosphat und ADP. Die Ergebnisse sprechen dafür, daß Acetylphosphat nicht nur bei Mikroorganismen, sondern auch in tierischen Geweben ein physiologisches Zwischenprodukt des Stoffwechsels ist. J. Müller. 1366.

Mitchell, J. F. und Silver, Ann; Babraham, Cambridge, A.R.C., Inst. of Animal Physiol. The spontaneous release of acetylcholine from the denervated hemidiaphragm of the rat. **(Die spontane Freisetzung von Acetylcholin aus der denervierten Zwerchfellhälfte bei der Ratte.)** J. Physiol. [London] **165** (1963) Nr. 1. S. 117–129. – 7 Abb., 21 Lit.
Am isolierten Rattenzwerchfell wird die spontane Freisetzung von Acetylcholin vor und nach der Denervierung gemessen. Bei 37 °C werden in einer Zwerchfellhälfte im Mittel 2,0–3,0 p/Mol. Acetylcholin pro min freigesetzt. Innerhalb 14½ Std. nach der Isolierung kann Acetylcholin durch Hemmung der Acetylcholinesterase gewonnen werden. In der denervierten Zwerchfellhälfte sinkt die Menge an Acetylcholin, die durch Hemmung der Acetylcholinesterase frei wird, innerhalb 2 Std. auf 50% des Ausgangswertes und erreicht erst nach 11 Wochen wieder den Normalwert. H.-A. Ketz. 1372.

Anonym. Bones in undernourished animals. **(Knochen bei unterernährten Tieren.)** Nutrit. Rev. **21** (1963) Nr. 1. S. 21–23. 1374.

Picchelauri, B. K.; Tbilissi, Katedra Patol. Fyziol. Zooveterin. Inst. Niektoré poznatky o metabolizme vody a minerálnych látok u kráv klinicky zdravých a pri alimentárnej toxémii. **(Einige Erkenntnisse über den Wasser- und Mineralstoffhaushalt bei klinisch gesunden Kühen und bei der alimentären Toxämie.)** Veterinární Med. **7(35)** (1962) Nr. 10/11. S. 749–754. – 4 Abb. Zus. in Russ., Franz.
Bei 15 klinisch gesunden und 20 an alimentärer Toxämie erkrankten Kühen wurde nach einer Belastungsprobe, bei der den Kühen Wasser in einer Gabe von 60 ml/kg Kgw. per os verabreicht worden war, der Wassergehalt im Blut und die Menge des ausgeschiedenen Harns bis zur Wiedererreichung des ursprünglichen Spiegels bestimmt. Im Blut wurde der Chlorid- und Katalasespiegel, im Blutserum der Gehalt an Ca und nichtorganischem Phosphor festgestellt. Außerdem prüfte man die Hydrophilie der Gewebekolloide mit Hilfe einer intradermalen Applikation der physiologischen Lösung. Bei Kühen, die an alimentärer Toxämie litten, zeigten sich Störungen des Wasserhaushaltes

in Form einer intensiven hydrämischen Reaktion, verringerter Wasseraufnahme durch Zellen und Gewebe, in Form einer Dehydratation des Organismus, einer verlangsamten Diurese und herabgesetzten Bindung von Wasser durch Eiweißkolloide. Bei diesen Kühen waren auch die Chlorid- und Katalasewerte im Blut und die Werte von Ca und nichtorganischem Phosphor im Blutserum niedriger als dieselben Werte bei den gesunden Kühen.

F. Nádvorník. 1380.

David, H.; Berlin, Humboldt-Univ., Charité, Rudolf-Virchow-Haus, Pathol. Inst., Abt. für Elektronenmikroskopie. **Die Bedeutung der normalen und pathologischen submikroskopischen Morphologie der Niere für ihre Funktion.** Dtsch. Gesundheitswes. **18** (1963) Nr. 7. S. 257–266.; Nr. 8. S. 311–319. – 14 Abb., Lit. Zus. in Russ.

In einer eingehenden histo-cytomorphologischen Darstellung der Bausteine des normalen Nephrons einschließlich des Stromas findet der submikroskopische Aufbau besondere Berücksichtigung. Bei der Besprechung der physiologischen Funktion der Niere wird der Frage der Rückresorption aus dem Primärharn besondere Aufmerksamkeit geschenkt. Die in der Literatur angegebenen Resorptionsmengen für die einzelnen Abschnitte der Tubuli stehen mit der Ausbildung von Mikrovilli der jeweiligen Epithelzellen in direkt proportionalem Verhältnis. Die Pathomorphologie der Schäden am Tubulusapparat werden anhand verschiedener osmotisch-toxisch- oder speicherungsbedingter Nephrosen (Dextran, Malonsäure, Sublimat, Bleiazetat, Silizium, Calciumglukonat, Trypanblau u. a.) und der Eiweißnephrose dargestellt. Die Morphologie des Glomerulum wird bei der Aminonucleosidnephrose, bei Schlangengift-, Fremdeiweiß-, Lipoidnephrose und dem nephrotischen Syndrom sowie an der experimentellen und menschlichen Glomerulonephritis erläutert. Auch die bei Lupus erythematodes, Diabetes mellitus, Amyloidose, Schwangerschaftstoxikose, Schock, Hydronephrose und diversen Vergiftungen auftretende submikroskopischen Zellstrukturveränderungen werden besprochen. Weiter wird eine spezielle Beurteilung der Endothel-, Mesangium-, Epithelzell- und Basalmembranveränderungen im Glomerulum vorgenommen. Abschließend nimmt Vf. zur Problematik der glomerulären Filtration Stellung. Es gilt als sicher, daß geringe Eiweißmengen schon physiologischerweise in den Primärharn gelangen, die jedoch durch die Epithelien des proximalen Tubulusteils resorbiert werden. Sie liegen dann als hyaline Tröpfchen im Zellplasma und können als nephrotisches Symptom gewertet werden, wenn sich eine quantitative Änderung dieses an sich physiologischen Vorganges ergibt.

C.-H. Becker. 1400.

Lysov, V. F. (Lyssow, W. F.); Kasan, Veterinärmed. Inst., Lehrstuhl für Physiol. K innervacii kanal'cev počki. **(Zur Innervation der Nierentubuli.)** Bjulleteń ėksperimental'noj biologii i mediciny, Moskva **54(27)** (1962) Nr. 10. S. 118-122. – 1 Abb., 1 Tab., 10 Lit. Zus. in Engl.

Es ist bekannt, daß eine Durchtrennung des N. vagus zu verminderter Diurese und erhöhter Reabsorption in den Glomeruli, eine Stimulierung dagegen zu der entgegengesetzten Wirkung führt. In Versuchen an Hunden sollte gezeigt werden, ob dieser Einfluß des N. vagus auf die Nieren direkt (über efferente Nervenfasern) erfolgt. Reizung des peripheren Endes des durchtrennten Vagus bewirkt einen Anstieg in der Hormonausscheidung. Wird eine der Nieren in die Halsgegend transplantiert, so erfolgt kein Anstieg der Hormonausscheidung in dieser denervierten Niere, während die intakte die übliche Reaktion zeigt. Entfernung der Nebennieren, Reizung des Sympathicus, Reizung des Vagus nach Verabreichung von Atropin rufen keine merklichen Veränderungen der Diurese hervor. Vf. schließt, daß die verstärkte Diurese bei Vagusreizung die Folge efferenter Impulse ist.

G. Pose. 1400.

Wildbrandt, W.; Bern. **Aktiver Transport durch Grenzflächen.** Klin. Wschr. **41** (1963) Nr. 3. S. 138–147. – 18 Abb., 67 Lit.

An Beispielen, wie der Resorption im Darm und Rückresorption in den Nierentubuli, werden neuere Vorstellungen über den Transportmechanismus durch biologische Grenzflächen erläutert. Es wird angenommen, daß die aktiven Transporte ihre erforderliche Energie nicht unmittelbar aus dem Stoffwechsel beziehen, sondern in irgendeiner Weise an den Natriumtransport gebunden sind. Diese sogenannten sekundären Transporte sollen weiter verbreitet vorkommen als bisher angenommen. Das Prinzip des Trägertransportes nimmt Koppelungen zwischen zwei Transporten im Sinne einer Mitführung oder einer Gegenführung an. Daraus ergeben sich theoretisch vielfältige Möglichkeiten der gemeinsamen Benutzung eines Trägers durch zwei Substrate oder des Transportes eines Substrates durch zwei verschiedene Träger oder durch Reaktionen zwischen verschiedenen Trägern bzw. Substraten. H.-A. Ketz. 1400.

O'Connell, J. M. Brian, Romeo, Joseph A. und Mudge, Gilbert H.; Baltimore, Md., Johns Hopkins Univ., School of Med., Dep. of Pharmacol. and Exp. Therapeutics. Renal tubular secretion of creatinine in the dog. **(Die renale Sekretion von Kreatinin beim Hund.)** Amer. J. Physiol. **203** (1962) Nr. 6. S. 985–990. – 7 Abb., 3 Tab., 16 Lit.

In insgesamt 43 Versuchen an männlichen und 14 Versuchen an weiblichen Hunden wird die renale Kreatininausscheidung im Vergleich zur Inulinausscheidung nach Unterbrechung des Ureterenharnflusses bestimmt. Aus den Versuchen geht hervor, daß Kreatinin bei Hunden im proximalen Tubulusabschnitt sezerniert wird. Die Hemmung des Kreatinintransportes durch die Tubulusepithelien gelingt durch 2,4-DNP, organische Quecksilberverbindungen, organische Säuren und organische Laugen. Der Transportmechanismus des Kreatinins wird diskutiert. H.-A. Ketz. 1400.

Malorny, G. und Rietbrock, N.; Hamburg, Univ., Pharmakol. Inst. **Nahrungsabhängige Ausscheidung von Formaldehyd und Ameisensäure im Urin bei Katzen.** Naturwissenschaften **49** (1962) Nr. 22. S. 520. — 2. Tab., 8 Lit.

Bei Katzen mit einem Gewicht von 1,7–3,7 kg wird nach Verfütterung von gekochtem Ostseedorsch oder Kabeljau eine renale Ausscheidung von Formaldehyd und Ameisensäure beobachtet. Während einer 16 Tage langen Fütterung mit Nordseefisch scheiden die Versuchstiere im Mittel 7,2 mg Gesamtformaldehyd und 82 mg Ameisensäure innerhalb 24 Stunden mit dem Harn aus. Dabei liegt die Formaldehydausscheidung etwa 70mal und die Ameisensäureausscheidung etwa 5mal höher als bei den Kontrolltieren, die mit gekochtem Rinderpansen, Haferflocken und Milch ernährt wurden. Es wird angenommen, daß Formaldehyd und Ameisensäure aus dem oxydativen Abbau des Trimethylamins bzw. Trimethylaminoxyds stammen. Dabei wird auf die Stoffwechselunterschiede zum Menschen hingewiesen, bei dem nach fast ausschließlichen Ernährung mit Seefischen keine Erhöhung des Ameisensäuregehaltes im Harn und keine renale Formaldehydausscheidung beobachtet wird. H.-A. Ketz. 1400.

Ginecinskij, A. G. (Ginezinski, A. G.); Leningrad, Setschenow-Inst. für Evolut.-Physiol. der Akad. der Wiss. der UdSSR. Rol' gialuronovych struktur v ėvoljucii vodovydelitel'noj funkcii počki. **(Die Rolle der Hyaluron-Strukturen während der Evolution der wasserausscheidenden Funktion der Niere.)** Žurnal obščej biologii, Moskva **22** (1961) Nr. 1. S. 9–18. – 11 Abb., 1 Tab., 22 Lit. Zus. in Engl.

Vf. vermittelt eine Übersicht über den gegenwärtigen Stand der Kenntnisse, die die oben benannte Forschungsthematik betreffen. Er kommt dabei zu der Schlußfolgerung, daß die Evolution der Nierenfunktion in bezug auf die Erhaltung der Wasser-Salz-Homöostase sowohl in der Phylogenese als auch in der Ontogenese mit der Evolution der Nierenmarkschicht verbunden ist. Die Überführung von primären Mucopolysacchariden in Hyaluronsäure spielt eine bedeutende Rolle in der Evolution der wasserdiuretischen Funktion der Niere, während die Fähigkeit zur Bildung von hypertonischem Harn mit der Evolution der Henleschen Schleife zusammenhängt, wo im ascendierenden Teil eine hohe Succindehydrogenase aktivität gefunden wird. H. Mielke. 1400.

Chan, Stephen S. und Lotspeich, William D.; Rochester, N. Y., Univ. of Rochester, School of Med. and Dentistry, Dep. of Physiol. Comparative effects of phlorizin and phloretin on glucose transport in the cat kidney. **(Vergleichbare Wirkungen von Phlorizin und Phloretin auf den Glukosetransport in der Katzenniere.)** Amer. J. Physiol. **203** (1962) Nr. 6. S. 975 bis 979. – 1 Abb., 4 Tab., 13 Lit.

Bei Katzen beiderlei Geschlechts (2,5–5,5 kg) wird die tubuläre Glukoserückresorption nach Injektion von Phlorizin und Phloretin in die Nierenarterie untersucht. Der Glukosetransport durch das Tubulusepithel wird blockiert bei Phlorizinkonzentrationen im Blut der Nierengefäße und im Gewebe von 10^{-5}–10^{-7} M. Die hemmende Wirkung von Phloretin auf den tubulären Glukosetransport ist etwa zehnmal geringer. Die Versuchsergebnisse werden im Zusammenhang mit dem Glukosetransportmechanismus in den Nierentubuli diskutiert. H.-A. Ketz. 1400.

Sokolovská, I. I.; Moskva, Odd. Biol. Všesvazového Ústavu pro Chov Užitkových Zvířat. Nové sovětské výzkumy na úseku oplozování hospodářských zvířat. **(Neue sowjetische Forschungen auf dem Gebiete der Befruchtung landwirtschaftlicher Haustiere.)** Veterinární Med. **7(35)** (1962) Nr. 6/7. S. 447–456. – 3 Tab. Zus. in Russ., Franz., Dtsch.

Eine Übersicht über die bisherigen Forschungsergebnisse auf dem Gebiet der Beeinflussung des Befruchtungsprozesses bei landwirtschaftlichen Haustieren. Es wurde die Abhängigkeit der Befruchtungsfähigkeit der Kühe von der Jahreszeit und von der Zusammensetzung der Futtergabe, vor allem vom Carotin- und Calciumgehalt, geprüft. Man untersuchte die chemische Zusammensetzung und die physikalischen Eigenschaften der in verschiedenen Teilen der weiblichen Geschlechtsorgane befindlichen Flüssigkeiten im Zusammenhang mit dem physiologischen Zustand. Die Zusammensetzung des Cervicalschleimes bei Kühen wurde wie folgt festgestellt: 520 mg% Stickstoff (240-1.720 mg%), 35,8 mg% reduzierende Stoffe (6,5-67 mg%) und 8–10 mg% Calcium; das durchschnittliche spezifische Gewicht betrug 1,014. Die Konzentration der o. a. Stoffe ist zur Zeit der Brunst und der Gravidität sehr verschieden. Die Beurteilung der Gravidität während der ersten drei Wochen nach dem sp. Gew. des Cervicalschleims brachte zufriedenstellende Ergebnisse. Es wurde die Zeit festgestellt, die bei weiblichen Kaninchen notwendig ist, damit die Spermien die Eierstöcke erreichen. Zur Reproduktionsbeschleunigung bei Sauen und Kühen (vor allem mit Gebärdemutteratonie) verwendete man mit Erfolg synthetische Präparate (Vitamin A, Hormone mit Oxytocinwirkung und Calcium). B. Hamzová. 1450.

Pitkjaněn, J. G.; Leningrad, Puškinská Vědeckovýzkumná Lab. pro Studium Rozmnozování Hospodářských Zvířat. Zvláštnosti fyziologie rozmnožováni prasat. **(Besonderheiten der Fortpflanzungsphysiologie der Schweine.)** Veterinární Med. **7(35)** (1962) Nr. 6/7. S. 487–494. – Zus. in Russ., Franz., Dtsch.

Die Brunst dauert bei Sauen der Großen Weißen Rasse 2-3 Tage und hat ihren Höhepunkt nach 18–24 Std. Die Ovulation beginnt durchschnittlich 32 Std. nach Brunstbeginn und dauert 1–3 Std. Die Ovulation wird durch das Paaren stimuliert. Die künstliche Besamung erfolgt am besten 24 Std. nach Brunstbeginn, unmittelbar vor der Ovulation. Das Sperma gelangt in die Gebärmutterecken 10-15 Min. nach der Paarung, in die Eierstöcke nach etwa 1 Std., beim Doppelsprung verläuft dieser Prozess schneller und bei künstlicher Besamung langsamer und in kleinerer Zahl. Die Befruchtung der Sauen ist polyspermisch. Die Reifung der Eier wird erst nach Eindringen der Spermien in das Ooplasma beendet. Bei künstlicher Besamung mit voller Spermiengabe verläuft der Befruchtungsprozeß normal. Bei der Insemination mit frischem oder bis zu 24 Std. aufbewahrtem Samen bleibt sowohl die Befruchtungsfähigkeit als auch die Fruchtbarkeit gut, wenn jedoch der Samen drei Tage aufbewahrt bleibt, so sinkt seine Befruchtungsfähigkeit auf 50% herab. B. Hamzová. 1450.

Presl, J. und Kletečka, P.; Prag, Inst. für Mutter- und Kinderschutz. O vlijanii broma na polovoj cikl krys. **(Über den Einfluß von Brom auf den Geschlechtszyklus von Ratten.)** Problemy ėndokrinologii i gormonoterapii, Moskva 8 (1962) Nr. 5. S. 10-15. – Zus. in Engl.

Wiederholung der Versuche L. E. Lusans, die gezeigt hatten, daß Brom bei normalen Ratten die Oestrogenaktivität erhöht und daß bei einem großen Teil kastrierter Ratten bei systematischer Bromverabreichung der Vaginalzyklus erhalten bleibt. Vff. verabreichten 20 weiblichen Ratten nach 4wöchiger Beobachtung des Zyklus 11 Tage vor und 11 Tage nach der Ovarektomie 45 mg NaBr pro Tag. Es konnte weder ein signifikanter Anstieg der Oestrogenaktivität bei intakten Tieren noch eine Aufhebung der Kastrationserscheinungen infolge der Bromgaben beobachtet werden. Die von Lusan beobachteten postoperativen Veränderungen sind auf unvollständige Ovarektomie zurückzuführen. Die Ergebnisse schließen jedoch nicht einen Einfluß des Nervensystems auf die Vaginalmucosa aus. G. Pose. 1450.

Cecil, Helene C., Wrenn, T. Randall und Bitman, Joel; Beltsville, Md., U. S. Dep. of Agric., A. R. S., Dairy Cattle Res. Branch. Uterine histamine in rat deciduomata. **(Uterines Histamin in Deciduomata bei Ratten.)** Endocrinology **71** (1962) Nr. 6. S. 960-963. – 1 Abb., 1 Tab., 8 Lit.

3 Tage nach dem Beginn einer bewußt hervorgerufenen Scheinträchtigkeit wurde bei erwachsenen Albinoratten durch Skarifikation der antimesometrialen Seite des Endometriums die Ausbildung von Deciduomata in einem Uterushorn hervorgerufen. Als Kontrollgruppe dienten in gleicher Weise behandelte, zusätzlich aber ovarektomierte Tiere. Die Histaminkonzentration war im Decidualgewebe des skarifizierten Hornes um die Hälfte niedriger als in den nicht stimulierten Hörnern. Der Gesamthistamingehalt war jedoch im stimulierten Horn um 100% höher als im nicht stimulierten, was auf die mit der Decidualreaktion zusammenhängenden Gewebszunahme zurückgeführt wird. Bei den ovarektomierten Tieren, bei denen keine Deciduoalreaktion ausgelöst werden konnte, wurde nachgewiesen, daß die Skarifikation zu einer Steigerung der Histaminkonzentration um 100% führte. Vff. vertreten auf Grund der Untersuchungsergebnisse die Meinung, daß die Skarifikation zu einer Erhöhung der Histaminkonzentration und damit zu dem erhöhten Gesamthistamingehalt führt und daß die verminderte Histaminkonzentration durch die vergrößerten Deciduomata und nicht durch eine aktive Histaminabgabe aus dem Decidualgewebe zustande gekommen ist. H. Mielke. 1450.

Samborskaja, E. P. (Samborskaja, Je. P.); Kiew, Ukrain. Forsch.-Inst. für Mutter- und Kinderschutz. Osobennosti dejstvija askorbinovoj kisloty na polovuju sistemu laboratornych životnych. **(Besonderheiten des Ascorbinsäureeinflusses auf das Geschlechtssystem von Laboratoriumstieren.)** Bjulleteń ėksperimental'noj biologii i mediciny, Moskva **54(27)** (1962) Nr. 10. S. 110-114. – 3 Abb., 1 Tab., 6 Lit. Zus. in Engl.

Bei infantilen weiblichen Meerschweinchen und Ratten verursachten parenterale oder subcutane Ascorbinsäuregaben (15 und 50 mg/kg Kgw.) eine Verminderung des Uterusgewichtes. Bei infantilen männlichen Meerschweinchen unterschied sich das Gewicht der Testes nach Ascorbinsäureverabreichung nicht von dem der Kontrolltiere. Bei geschlechtsreifen Mäusen verursachen hohe Ascorbinsäuregaben (30 mg/kg Kgw.) eine Verlängerung der Ovarialzyklen. Bei einem Teil der Mäuse treten initiale atrophische Veränderungen in Endometrium und Ovarien auf; sie sind auch in den Testes nachweisbar. Aus den Versuchen geht hervor, daß Ascorbinsäure in noch fast physiologischen Dosen nicht immer eine positive Rolle spielt.

G. Pose. 1450.

Becze, J.; Budapešt, Výzkumný Ústav pro Chov Zvířat, Odd. pro Biol. Rozmnožování. Histochemické studie placent zdravých a atrofických plodů prasat. **(Histochemische Untersuchungen von Placenten gesunder und atrophischer Schweinefeten.)** Veterinární Med. **7(35)** (1962) Nr. 9. S. 705–710. – 5 Abb., 4 Lit. Zus. in Russ., Engl., Dtsch.

Es wird eine histochemische Untersuchung an 12 Sauen am 45. Trächtigkeitstage und an weiteren 7 Sauen unter Berücksichtigung der Placentation von atrophischen Leibesfrüchten beschrieben; es werden Befunde bei Anwendung von Spezialfärbungen verschiedener Art angeführt. Die histologische Struktur der Placenta war entweder intakt oder zeigte Degenerationsmerkmale (Autolyse, diffuse Infiltration der Bindegewebszellen). Neutrale Mucopolysaccharide konnten sowohl im mütterlichen Teil als auch im Fruchtteil, die sauren Mucopolysaccharide nur im Fruchtteil der Placenta festgestellt werden. Die Placenta ist reich an Calcium und Glykogen. Die Placenta der atrophischen Früchte ist anfangs morphologisch intakt, später stellen sich autolytische Veränderungen ein. Sonst kamen aber keine größeren Läsionen vor.

F. Nádvorník. 1460.

Mielke, H.; Leipzig, Karl-Marx-Univ., Veterin.-Physiol. Inst. **Fraktionierte Oxytocinausschüttung und Milchejektion beim laktierenden Rind.** Arch. exp. Veterinärmed. **17** (1963) Nr. 1. S. 73–90. – 9 Tab., 30 Lit.

Es wird die im Schrifttum (vgl. Arch. exp. Veterinärmed. **15** [1961] Nr. 6. S. 1282.) wiederholt beschriebene Beobachtung bestätigt, daß mehrere zeitlich getrennte Reizungen der Zitzenreceptoren je nach Reizintensität und Dauer zu Teilejektionen von Alveolarmilch führen. Bei einer nachfolgenden stärkeren Reizung ist dann eine maximale Milchejektion nicht möglich. Es wird angenommen, daß bei der Entstehung dieses Effektes der Oxytocintransport in die Kapillaren eine Rolle spielt, aber auch die Ansprechbarkeit der Myoepithelien von Einfluß ist. Die Latenzzeit des Milchejektionsreflexes beim Schwarzbunten Niederungsrind betrug durchschnittlich 60,2 ± 10 Sek. Für die Praxis wird im Interesse einer optimalen Milchejektion eine pausenlose, gründliche, 50–60 Sek, währende Eutervorbereitung mit anschließendem Melken empfohlen.

E. Kolb. 1470.

Kugenev, P. V. und Medvedeva, M. N. (Kugenew, P. W. und Medwedewa, M. N.) Aminokislotnyj sostav total'nych belkov moloka pri dobavlenii v racion korov karbamida. **(Die Aminosäurezusammensetzung des Milcheiweißes bei Harstoffzugabe zur Futterration.)** Izvestija Timirjazevskoj sel'skochozjajstvennoj akademii, Moskva **1962** Nr. 3. S. 96–103. – 1 Abb., 5 Tab., 15 Lit. Zus. in Engl.

Die Ergebnisse zweier in den Jahren 1958–62 durchgeführten Versuche mit Milchkühen werden beschrieben. Im Versuch I wurden 3 Gruppen zu je 6 Tieren untersucht. Gruppe I erhielt in der Ration Harnstoff und Ammoniumsulfat, Gruppe II nur Harnstoff; Gruppe III diente als Kontrolle. Im Versuch II waren es 2 Gruppen zu je 10 Tieren (Harnstoff- und Kontrollgruppe). Es sollte in beiden Versuchen der Einfluß der synthetischen Stickstoffverbindungen auf die Zusammensetzung der Milcheiweiße ermittelt werden (quantitative Papierchromatographie). Es wurden jeweils in Versuchs- und Kontrollgruppe (Versuch II) folgende Werte erhalten: 8,8 und 8,2% Lysin, 3,0 und 2,8% Histidin, 2,8 und 2,9% Arginin, 7,1 und 6,8% Asparaginsäure, 5,1 und 5,5% Serin, 0,5 und 0,4% Glycin, 17,7 und 17,2% Glutaminsäure, 3,9 und 3,8% Threonin, 4,4 und 4,2% Alanin, 4,7 und 4,5% Tyrosin, 2,5 und 2,6% Methionin, 7,1 und 7,2% Valin, 5,0 und 5,1% Phenylalanin sowie 16,6 und 17,0% Leucin. S. Willer. 1470.

Black, A. L., Kleiber, M., Luick, J. R. und Kaneko, J. J.; Davis, Univ. of California, School of Veterin. Med.; Coll. of Agric. Transfer of carbon from formate to amino acids of milk protein in the intact cow. **(Die Übertragung des Kohlenstoffs aus Formiat auf Aminosäuren des Milchproteins bei der gesunden Kuh.)** Amer. J. Physiol. **203** (1962) Nr. 6. S. 1067–1070. – 4 Tab., 27 Lit.

Markiertes Formiat wurde 2 laktierenden Rindern i. v. und einer Kuh in die Euterzisterne verabreicht. Bis 36 Std. nach der Verabreichung wurden Milchproben entnommen, aus deren Milchprotein verschiedene Aminosäuren isoliert und ihre spezifische Aktivität ermittelt wurde. Die spezifische Aktivität war am größten in der ersten Probe (3 Std. p. inj.) und nahm bei den späteren Proben stark ab. Am stärksten waren Methionin und Serin markiert; sie umfaßten 90–95% der im Casein nachweisbaren Radioaktivität. Noch 36 Std. nach der Verabreichung lag ihre Markierung 10- bis 30fach über der der anderen Aminosäuren. Die intramolekuläre Verteilung des ^{14}C wurde bei beiden Aminosäuren untersucht. Dabei war beim Serin das Hydroxymethyl-C und bei Methionin das Methyl-C markiert. Relativ wenig waren die anderen C-Atome dieser Aminosäuren oder die anderen Aminosäuren, die vom laktierenden Rind synthetisiert werden, markiert. Dies zeigt, daß das Formiat-C im Zeitraum des Experiments nur in einen sehr begrenzten „C_1-Pool“ und nicht in andere Stoffwechselpools eingeht. Durch die Infusion von Formiat in die Euterzisterne konnte ermittelt werden, daß der Einbau des Formiats in die Aminosäuren des Milcheiweißes nicht im Euter, sondern an anderen Stellen (vorwiegend der Leber) erfolgt.
E. Grün. 1470.

Linzell, J. L.; Babraham, Cambridge, A. R. C., Inst. of Animal Physiol. Some effects of denervating and transplanting mammary glands. **(Einige Auswirkungen der Denervierung und Transplantation der Milchdrüsen.)** Quart. J. exp. Physiol. cognate med. Sci. **48** (1963) Nr. 1. S. 34-60. – 9 Abb., 2 Tab., 27 Lit.

Es werden Ergebnisse von sechsjährigen Versuchen an Saanenziegen und Meerschweinchen über funktionelle Veränderungen an denervierten und transplantierten Milchdrüsen mitgeteilt. In vier Fällen lag der Milchertrag von transplantierten Milchdrüsen zwischen 80 und 118% der verbliebenen Drüsenhälften. Die transplantierten Drüsenteile zeigen normales Wachstum und normale Funktion entsprechend der Laktationsperiode. Bei der Transplantation der Milchdrüse in die Nackengegend eines anderen Tieres liegt der Milchertrag innerhalb der ersten 24 Std. nach der Übertragung in zwei Fällen bei 80% und fällt dann in wenigen Tagen stark ab. Bei nicht laktierenden oder juvenilen Tieren ist das Wachstum und die Sekretionstätigkeit der transplantierten Drüsenteile gegenüber dem verbliebenen Drüsengewebe, das kompensatorisch hypertrophiert, vermindert. Die denervierten Milchdrüsen weisen entsprechend dem Laktationsstadium in der Gesamtmilchleistung keine charakteristischen Veränderungen auf. Der Milchejektionsreflex ist nur für die vollständige Entleerung der stark gefüllten Drüsen von Bedeutung. Alle Versuchstiere mit transplantierten oder denervierten

Milchdrüsen leiden mehr unter Erkrankungen der Fortpflanzungsorgane als die anderen Tiere derselben Herde. H.-A. Ketz. 1470.

King, J. O. L.; Liverpool, Univ., School of Veterin. Sci. Variations in the size and number of fat globules in the milk of diseased cows. **(Veränderungen der Größe und Anzahl der Fettkügelchen in der Milch kranker, Kühe.)** Brit. veterin. J. **118** (1962) Nr. 12. S. 522–525. – 1 Tab., 11 Lit.
Bei ingesamt 27 Kühen (11 Ayreshires, 9 Friesen, 7 Jerseys), die wegen einer Labmagenverlagerung in einer Tierklinik der Universität Liverpool z. T. operativ behandelt wurden, untersuchte man die Milchmenge, den Fettgehalt und die Größe und Anzahl der Fettkügelchen/ml Milch in 2 Etappen: a) während der Krankheit; die Tiere nahmen kein konzentriertes Futter auf, ihre rectale Temperatur lag nicht über 38,9 °C; b) nach der Heilung, Wiederbeginn der Futteraufnahme. – Zur Bestimmung des Fettgehaltes diente die B. S. S. No. 696 Gerber-Methode, die Größenbestimmung der Fettkügelchen erfolgte nach Zusatz einer Glycerin-Cochenille-Beize mit Öl-immersion und graduiertem Mikrometer-Okular, die Zählung nach Verdünnung mit Wasser und Glycerin in der Thoma-Zeiss'schen Zählkammer. Aus den Ergebnissen geht hervor, daß bei 26 Tieren der Milchertrag anstieg, als sie wieder zu fressen begannen (von 8,5 auf 10,5 kg) und bei 24 Tieren sowohl der Fettprozentgehalt als auch der Durchmesser der Fettkügelchen beim Anstieg der Milcherträge geringer wurde (5,08% auf 4,17%, 4,263 μ auf 3,757μ). Die Unterschiede zwischen den Werten waren signifikant ($p = 1\%$). Bei 17 Kühen verminderte sich die Anzahl der Fettkügelchen/ml beim Wiederbeginn des Fressens konzentrierten Futters, während sie bei 10 Kühen anstieg. Im Durchschnitt war eine geringe Abnahme der Anzahl zu bemerken (2282 auf 2190). Der Unterschied zwischen den Werten der beiden Etappen war nicht signifikant. Die Ergebnisse der Untersuchungen über die Größe und Anzahl der Fettkügelchen in der Milch lassen den Schluß zu, daß die Änderung des Fettgehaltes durch einen Wechsel in der durchschnittlichen Größe und nicht durch einen der Fettkügelchenanzahl/Volumeneinheit hervorgerufen wird. H. Heimbürge. 1470.

Lascelles, A. K.; Canberra, Austral. Nat. Univ., John Curtin School of Med. Res., Dep. of Exp. Pathol. The absorption of serum albumin and casein from the mammary gland of the merino ewe. **(Die Absorption von Serumalbumin und Casein aus der Milchdrüse beim Merinoschaf.)** Quart. J. exp. Physiol. cognate med. Sci. **47** (1962) Nr. 1. S. 48–56. – 3 Abb., 3 Tab., 25 Lit.
Bei Merinoschafen im ersten Abschnitt der Laktation wurde nach dem Anbringen von Kathetern in den Euterlymphgefäßen ^{131}J-Humanserumalbumin und Casein über den Strichkanal in die leere Drüsenzisterne verbracht. Die Tiere wurden anschließend nicht gemolken und Plasma-, Lymph- und Harnproben innerhalb der folgenden 1–2 Wochen auf das Vorkommen von Radioaktivität untersucht. Es konnte festgestellt werden, daß ^{131}J-Albumin aus dem Euter unverändert resorbiert wird. Der Verlauf der Resorptionskurve ist von der Dehnung des Euters abhängig. Ebenso wird Casein unverändert in die Lymphgefäße aufgenommen; es tritt nach Abgabe in die interstitielle Flüssigkeit jedoch rasch in den Blutstrom über. Die Radioaktivität von Lymphe und Plasma und etwa die Hälfte der Radioaktivität des Urins war an Protein gebunden. Nach der i. v. Zufuhr von markiertem Casein verminderte sich die Aktivität des Plasmas rasch mit einer Halbwertzeit von weniger als 30 Min. Nach einer Stunde war ein Ausgleich zwischen Lymphe und Plasma eingetreten. Etwa 15–20% der zugeführten Radioaktivität wurden, an Casein gebunden, in der Milch wiedergefunden. Das Maximum der Radioaktivität der Milch wurde 2–3 Std. nach der Applikation festgestellt. Aus den Untersuchungen wird der Schluß gezogen, daß die Lymphgefäße des Euters eine bedeutsame Rolle für die Rückresorption des Albumins aus der

interstitiellen Flüssigkeit spielen. Die Ergebnisse werden im Hinblick auf die verschiedenen physikalisch-chemischen Formen des Vorkommens von Casein diskutiert. H. Gürtler. 1470.

Padučeva, A. L., Volkova, Z. I. und Feofilova, Ž. A. (Padutschowa, A. L., Wolkowa, S. I. und Feofilowa, Sh. A.); Dubrowizy, Gebiet Moskau, Unions-Inst. für Tierzuchtforsch. des Min. für Landwirtsch. der UdSSR. Skorost' obrazovanija serusoderžaščich predšestvennikov keratina volosa v kože ovec posle vvedenija im sul'fata i metionina. **(Die Bildungsgeschwindigkeit schwefelhaltiger Haarkeratin-Vorläufer in der Schafhaut nach Einführung von Sulfat und Methionin.)** Doklady Akademii nauk SSSR, Moskva **148(31)** (1963) Nr. 5. S. 1205–1206. – 1 Abb., 3 Lit.
8 Lämmer und 2 erwachsene Schafe erhalten per os mit ^{35}S markiertes Methionin, Natriumsulfat und Thiamin in Dosen von 100–200 μC pro kg Kgw. für die Lämmer und 40 μC für die erwachsenen Tiere. Nach 3 Min. beginnend werden bis zu 8 Tagen Hautproben für histologische Schnitte zur autoradiographischen ^{35}S-Lokalisierung und für die hydrolytische Spaltung mit anschließender papierchromatographischer Aminosäurebestimmung entnommen. Die Hydrolysate von Hautproben, die 10 Min. nach Verabfolgung von Radiomethionin entnommen werden, enthalten nicht nur markiertes Methionin, sondern auch markiertes Cystin. Nach Gaben markierten Sulfates beginnt bereits nach 3 Min. markiertes Cystin aufzutreten, nach 20 Min. ist auch markiertes Methionin vorhanden. Dagegen führt Verabfolgung von markiertem Thiamin nicht zu merklicher Radioaktivität in der Haut. Die Ergebnisse sprechen dafür, daß die Bildung schwefelhaltiger Aminosäuren aus anorganischen und organischen schwefelhaltigen Stoffen nicht nur in der Leber und durch die Darmflora erfolgen kann, sondern auch durch örtliche Gewebeprozesse in der Haut. J. Müller. 1490.

Pollack, Simeon, Balcerzak, Stanley P. und Crosby, William H.; Washington, Walter Reed Army Inst. of Res., Dep. of Hematol. Transferrin and the absorption of iron. **(Transferrin und die Resorption von Eisen.)** Blood **21** (1963) Nr. 1. S. 33-38. – 5 Abb., 10 Lit. Zus. in Interlingua.
Die Resorption von Eisen (in Form von Fe-Sulfat und markiertem Fe-Citrat) in einem isolierten Darmabschnitt von Hunden wurde über einen Zeitraum von 4–5 Std. kontrolliert, in dem in gleichmäßigen Zeitabständen nach dem Eingeben der Eisenlösungen in den Darm der Eisengehalt, die Eisenbindungskapazität und die Radioaktivität des aus dem Darmabschnitt abfließenden Mesenterialvenenblutes bestimmt wurde. Bei einem gleichmäßigen Blutstrom wurden maximal 8% des verfügbaren Eisens pro Zeiteinheit resorbiert. Eine maximale Resorptionsrate trat in der ersten Hälfte der Versuchsperiode ein, welche sich bis zum Ende des Versuchs auf ungefähr die Hälfte verringerte. Nach einer Infusion von Fe-Ammonsulfat in die den isolierten Darmabschnitt versorgende Arterie trat keine Hemmung der Eisenresorption ein. Daraus ziehen die Vff. die Schlußfolgerung, daß die Eisenresorption im Darmkanal nicht von der Sättigung des eisenbindenden Proteins des Blutes abhängig zu sein scheint. E. Grün. 1505.

Popov, N. F. (Popow, N. F.) Novye dannye ob osobennostjach piščevarenija i obmena veščestv u žvačnych. **(Neue Angaben über die Besonderheiten der Verdauung und des Stoffwechsels bei Wiederkäuern.)** Životnovodstvo, Moskva **24** (1962) Nr. 12. S. 65–69. – 1 Tab.
Die Hackfrüchte spielen bei der Normalisierung des Ablaufs der Pansenprozesse, deren Störung eine Störung des Stoffwechsels nach sich zieht, eine außerordentlich wichtige Rolle. Wenn z. B. bei zu reichlicher Fütterung mit Kraftfutter eine Anhäufung von Säuren im Blut, eine Erhöhung des Harnstoffgehaltes im Blut und ein Ansteigen des N-Abgangs im Harn eintritt, kann durch Verabreichung von 5-7 kg Rüben/Tier/Tag eine Normalisierung

erreicht werden. Auch die technologische Bearbeitung des Futters kann den Ablauf der Pansenprozesse wesentlich beeinflussen; so verbessern z. B. bearbeitete Futtermittel (gemahlenes Heu, gedämpfter Hafer) die Ausnutzung des Harnstoffs. F. Schenk. 1510.

Gradinarski, G. Eksperimentalni proučvanija vŭrchu spontannata sekrecija na podušnata žleza i pričinite za ritmičnija i charakter pri preživnite životni. **(Experimentelle Untersuchungen der spontanen Sekretion der Ohrspeicheldrüse und Ursachen ihres rhythmischen Charakters bei Wiederkäuern.)** Naučni trudove. Visš veterinarnomedicinski institut „Prof. d-r G. Pavlov", Sofija **10** (1962) S. 153–164. — 8 Abb., 12 Lit. Zus. in Russ., Dtsch.

Bei Reizung des Zentralendes des beiderseits durchschnittenen Halsvagus mittels gleichmäßigem galvanischen Strom erhält die Sekretion der Ohrspeicheldrüse einen rhythmischen Charakter. Gleichen Charakter hat diese Sekretion auch bei Kälbern bei Übergang von Milchfütterung zum Rauhfutter. Wird wieder auf Milchfütterung zurückgegriffen, so nimmt die Sekretion ab. Zugleich mit der Verringerung der Vormagenbewegungen während der Schlafzeit nimmt die Sekretion bei Kälbern ebenfalls ab; ein gleiches Ergebnis wird auch bei Totalnarkose erzielt. Z. Tomow. 1510.

Tomov, T. (Tomow, T.) Kŭm vŭprosa za rezorbcijata na letlivite mastni kiselini v predstomašijata na preživnite životni. **(Zur Frage der Resorption der flüchtigen Fettsäuren in den Vormägen der Wiederkäuer.)** Naučni trudove. Visš veterinarnomedicinski institut „Prof. d-r G. Pavlov", Sofija **10** (1962) S. 139–152. — 10 Abb., 1 Tab., 21 Lit. Zus. in Russ., Dtsch.

Untersucht wurde der Zusammenhang zwischen den Vormagenbewegungen und dem Spiegel der flüchtigen Fettsäure (FFS) im Pansen und dem Blut von 4 Ziegen, 4 Schafen und 3 Kühen während der Laktationsperiode. Bei manchen Tieren wurden Fisteln an Pansen und Labmagen oder nur am Pansen angelegt. Bei Zunahme der FFS im Pansen nimmt ihre absolute Menge auch im Blute zu. Bei Unterdrückung der Pansenbewegungen durch künstliche Hyperglykämie, Narkose mit Thiopentalnatrium und beiderseitiger vago-sympathischer Blockade nimmt die Menge der resorbierten FFS im Blute ab. Dagegen nimmt nach Anregung der Bewegung mit Pilocarpin beim Füttern, Melken und Wiederkauen die Menge der FFS im Blute zu. Z. Tomow. 1510.

Pipes, G., W., Bauman, T. R. und Turner, C. W.; Columbia, Univ. of Missouri, Dep. of Dairy Husbandry. Rate of absorption of L-thyroxine I^{131} from the gastrointestinal tracts of dairy cattle. **(Die Absorptionsrate von L-Thyroxin-(^{131}J) aus dem Magen-Darmkanal von Milchkühen.)** J. Dairy Sci. **45** (1962) Nr. 10. S. 1253–1255. — 1 Abb., 7 Lit.

In vorliegender Arbeit wurden Untersuchungen über die Absorptionsrate von Radiothyroxin aus dem Magen-Darmkanal von Milchkühen angestellt. L-Thyroxin-(^{131}J) wurde oral den Kühen verabreicht und die Absorptionsrate durch die Messung der Radioaktivität von Plasmaproben bestimmt. Im Ergebnis wurde festgestellt, daß die Absorption von ^{131}J-Thyroxin aus dem Magen-Darmkanal in zwei Phasen erfolgt. Zuerst in einer sehr schnellen Absorptionsphase mit einer Halbwertzeit von 2,65 Std., danach in einer äußerst langsamen mit einer Halbwertzeit von 20,1 Std. Nach dieser Periode wurde eine abfallende Phase mit einer Halbwertzeit von 160,1 Std. beobachtet, in der der Stoffwechsel und die Exkretion dominierte. W. Richter/Kleinmachnow. 1510.

Heath, T. J. und Morris, Bede; Canberra, Austral. Nat. Univ., John Curtin School of Med. Res., Dep. of Exp. Pathol. The absorption of fat in sheep and lambs. **(Die Absorption von Fett beim Schaf und Lamm.)** Quart. J. exp. Physiol. cognate med. Sci. **47** (1962) Nr. 2. S. 157–169. — 7 Abb., 2 Tab., 26 Lit.

Nach der Verabreichung von Maisöl oder Olivenöl in den Darmkanal von Merinoschafen, denen Dauerkatheter in die Darm- und Leberlymphgefäße oder den Milchbrustgang sowie die Jugularvene gelegt worden waren, wurde beobachtet, daß der Lymphfluß bis zu 2 Stunden nach der Applikation abnimmt. Im Zeitraum von 3–5 und 5–8 Std. nach der Zufuhr erreichte die Lymphmenge und die Fettkonzentration in der Lymphe jeweils ein Maximum. Bei Lämmern lag dieses Maximum nach der Verabreichung von 200 bis 250 g Milch mit 6–10 g Fett für die Lymphmenge 2–3 Std. und das Maximum des Fettgehaltes 5–8 Std. nach dem Zeitpunkt der Zufuhr. Mit der Erhöhung des Gehaltes an Neutralfetten ging bei den erwachsenen Schafen eine Zunahme der Konzentration der Phospholipoide in der Lymphe einher; bei Lämmern bestand eine signifikante Korrelation mit der Konzentration der Phospholipoide und der freien Fettsäuren. Nach der Applikation von ^{14}C-Tripalmitin in den Labmagen oder das Duodenum von erwachsenen Schafen war eine Radioaktivität eine Stunde später in der Darmlymphe nachweisbar. Die Fettresorption hielt bis zu 53 Std. an, wobei der größte Teil jedoch innerhalb der ersten 6 Std. aufgenommen wurde. Bei der Verabreichung in den Pansen verlief die Resorption sehr langsam und nahm mehrere Tage in Anspruch. Wurde das markierte Palmitin in den Labmagen oder das Duodenum von Lämmern gegeben, konnte im Vergleich zu den erwachsenen Schafen ein größerer Anteil in der Darmlymphe wiedergefunden werden. Mehr als 90% der resorbierten Radioaktivität wurde in den Neutralfetten nachgewiesen, 0–5,9% in den Phospholipoiden und 0,6–4,5% in den freien Fettsäuren. Die Untersuchungsergebnisse unterstreichen die Bedeutung des Lymphweges für die Resorption der Fette beim Schaf und Lamm.
H. Gürtler. 1510.

Muchina, A. P. Ėlektrofiziologičeskaja registracija motornoj dejatel'nosti dvenadcatiperstnoj kiški pri kačestvenno različnych piščevych razdražiteljach. **(Elektrophysiologische Registrierung der motorischen Tätigkeit des Duodenums bei qualitativ verschiedenen Nahrungsreizen.)** Bjulleteń ėksperimental'noj biologii i mediciny, Moskva **51(26)** (1961) Nr. 1. S. 22–26. — 2 Abb., 8 Lit.

An 5 Hunden mit eingewachsenen Elektroden in der Duodenalwand wurden die Bioströme in unipolarer Ableitung nach Verfütterung von zerkleinertem Fleisch, Brot und Milch registriert. Es zeigte sich, daß die verschiedenen Futterstoffe den Rhythmus der elektrischen Oszillation nicht verändern. Für die peristaltischen Bewegungen wurden 5–6 Kontraktionen und für die pendelartigen Bewegungen 12–15 Oszillationen in der Minute gemessen. Die Amplitudengröße der Oszillation ist im Verdauungsprozeß veränderlich, doch bei den in den Versuchen verwandten Futterstoffe traten nur geringfügige Abweichungen auf.
H. Mielke. 1550.

Lavrov, B. A. (Lawrow, B. A.) Orotovaja kislota i ee otnošenie k nekotorym vitaminam. **(Die Orotsäure und ihre Beziehung zu einigen Vitaminen.)** Voprosy pitanija, Moskva **21** (1962) Nr. 6. S. 68–77. — 5 Abb., 8 Tab., 35 Lit.

Literaturübersicht. Es werden die hauptsächlichsten Erkenntnisse, die beim Studium der Orotsäure in biologischer und besonders in alimentärer Hinsicht gewonnen werden konnten, zusammenfassend dargestellt. Diese Säure scheint eine Verbindung mit vitaminähnlichem Charakter zu sein.
W. Plaschke. 1575.

Macko, S. N., Gorbunova, V. I., Anisova, A. A. und Žmejdo, A. T. (Mazko, S. N., Gorbunowa, W. I., Anissowa, A. A. und Shmeido, A. T.); Moskau, Forsch.-Inst. für Vitaminol. des Min. für Gesundheitswes. der UdSSR. Kriterii potrebnosti v vitamine C (nabljudenija, provedennye na detjach). **(Kriterien des Vitamin C-Bedarfs [Beobachtungen bei Kindern].)** Voprosy pitanija, Moskva **21** (1962) Nr. 6. S. 52–56. — 2 Abb., 6 Lit. Zus. in Engl.

In vergleichenden Untersuchungen an Kindern wurde festgestellt, daß der Vitamin C-Spiegel in den weißen Blutkörperchen und die Milligramm-Ausscheidung der Ascorbinsäure mit dem Harn pro Stunde sehr empfindliche Kriterien zur Ermittlung des Vitamin C-Status sind. W. Plaschke. 1610.

Kewitz, Helmut; Berlin-Dahlem, Univ., Veterin.-Pharmakol. Inst., Abt. Pharmakol. **Steuerung der Enzymsynthese beim Warmblüter.** Klin. Wschr. 41 Nr. 2. S. 53–58. — 4 Abb., 40 Lit.

Das Übersichtsreferat beschäftigt sich mit der Bildung spezifischer Proteine in der Zelle, mit der Enzyminduktion und Repression bei höheren Organismen, mit dem Einfluß von Hormonen auf die Synthese von Fermenten sowie mit dem Einfluß zentral erregender Pharmaca auf die Synthesegeschwindigkeit der Acetylcholinesterase des Gehirns. Die Frage der Bildung spezifischer Proteine wurde in den letzten Jahren eingehend untersucht, wobei folgende Vorstellungen bestehen. Die Aminosäuren werden in der Zelle mit ATP zur Reaktion gebracht, wobei energiereiche Anhydride zwischen der Carboxylgruppe und AMP entstehen. In dieser Form reagiert die Aminosäure mit einer relativ niedermolekularen Träger-RNS im Cytoplasma, in der die Aminosäuren auf Grund der Basensequenz in einer bestimmten Reihenfolge fixiert sind. Die Verwertung der Aminosäuren zur Proteinsynthese erfolgt hauptsächlich in den Ribosomen, unter Beteiligung der Informations-RNS, die die Basensequenz der DNS des Zellkerns widerspiegelt und die in den Genen enthaltene strukturelle Information ins Zellplasma trägt. Dort bestimmt ihre Basenanordnung die Aufeinanderfolge der Aminosäuren in den sich bildenden Proteinen. Die etwa in Frage kommenden 20 Aminosäuren sind in einem verschlüsselten Alphabet untergebracht, in dem die Buchstaben durch die Variation der Aufeinanderfolge von 3 Basen gebildet werden. Außer dem Struktur-Gen des Kerns greifen noch 2 andere Gene in die Proteinsynthese ein, ein Regulator-Gen und ein Operator-Gen. Sie überwachen die Produktivität mehrerer Struktur-Gene, d. h. sie reduzieren die Bildung von Informations-RNS. Aktivierung des Repressors durch die Endprodukte anaboler Reaktionen ist die Grundlage der Repression; Inaktivierung des Repressors durch die Substrate kataboler Reaktionen bedeutet Induktion. Im Tierkörper erfolgt eine erhebliche Beschleunigung des Abbaues bestimmter Arzneistoffe (Barbiturate, Analgetica oder Lokalanaesthetica), wenn eine Vorbehandlung mit der gleichen oder einer anderen Droge erfolgt ist (z. B. mit Schlafmitteln, Analeptica, Insecticiden). Die für dieses Phänomen verantwortlichen Enzyme finden sich in der Mikrosomenfraktion der Leber und der Niere. Der Effekt erreicht nach 2–3 Tagen sein Maximum und fällt im Laufe weiterer 6–7 Tage wieder ab; er wird hinsichtlich seiner Genese diskutiert. E. Kolb. 1680.

Conklin, James L.; Dewey, Maynard M. und Kahn, Raymond H.; Ann Arbor, Mich., Univ., Med. School, Dep. of Anatomy. Cytochemical localization of certain oxidative enzymes. **(Histiochemische Untersuchungen über die Lokalisation verschiedener Oxydationsfermente.)** Amer. J. Anatomy **110** (1962) Nr. 1. S. 19–27. — 12 Abb., 1 Tab., 27 Lit.

Histiochemische Untersuchungen über die Lokalisation verschiedener Atmungsfermente in Fibroblasten aus Gewebekultur wurden durchgeführt. Die Isocitricodehydrogenase, die Malatdehydrogenase, die Lactatdehydrogenase, die beta-Oxybuttersäuredehydrogenase, die Glucose-6-phosphat-dehydrogenase, die Glycerophosphatdehydrogenase und die NAD-Diaphorase kommen sowohl in den Mitochondrien als auch in extramitochondrialen Strukturen vor. Die Succinatdehydrogenase und die Cytochromoxydase sind auf die Mitochondrien beschränkt. Die NADP-Diaphorase kommt hauptsächlich außerhalb der Mitochondrien vor. Die Aktivität der verschiedenen Enzyme erwies sich als unterschiedlich. Die Aktivität der NAD-Diaphorase, der Lactatdehydrogenase und der Malatdehydrogenase war in Zellen aus Zellkolonien größer als in Einzelzellen. E. Kolb. 1680.

Lisovskaja, N. P. (Lissowskaja, N. P.); Moskau. Serin kak èlement aktivnogo centra nekotorych fermentov. **(Die Rolle des Serins im aktiven Zentrum von Fermenten.)** Uspechi sovremennoj biologii, Moskva **54** (1962) Nr. 1. S. 25–43. – 6 Abb., 1 Tab., 124 Lit.
Zahlreiche Phosphatasen und Transpherasen können als Phosphoproteine (Engelhardt) gelten; die Hydroxylgruppe des Serins in ihren aktiven Zentren dient als Phosphatacceptor. Für das Zustandekommen der Phosphorylierung ist die Anordnung der dem Serin benachbarten Aminosäure wichtig. Liegt Serin neben Serin-unähnlichen Aminosäuren, so reagiert das Protein leicht mit Di-isopropylphosphat, und es wird nicht von Protein-Phosphokinase phosphoryliert. Ist das Serin von weiteren Serinresten umgeben, so erfolgt keine Reaktion mit Di-isopropylphosphat, wohl aber mit Protein-Phosphokinase. E. Koch/Jena. 1680.

Mosolov, V. V. und Loginova, M. D. (Mossolow, W. W. und Loginowa, M. D.); Moskau, Biochem. Bach-Inst. der Akad. der Wiss. der UdSSR. O fermentativnoj aktivnosti produktov avtoliza tripsina. **(Über die fermentative Aktivität der Autolyseprodukte von Trypsin.)** Doklady Akademii nauk SSSR, Moskva **146(30)** (1962) Nr. 5. S. 1209–1212. – 2 Abb., 1 Tab., 12 Lit.
Kristallisiertes Trypsin wird durch Gelfiltration an Sephadex 25 mit Glycin-HCl-Puffer vom pH 2,3 fraktioniert. In den Fermentfraktionen werden die Aktivität gegenüber 1%iger Caseinlösung in 0,3 m Phosphatpuffer vom pH 7,7 bei 37 °C sowie die Aktivität gegenüber Benzoyl-L-Arginin-Äthylester bestimmt. Trypsin läßt sich in eine hochmolekulare Hauptfraktion und eine niedermolekulare Nebenfraktion mit einem mittleren Molekulargewicht von etwa 1700 trennen. Bei abermaliger Fraktionierung der isolierten Hauptfraktion tritt die niedermolekulare Fraktion erneut auf, woraus hervorgeht, daß es sich hier um Autolyseprodukte des Trypsins handelt, die selbst unter Bedingungen seiner maximalen Stabilität (pH 2,3; 3–5 °) auftreten. Durch Autolyse von Trypsin bei pH 8,04 erfolgt keine Zunahme der niedermolekularen aktiven Fraktion, was für ihre Unbeständigkeit unter diesen Bedingungen spricht. Die Aktivität der niedermolekularen Fraktion gegenüber Casein bzw. Benzoyl-L-Arginin-Äthylester beträgt 30–43 bzw. 53–62% der Aktivität des Ausgangsfermentes. J. Müller. 1680.

Kozlov, L. V., Ginodman, L. M., Zolotarev, B. M. und Orechovič, V. N. (Koslow, L. W., Ginodman, L. M., Solotarew, B. M. und Orechowitsch, W. N.); Inst. für Chem. Natürl. Heilquellen der Akad. der Wiss. der UdSSR. Issledovanie kataliticeskoj aktivnosti pepsina s pomošč'ju O^{18}. **(Untersuchung der katalytischen Aktivität von Pepsin mit Hilfe von O^{18}.)** Doklady Akademii nauk SSSR, Moskva **146(30)** (1962) Nr. 4. S. 945–946. – 9 Lit.
Bei Inkubierung von N-Carbobenzoxy-L-Aminosäuren mit Pepsin in einem Milieu, das H_2O^{18} enthält, wird der markierte Sauerstoff in die Carboxylgruppe eingeführt, was mit einer reversiblen Acylierung des Fermentes erklärt werden kann. Eine solche Isotopenaustauschreaktion wird mit N-Acetylglycin und mit N-Acetyl-D,L-phenylalanin in Gegenwart von Pepsin in einem H_2O^{18}-haltigen Pyridin-Acetat-Puffer vom pH 4,7 bei 37° und einer Reaktionsdauer von 3 Tagen durchgeführt. Das durch Decarboxylierung der nach Versuchsende isolierten Aminosäuren erhaltene CO_2 wird massenspektrometrisch untersucht. Während im Falle des Phenylalaninderivates der Austausch nahezu vollständig erfolgt, beträgt er beim Glycinderivat nur etwa 5%. Außer dieser Reaktion wird die Transpeptidierung von Tyrosin aus N-Acetyl-L-phenylalanyl-L-tyrosin auf N-Carbobenzoxyglycin und N-Carbobenzoxy-D,L-phenylalanin in Gegenwart von Pepsin in Natriumacetatpuffer von pH 4,7 geprüft. Die im Laufe der Reaktion gebildeten Carbobenzoxypeptide und die Carbo-

benzoxyaminosäuren werden mit Äther extrahiert und die nach Abspaltung der Carbobenzoxygruppe durch HBr verbleibenden Aminosäure-Peptid-Gemische papierchromatographisch getrennt. Auch die zweite Reaktion verläuft im Falle des Phenylalaninderivates bedeutend intensiver als beim Glycinderivat. Diese Parallelität deutet auf eine Analogie der Reaktionsmechanismen beider Reaktionen hin. J. Müller. 1680.

Nordenfelt, Ivar; Babraham, Cambridge, England, A.R.C., Inst. of Animal Physiol.; Lund, Sweden, Univ., Inst. of Physiol. Choline acetylase in normal and denervated salivary glands. **(Die Cholinacetylase-Aktivität in normalen und denervierten Speicheldrüsen.)** Quart. J. exp. Physiol. cognate med. Sci. **48** (1963) Nr. 1. S. 67–79. – 4 Abb., 3 Tab., 22 Lit.
Die Cholinacetylase-(ChA)-Aktivität der normal innervierten Speicheldrüsen von Katze und Kaninchen wurde bestimmt. Dabei war in der Gl. submaxillaris eine doppelt so hohe Aktivität als in der Gl. parotis nachweisbar. Die Enzymaktivität der Speicheldrüsen des Kaninchens lag mehr als 3fach über der der entsprechenden Speicheldrüsen der Katze. Nach länger dauernder präganglionärer parasympathischer Denervation der Gl. submaxillaris trat bei beiden Tierarten eine Verringerung der ChA-Aktivität ein. Die Gesamtaktivität der denervierten Drüse war nur noch halb so hoch wie die der kontralateralen gesunden Drüse. Eine partielle postganglionäre Denervation der Gl. submaxillaris der Katze führte zu einem Verlust der Gesamtaktivität der Drüse um 15% im Vergleich zur gesunden Drüse. In der Gl. parotis beider Tierarten trat nach postganglionärer Denervation ein ebenso großer Aktivitätsverlust ein, jedoch konnte noch mehrere Wochen nach der Operation eine meßbare Aktivität festgestellt werden. E. Grün. 1680.

Hodes, M. E. und Swenson, Mary K.; Indianapolis, Ind., Indiana Univ., Med. Center, Dep. of Med., Oncol.-Hematol. Sect.; Dep. of Biochem. Purification of deoxyribonuclease II from calf spleen. **(Die Reinigung von Desoxyribonuclease II aus Kalbsmilz.)** Biochim. biophysica Acta [Amsterdam] **61** (1962) Nr. 4. S. 612–615. — 2 Abb., 2 Tab., 4 Lit.
Die Desoxyribonuclease II, die bei pH 4–5 optimal wirkt, wurde aus Kalbsmilz angereichert, bezogen auf Protein um das 580fache. Das angereicherte Präparat enthielt keine Phosphatase und wenig Phosphodiesterase. Zum Zwecke der Reinigung wird das Gewebe in Acetatpuffer homogenisiert und dann bei 40000 g 15 Min. lang zentrifugiert. Der Überstand wurde bei 60° eine Stunde lang erhitzt und erneut bei 40000 g zentrifugiert. Der Überstand wurde dann zweimal gegen Phosphatpuffer dialysiert und die Lösung durch nochmaliges Zentrifugieren geklärt. Anschließend erfolgte die Auftrennung an CM-Cellulose, wobei die Fraktionen 147 bis 170 rund 26% der DNase-Aktivität des Ausgangsmaterials enthielten. Diese Fraktionen wurden an CM-Cellulose ein zweites Mal fraktioniert, wobei eine Anreicherung in wenigen Fraktionen auftrat. Die Untersuchung der Optimaltemperatur für die Enzymtätigkeit ergab ein Ansteigen der Aktivität im Bereich von 37 bis 90°, dem ein starker Abfall im Bereich von 95 bis 98° folgte. E. Kolb. 1680.

Lindblad, G. und Persson, F.; Stockholm, Roy. Veterin. Coll., Dep. of Med. Transaminase and transferase activities in blood plasma and tissues in dogs. **(Transaminase- und Transpherase-Aktivitäten in Blutplasma und Geweben von Hunden.)** Acta veterin. scand. **3** (1962) Nr. 4. S. 367–377. – 5 Tab., 26 Lit. Zus. in Schwed., Dtsch.
Die Aktivität der Enzyme Glutaminsäure-Oxalessigsäure-Transaminase (GOT), Glutaminsäure-Pyruvat-Transaminase (GPT) und Ornithin-Carbamyl-Transpherase (OCT) wurde im Blutplasma sowie in verschiedenen Geweben (Leber, Herz, Skelettmuskel, Pankreas, Niere, Lunge, Milz, Darm, Magen und Lymphknoten) von Hunden bestimmt. Die Leber enthält alle drei Enzyme in großem Maße, das Herz besitzt die höchste GOT-Aktivität, enthält aber

weniger GPT als die Leber und nur sehr wenig OCT. Gleiches Verhalten zeigt die Skelettmuskulatur, während Darmkanal und Magen eine ziemlich hohe OCT-Aktivität besitzen. Die normale Aktivität der GOT im Blutplasma betrug 17,8 $\pm$ 6,2 E und die der OCT 2,2 $\pm$ 1,6 E unabhängig vom Alter der Tiere. Die Aktivität der GPT zeigte dagegen eine Altersabhängigkeit, da bei Tieren über 6 Mon. Alter 20,6 $\pm$ 8,4 E, bei jüngeren Tieren jedoch nur 10,3 $\pm$ 4,3 E ermittelt werden konnten. Zwischen den Werten der GPT- und OCT-Aktivität bestand eine ausgeprägte Korrelation. E. Grün. 1680.

Fellenberg, R. von, Eppenberger, H., Richterich, R. und Aebi, H.; Bern, Univ., Med.-Chem. Inst. **Das glykolytische Enzymmuster von Leber, Niere, Skelettmuskel, Herzmuskel und Großhirn bei Ratte und Maus.** Biochem. Z. **336** (1962) Nr. 4. S. 334–350. — 2 Abb:, 5 Tab., 66 Lit. Zus. in Engl.
Die Arbeit befaßt sich mit dem Vergleich der glykolytischen Enzymmuster des cytoplasmatischen Raumes einiger Organe der Maus und der Ratte. Untersucht wurden jeweils 17 Fermente der Glykolyse bzw. nahestehender Reaktionen in Leber, Niere, Muskel, Herz und Gehirn. Im Enzymmuster befinden sich beträchtliche Unterschiede (sowohl qualitativer als auch quantitativer Art) zwischen den einzelnen Organen. Unter Berücksichtigung beider Aspekte lassen sich die Enzymmuster in 2 Typen gliedern: Leber und Niere verfügen über eine aktive Fructose-1,6-Diphosphatase und eine Glukose-6-Phosphatase, wobei die Bildung von Glukose-6-Phosphat aus Lactat in Umkehr der Glykolyse möglich ist; Herz- und Skelettmuskel verfügen über keine Phosphatester-Hydrolasen, wobei ausschließlich eine Produktion von Lactat aus Glukose-6-Phosphat erfolgt. Das Gehirn nimmt eine Sonderstellung ein, da in diesem Organ ein Teil der glykolytischen Enzyme innerhalb der Mitochondrien vorkommt. Leber und Niere sind auf Grund der Phosphataseausrüstung in der Lage, Glukose in die Blutbahn abzugeben. Die Aktivitäten der Phosphorylase, der Fructose-1,6-Phosphataldolase und Lactatdehydrogenase sind im Muskel viel höher als in Leber und Niere. Auffallend groß sind die Unterschiede der Aktivität der einzelnen glykolytischen Enzyme. Die Bedeutung der Befunde für die intracelluläre Steuerung der Glykolyse wird diskutiert. E. Kolb. 1680.

Grossmann, D. und Lang, K.; Mainz, Johannes-Gutenberg-Univ., Physiol.-Chem. Inst. **Anorganische Poly- und Metaphosphatasen sowie Polyphosphate im tierischen Zellkern.** Biochem. Z. **336** (1962) Nr. 4. S. 351–370. — 10 Abb., 17 Tab., 32 Lit. Zus. in Engl.
In Zellkernen aus Schweineniere sowie aus Kalbs- und Rattenleber wird das Vorkommen der Pyro-, Tripoly-, Tetrapoly-, Graham-Salz-Spaltenden-, Trimeta- und Tetrametaphosphatase nachgewiesen und untersucht. Diese Fermente werden durch Desorption von Calciumphosphatgel, vermittels Papierelektrophorese, selektiver Inaktivierung durch Dialyse gegen die Substrate, über die Ermittlung der Michaelis-Konstanten und die Bestimmung einer enzymspezifischen Selbstinaktivierungshalbwertzeit getrennt und charakterisiert. Die Bestimmung des Reaktionsmechanismus der Substratspaltung ergibt zwei Orte der Magnesium-Aktivierung, den einen als eine Komplexbildung am Substrat, den anderen als eine Magnesium-Enzym-Verbindung. Beim enzymatischen Abbau spalten die Polyphosphatasen jeweils einen Phosphatrest aus dem Substrat ab, die Metaphosphatasen öffnen nur den Ring der Metaphosphatase. Polyphosphate sind in Zellkernen aus Schweinenieren in der Größe einiger Gamma/g Trockensubstanz bis zum Pentapolyphosphat nachweisbar. Vergleichsweise zu Hefen ist die Konzentration an Polyphosphatasen im Zellkern recht hoch. Es wird angenommen, daß das Polyphosphatasesystem ursprünglich für den Stoffwechsel der Kerne bedeutungsvoll war. Im Laufe der Entwicklung wurde dieser Mechanismus funktionell verlassen, die Enzymbildung aber beibehalten. E. Kolb. 1680.

Lumper, L.; Freiburg/Br., Univ., Physiol.-Chem. Inst. **Über die Eigenschaften einer Polyoldehydrogenase aus Hammelleber.** Biochem. Z. **336** (1962) Nr. 5. S. 397–401. – 1 Abb., 3 Tab., 10 Lit. Zus. in Engl.

Ein Verfahren zur Anreicherung von Polyoldehydrogenase aus Acetontrockenpulver von Hammelleber wird beschrieben, wobei eine etwa 220fache Anreicherung erfolgt. Die Michaeliskonstante von L-Sorbose wurde zu $50 \cdot 10^{-3}$ Mol/l bestimmt (pH 7,2, NADH-Konzentration: $3{,}0 \cdot 10^{-2}$ Mol/l); 6-aldo-D-Fructose und D-Fructose werden mit der gleichen Geschwindigkeit umgesetzt. D-Sorbit reagiert unter den gegebenen Versuchsbedingungen mit 3-Acetylpyridin-NAD zehnmal schneller als mit der gleichen Konzentration an NAD. N-Aethylmaleimid hemmt das Enzym in einer Konzentration von $2 \cdot 10^{-3}$ Mol/l bei pH 7,4 um etwa 45%; Sulfit und Hydroxylamin beeinflussen die Enzymaktivität nicht. Hg^{++}-Ionen wirken im Bereich von 10^{-5}–10^{-3} Mol/l sehr stark hemmend, Zn^{++}-Ionen in stärkerem Maße erst zwischen 10^{-3} und 10^{-2} Mol/l. E. Kolb. 1680.

Siebert, G., Bässler, K. H. und Schmitt, A.; Mainz, Johannes-Gutenberg-Univ., Physiol.-Chem. Inst. **Scheinbare Irreversibilität der TPNH-Oxydation durch Lactatdehydrogenase. Ein Beitrag zur Coenzym-Spezifität von Lactatdehydrogenase aus Kaninchen-Muskel.** Biochem. Z. **336** (1962) Nr. 5. S. 402 bis 420. – 5 Abb., 7 Tab., 36 Lit. Zus. in Engl.

Lactatdehydrogenase aus Kaninchenmuskel bindet neben DPN^+ und DPNH auch TPN^+ und TPNH an demselben aktiven Ort des Moleküls. Die Bindung von TPN^+ erfolgt nur in dem engen pH-Bereich zwischen 5,6 und 6,6, diejenige von TPNH mit saurer werdendem pH immer leichter. Das TPNH hemmt kompetitiv die DPNH-Oxydation, das TPN^+ die DPN^+-Reduktion; DPN^+ hemmt die TPNH-Oxydation. Adenindinucleotide hemmen die DPNH- und TPNH-Oxydation in kompetitiver Weise. In Abhängigkeit von den Versuchsbedingungen sind 2′-AMP, 5′-AMP, ADP und ATP die stärksten Inhibitoren. Die Coenzymbindung ist relativ unspezifisch, wobei am Protein ein kationischer Ort in Höhe des 2′-Phosphoryl von TPNH (Adeninnucleotid-empfindlich) und ein anionischer Ort gegenüber dem Pyridinring angenommen werden. Aus der Nichtbindung von TPN^+ bei pH-Werten zwischen 9,3 und 7,6 sowie bei 4,4 wird die Bedeutung des Pyridin-N für die Coenzymbindung abgeleitet. Die Unfähigkeit zur TPN^+-Bindung (abgesehen von dem genannten eng begrenzten pH-Bereich) ist der Grund für die scheinbare Irreversibilität der TPNH-Oxydation durch Lactatdehydrogenase. Der TPNH-Oxydation wird keine Stoffwechselbedeutung für den Muskel beigemessen.

E. Kolb. 1680.

Lindberg, P., Orstadius, K. und Tanhuanpää, E.; Stockholm, Roy. Veterin. Coll., Med. Dep. for Non-Ruminants. Studies on the activity of sorbite dehydrogenase in normal swine blood sera and tissues and in sera after experimental carbon tetrachloride poisoning. **(Untersuchungen über die Aktivität der Sorbitdehydrogenase in Seren und Geweben normaler Schweine und nach experimenteller Tetrachlorkohlenstoff-Vergiftung.)** Acta veterin. scand. **3** (1962) Nr. 3. S. 235–244. – 3 Abb., 3 Tab., 13 Lit. Zus. in Schwed., Dtsch.

Die Aktivität der Sorbitdehydrogenase (SDH) wurde im Serum von schwedischen Landschweinen (15–40 kg Kgw.) bestimmt und beträgt 0,44 ± 0,26 E. Die Bestimmung in verschiedenen Organen (Leber, Niere, Darm, Milz, Lunge, Skelett- und Herzmuskel, Pankreas) ergab, daß nur in Leber und Niere nennenswerte Mengen enthalten sind. In diesen beiden Organen wurde gleichzeitig die Aktivität der Aldolase bestimmt, welche jedoch wesentlich niedriger als die SDH-Aktivität liegt. Die Eliminierungsgeschwindigkeit der Enzyme SDH, Glutaminsäure-Oxalessigsäure-Transaminase (GOT) und Ornithin-Carbamyl-Transpherase (OCT) nach i.v. Verabreichung von Leberextrakten wurde ermittelt. Danach verschwindet SDH mehr als 2mal so schnell als GOT und 10mal so schnell als OCT aus dem zirkulierenden Blut. Bei 24stündiger Aufbewahrung der Seren nimmt die SDH-Aktivität ab, und zwar verringert sie sich bei Aufbewahrung bei −25 °C um 12% und verschwindet bei Aufbewahrung bei +20 °C fast vollständig. Nach experimenteller CCl_4-Vergiftung (0,25 ml/kg Kgw. peroral) tritt eine schnelle Erhöhung der SDH-Aktivität ein (Maximum nach 15–20 Std.), die ebenso schnell wieder verschwindet. Vergleichend dazu wurde der Verlauf der GOT- und OCT-Aktivität im Serum kontrolliert. E. Grün. 1680.

Canev, A. N. (Zanew, A. N.); Moskau, Unions-Inst. für Exp. Endokrinol., Abt. Pathophysiol. Vzaimodejstvie meždu somatotropnym gormonom, AKTI i kortizonom v ich vlijaniina gasoobmen. **(Die Beziehungen zwischen somatotropem Hormon, ACTH, Cortison und ihr Einfluß auf den Gasstoffwechsel.)** Problemy ėndokrinologii i gormonoterapii, Moskva 8 (1962) Nr. 5. S. 26–28. – 2 Abb., 8 Lit.
An 200–250 g schweren Ratten wurde der O_2-Verbrauch, die CO_2-Ausscheidung und der Respirationsquotient nach Verabreichung von a) somotropem Hormon (STH), b) ACTH + STH, c) Cortison + STH untersucht. Eine einmalige Injektion von 2 mg STH (am 9. Tag der ACTH-Behandlung) führt zum Anstieg des O_2-Verbrauches, Abfall des RQ und unveränderter CO_2-Ausscheidung. Nach vorheriger Cortisongabe und ACTH-Gabe fällt diese Wirkung des STH aus. Es wird angenommen, daß die gesteigerte ACTH- und Glukocorticoidbildung den Einfluß des STH auf die Verbrennung von Fett hemmt. Die Resultate werden im Zusammenhang mit dem Icenko-Cushing-Syndrom behandelt. G. Pose. 1720.

Amiragova, M. G. (Amiragowa, M. G.) Značenie ėfferentnych nervov ščitovidnoj železy dlja ee funkcii. **(Die Bedeutung der efferenten Nerven der Schilddrüse für deren Tätigkeit.)** Bjulleteń ėksperimental'noj biologii i mediciny, Moskva **50(25)** (1960) Nr. 10. S. 3–7. – 1 Abb., 2 Tab., 5 Lit. Zus. in Engl.
Bei 8 Hunden wurden die Schilddrüsen denerviert. 1–4 Wochen danach kamen die Tiere in den Versuch; die Prüfung der Schilddrüsenfunktion erfolgte mit Radiojod (^{131}J). Zur Charakterisierung des funktionellen Zustandes des ZNS wurden bedingte Abwehrreflexe ausgearbeitet. Die Versuche zeigten, daß trotz der Denervation die Großhirnrinde die Thyroidea noch zu beeinflussen vermag; doch unterschieden sich die Reaktionen der denervierten Thyroidea deutlich von der intakten: sie waren ausgeprägter und länger anhaltend. Nach zusätzlich ausgeführter unilateraler Adrenalektomie und Durchtrennung des N. splanchnicus maior und minor kommt Vf. zu der Meinung, daß die stärker ausgeprägte Reaktionsfähigkeit bei denervierten Schilddrüsen mit einer Sensibilisierung der Schilddrüsenzellen gegenüber Adrenalin zusammenhängt. H. Mielke. 1730.

Ślebodziński, A.; Cracow, Poland, Inst. o. Animal Husbandry, Biochem. Dep. Changes in utilization of thyroid hormone and thyroxine distribution space in sheep treated with stilboestrol. **(Veränderungen in der Verwertung von Schilddrüsen-Hormonen und im Thyroxin-Verteilungszeitraum bei Schafen nach der Behandlung mit Stilboestrol.)** J. Endocrinol. [London] **25** (1962) Nr. 3. S. 283–291. – 2 Abb., 3 Tab., 48 Lit.
An Schafen sollte der Stoffwechsel der Schilddrüsenhormone nach Einwirkung von 250 μg Stilboestrol pro Tier und Tag untersucht werden. Vor allem wurde versucht, die unterschiedliche Wirkungsdauer von kleinen Oestrogengaben auf die Schilddrüse und den Schilddrüsenhormonstoffwechsel zu klären. 5 Tage nach der ersten Oestrogeninjektion wurde der intra-thyreoidale Stoffwechsel einmal durch die Schnelligkeit der Umwandlung von anorganischem zum hormonalen Jod gemessen, zum anderen wurde die Freisetzungsrate des

hormonalen Jodes aus der Schilddrüse bestimmt. Aus den Untersuchungsergebnissen konnte die Schlußfolgerung gezogen werden, daß geringe Oestrogengaben einen Abfall im Gewebestoffwechsel bewirken. Dieser wurde hervorgerufen durch einen Aktivitätsanstieg in der Schilddrüse und einen kompensatorischen Anstieg im peripheren Verband von Schilddrüsenhormonen. W. Richter/Kleinmachnow. 1730.

Limanova, E. E. (Limanowa, Je. Je.); Unions-Inst. für Exp. Endokrinol., Biochem. Abt. Polučenie i očistka na karboksimetilcelljuloze preparatov tireotropnogo gormona iz gipofiza byka i čeloveka. **(Gewinnung und Reinigung eines Thyreotropinpräparates aus Bullen- und Menschenhypophysen durch Carboxymethylcellulose.)** Problemy ėndokrinologii i gormonoterapii, Moskva 8 (1962) Nr. 2. S. 69–75. – 5 Abb., 2 Tab., 19 Lit. Zus. in Engl.

Die aus Menschen- und Bullenhypophysen gewonnene Thyreotropincharge (Aktivität 4–4,5-IE.) wurde a) durch Adsorption und Elution an Carboxymethylcellulose und b) durch Ionenaustausch-Säulenchromatographie und Rechromatographie weiter gereinigt. Durch die Behandlung wurde die Thyreotropinaktivität um 6mal erhöht (27 IE). Bezüglich der Fraktionierung besteht kein Unterschied zwischen Menschen- und Bullenhypophysen. Trotz zweifacher Fraktionierung an Carboxymethylcellulose ist das Präparat nicht genügend homogen und weitere Versuche einer besseren Reinigung sind im Gange. G. Pose. 1730.

Agarkov, F. T., Maksimovič, V. A. und Namjatnyj, A. N. (Agarkow, F. T., Maximowitsch, W. A. und Namjatny, A. N.); Donezk, Forsch.-Inst. für Arbeitsphysiol., Lab. für Arbeitsphysiol. O značenii nadpočečnikov dlja teplovoj ustojčivosti organizma. **(Die Rolle der Nebennieren für die Wärmeresistenz des Organismus.)** Problemy ėndokrinologii i gormonoterapii, Moskva 8 (1962) Nr. 5. S. 15–20. – 6 Tab., 20 Lit. Zus. in Engl.

An insgesamt 166 Ratten wurde die Wärmeresistenz unter dem Einfluß von Cortison (2 mg), ACTH (4 E/100 g Kgw.) und Adrenalektomie sowie der Einfluß der Adrenalektomie auf die durch Dibasol (1 mg/kg Kgw.) und Ascorbinsäure (50 mg/kg Kgw.) erhöhte Wärmeresistenz untersucht. Als Kriterium der Wärmeresistenz diente die Überlebensdauer bei einer Temperatur von 39–42°. Unter dem Einfluß der Adrenalektomie verringert sich die Wärmeresistenz. Cortison steigert die Wärmeresistenz, ACTH scheint sie zu verringern. ACTH und Cortison stellen die Wärmeresistenz der adrenalektomierten Tiere wieder her. Die durch Dibasol erhöhte Resistenz wird durch die Adrenalektomie verhindert, während Ascorbinsäure auch bei adrenalektomierten Tieren die Wärmeresistenz steigert. G. Pose. 1745.

Shao, Li; Inst. für Biol. und Med. Chem. der Akad. der Med. Wiss. der UdSSR, Lab. für Biochem. der Hormone und Hormonelle Regulier. Vlijanie AKTG i vosstanovlennogo trifosfopiridinnukleotida na biosintez androgenov i kortikosteroidov v nadpočečnikach. **(Der Einfluß von ACTH und reduziertem Triphosphorpyridinnucleotid auf die Androgen- und Corticosteroidsynthese in den Nebennieren.)** Problemy ėndokrinologii i gormonoterapii, Moskva 8 (1962) Nr. 6. S. 17–23. – 3 Tab., 22 Lit. Zus. in Engl.

In in vitro-Versuchen an Schweinenebennierenschnitten wurde untersucht, ob eine Resynthese von Androgen aus Progesteron möglich ist. Die Incubation wurde a) ohne Zugabe eines Aktivators zum Substrat durchgeführt, b) unter Hinzugabe von 800 μg 4-C^{14} Progesteron (400 μg/g Gewebe), c) von 4-C^{14} Progesteron + 25 E. ACTH und d) von 4-C^{14} Progesteron + 12 mg TPN-H + 24 μg Glukose-6-Phosphat/ml Medium. Die extrahierten Steroide wurden chromatographisch aufgearbeitet. Es wurden Hydrocortison, Corticosteron und Adrenosteron gefunden. Das gebildete Adrenosteron ist ein Umwandlungsprodukt des Progesterons und nicht des Hydrocortisons. ACTH verstärkt die Bildung von Hydrocortison aus Progesteron und besitzt keinen Einfluß auf die Synthese von Corticosteron und Adrenosteron. TPN-H stimuliert die Hydrocortisonbildung und vermindert den Gehalt an Corticosteron. G. Pose. 1745.

Ivanov, N. und Gotev, R. (Iwanow, N. und Gotew, R.) Proučvane na vŭnšnosekretornata dejnost na podstomašnata žleza u pticite. **(Untersuchungen der außensekretorischen Tätigkeit der Bauchspeicheldrüse beim Geflügel.)** Izvestija na Cetralnija naučnoizsledovatelski institut po životnovŭdstvo „Georgi Dimitrov" – Kostinbrod, Sofija **14** (1962) S. 19–28. – 6 Abb., 2 Tab., 10 Lit. Zus. in Russ., Engl.

Es wurde ein Verfahren zur Sekretgewinnung aus der Bauchspeicheldrüse beim Geflügel entwickelt. Untersucht wurde der Sekretionsspiegel der Bauchspeicheldrüse in Abhängigkeit von Aufnahme, Menge und Häufigkeit der Fütterung. Die Futteraufnahme verursacht eine schroffe Steigerung der Sekretion und der Aktivität der Fermente. Im Vergleich zur normalen Absonderung erhöht sich diese in der ersten Stunde nach der Futteraufnahme um das 3–4fache. Die Protease nimmt 28–92%, die Amylase 25–50% und die Lipase 19–36% in ihrer Tätigkeit zu. Der Sekretspiegel der Bauchspeicheldrüse hängt von der Häufigkeit der Fütterung ab. Die regelmäßige Futterration, in Abständen von 4–5 Stunden verabreicht, steigert die Absonderung um 26–33%. Eine höherbemessene Futtermenge aktiviert die Sekretion der Bauchspeicheldrüse. Die Futterzusammensetzung erhöht die Aktivität der Sekretfermente: der Proteasen (Eiweiße), die der Lipasen (Fette) und der Amylasen (Kohlenhydrate). Einen besonderen Einfluß auf die Sekretion der Bauchspeicheldrüse üben Sojabohnen aus. Nachts ist der Sekretionsspiegel niedriger, bei künstlicher Beleuchtung steigt die Sekretion an, ohne die Norm bei Tage zu erreichen. Die Aktivität der Fermente ändert sich während der verschiedenen Tagesstunden nicht. G. Radew. 1750.

Majorova, V. F. (Maiorowa, W. F.); Moskau, Unions-Inst. für Exp. Endokrinol., Abt. Morphol. Izmenenie nejrosekrecii gipotalamusa pri gipofizėktomii. **(Veränderungen der hypothalamischen Neurosekretion bei Hypophysektomie.)** Problemy ėndokrinologii i gormonoterapii, Moskva **8** (1962) Nr. 5. S. 21–25. – 4 Abb., 33 Lit.

An 70 (130–150 g schweren) Ratten wurden verschiedene Zeit (1–60 Tage) nach der Hypophysektomie die Nn. paraventricularis und supraoptici hypothalamici untersucht. In den ersten Tagen nach der Hypophysektomie findet in den Nervenzellen der genannten Kerngruppen eine erhöhte Bildung von Neurosekret statt (Maximum nach 5 Tagen), die nach einer Woche abnimmt. Später (4–8 Wochen) ist ein großer Teil der Neuronen zerstört. In den übrigen Nervenzellen sind neurosekretorische Granula nachweisbar. An der Neurosekretbildung der Hypothalamuskerne sind die Ribonucleoproteide der Tigroidsubstanz und die Desoxyribonucleinsäure der Nervenzellen beteiligt. G. Pose. 1755.

Churý, Jiří; Brno, VŠZ, Biol. Ústav Veterin. Fak. Vliv extraktů spermatu na ovarium a uterus a na regrezívní změny po hypofysektomii. **(Der Einfluß von Spermaextrakten auf Eierstock und Uterus und auf die regressiven Veränderungen nach Hypophysektomie.)** Veterinární Med. **7(35)** (1962) Nr. 9. S. 689–698. – 7 Abb., 1 Tab., 15 Lit. Zus. in Russ., Franz., Dtsch.

Durch frühere Versuche wurde erwiesen, daß Spermaextrakte als gonadotrope Substanzen wirken und daß diese Wirkung durch eine Substanz von polypeptidem Charakter herbeigeführt wird, deren Wirkung mit derjenigen des FSH Hormons (Präparat Folicotropin Spofa) identisch ist oder ihr sehr nahe steht. Es werden Versuche mit infantilen Mäusen und weiblichen Mäusen sowie mit hypophysektomierten Ratten beschrieben. Die Versuche zeigten, daß das extrahierte Ebersperma und das Acetonpräzipitat dieses Extraktes das Eierstocks- und Uteruswachstum fördern und ihr Gewicht erhöhen, bei den Männ-

chen das Hodengewicht um 21% und dasjenige der Nebenhoden um 36% steigern und nach erfolgter Hypophysektomie degenerative Veränderungen verhindern. Mit Rücksicht auf die Versuchsergebnisse kann angenommen werden, das im Sperma enthaltene gonadotrope Polypeptid wirke nicht direkt, sondern sei ein Vorläufer des Hypophysen-FSH und steigere dessen Aktivität.
F. Nádvorník. 1765.

Adler, J. H.; Jerusalem, Israel, Hebrew Univ., Hadassah Med. School, Rogoff Lab. of Physiol. Anti-oestrogenic activity in alfalfa. **(Die antioestrogene Wirkung der Luzerne.)** Veterin. Rec. **74** (1962) Nr. 43. S. 1148–1150. — 1 Abb., 9 Lit.

Die im Aetherextrakt-Konzentrat aus Luzerneblättermehl nachweisbaren oestrogenen Stoffe fehlen im Chloroformextrakt-Konzentrat. Bei Mischung beider Konzentrate tritt eine Herabsetzung der oestrogenen Wirkung auf, was vermutlich auf eine im Chloroformextrakt enthaltene antioestrogene Substanz zurückzuführen ist. Auch die Wirksamkeit von Oestradiol und Diaethyl-Stilboestrol wird durch den Chloroformextrakt abgeschwächt. Die Bestimmung der oestrogenen Aktivität der einzelnen Substanzen fand mit Hilfe des Astwood-Testes statt, wobei der Einfluß subcutaner Injektionen der Testlösungen auf das Uterusgewicht 21–23 Tage alter weiblicher Ratten ermittelt wurde. J. Jürgens. 1765.

Zbarskij, I. B. (Sbarski, I. B.) O nukleotidnom kode i reguljacii sinteza belka v kletke. **(Nucleotid-Code und zelluläre Eiweißsynthese.)** Uspechi sovremennoj biologii, Moskva **54** (1962) Nr. 3. S. 265–284. — 9 Abb., 2 Tab., 91 Lit.

Vf. geht von der Bedeutung des Organisationsgrades der Bausteine des Tierkörpers aus, umreißt die wichtigsten Informationstheorien und erörtert die möglichen Funktionen der gegenwärtig bekannten RNS-Formen. Hervorzuheben ist hier der Nachweis stabiler „messenger"-RNS, die die Information für die Fibroinsynthese (Bombyx mori) liefert. Da jedoch Bakterien über ein anderes System der Eiweißsynthese bzw. ihrer Regulation verfügen, wird durch den Befund die biologische Bedeutung labiler „messenger"-RNS nicht eingeschränkt. E. Koch/Jena. 1790.

Tustanovskij, A. A. (Tustanowski, A. A.); Moskau. Mukoidnye veščestva tkanej životnych. **(Die tierischen Mucoproteide.)** Uspechi sovremennoj biologii, Moskva **54** (1962) Nr. 1. S. 3–24. — 5 Tab., 179 Lit.

Es wird eine vereinfachte Klassifikation vorgeschlagen. Danach sind 1. Glykoprotein (Polypeptide und Kohlenhydrate in fester Bindung, Kohlenhydratgehalt 15%), 2. Mucoproteine (wie 1., Kohlenhydratgehalt 10–80%) und 3. Mucoproteide (Polypeptide und Kohlenhydrate in lockerer Bindung. Kohlenhydratgehalt 50–85%) zu unterscheiden. Erläuterung von biochemischen Gesichtspunkten; Erwähnung neuerer Daten zum Stoffwechsel der sauren Polysaccharide. E. Koch/Jena. 1790.

Georgiev, G. P. (Georgijew, G. P.) Ribonukleoproteidy kletočnogo jadra. **(Die Ribonucleoproteide des Zellkerns.)** Uspechi sovremennoj biologii, Moskva **54** (1962) Nr. 3. S. 285–308. — 13 Abb., 1 Tab., 188 Lit.

Methoden und Ergebnisse neuerer, besonders eigener Untersuchungen über Bau, Funktion und Herkunft der im Zellkern nachgewiesenen RNS-Formen. Mittels biochemischer Fraktionierung gelingt der Nachweis, daß wahrscheinlich sämtliche RNS-Formen im Kern gebildet werden; Acetabularia gilt als Ausnahme. Syntheseort der ribosomalen RNS und der Ribosomen sind die Nucleonemata. Damit entfällt auch die Annahme einer echten cytoplasmatischen RNS-Synthese, wenn man berücksichtigt, daß Nucleolus-Fragmente aus dem Kern ins Cytoplasma übertreten können. 1 Tabelle zum Nucleotidgehalt der RNS in Cytoplasma, Kern und einzelnen Kernfraktionen.
E. Koch/Jena. 1790.

Puchal, F., Hays, V. W., Speer, V. C., Jones J. D. und Catron, D. V.; Ames, Iowa Agric. and Home Econ. Exp. Stat., Dep. of Animal Husbandry. The free blood plasma amino acids of swine as related to the source of dietary proteins. **(Die freien Aminosäuren des Blutplasmas beim Schwein in Abhängigkeit von der Art des Nahrungsproteins.)** J. Nutrit. [Philadelphia] **76** (1962) Nr. 1. S. 11–16. – 3 Abb., 1 Tab., 12 Lit.

An 40 Ferkeln wurde der Einfluß verschiedener Nahrungsproteine, nämlich von Trockenmagermilchprotein, Sojabohnenmehlprotein, Fischmehlprotein, Baumwollsaatmehlprotein und Fleischmehlprotein, auf die Zusammensetzung der Aminosäuren des Blutplasmas untersucht. Zu diesem Zweck wurde einer Ration auf der Basis von Maisschrot und Lactose soviel der entsprechenden Eiweißquelle zugesetzt, daß sie 20% Protein enthielt. Nach einer 26tägigen Verabreichung wurde das Plasma nach Eiweißfällung auf seinen Aminosäuregehalt durch Ionenaustauschchromatographie untersucht. Dabei stellte sich heraus, daß die Konzentration der einzelnen Aminosäuren mit Ausnahme der nichtessentiellen Aminosäuren bis zu einem gewissen Grade von ihrer Menge in dem jeweiligen Protein wie auch von der Art des Proteins abhängig ist. Histidin und Threonin scheinen in ihrer Plasmakonzentration unabhängig von der Proteinquelle zu sein. Bei der Verfütterung von Trockenmagermilch lag die Konzentration der Plasmaaminosäuren höher als bei Zufuhr der anderen Eiweißquellen. Die niedrigste Konzentration für praktisch alle Aminosäuren wurde bei Verabreichung von Fleischmehl ermittelt, bei welchem auch die geringste Wachstumsrate und niedrigste Futterverwertung festgestellt wurde. Als Ursache kommt vermutlich der niedrige Tryptophangehalt des Fleischmehls in Frage. Für das Wachstum scheint das Verhältnis der Aminosäuren des Plasmas zueinander bedeutsamer zu sein als ihre absolute Menge. Die auf die Höhe des Spiegels der einzelnen Aminosäuren Einfluß nehmenden Faktoren werden diskutiert.

H. Gürtler. 1790.

Sisakjan, N. M., Filippovič, I. I. und Svetajlo, Ė. N. (Sissakjan, N. M., Filippowitsch, I. I. und Swetailo, E. N.); Moskau Biochem. Bach-Inst. der Akad. der Wiss. der UdSSR. Učastie ribosom chloroplastov v sinteze belka. **(Die Mitwirkung der Chloroplasten-Ribosomen bei der Eiweißsynthese.)** Doklady Akademii nauk SSSR, Moskva **147(30)** (1962) Nr. 2. S. 488–489. – 1 Tab., 16 Lit.

In unversehrten und in fraktionierten Chloroplasten aus Erbsenkeimlingen wird die Eiweißsynthese untersucht. Die Keimlinge werden in 0,5 m Saccharoselösung, die 0,013 m Phosphat enthält und einen pH-Wert von 7,1 besitzt, homogenisiert. Aus dem nach Zentrifugieren bei 500 g für die Dauer von 7 Min. erhaltenen Überstand lassen sich durch Zentrifugieren bei 2500 g für die Dauer von 12 Min. die Chloroplasten isolieren. Diese werden gewaschen, durch Überführen in Aqu. bidest. zerstört und durch Differentialzentrifugierung in Ribosomen und Chloroplastenfragmente verschiedener Größe getrennt. Die Intensität der Eiweißsynthese wird durch Messung der Radioaktivität nach zweistündiger Incubation in Saccharose-Phosphat-Lösung vom pH 8,0 mit 0,01 μm Glycin-C^{14} ermittelt. Die pro mg und Min. gezählten Impulse betragen für unzerstörte Chloroplasten 39, Chloroplastenfragmente (abgetrennt bei 40000 g, 20 Min.) 202, Chloroplastenfragmente + lösliche Chloroplastenfraktion 115, Ribosomen (abgetrennt bei 90000–10 5000g, 90 Min.) 9554, Ribosomen + Chloroplastenfragmente 1356, Ribosomen + lösliche Chloroplastenfraktion 2654, Ribosomen + lösliche Chloroplastenfraktion + Chloroplastenfragmente 733. Aus diesen Daten geht die überragende Rolle der Ribosomen bei der Eiweißsynthese hervor. J. Müller. 1790.

Ščerbakova, G. V. (Stscherbakowa, G. W.); Rostow/Don, Univ. Aktivnost' gljutamikodekarboksilazy i soderžanie γ-aminomasljanoj kisloty v mozge krys pri raznych funkcional'nych sostojanijach, vyzvannych povyšennym davleniem kisloroda. **(Die Aktivität von Glutaminsäuredecarboxylase und der Gehalt an γ-Aminobuttersäure im Rattenhirn bei verschiedenen funktionellen Zuständen, hervorgerufen durch erhöhten Sauerstoffdruck.)** Doklady Akademii nauk SSSR, Moskva **146(30)** (1962) Nr. 5. S. 1213–1215. – 3 Tab., 11 Lit.

Nach Einwirkung erhöhten Sauerstoffdruckes auf 150–200 g schwere, weiße Ratten bzw. auf Gehirnhomogenate solcher Tiere werden Gesamt- und Glutaminsäuredecarboxylase-Aktivität des Gehirns in der Warburg-Apparatur und der Gehalt an γ-Aminobuttersäure papierchromatographisch bestimmt. Bei Einwirkung von 6 atm auf Gehirnhomogenate für die Dauer von 30 Min. sinkt die Glutaminsäuredecarboxylase-Aktivität um 23,8%, während die Gesamtdecarboxylase-Aktivität um 22,7% steigt. Bei einstündiger Einwirkung von 4 atm auf die Tiere bzw. bei Einwirkung von 6 atm, wodurch Benommenheit bzw. starke Krämpfe hervorgerufen werden, sinkt die Glutaminsäuredecarboxylase-Aktivität um 12,9 bzw. 59,4%, die Gesamtdecarboxylase-Aktivität steigt um 12,7 bzw. 23,5%, der γ-Aminobuttersäuregehalt sinkt um 25 bzw. 60%. Durch Narkose (Barbamyl) bzw. Narkose + 4 atm Sauerstoff sinkt die Glutaminsäuredecarboxylase-Aktivität um 24 bzw. 49%. Die in jedem Fall auftretende Senkung der Glutaminsäuredecarboxylase-Aktivität wird als Ursache der bei erhöhtem Sauerstoffdruck auftretenden Glutaminsäure-Akkumulation im Gehirn angesehen. J. Müller. 1790.

Hohls, H.-W.; Celle, Bundesforsch.-Anst. für Kleintierzucht. **Der Einfluß des Eiweiß-Gesamtnährstoffverhältnisses auf den Eiweiß- und Fettstoffwechsel wachsender Küken.** Arch. Geflügelkunde **26** (1962) Nr. 5. S. 398–413. – 6 Abb., 6 Tab., 4 Lit. Zus. in Engl.

Zu den Untersuchungen wurden 50 Kükengruppen (5 Wochen alte Nichols $^{9}/_{108}$) zu je 25 Tieren herangezogen und an 5 verschiedenen Futtermischungen der Einfluß des Eiweiß-Gesamtnährstoffverhältnisses, in den Grenzen von 1:2,80 bis 1:5,86, auf den Eiweiß- und Fettstoffwechsel geprüft. Jede Futtermischung wurde mehrfach rationiert und genaue Messungen angestellt. Es konnte ermittelt werden, daß der Eiweißansatz, bezogen auf gleiche Mengen verdauten Eiweißes, anfänglich mit steigendem Eiweiß-Gesamtnährstoffverhältnis beachtlich ansteigt, später aber abnimmt. Bei einem Eiweiß-Gesamtnährstoffverhältnis von 1:4,5 bis 1:4,0 steigt der Eiweißansatz nicht mehr an, bei noch weiterer Erhöhung ist sogar ein Absinken desselben zu beobachten. Der Fettanteil des Gesamtgewichtes wird ebenfalls durch das Eiweiß-Gesamtnährstoffverhältnis stark beeinträchtigt. Bis 1:4,0 Eiweiß-Gesamtnährstoffverhältnis nimmt er etwas ab, bleibt aber bei weiterer Erhöhung annähernd konstant. Es wurden im Hinblick auf den prozentualen Fettgehalt erhebliche Streuungen beobachtet. M. Richter. 1790.

Ivanov, N. und Ivanov, C. (Iwanow, N. und Iwanow, Z.) Rezorpcija na beltŭčinite v červata na pticite v zavisimost ot reakcijata v tjach i vŭgledvuokisnata vmestimost na krŭvta. **(Eiweißresorption im Geflügeldarm in Abhängigkeit von der Reaktion und dem Kohlensäure-Volumen des Blutes.)** Izvestija na Centralnija naučnoizsledovatelski institut po životnovŭdstvo „Georgi Dimitrov"-Kostinbrod, Sofija **14** (1962) S. 39–50. – 3 Abb., 2 Tab., 23 Lit. Zus. in Russ., Engl.

An 24 nach Thiry-Vella operierten einjährigen Hähnen (Weiß-Plymouth-Rocks und Cornish) wurden Versuche zur Resorption von Eiweiß Hydrolysat bei unterschiedlicher Dünndarmreaktion und unterschiedlichem pH-Wert im Organismus angestellt. Bei optimaler Reaktion in den Dünndärmen und einem pH-Wert von 6,8 beträgt das Ausmaß der Resorption 66% des Eiweiß-Hydrolysates. Bei Erniedrigung der Reaktion des Eiweiß-Hydrolysates auf pH 4 und 2,6 sinkt die Resorption dementsprechend auf 58,2%

und 51,6% der eingebrachten Menge. Bei der Alkalisierung der Lösung (pH 8 und 10) verringert sich die Resorption des Eiweiß-Hydrolysats entsprechend auf 59,0% und 49,2%. Die Resorption wurde bei Veränderung des Carbonatpuffer-Spiegels im Blut ebenfalls gehemmt. Nach Übersäuerung des Körpers (Acidose), bei der der CO_2-Rauminhalt von der Norm 65,3 Vol.% auf 32 Vol.% sinkt, verringert sich die CO_2-Resorption ebenfalls auf 55,6%. Bei noch stärkerem Ansäuern, wobei die CO_2-Menge bis 13,5% fällt, erreicht die Resorption bis 41,6% der Norm. Es wurde festgestellt, daß auch bei Alkalisierung des Körpers die Resorption abnimmt. Bei Erhöhung des Spiegels des CO_2-Volumens des Blutes auf 142,7 Vol% sinkt die CO_2-Resorption des Eiweiß-Hydrolysates auf 32,4%, was die Hälfte der normalen Resorption ausmacht. G. Radew. 1790.

Ivanov, N. und Ivanov, C. (Iwanow, N. und Iwanow, Z.) Rezorbcija na beltŭčinite vŭv červata na pticite. I. Vŭrchu rezorbcijata na kazeinov chidrolizat i njakoi monoaminomonokarbonovi kiselini v prisŭstvie na karbamid. **(Resorption der Eiweiße in den Därmen von Geflügel. 1. Mitt. Über die Resorption des Casein-Hydrolysats und einige Monoaminomonocarbon-Säuren bei Anwesenheit von Harnstoff.)** Izvestija na Centralnija naučnoizsledovatelski institut po životnovŭdstvo „Georgi Dimitrov"-Kostinbrod, Sofija **14** (1962) S. 29–37. – 3 Abb., 4 Tab., 10 Lit. Zus. in Russ., Engl.
An 15 nach Thyry-Vella operierten Hähnen (Leghorn und Cornish) wurden Versuche zur Resorption von Eiweißhydrolysat, Methionin und Alanin, allein und bei Anwesenheit von Harnstoff, angestellt. Bei Perfusion mit Eiweißhydrolysat, (8,64 mg Aminostickstoff in 10 ml isotonischer Lösung), werden durchschnittlich 46,4% resorbiert; bei Anwesenheit von Harnstoff (60 mg in 10 ml Lösung) 58,6%. Bei Perfusion mit Methionin (8 mg Aminostickstoff in 10 ml isoton. Lös.) werden 26,7% resorbiert; bei Anwesenheit von Harnstoff (60 mg in 10 ml Lösung) 44,3%. Bei Verwendung von schwächer konzentrierter Lösung (4 mg Aminostickstoff in 10 ml) steigt die normale Resorption auf 62,5% und in Anwesenheit von Harnstoff (60 mg/10 ml) auf 77,5% an. Bei 9,03 mg/10 ml Aminostickstoff verursacht das kleinere Molekül des Alanins eine normale Resorption von 63,4%, während diese in Anwesenheit von 60 mg/10 ml Harnstoff 71,1% beträgt. In den Fällen, wo die normale Resorption der Eiweiße niedriger ist, ist die Einwirkung des Harnstoffes stärker; die Resorption verdoppelt sich fast. G. Radew. 1790.

Sinclair, D. G., Evans, E. V. und Sibbald, I. R.; Kingston, Ontario, Queen's Univ., Dep. of Physiol. The influence of apparent digestible energy and apparent digestible nitrogen in the diet on weight gain, feed consumption, and nitrogen retention of growing mink. **(Zum Einfluß der scheinbar-verdaulichen Energie und des scheinbar verdaulichen Stickstoffs in der Ration auf Gewichtszunahme, Futteraufnahme und Stickstoffretention beim wachsenden Nerz.)** Canad. J. Biochem. Physiol. **40** (1962) Nr. 10. S. 1375–1389. – 2 Abb., 3 Tab., 20 Lit.
Untersuchungen an Nerzen vom Zeitpunkt des Absetzens bis zum Pelzen über den Einfluß des Gehaltes der Ration an augenscheinlich verdaulicher Energie (3,33–4,21 Cal/g Futtertrockensubstanz) und scheinbar verdaulichem Stickstoff (26,14–39,76 mg/g Futtertrockensubstanz) ergaben, daß mit zunehmendem Gehalt der Ration an diesen beiden Komponenten ein günstiger Einfluß auf das Wachstum von Nerzen im Zeitraum zwischen der 6. und 26. Woche zu beobachten ist. Der Gehalt an scheinbar verdaulicher Energie bestimmt weitgehend den Umfang der Futteraufnahme, d. h., je energiereicher das Futter ist, desto weniger wird davon aufgenommen. Der Anteil des retinierten Stickstoffs lag am günstigsten, wenn die Ration 140 Cal verdauliche Energie pro g verdaulichen Stickstoff enthielt.
H. Gürtler. 1790.

Beketova, A. A. und Kuzin, A. M. (Beketowa, A. A. und Kusin, A. M.); Moskau, Technol. Inst. für Fleisch- und Milchind. O dejstvii gonadotropina na sostojanie DNK v timuse nepolovozrelych krys. **(Über den Einfluß von Gonadotropin auf den Zustand der Desoxyribonucleinsäure im Thymus nicht geschlechtsreifer Ratten.)** Doklady Akademii nauk SSSR, Moskva **146(30)** (1962) Nr. 5. S. 1201–1202. – 1 Tab., 5 Lit.

Die Einführung gonadotropen Hormons in den jungen Organismus führt u. a. zur Verzögerung der Zellteilung im Thymusgewebe. Dieser Umstand gibt Anlaß zur Untersuchung des polymeren Zustandes der Desoxyribonucleinsäure (DNS) aus Thymuszellen junger Ratten nach Verabfolgung von Gonadotropin (Choriogonin). 152 nicht geschlechtsreife weiße Ratten im Gewicht von 40–50 g erhalten s. c. 2–50 Einheiten des Hormons. Nach 1, 2, 3 und 12 Tagen werden Tiere getötet. Aus dem homogenisierten Thymusgewebe wird DNS mit Hilfe alkalisierten Phenols (pH 8,2) abgetrennt. Die gegen 0,01 m Phosphatpuffer vom pH 7, der 0,14 m NaCl enthält, dialysierte Lösung wird nach Bestimmung ihres DNS-Gehaltes durch Diphenylamin, auf einen Gehalt von 0,004% DNS eingestellt. Als Maß für den polymeren Zustand der DNS dient die kapillarviskosimetrisch gemessene Zähigkeit der Lösung, als Maß für die Hormonwirkung das Verhältnis des Uterusgewichtes zum Körpergewicht. Das relative Uterusgewicht steigt bis zum 3. Tag nach der Hormoninjektion etwa auf das Dreifache und ist am 12. Tag zur Norm zurückgekehrt. Die Zähigkeit der DNS-Lösung fällt bis zum 3. Tag auf etwa ein Drittel des Ausgangswertes und normalisiert sich ebenfalls bis zum 12. Tag. J. Müller. 1790.

Kukuškina, G. V., Gorbačeva, L. B. und Ėmanuėl', N. M. (Kukuschkina, G. W., Gorbatschowa, L. B. und Emanuel, N. M.); Inst. für Chem. Physik der Akad. der Wiss. der UdSSR. Kinetičeskie charakteristiki podavlenija biosinteza belka v rakovych kletkach pri vozdejstvii alkilfenolov i chloramfenikola. **(Kinetische Charakteristik der Unterdrückung der Eiweißsynthese in Krebszellen bei Einwirkung von Alkylphenolen und Chloramphenicol.)** Doklady Akademii nauk SSSR, Moskva **146(30)** (1962) Nr. 5. S. 1206 bis 1208. – 4 Abb., 12 Lit.

Ehrlichsche Ascites-Tumorzellen werden bei 30° in einem Gemisch aus 0,04 m Glukose, 0,05 m Trispuffer vom pH 7,4 und L-C^{14}-Aminosäuren von 0,25 μC/ml, die aus einem Eiweißhydrolysat stammen, incubiert. Der Umfang des Aminosäureeinbaues in das Zelleiweiß wird in Abhängigkeit von der Zeit bei Zugabe verschiedener Mengen ($1{,}39 \cdot 10^{-4}$ m – $1{,}11 \cdot 10^{-3}$ m) 4-Oxy-3,5-di-isobutyl-N,N-di-(β-oxyaethyl)-benzylamin-hydrochlorid gemessen. Bei der erstgenannten Konzentration wird der Aminosäureeinbau auf die Hälfte gesenkt, bei der zweiten wird er praktisch völlig unterdrückt. Erhält das Incubationsmilieu einen Zusatz von 10 μMol/ml Adenosintriphosphorsäure (ATP), wodurch die Eiweißsynthese um 20% steigt, so kann sie durch Zugabe des Inhibitors in demselben Maße verringert werden wie im Versuch ohne ATP. Daraus wird geschlossen, daß der Inhibitor nicht die Aminosäureaktivierung, sondern spätere Stadien der Eiweißsynthese beeinflußt. Wird dem Incubationsgemisch neben dem genannten Inhibitor Chloramphenicol zugesetzt, so ist eine Summierung der hemmenden Wirkung beider Stoffe festzustellen, was dafür spricht daß beide im selben Stadium der Eiweißsynthese angreifen. J. Müller. 1790.

Ērenpreiss, J.; Inst. für Exp. und Klin. Med. der Akad. der Wiss. der Lett.SSR. Svjaź meždu ščeločnoj fosfatazoj i nejtral'nymi polisacharidami pri regeneracii kosti. **(Zusammenhang zwischen der alkalischen Phosphatase und neutralen Polysacchariden bei der Knochenregeneration.)** Izvestija Akademii nauk Latvijskoj SSR, Riga **1962** Nr. 2. S. 103-107. – 3 Abb., 20 Lit. Orig.: russ., Ausz.: lett., engl.

Vf. untersuchte die Rolle der alkalischen Phosphatase (AP) bei der Knochenbildung. Zu diesem Zwecke wurden 16 Ratten benötigt, denen jeweils ein Stück aus dem Schienbeine reseziert wurde. Das Regenerat wurde sowohl histologisch wie histochemisch untersucht. Während des Zeitraumes intensiver Knochenbildung sind reichlich Knochenbildungszellen (Osteoblasten) vorhanden, die Körnchen enthalten, welche eine intensive Para-Aminosalicylsäure (PAS)-Reaktion ergeben und nach der Azan-Methode eine Blaufärbung mit Wasser. Der Mutterboden (Matrix) des neugebildeten Knochens wird durch die PAS-Methode und mit Wasser intensiv blau gefärbt, enthält jedoch wenig oder gar keine AP. Außer Knochengewebe wird auch Knorpel gebildet. Es wird angenommen, daß AP an der neutralen Polysaccharidsynthese teilnimmt und daß bei der Azan-Färbungsmethode die neutralen Mucopolysaccharide die Acceptoren des blauen Wassers sind.
W. F. Ebel. 1810.

Têng, Hsi-hsien. Rol' cikla trikarbonovych kislot v mechanizmach chemorecepcii. **(Die Rolle des Tricarbonsäurezyklus im Mechanismus der Chemoreception.)** Bjulleteń ėksperimental'noj biologii i mediciny, Moskva **51(26)** (1961) Nr. 1. S. 3–8. – 3 Abb., 13 Lit.

Die Versuche wurden an Katzen in Urethannarkose durchgeführt. Isolierte Darmteile, nur durch Nerven mit dem Organismus verbunden, wurden perfundiert, wobei dem Perfusat als Stimulator der Receptoren Acetylcholin und als Inhibitor der Glykolyse Natriumfluorid sowie als Inhibitor des Tricarbonsäurezyklus Hydroxylamin zugesetzt wurden. Beide Inhibitoren des Gewebestoffwechsels vermindern die intestinale Empfindlichkeit gegenüber Acetylcholin, die jedoch durch Zugabe von Pyruvat und Milchsäure als Endprodukt der Glykolyse wieder gesteigert werden kann, wenn sie durch Natriumfluorid vermindert worden war. Die Ergebnisse weisen darauf hin, daß nicht nur Natriumfluorid, sondern auch die Inhibitoren des Tricarbonsäurezyklus zu den Substanzen zu rechnen sind, welche die Chemoreception hemmen.
H. Mielke. 1810.

Hatleová, Alena und Ottová, Ludmila; Uhříněves, Ústav Živočisné Výroby MZLVH, Odd. Fyziol. Vliv močoviny v kombinaci s různými substráty na tvorbu těkavých mastných kyselin v bachorové tekutině in vitro. **(Der Einfluß des Harnstoffes auf die Bildung der flüchtigen Fettsäuren in vitro.)** Veterinární Med. **7(35)** (1962) Nr. 10/11. S. 755–760. – 3 Tab., 14 Lit. Zus. in Russ., Dtsch.

In Proben von Magenflüssigkeit eines $1^1/_4$ Jahr alten Schafbockes, der mit Heu und Schrot gefüttert wurde, bestimmte man den Gehalt an flüchtigen Fettsäuren, und zwar teils im frischen Mageninhalt, teils nach einer 4stündigen Incubation im Warburgapparat mit verschiedenen Substraten (Stärke, Kombination von Stärke mit Harnstoff oder Casein, Kombination von Stärke, Harnstoff und Casein, oder von Stärke und Lysin und evt. von Stärke, Lysin und Harnstoff). In sämtlichen Proben wurde der Ammoniakgehalt colorimetrisch festgestellt. In allen Fällen steigert der Harnstoff die NH_3-Konzentration bzw. verursacht den Anstieg der flüchtigen Fettsäuren. Dieser Anstieg ist bei der Kombination von Stärke, Lysin und Harnstoff am höchsten, bei der Kombination von Stärke und Harnstoff am niedrigsten. Der Unterschied der Zunahme von flüchtigen Fettsäuren bei der Incubation des Harnstoffs mit Stärke und Lysin war im Verhältnis zur Stärke-Harnstoff-Kombination markant.
F. Nádvorník. 1830.

Annison, E. F. und White, R. R.; Armidale, New South Wales, Australia, Univ. of New England, School of Rural Sci. Formate metabolism in sheep. **(Ameisensäure-Stoffwechsel beim Schaf.)** Biochem. J. [London] **84** (1962) Nr. 3. S. 552.
1830.

Knappen, F.; Bonn, Univ., Inst. für Anatomie und Physiol. der Haustiere. **Der Schwefel im Stoffwechsel des Wiederkäuers.** Landwirtsch. Forsch. **15** (1962) Nr. 3/4. S. 250–256. – 3 Abb., 2 Tab., 11 Lit.

Unter Verwendung von ^{35}S-Sulfat wurde die Sulfatreduktion durch Pansenflüssigkeit von Milchkühen im künstlichen Pansen untersucht. Dabei ergab sich, daß mit zunehmendem Abstand vom Zeitpunkt der Umstellung der Fütterung von Weidegang auf Trockenfutter und Gras die Reduktionsquote ansteigt. Ein Ersatz des Grases durch Zuckerrübenfrischblatt hatte einen Abfall zur Folge. Bei einem Vergleich der Reduktionswirkung von Pansensaft vor und 2 ½ Std. nach der Futteraufnahme ergaben sich als Folge der Futteraufnahme keine einheitlichen Veränderungen. In einem weiteren Versuch wurde der bei der Reduktion entstehende Schwefel in eine flüchtige und eine nichtflüchtige Fraktion getrennt. Das Verhältnis dieser beiden Fraktionen zueinander wies große Schwankungen auf. Mit Hilfe einer chromatographischen Auftrennung mit anschließender vollautomatischer Aktivitätsmessung im Effluat der Säulen wurde eine weitere Differenzierung des nichtflüchtigen Neutralschwefels vorgenommen. H. Gürtler. 1850.

Köster, Heinrich; Hannover, Tierärztl. Hochschule, Klin. für Kleine Klauentiere und Forens. Med.; Ambulator. Klin. **Der Serumeisen- und Serumkupfergehalt bei gesunden und infizierten Ferkeln im Absatzalter.** Diss. Hannover **1962** 48 S. – 2 Abb., 2 Tab., 93 Lit.

Vf, gibt eingangs eine Schrifttumsübersicht über die Physiologie und Pathologie des Serumeisens und -kupfers. Bei eigenen Versuchen wurden 52 Tiere (klinisch gesund) zweimal im Abstand von 14 Tagen untersucht. Ferner wurden 38 klinisch hochgradig und 24 klinisch geringgradig erkrankte Absatzferkel einmal untersucht. Die Untersuchung geschah nach der Methode von Umland und Weyer, die als Mikromethode die gleichzeitige Bestimmung von Eisen und Kupfer erlaubt. Die Methode beruht auf der Eigenschaft beider Metalle, daß sie mit 8-Oxychinolin Farbkomplexe bilden, die sich dann bei einem bestimmten pH-Wert mit einem organischen Lösungsmittel ausschütteln lassen. Der Kupferkomplex zeigte ein Absorptionsmaximum bei 410 mμ, der Eisenkomplex bei 580 mμ. Bei 52 klinisch gesunden Ferkeln wurde bei zweimaliger Untersuchung als Mittelwert für Fe $= 148 \gamma\%$ und für Cu $= 244 \gamma\%$ ermittelt. Bei 38 klinisch hochgradig gestörten Ferkeln wurde bei einmaliger Untersuchung als Mittelwert für Fe $= 85 \gamma\%$ und für Cu $= 174 \gamma\%$ ermittelt. Bei 24 klinisch geringgradig gestörten Ferkeln lag bei einmaliger Untersuchung ein Mittelwert für Fe $= 135 \gamma\%$ und für Cu $= 178 \gamma\%$ vor. Der positive, korrelative Zusammenhang zwischen Serumeisen und -kupfer konnte ermittelt werden. Die in der Literatur beschriebene Bewegung beider Metalle im infizierten Organismus konnte für Eisen in Form einer markanten Senkung als zutreffend gefunden werden, wohingegen für Kupfer der erwartete Anstieg nicht bestätigt werden konnte. Chr. Garlt. 1870.

Chakravarty, Nirmal; Caracas, Inst. Venezolano de Investigaciones Ci. (I. V. I. C.), Dep. of Exp. Therapeutics. Aerobic metabolism in anaphylactic reaction in vitro. **(Der aërobe Stoffwechsel bei der anaphylaktischen Reaktion in vitro.)** Amer. J. Ehysiol. **203** (1962) Nr. 6. S. 1193–1198. – 5 Abb., 4 Tab., 30 Lit.

Die anaphylaktische Histaminfreisetzung von zerkleinerter Meerschweinchenlunge, welche in einem substratfreien Medium suspendiert war, wurde beim Fehlen von O_2 vollständig gehemmt, aber durch einen verminderten O_2-Druck, der die O_2-Aufnahme des Gewebes auf ein Drittel des Normalwertes verringerte, wenig beeinflußt. Die Zugabe von Glukose, Brenztrauben-, α-Ketoglutar- und Fumarsäure beeinflußt die Histaminfreisetzung nicht, dagegen hat Succinat einen stimulierenden Effekt, der auf seiner Oxydation im Krebszyklus zu beruhen scheint. Malonsäure (40 mM) hemmt die anaphylaktische Histaminfreisetzung vollständig. Die Hemmung ist nicht kompetitiv und kann durch Zugabe von Succinat nicht aufgehoben werden. Fluoracetat (50–100 μM) und Arsenit (5–10 μM) bewirken eine 50%ige Hemmung der Histaminfreisetzung, wahrscheinlich durch Blockierung der Oxydation des Citrats bzw. der α-Ketosäuren. Diese Hemmung konnte durch Zugabe von Succinat aufgehoben werden. E. Grün. 1875.

Savojskij, A. G.; Katedra Patol. Fyziol. Moskovskej Veterin. Akad. Zmeny intemediárneho metabolizmu u zdravých produktívnych kráv a pri alimentárnej toxémii. **(Veränderungen des intermediären Stoffwechsels bei gesunden, leistungsfähigen Kühen und bei alimentärer Toxämie)** Veterin. Časopis **11** (1962) Nr. 5. S. 454–458. – 1 Abb., 3 Tab., 8 Lit. Zus. in Engl., Dtsch.
Bei einer Gruppe von 14 klinisch gesunden Kühen, 9 Kühen mit chronischer und 6 mit akuter alimentärer Toxämie, die entsprechend ihrer Leistung (jährliche Milchleistung von 4000–6000 l) gefüttert wurden, bestimmte man Zucker, Glykogen, Brenztrauben- und Milchsäure. Markante Veränderungen fand man bei der akuten alimentären Toxämie: der Blutzucker- und Glykogenspiegel waren gesunken, während die Brenztrauben- und Milchsäurewerte gestiegen waren. Diese Veränderungen hält man für die Folge degenerativer Leber- und Muskelaffektionen und einer Störung der Glykogenresynthese. F. Nádvorník. 1875.

Smith, J. D. und Meyer, J. H.; Davis, Univ. of California, Dep. of Animal Husbandry. Interactions of dietary sodium and potassium and their influence on energy metabolism. **(Die Wechselwirkungen zwischen dem Na- und K-Gehalt der Nahrung und dessen Einfluß auf den Energiestoffwechsel.)** Amer. J. Physiol. **203** (1962) Nr. 6. S. 1081–1085. – 3 Tab., 20 Lit.
Die Beeinflussung des Energiestoffwechsels von Ratten bei unterschiedlichem Natrium- (0,004 und 0,23%) und Kaliumgehalt (0,002, 0,02 und 0,44%) des Futters wurde untersucht. Der unterschiedliche Gehalt an beiden Elementen im Futter hatte deutliche Auswirkungen auf die Futteraufnahme, auf die Gewichtszunahme und auf die Zusammensetzung des Körpers zur Folge. In jedem Falle war die Wirkung der verminderten K-Zufuhr größer, wenn die Na-Versorgung ausreichend war. Bei niedrigem Na- und K-Gehalt nahm die Futteraufnahme ab. Die Futterverwertung war bei Na- und K-Mangel herabgesetzt und der Gehalt an Körperfett reduziert. Der Gehalt an Na und K in den Geweben war bei Mangel an diesen Elementen im Futter vermindert. Ein K-Mangel verursachte eine relative Zunahme der Konzentration an Na; umgekehrt lagen die Verhältnisse ähnlich. Es ist so ersichtlich, daß der Körper bei Mangel an einem Alkaliion bestrebt ist, dieses durch vermehrte Aufnahme des anderen auszugleichen. Durch die unterschiedlichen Fütterungsverhältnisse war auch der Gehalt des Serums an Na und K beeinflußt. Bei Mangel an Na war der Grundumsatz etwas vermindert, während bei K-Mangel kein deutlicher Effekt auftrat. E. Kolb. 1875.

Lyhs, L., Berger, L. und Wildenhahn, V.; Berlin, Humboldt-Univ., Inst. für Veterin.-Physiol. **Über die Auswahl von verschieden temperiertem Tränkwasser durch Ziegen.** Mh. Veterinärmed. **17** (1962) Nr. 22. S. 899 bis 901. – 6 Tab., 5 Lit.
In 8 Versuchsreihen an insgesamt 6 Ziegen wird das Auswahlvermögen verschieden temperierten Wassers in Abhängigkeit von der Außentemperatur untersucht. Bei einer Umgebungstemperatur von 15 °C nehmen die Versuchstiere nahezu körperwarmes Wasser auf. Bei Außentemperaturen von 25 °C wird 30 °C warmes Wasser und bei 35 °C Lufttemperatur 20 °C warmes Wasser bevorzugt. Bei einem Angebot von 2–10 °C kaltem Wasser wird keine Gewöhnung der Ziegen an niedrige Tränkwassertemperaturen beobachtet. Aus den Versuchsergebnissen wird der Schluß gezogen, daß die Versuchs-

tiere im Bereich der „thermisch neutralen Zone" der Außentemperatur jegliche Belastung der Temperaturregulation vermeiden. H.-A. Ketz. 1890.

Šimková, A. und Šimek, L.; Ivanka pri Dunaji, Výzkumný Ústav pro Chov Drůbeže; Kostelec nad Orlicí, Výzkumného Ústavu pro Chov Prasat. Změny tělesné teploty kuřat odchovávaných při různém tepelném režimu pod vlivem krátkodobého působení snížené teploty prostředí. **(Änderungen der Körpertemperatur von Junghühnern bei verschiedener Aufzuchttemperatur, nach kurzfristiger Herabsetzung der Umwelttemperatur.)** Veterin. Časopis **11** (1962) Nr. 5. S. 522–532. – 2 Abb., 5 Tab., 22 Lit. Zus. in Engl., Dtsch.
Bei Küken von Rebhuhnfarbigen Italienern, die unter verschiedenem Wärmehaushalt aufgezogen wurden, verfolgte man die Veränderungen der Körperwärme. Nach einer kurzfristigen Herabsetzung der Temperatur auf 12–14 °C stellte man fest, daß zwischen dem 1.–10. Lebenstag die Körperwärme am schnellsten stieg. Zwischen dem 10.–30. Lebenstag war dieser Anstieg schon mäßiger, und nach dem 30. Tage gab es keine bedeutenden Unterschiede der Körperwärme mehr. Unter herabgesetzten Temperaturen aufgezüchtete Küken konnten niedrige Außentemperaturen besser ertragen als diejenigen, die in einer wärmeren Umwelt lebten. Daraus kann man schließen, daß sich die Wärmeregulierung bei Gruppen, die unter herabgesetzten Umwelttemperaturen aufgezüchtet wurden, vollkommener entwickelte.
F. Nádvorník. 1890.

Pyckij, V. I. (Pyzki, W. I.) O mechanizme vlijanija kortizona na gipertermiju u krolikov, vyzvannuju 2,4-dinitrofenolom. **(Über den Mechanismus der Cortison-Wirkung auf die Hyperthermie des Kaninchens, hervorgerufen durch 2.4-Dinitrophenol.)** Bjulleteń ėksperimental'noj biologii i mediciny, Moskva **51(26)** (1961) Nr. 3. S. 49–52. – 1 Abb., 2 Tab., 17 Lit. Zus. in Engl.
Die Untersuchungen zeigten, daß Cortison die Zentren der Thermoregulation direkt hemmend zu beeinflussen vermag. Diese Eigenschaft des Cortisons wurde vor allem bei geringen Dinitrophenol-Dosen beobachtet, während bei hohen Dosen eine noch stärkere Wärmebildung auftrat. Bei gesunden Tieren werden diese Effekte teilweise durch eine partielle Unterdrückung der Schilddrüsenfunktion maskiert. H. Mielke. 1890.

Bernardis, L. L. und Montemurro, D. G.; Buffalo, N. Y., Univ. School of Med., Dep. of Pathol.; London, Canada, Univ. of Western Ontario, Cancer Res. Lab. The response of male and female rats with hypothalamic lesions to low and high environmental temperatures. **(Reaktion männlicher und weiblicher Ratten mit hypothalamischen Schädigungen auf niedrige und hohe Umwelttemperaturen.)** Experientia [Basel] **19** (1963) Nr. 1. S. 26–27.
1890.

Biscoe, T. J.; Porton Down, Salisbury, War Dep., Chem. Defence Exp. Establishment. The isometric contraction characteristics of cat intercostal muscle. **(Isometrische Kontraktionsmerkmale des Zwischenrippenmuskels bei der Katze.)** J. Physiol. [London] **164** (1962) Nr. 2. S. 189–199. 1900.

Andersen, H. T., Funakoshi, M. und Zotterman, Y.; Stockholm, Sweden, Veterinärhögskolan, Dep. of Physiol. Elektrophysiological investigation of the gustatory effect of various biological sugars. **(Elektrophysiologische Untersuchungen über die Geschmackswirkung verschiedener biologischer Zucker.)** Acta physiol. scand. **56** (1962) Nr. 3/4. S. 362–375. – 8 Abb., 3 Tab., 15 Lit.
Die Untersuchungen wurden an 8 Hunden in Vollnarkose durchgeführt, bei denen nach entsprechender Operation die bioelektrischen Antwortreaktionen auf die Benetzung der Zunge mit verschiedenen Zuckerlösungen gleicher Molarität an der Chorda tympanie in toto oder an ihren Einzelfasern gemessen wurden. Erfolgt die Messung an der Chordatympanie in toto, so konnte

folgende Abnahme in der Reizstärke der einzelnen Zucker festgestellt werden: D-Fruktose > Saccharose > L-Sorbose > D-Mannose > D-Glukose > Maltose > D-Galaktose > Lactose. Diese Reihenfolge wurde auch bei Messungen an Einzelfasern erhalten. Nur der Maltose-effekt erwies sich einige Male als ungewöhnlich hoch. Alle auf „Zuckerreizung" ansprechende Fasern wurden auf NaCl- und Chinin-Ansprechbarkeit geprüft. Es konnte festgestellt werden, daß einige Fasern nur auf Zucker, andere sowohl auf Zucker als auch auf NaCl ansprechen, aber keine auf Chinin reagiert. H. Mielke. 1970.

Halpern, Bruce P.; Ithaca, N. Y., Cornell Univ., New York State Veterin. Coll., Dep. of Physiol. Gustatory nerve responses in the chicken. **(Geschmacksnervenreaktion beim Huhn.)** Amer. J. Physiol. **203** (1962) Nr. 3. S. 541–544. – 2 Abb., 14 Lit.
An Fasern des Zungenastes des N. glossopharyngicus von insgesamt 10 Hähnen wird die bioelektrische Aktivität nach chemischer, thermischer und mechanischer Reizung der Zunge gemessen. Eine Steigerung der bioelektrischen Aktivität wird bei niederen Dosen von Ferrichlorid (0,001 M) und bei Zucker in Dosen von 0,5 M beobachtet. Veränderungen der bioelektrischen Aktivität werden auch in Abhängigkeit von der Wassertemperatur beobachtet. Bei einigen Tieren wird eine unterschiedliche Reaktion zwischen Wasser und Ringerlösung beobachtet. Die Reaktion auf Ferrichlorid und Zuckerlösung wird im Zusammenhang mit dem Geschmacksempfinden des Huhnes diskutiert. H.-A. Ketz. 1970.

Fjodorow, Wikt. K.; Leningrad, Akad. der Wiss. der UdSSR, I.-P.-Pawlow-Inst. für Physiol. **Vergleich der Ergebnisse einzelner Proben zur Bewertung der Grundeigenschaften der höheren Nerventätigkeit von Mäusen.** Pawlow-Z. höhere Nerventätigk. **11** (1961) Nr. 3/4. S. 472–479. 2010.

Smirnow, G. D. und Mantejfel', Ju. B. (Smirnow, G. D. und Manteifel, Ju. B.) Sravnitel'noe ėlektrofiziologičeskoe izučenie mozga v rjadu pozvonočnych životnych. **(Vergleichende elektrophysiologische Untersuchungen am Wirbeltiergehirn.)** Uspechi sovremennoj biologii, Moskva **54** (1962) Nr. 3. S. 309–332. – 22 Abb., 4 Tab., 238 Lit.
1. Grundrhythmus der elektrischen Hirntätigkeit in verschiedenen Gehirnteilen bei Fischen, Amphibien, Vögeln und Säugern. 2. Angeregte Potentiale. Darstellung der wichtigsten Arbeitsrichtungen und ihrer Modell-Objekte. Die Frage, wie sich die funktionelle Organisation der Nervenzentren entwickelte, wird am Beispiel verschiedener Analysatoren erörtert. Eingehend wird auch der Einfluß von Pharmaca und afferenten Erregungen auf den Grundrhythmus behandelt; ferner kommen die generalisierenden Veränderungen im Grundrhythmus zur Sprache. E. Koch. 2020.

Mitchell, J. F.; Babraham, Cambridge, A. R. C. Inst. of Animal Physiol. The spontaneous and evoked release of acetylcholine from the cerebral cortex. **(Die spontane und induzierte Freisetzung von Acetylcholin in der Hirnrinde.)** J. Physiol. [London] **165** (1963) Nr. 1. S. 98–116. – 6 Abb., 1 Tab., 40 Lit.
Bei Schafen, Katzen und Kaninchen wird die Freisetzung von Acetylcholin an der Oberfläche der Hirnrinde in Aether, Allobarbiton-, Cyclopropan- und Nembutalnarkose gemessen. Die Grenzen der gemessenen Werte liegen zwischen 0,1 und 5,5 μg Acetylcholin/Min./cm^2. Die Menge des freigesetzten Acetylcholins ist annähernd proportional der bioelektrischen Aktivität des Gehirns. Die Acetylcholinfreisetzung kann durch elektrische Reizung des Zentralnervensystems und durch intraperitoneale Atropingaben experimentell gesteigert, durch Chloralose gehemmt werden. Auf Grund der Befunde wird auf die Existenz cholinergischer Nervenendigungen in der Hirnrinde geschlossen. H.-A. Ketz. 2020.

Il'jučenok, R. Ju. und Nazarov, L. A. (Iljutschenok, R. Ju. und Nasarow, L. A.); Inst. für Exp. Biol. und Med. der Sibir. Abt. der Akad. der Wiss. der UdSSR; Inst. für Organ. Chem. der Sibir. Abt. der Akad. der Wiss. der UdSSR. Vzaimootnošenie serotonina s central'nymi adreno- i cholinoreaktivnymi sistemami v mechanizme aktivacii ėlektroėncefalogramm. **(Die Beziehung von Serotonin zu den zentralen adreno- und cholinreaktiven Systemen während der Aktivierung des Elektroencephalogramms.)** Doklady Akademii nauk SSSR, Moskva **146(30)** (1962) Nr. 5. S. 1237–1240. – 2 Abb., 9 Lit.

Es ist bekannt, daß Serotonin eine Aktivierung des EEG verursacht und die adreno- und cholinreaktiven Systeme der Formatio reticularis an der Aktivierung beteiligt sind. Es ist jedoch nicht klar, in welcher Beziehung diese beiden Faktoren stehen. Versuche an Katzen zeigten, daß eine Applikation von Serotonin (200–750 μg) in das Cerebellum zu mehrphasigen Veränderungen des EEG führt. Zuerst treten Schwankungen von kleiner Amplitude und hoher Frequenz auf; nach 7–10 Min. folgen auf Aktivationspunkte langsame Schwankungen mit hoher Amplitude. Nach 35–45 Min. stellt sich ein mehr oder weniger konstantes Niveau ein aus raschen Oszillationen mit niedriger Amplitude, die ab und zu von reduzierten Potentialen durchsetzt sind. 1–1,5 mg Serotonin verursachen eine Depression des EEG. Verabreichung von Aminasin (3–5 mg/kg Kgw. i. v. und 3–5 mg ins Cerebellum) besitzt keinen wesentlichen Einfluß auf die aktivierende Wirkung des Serotonins. Metamisil, Amisil, Benzazin (jeweils 0,1 mg/kg Kgw.) und Atropin (2–4 mg/kg Kgw.) hemmen die Aktivierung. Die Versuche zeigen, daß sich die Aktivierung durch Serotonin von der Aktivierung durch Anticholinesterasen, Cholin- und Adrenomimetica unterscheidet. Es wird angenommen, daß Serotonin auf spezifische, chemisch empfindliche Receptoren der Formatio reticularis wirkt. G. Pose. 2020.

IV. RADIOBIOLOGIE

Halden, Wilhelm; Graz, Univ. **Probleme der Radioaktivität auf dem Gebiete der Landwirtschaft.** Förderungsdienst [Wien] **10** (1962) Nr. 8. S. 263 bis 271. – 5 Tab., 4 Lit.

Vf. beschreibt die allgemeinen Probleme der Radiokontamination von Pflanzen und Tieren. Wichtig erscheinen vor allem die Hinweise über maximal zulässige Konzentrationen für Milch für die Radionuclide J, Ba, Sr und Cs. Fütterungsversuche von sowjetischen Autoren geben interessante Einzelheiten über die Verteilung der Radionuclide bei Rindern. Über die Verwendbarkeit kontaminierter Lebensmittel werden bestimmte Vorschläge unterbreitet, wobei vor allem wörtlich die AID-Informationen, Bad Godesberg 1962, zitiert werden. Der Schutz in Katastrophenfällen bezieht sich auf Lebensmittel, Wasser, Schutzmaßnahmen für Tiere sowie technische Einzelheiten des Luftschutzes. M. Worseck. 2100.

Reissig, H.; Dresden, TU, Inst. für Bodenkunde und Standortslehre. **Der ^{90}Sr-Gehalt in Böden und Pflanzen auf dem Territorium der DDR.** Kernenergie **5** (1962) Nr. 3. S. 191–196. — Aus. Dok.-Dienst Kernforsch. u. Kerntechn.

In Böden und landwirtschaftlichen Nutzpflanzen wurde 1960 für das Gebiet der DDR der ^{90}Sr-Gehalt bestimmt. Die ^{90}Sr-Verseuchung der Böden variiert von 4,7–23,1 mc/km^2. Bei Ackerböden war unterhalb der Bearbeitungsgrenze (20–30 cm Tiefe) kein ^{90}Sr nachweisbar. Bei Grünlandböden war die Hauptmenge des ^{90}Sr in der oberen, 5 cm tiefen Schicht konzentriert. Der ^{90}Sr-Gehalt der Pflanzenproben (Gras, Rotklee, Luzerne, Roggenkorn, Kartoffeln, Kohl, Rübenblatt) variiert von 0,3–14 pc/g Asche bzw. von 0,01 bis 1,4 pc/g Trockensubstanz. Hierbei zeigen die Grasproben die höchsten, die Kartoffelproben die geringsten Verseuchungswerte. Die Strontium-Einheiten (pc ^{90}Sr/g Ca) variieren bei Gras von 20–150, bei Rübenblatt von 13–43, bei Roggenkorn von 19–61, bei Kohl (Kopf) von 5–46, bei Kohl (äußere Blätter) von 4–30 und bei Kartoffeln von 14–33. Zwischen dem ^{90}Sr/Ca-Verhältnis der Gras- und Futterpflanzenproben und dem Gehalt an austauschbarem Ca im Boden besteht eine negative Korrelation. Diese Abhängigkeit deutet darauf hin, daß die ^{90}Sr-Aufnahme der Pflanzen unter den Falloutbedingungen 1960 überwiegend über das Wurzelsystem und weniger über die Blattoberfläche erfolgt ist. H. Reißig. 2140.

Gould, A. R.; Shrivenham, Berks., Roy. Military Coll. of Sci., Physiol. Branch. A cumulative deposition of fall-out within buildings. **(Eine Anhäufung von Fallout in Gebäuden.)** Nature [London] **193** (1962) Nr. 4821. S. 1152 bis 1153. – 2 Abb., 11 Lit. Aus: Dok.-Dienst Kernforsch. u. Kerntechn. Einfache Untersuchungen festigen jetzt die Vermutung, daß innerhalb von Gebäuden an Fenstern und Türen durch Anprall radioaktiver Fallout bevorzugt abgelagert wird. Durch Wischen an Türen erhaltene Proben ergaben eine weit höhere Aktivität als über längere Zeit besaugte Filter; sie übertrafen den Staub von Staubsaugern oder den auf waagerechten Flächen abgelagerten um mehrere Größenordnungen. Es scheint also, daß die beiden Hauptmechanismen der Staubablagerung, durch Anprall und durch Gravitationskräfte, eine ganz verschiedene Konzentration des Fallouts bewirken. H. Zindler. 2140.

Kriegel, H. und Weber, E.; Heiligenberg, Baden, Heiligenberg-Inst., Biophysikal. Abt. **Untersuchungen über das biologische Verhalten radioaktiver Spaltprodukte bei trächtigen Tieren. 3. Mitt. Anreicherung von Radiocaesium bei der säugenden Ratte und die Beeinflussung der Cs-Retention im mütterlichen Organismus während der Laktationsperiode.** Strahlentherapie **118** (1962) Nr. 3. S. 363. 2150.

Nejfach, A. A. (Neifach, A. A.); Moskau, Sewerzow-Inst. für Tiermorphol. der Akad. der Wiss. der UdSSR. Sravnitel'noe radiacionnoe issledovanie morfogenetičeskoj funkcii jader v razvitii životnych. **(Vergleichende Untersuchung der morphogenetischen Funktion der Zellkerne während der Entwicklung von Tieren bei radioaktiver Bestrahlung.)** Žurnal obščej biologii, Moskva **22** (1961) Nr. 1. S. 42–57. – 10 Abb., 23 Lit. Zus. in Engl. Die ionisierende Bestrahlung kann in Abhängigkeit von der aufgewendeten Dosis „wahlweise“ zu einer Schädigung des Zellkernes und bei höheren Dosen zur Schädigung des Cytoplasmas führen. Es gilt die Dosis zu finden, die den Zellkern vollkommen inaktiviert, aber keine Schädigung des Cytoplasmas bewirkt, um differenziert die morphogenetische Funktion des Zellkernes zu untersuchen. In der Arbeit werden die zu dieser Problematik an Knochen- und Knorpelfischen, an schwanzlosen Amphibien, an Seeigeln, an Asteroiden und Mollusken erhaltenen Resultate dargelegt und auch die allgemeine und spezielle Bedeutung des Zellkern-Plasma-Verhältnisses in der Entwicklung dieser Tierarten besprochen. H. Mielke. 2150.

Nesterin, M. F.; Inst. für Ernähr. der Akad. der Med. Wiss. der UdSSR., Lab. für Radiobiol. Sostojanie sekretornoj funkcii kišečnika u sobak pri ėksperimental'noj lučevoj bolezni v uslovijach primenenija različnych diet. **(Der Zustand der sekretorischen Funktion des Darmes bei Hunden bei der experimentellen Strahlenkrankheit unter dem Einfluß verschiedener Diäten.)** Voprosy pitanija, Moskva **21** (1962) Nr. 6. S. 27–32. – 3 Abb., 29 Lit. An Hunden mit isolierten Darmschlingen wurden Experimente gemacht. Die Hunde erhielten verschiedene Diäten, die sich besonders hinsichtlich ihres Fettes unterschieden. Es zeigte sich, daß der Verlauf der Strahlenkrankheit durch den Zusatz verschiedener Fettarten beeinflußt werden kann.

Besonders günstig war die Verabreichung eines Fettes, das reich an Arachidonsäure war. W. Plaschke. 2150.

Matsuoka, Osamu, Ikeda, Miyoshi und Ohkubo, Yoshio; Tokyo, Univ., Fac. of Agric., Dep. of Veterin. Pharmacol. Studies on radiation injury to domestic animals by radioactive materials. II. Injury by irradiation of P32 locally applied to the digestive system. **(Untersuchungen über Strahlungsschäden bei Haustieren durch radioaktive Stoffe. 2. Mitt. Schädigung des Verdauungssystems durch örtlich angewandte Strahlung von ^{32}P.)** Jap. J. veterin. Sci. **24** (1962) Nr. 3. S. 135–140. – Orig.: jap., Ausz.: engl. 2150.

Arendarčik, J. und Itze, L.; Košice, Veterin. Fak. VŠP, Katedra Porovnávacej Fyziol. Príspevok k štúdiu aktivity niektorých hemokoagulačných a hematologických faktorov u psov po gama žiarení. **(Beitrag zum Studium der Aktivität einiger hämatologischer Faktoren bei Hunden nach Gamma-Bestrahlung.)** Veterin. Časopis **11** (1962) Nr. 5. S. 485–493. – 6 Abb., 19 Lit. Zus. in Engl., Dtsch.

Bei Hunden, deren ganzer Körper nach und nach mit einer 100 rad-Gabe bestrahlt wurde, und bei einer anderen in derselben Weise mit 300 rad bestrahlten Gruppe sowie bei einer weiteren Gruppe, die einmalig mit 600 rad in der Lebergegend bestrahlt war, fand man eine verminderte Aktivität des Prokonvertins, des Prothrombinkomplexes und des Fibrinogens. Die Radiosensibilität des Prokonvertins war betont, und der Rückgang seiner Aktivität wird als ein geeigneter diagnostischer Indikator betrachtet. Der Gesamteiweißspiegel sinkt am vierten Tag nach einer stärkeren Bestrahlung bedeutend, ebenso sinken der Hämatokritwert und der Blutfarbstoffspiegel je nach der Bestrahlungsintensität. Die schräge Blutkörperchensenkung bei 60 ° Neigung verlangsamt sich am 15. Tage nach Ganzkörperbestrahlung mit 300 rad, dagegen war sie nach einer 600 rad-Bestrahlung der Lebergegend beschleunigt und wies am 5. und 11. Tag zwei Verspätungsphasen auf. F. Nádvorník. 2150.

Smirnov, K. V. (Smirnow, K. W.) O mechanizme narušenij motornoj i sekretornoj funkcij tonkogo kišečnika pri ostroj lučevoj bolezni. **(Über den Mechanismus der Störung der motorischen und sekretorischen Funktionen des Dünndarms bei der Strahlenkrankheit.)** Bjulleten̓ ėksperimental'noj biologii i mediciny, Moskva **51(26)** (1961) Nr. 3. S. 33–37. – 3 Abb., 19 Lit. Zus. in Engl.

Die Untersuchungen wurden an drei Hunden mit Thiry-Vella-Fisteln durchgeführt, wobei die motorische und sekretorische Funktion des Dünndarmes ermittelt und der Gehalt an Acetylcholin und Cholinesterase im arteriellen Blut und im Blut der V. portae bestimmt wurde. Die Strahlendosis betrug 400 r. Die Untersuchungsergebnisse weisen darauf hin, daß sich die motorische Funktion des Dünndarmes in Abhängigkeit vom Zustand des Acetylcholin-Cholinesterase-Systems verändert. Nach der Bestrahlung wurde infolge einer Verminderung der Cholinesteraseaktivität Acetylcholin im Blut der V. portae nachgewiesen, wo es normalerweise fehlt; die Darmmotorik wird dabei gesteigert. Später erhöht sich der Gehalt an Cholinesterase wieder; die Darmmotorik wird herabgesetzt. Enterokinase- und alkalische Phosphatase-Produktion scheinen durch die Strahlenwirkung nicht beeinflußt zu werden. Offenbar hängt die Störung der sekretorischen Funktion des Dünndarmes von anderen Wirkungsfaktoren ab. H. Mielke. 2150.

Dressler, J., Mach, P. und Surynek, J.; Brno, Ústav pro Patol. Fyziol. VF. Odpověď v bílém krevním obraze po jednorázovém celotělovém ozáření celkovou dávkou 600 r, při současném podávání oxytetracyklinu vitaminu B_{12} a kyseliny listové. **(Reaktion im weißen Blutbild nach einmaliger Ganzkörperbestrahlung mit insgesamt 600 r bei gleichzeitiger Verabreichung von Oxytetra-**

cyclin, Vitamin B_{12} und Folsäure.) Veterin. Časopis **11** (1962) Nr. 6. S. 570 bis 577. – 2 Abb.
Das Versuchsobjekt bildeten Küken, die einmalig eine Ganzkörper-Röntgenbestrahlung von 600 r erhielten. Der Rückgang der Leukocytenzahl zeigte sich am zweiten Tage nach der Bestrahlung, vom 9. bis 18. Tag folgte eine Steigerung und dann wiederum ein Rückgang, der am 30. Tage nach der Bestrahlung seinen Höhepunkt erreichte. Bei Küken, die nach der Bestrahlung täglich 0,7 mg/kg Kgw. Oxytetracyclin per os und 1,4 Gamma/kg Kgw. Vitamin B_{12} erhielten, war das Schwanken der Leukoytenzahl ähnlich, aber der zweite Rückgang stellte sich nicht ein. Auf die Lymphopenie hatte die Verabreichung der angeführten Stoffe keinen positiven Einfluß. Bei einer weiteren Kükengruppe, an die neben dem OTC und Vitamin B_{12} auch noch 1,4 Gamma Folsäure/kg Kgw. per os verabreicht wurde, verliefen die Schwankungen der Leuko- und Lymphocyten gleichfalls ohne den zweiten Rückgang. Die Heterophilen mit segmentiertem Kern verzeichneten am ersten Tag in sämtlichen Gruppen einen hohen Anstieg, dem ein häufiger Rückgang folgte, der am 9. Tage seinen Höhepunkt erreichte. Die Veränderungen der Werte anderer weißer Blutkörperchenarten waren unbedeutend.
B. Hamzová. 2150.

Mach, P., Surynek, J., Dressler, J. und Krejčí, J; Brno, Odd. Normální a Patol. Fyziol. VÚ Veterin. Lék.; Ústav pro Pat. Fyz. Veterin. Fak. VŠZ. Vliv opakovaných malých dávek X-paprsků na periferní krev kuřat, za současného podávání některých hemoplastik a oxytetracyklinu. **(Einfluß von wiederholter Röntgenbestrahlung auf das periphere Blut der Küken unter gleichzeitiger Zugabe von einigen Hämoplastica und Oxytetracyclin.)** Veterinární Med. **7(35)** (1962) Nr. 10/11. S. 777–784. – 4 Abb., 16 Lit. Zus. in Russ., Franz.
Die Versuchsküken wurden mit einem Röntgengerät „Sanitas" bestrahlt (80 kV, 1 mA, Filtration 1 mm Al, Entfernung des Strahlers von der Körpermitte 165 cm, Ganzkörpergabe 1 r/Tag, Zufluß 0,222 r/min 25 Tage lang, gemessen mit dem Victoreen-Dosimeter). Die erste bestrahlte Gruppe erhielt Oxytetracyclin in einer Gabe von 0,7 mg und Folsäure in einer solchen von 148/kg Kgw. per os und die zweite bestrahlte Gruppe erhielt außerdem noch Vitamin B_{12} in einer Gabe von 1,4 8/kg Kgw. i.m. Im roten Blutbild zeigten sich bald im großen ganzen geringfügige Veränderungen. Die Lymphocytenzahl verringerte sich, während die übrigen Arten der weißen Blutkörperchen im wesentlichen unbeeinflußt blieben. Die Präparate übten eine negative Wirkung auf die Lymphocytenzahl, und zwar hatte die Verabreichung aller drei Präparate eine ungünstigere Wirkung als die Verabreichung von nur Oxytetracyclin und Folsäure. Der Gesamteiweißspiegel wies bei der Bestrahlung mit großen Ganzkörpergaben keine wesentlichen Veränderungen auf. Die Albumine und Alpha-Globuline wurden nur vorübergehend beeinflußt. Die Beta-Globuline und Gamma-Globuline werden vor allem durch die Kombination Oxytetracyclin + Vitamin B_{12} + Folsäure inhibiert. B. Hamzová. 2150.

Albers, H., Helfer, H. und Riesterer, L.; Mainz, Univ., Inst. für Therapeut. Chem. **Über den 3,5-Tage-Effekt bei der Röntgenbestrahlung von Hühnerembryonen.** Naturwissenschaften **49** (1962) Nr. 22. S. 516.
Bei Hühnerembryonen des 13-Somitenstadiums (40–43 Std. bei 38 °C bebrütet) tritt nach Bestrahlung (wie bei Mäusen und anderen Säugern) der 3,5-Tage-Effekt in Erscheinung, d. h. bei Strahlendosen von 800–2400 r sinkt der Anteil der überlebenden Embryonen zwischen dem 3. und 4. Tag nach Bestrahlung von 98% plötzlich auf 6%. Die Strahlenempfindlichkeit ist bei Hühnerembryonen größer als bei Mäusen, außerdem lassen sich deutlich dosisabhängige Entwicklungsverzögerungen nach dosisabhängiger Latenzzeit feststellen. R. Widmaier. 2150.

Takahashi, Isamu. Histopathological studies on the effect of irradiation with various doses of X-rays upon the hemopoietic tissue of young mice. III. Changes in extramedullary hemopoietic tissue of spleen and some consideration on their significance. **(Histopathologische Untersuchungen des Bestrahlungseffektes von Röntgenstrahlen verschiedener Dosisbereiche am hämatopoietischen Gewebe junger Mäuse. 3. Mitt. Veränderungen im extramedullären hämatopoietischen Gewebe der Milz und einige Betrachtungen über ihre Bedeutung.)** Nat. Inst. Animal Health Quart. 2 (1962) Nr. 1. S. 48–57. – 8 Abb., 18 Lit. Orig.: engl. 2. Mitt. vgl. LZ. Abt. IV 8 (1963) Nr. 7. S. 1375.

Vf. beobachtete an 175 drei Wochen alten Mäusen den Bestrahlungseffekt am extramedullären hämatopoietischen Gewebe der Milz nach Ganzkörperbestrahlung mit Dosen von 60, 180, 300 und 600 r (5 Gruppen einschließl. Kontrollgruppe). Die histopathologische Untersuchung zeigte, daß Veränderungen im extramedullären Gewebe der Milz bei Mäusen in allen Bestrahlungsgruppen auftraten. Dabei wiesen die histopathologischen Bilder der Schäden in Abhängigkeit von der Dosishöhe keine großen Unterschiede zu denen des Knochenmarks auf. Die Regeneration des genannten Gewebes setzt fast gleichzeitig mit dem Knochemark ein. Je höher die verabreichte Dosis war, desto länger war ein Hyperplasiestadium zu verzeichnen. In vielen Fällen erreichte das extramedulläre hämatopoietische Gewebe der Milz den normalen Zustand zu derselben Zeit wie das Knochenmark. Eine Differenz in der Regenerationsphase fiel am meisten bei den Erythroblasten auf, wobei ein deutlicher Unterschied besonders nach Dosen im Bereich von mehr als 300 r zu verzeichnen war. Aus Vergleichen mit Befunden im peripheren Blut wird vermutet, daß das extramedulläre Gewebe der Milz die Dysfunktionen des Knochenmarks kompensiert und eine Rolle in der Verhütung eines zu starken Absinkens der Zahl der Erythrocyten im peripheren Blut und in der Wiederherstellung der Granulocyten in der Frühperiode spielt. Aus den Ergebnissen ist anzunehmen, daß das extramedulläre hämatopoietische Gewebe der Milz der jungen Mäuse eine größere Bedeutung unter den Bedingungen einer Strahlenexposition als normal besitzt. G. Mehlhorn. 2150.

Kaščenko, L. A. (Kastschenko, L. A.); Zentr. Forsch.-Inst. für Med. Radiol. Vlijanie ionizirujuščego izlučenija na gonadotropnuju reakciju jaičnikov u myši. **(Der Einfluß ionisierender Strahlen auf die Gonadotropinreaktion des Eierstockes bei Mäusen.)** Doklady Akademii nauk SSSR, Moskva **146(30)** (1962) Nr. 6. S. 1430–1433. – 2 Abb., 13 Lit.

Da die Eierstockfunktion der empfindlichste Indikator für Strahlenschäden ist, wurde in Mäuseversuchen der Mechanismus dieser Schädigung erforscht. Vf. bestrahlte eine Anzahl von Mäusen mit der Kastrationsdosis (80–160 r) und prüfte die Funktion der Keimzellen auf Gaben des gonadotropen Hormons Prolan morphologisch, pathologisch-anatomisch und histologisch. Während die Eierstöcke der Kontrolltiere auf Prolangaben deutliche Ovulation zeigten, konnte bei den bestrahlten Tieren der Follikelsprung nicht mehr beobachtet werden. Gelbkörperbildung wurde aber noch festgestellt. Deshalb kam Vf. zu dem Schluß, daß ionisierende Strahlen vor allem den Mechanismus der Ovulation stören. J. Niepel. 2150.

Legeay, G. Méthode rapide de mesure de l'activité globale d'un échantillon de produite alimentaire. **(Schnellmethode zur Messung der Gesamtaktivität einer Lebensmittelprobe.)** Bull. Acad. vétérin. France. **34** (1961) Nr. 8. S. 327–332. – 1 Abb., 1 Tab., 3 Lit.

Vf. arbeitete bisher mit einer 1959 von Morré entwickelten Methode. Hier werden ca. 750 g frisches Fleisch nach entsprechender Aufarbeitung zu einem Hohlzylinder von ca. 100 g verarbeitet. Vf. hat eine Meßmethode mit paraffingetränkten Scheiben entwickelt und überprüft die Meßgenauigkeit. Die

Scheiben haben ein Gewicht zwischen 0,5 bis 5 g, wobei das Zählrohrfenster direkt auf die Scheiben aufgelegt werden kann. Für die Untersuchungen wurden Versuchstiere mit Radiophosphor oder Radiojod einmalig oder mehrmalig mit der MZK bzw. MZK_{not} gefüttert. Es zeigte sich, daß diese Aktivitäten bei einer Scheibendicke von über 2,5 g auswertbare Impulsraten anzeigten. Vf. betont, daß bei Messungen mit Szintillationsgeräten außerdem auch die verschiedenen Radionuclide bestimmt werden können.
M. Worseck. 2160.

Anonym. First irradiated food in West may reach public this year. **(Zum ersten Mal kommen im westlichen Ausland bestrahlte Lebensmittel auf den Markt.)** Nucleonics [New York] **20** (1962) Nr. 3. S. 23. — 1 Abb. Aus: Dok.-Dienst Kernforsch. u. Kerntechn.
Es wird über ein kanadisches, von der AECL unterstütztes Bestrahlungsprogramm zur Keimhemmung von Kartoffeln berichtet, in dessen Rahmen im Sommer 1962 die ersten Produkte aus bestrahlten Kartoffeln in den Handel kommen sollen. Damit sind die UdSSR und Kanada die einzigen Länder, die bestrahlte Erzeugnisse für die menschliche Ernährung freigeben. Seit Oktober 1961 wird in den kanadischen Lagerhäusern eine fahrbare ^{60}CO-Bestrahlungsanlage zur Popularisierung des Verfahrens vorgeführt. Sie hat eine Leistung von 20000 c und erreicht in 4 Min. eine Dosis von 8500 rad. Je Std. können mit dem Gerät 1,25 tons Kartoffeln behandelt werden. Zur ökonomischen Anwendung wird der Bau stärkerer Quellen geplant. An die Bestrahlung schließt sich eine Lagerungs- und Testperiode an, deren Begutachtung den einzelnen Großhandelsgesellschaften überlassen bleibt. Man erhofft von der Kartoffelbestrahlung eine Stärkung der Kartoffelindustrie sowohl im Binnen- als im Außenhandel. M. Worseck. 2160.

Anonym. Design and construction of a radioactive waste treatment plant at Jaeri. **(Planung und Konstruktion einer Aufarbeitungsanlage für radioaktive Abfälle im japanischen Atomenergieforschungsinstitut.)** Japan Atomic Energy Res. Inst. **1962** Nr. 2. S. 1–23. — 28 Abb., 5 Lit. Aus: Dok.-Dienst Kernforsch. u. Kerntechn.
Art und Menge der entstehenden Abfälle, allgemeine Grundsätze der Bearbeitung sowie Fragen der Planung und Konstruktion der Anlagen werden besprochen. Die Bearbeitungsverfahren für niedrig-aktive Abwässer sind: Fällung mit elektrolytisch erzeugtem Aluminiumhydrozyd, einfache Verdampfung in zwei Stufen und Ionenaustausch mit zwei parallel oder in Reihe geschalteten Säulen. In einem Ofen mit Naßreinigung der Verbrennungsgase sollen in 8 Std. 30 kg brennbarer Abfälle verascht werden. Radioaktive Konzentrate werden in Betonbehältern gelagert. Bei der Testung der Einrichtungen bis 1959 wurde festgestellt: mit Fällung und Ionenaustausch sind Rekontaminierungsfaktoren $>10^3$ erreichbar, mit Verdampfung $>10^6$ bei nichtflüchtigen Aktivitäten. In der gereinigten Abluft des Verbrennungsofens kann die Toleranzkonzentration für γ-Aktivität überschritten werden, wenn Abfälle mit einer Oberflächendosis >10 mr/h verbrannt werden. Wegen der Vergrößerung der Abfallmengen soll die Anlage erweitert und das Bearbeitungssystem modifiziert werden. R. Winkler. 2170.

Kliefoth, Werner; Kiel-Geesthacht. **Zum Problem der Sicherstellung radioaktiver Abfälle.** Atomkernenergie **7** (1962) Nr. 4. S. 147–154. — 4 Abb., 2 Tab., 5 Lit. Aus: Dok.-Dienst Kernforsch. u. Kerntechn.
Nach Nennung der Quellen radioaktiver Abfallstoffe werden die durch die Kernenergiegewinnung in den nächsten Jahrzehnten entstehenden Abfallmengen abgeschätzt und die Methoden ihrer Sicherstellung diskutiert. Die Methoden der Behandlung hochaktiver Abfallprodukte sind mit den dabei auftretenden Problemen, dem Stand der Entwicklung und den geschätzten Kosten in einer Tabelle zusammengestellt. Bei der Besprechung der einzelnen

Verfahren wird besonders ausführlich auf neue sowjetische Arbeiten über die Fixierung radioaktiver Abfälle in unlöslichen glasartigen Massen eingegangen. R. Winkler. 2170.

Degner, W. und Sitzlack, G.; Berlin, Staatl. Zentrale für Strahlenschutz; Charité, Univ.-Geschwulstklin., Strahlenphysikal. Abt. **Aktuelle Probleme des Strahlenschutzes.** Z. ärztl. Fortbild. 56 (1962) Nr. 24. S. 1317–1323. – 4 Abb., 4 Tab.

Vff. definieren den Strahlenschutz als alle Forschungen und Untersuchungen sowie alle Vorkehrungen, Maßnahmen und Einrichtungen, die beabsichtigen, Menschen oder Sachgüter vor der unkontrollierten Einwirkung ionisierender Strahlungen zu schützen. Das eigentliche Problem liegt im wissenschaftlichen Verstehen der Vorgänge und Beeinflussung der im lebenden Organismus ausgelösten pathologisch-physiologisch-chemischen und funktionellen Reaktionen. Nach Eingehen auf die biologische Strahlenwirkung wird der Vorschlag der Internationalen Strahlenschutzkommission zur Einteilung der Gesamtbevölkerung in die Gruppen A-D (A. Berufliche Strahlenbelastungen (Strahlenpersonal), B. Strahlenbelastung spezieller Gruppen: a) Erwachsene, die in der Nähe kontrollierter Bereiche arbeiten, die aber selbst nicht mit einer Arbeit beschäftigt sind, die eine Strahlenbelastung vorsieht, b) Erwachsene, die gelegentlich bei ihrer Tätigkeit kontrollierte Bereiche betreten, aber nicht als Strahlenbeschäftigte gelten, c) Zivilpersonen, die in der Nachbarschaft kontrollierter Bereiche leben; C. Strahlenbelastung der Gesamtbevölkerung, D. Strahlenbelastung durch ärztliche Maßnahmen) dargelegt. Insgesamt sollen vom Strahlenschutz folgende Probleme erfaßt und eingeschätzt werden: 1) Probleme der Strahlengenetik, 2) Strahleneffekte durch Aufnahme von Radionucliden und Wirkungen externer Bestrahlungen. Zu diesem Zweck sind die natürliche Grundstrahlung, die Umweltkontamination durch radioaktive Substanzen, die Strahlenexposition bei medizinischen Maßnahmen und die Strahlenbelastung spezieller Bevölkerungsgruppen sowie die Gesamtbevölkerung eines Landes meßtechnisch genau zu belegen. Internationale Empfehlungen geben als maximal zugelassene Dosis, die zusätzlich zur natürlichen Strahlung in den ersten 30 Jahren akkumuliert werden darf, 5 rem an. Bei einer Annahme, daß 1 rem aus der beruflichen Belastung stammt, können 0,7% der Gesamtbevölkerung die höchst zugelassene Dosis für beruflich Strahlenexponierte von 60 rem an den kritischen Organen bis zum Alter von 30 Jahren akkumulieren. Als besonders empfindlich werden die Gonaden, die blutbildenden Organe und die Augenlinsen angesehen. Die in diesen kritischen Organen erlangte Dosis soll in jedem Lebensalter über 18 Jahren die höchste zugelassene Dosis von $D = 5\ (N - 18)$ rem nicht überschreiten. Es resultiert daraus für eine beruflich strahlenbelastete Person, die vom 18. Lebensjahr unter Strahleneinwirkung stand, eine mittlere zulässige Wochendosis von 0,1 rem. Nach Eingehen auf Schlußfolgerungen, die sich aus diesen Dosisangaben ergeben, werden die Aufgaben der Staatl. Zentrale für Strahlenschutz (SZfS) als wissenschaftlich operatives Staatsorgan dargelegt. G. Mehlhorn. 2180.

Langendorff, Hanns und Hagen, Ulrich; Freiburg/Br., Univ., Radiol. Inst.; Heiligenberg, Baden, Heiligenberg-Inst., Biophysikal. Abt. **Untersuchungen über einen biologischen Strahlenschutz. 45. Mitt. Wirkung von Schutzsubstanzen auf die Strahlenschädigung von Knochenmark, Milz und Thymus.** Strahlentherapie **117** (1962) Nr. 3. S. 321–329. – 2 Abb., 3 Tab., 18 Lit. Aus: Dok.-Dienst Kernforsch. u. Kerntechn.

Weißen, männlichen und weiblichen, ungefähr 20 g schweren Inzuchtmäusen wurde 5 Min. vor einer Ganzkörperbestrahlung von 200–800 r (200 kV, 15 mA) intraperitoneal 1 mg 5-Hydroxytryptaminkreatininsulfat oder 3,0 mg Cysteamin verabfolgt. Die Wirkung der radioprotektiven Substanzen wurde an

den Organen Thymus, Milz und Knochenmark bei dem Kriterium der Organgewichte und der Zellzahlen (Knochenmark) bis zum 7. Tage nach der Bestrahlung untersucht. Dabei zeigte sich, daß die Schutzwirkung in den einzelnen Organen unterschiedlich ist. Beide Substanzen verringern den radiogenen Frühschaden beim Knochenmark und beschleunigen die Erholung, während bei Milz und Thymus der radiogene Frühschaden nicht verhindert wird und die Substanzen nur eine beschleunigte Erholung bewirken.
R. Huber. 2180.

Flemming, Kurt; Heiligenberg, Baden, Heiligenberg-Inst., Biophysikal. Abt.; Freiburg/Br., Univ., Radiol. Inst. **Der Einfluß pflanzlicher Öle auf den Strahlenschaden bei Mäusen und Ratten.** Naturwissenschaften **49** (1962) Nr. 22. S. 516–517.
Mäuse und Ratten ♂♂ und ♀♀ wurden Strahlendosen von 690–735 r ausgesetzt und (24 Std. vorher oder nach der Bestrahlung) mit Olivenöl i. p. injiziert. Es zeigte sich sowohl eine therapeutische (nur bei Mäusen) als auch eine Strahlenschutzwirkung des Öls. Die Wirkung von Erdnußöl, Sonnenblumenöl und Leinöl ist die gleiche, sie ist also nicht abhängig vom Gehalt des Öls an ungesättigten Fettsäuren. Das Olivenöl übte auch als i. v. injizierte Emulsion einen merklichen Strahlenschutz aus. 6 Tage lang täglich eine Olivenöl-Injektion s.c. bewirkte verstärktes Absterben der Tiere nach Bestrahlung.
R. Widmaier. 2180.

V. VERHALTENSFORSCHUNG

Quin, A. H. Speaking of cats. **(Katzensprache.)** Veterin. Med. [Kansas City] **57** (1962) Nr. 12. S. 1071–1072. 2200.

Hunsperger, R. W.; Zürich, Univ., Physiol. Inst. **Neurophysiologische Mechanismen des Abwehr-, Angriffs- und Fluchtverhaltens bei der Katze.** Bull. Schweiz. Akad. med. Wiss. [Basel] **18** (1962) Nr. 3. S. 216. 2200.

VI. PATHOLOGIE, PATHOLOGIE DER VIRUSKRANKHEITEN, FUNKTIONELLE PATHOLOGIE

Sojkind, Marcos und Pérez-Tamayo, Ruy; México, Nat. Univ., Med. Rchool, Dep. of Pathol. Studies on reabsorption of connective tissues. I. Changes in autologous tendon implanted in formalin and carrageenin granulomas. **(Untersuchungen zur Reabsorption von Bindegewebe. 1. Mitt. Veränderungen an autologer Sehne, die in Formalin- und Carrageenin-Granulome implantiert wurde.)** Arch. Pathol. **74** (1962) Nr. 5. S. 455–463. — 9 Abb., 21 Lit.
Nach einer Implantation von autologer Schwanzsehne in Carrageenin- oder Formalin-Granulome bei Ratten wurden die Tiere in unterschiedlichen Zeitabständen (bis zu 31 Tagen) getötet und die Granulome makroskopisch und histologisch untersucht. Es wurde beobachtet, daß an den in beide Granulomarten implantierten Sehnen zunächst eine Zellvermehrung zwischen den kollagenen Bündeln zu beobachten ist, die Sehne dünner wird, die Kollagenbündel sich auflockern und zarte, fibrilläre Fasern zwischen den Sehnenbündeln auftreten. Die Veränderungen waren in der unmittelbaren Umgebung der in die Sehne eingedrungenen Fibroblasten besonders deutlich ausgeprägt. Es wird vermutet, daß die Injektion von Carrageenin oder Formalin sowohl die Ablagerung von Bindegewebe, dessen Rückresorption wie auch die Reabsorption von implantierten Fasern bewirkt. Ursächlich werden diese Veränderungen auf eine Aktivierung der Zellen zurückgeführt.
H. Gürtler. 2490.

Knoche, H. und Blümcke, S.; Münster/Westf., Univ., Anatom. Inst. **Lichtmikroskopische Beobachtungen über frühe Regenerationsstadien peripherer Nerven.** Z. mikroskop.-anatom. Forsch. **69** (1962) Nr. 2. S. 248–278. — 14 Abb., 98 Lit.

Als Untersuchungstier diente das Kaninchen. Es wurde an 40 etwa 1–1½ Jahre alten Jungtieren der N. ischiadicus im Bereich der Oberschenkelmitte durchschnitten. Bei etwa ²/₃ aller Versuchstiere erfolgte sofort im Anschluß an die Durchtrennung eine Vereinigung der Nervenstümpfe durch eine End-zu-End-Naht mit feinsten Perlonfäden. Untersuchungen wurden in der Regenerationszeit von 1 Tag–3 Monaten vorgenommen. Nachdem die initiale Degeneration abgelaufen ist, beginnt an den Faserenden des zentralen Stumpfes eine distale Aussprossung. Dabei bilden die Faserregenerate an den Faserspitzen kleine Auftreibungen, die man während der ersten Tage nach der Durchschneidung hauptsächlich im zentralen Stumpf, später in der Narbe zwischen beiden Nervenstümpfen und nach 1–2 Monaten sogar im peripheren Stumpf finden kann. Die meisten Endkolben der Nervenfasern haben birnen- oder keulenförmige Gestalt. Alle Fasern, deren Endkolben und deren undifferenzierter Faserabschnitt mit Osmiumsäure zur Darstellung gebracht werden können, zeigen im proximalen Abschnitt eine Markscheidenbildung. Der undifferenzierte Anteil der Faser, der sich zwischen Endkolben und Markscheidenbeginn befindet, variiert von Faser zu Faser in seiner Länge. Der osmiophile Endkolben ist eine Plasmaverdickung des Achsenzylinders.

R. Berg. 2520.

Winkelmann, E.; Berlin, Humboldt-Univ., Anatom. Inst. **Regeneration des Halsrückenmarks von Amblystoma mexicanum nach totaler Durchtrennung.** Z. mikroskop.-anatom. Forsch. **69** (1962) Nr. 2. S. 279–304. – 16 Abb., 1 Tab., 38 Lit.

Das Rückenmark von 140 *Amblystoma mexicanum* wurde in Höhe des 3. bis 4. Wirbels mit einer Schere durchtrennt. In den ersten 4 Tagen herrscht das Bild der traumatischen Degeneration am Ort des Eingriffs vor. 15 Tage p. op. ist eine Zellbrücke deutlich ausgebildet. Sie besteht aus einem Zellstrang, flankiert von Wucherungen der Rückenmarkshäute; die Verbindung zu Dornen und Wirbelkörpern ist noch deutlich. Die nach der Tötung angewandte reizelektrische Methode zeigte noch ein negatives Ergebnis, während 20 Tage p. op. ein positives Reizergebnis registriert werden konnte. 26 Tage p. op. kommt es zur Ausbildung einer dorsalen Faserbrücke mit einer ventral gerichteten Zellknospe. Nach 27 Tagen p. op. wurde ebenfalls ein positives Reizergebnis erzielt. Im Operationsbereich hat sich eine Zell- und Faserbrücke gebildet. In der Medulla oblongata sind keine pathologischen Veränderungen zu finden. Ab 40. Tag p. op. fallen alle reizelektrischen Kontrollen positiv aus. Von 3 am 75. Tag getöteten Tieren waren 2 von normalen Tieren kaum zu unterscheiden. Nach 96 Tagen hat das Rückenmark seine normalen Abmessungen fast wieder erreicht. R. Berg. 2520.

Halfpap, E.; Essen, Städt. Krankenanst., Frauenklin. **Embryo- und Fetopathien, unter besonderer Berücksichtigung parasitärer Infektionen.** Zbl. für Gynäkol. **84** (1962) Nr. 37. S. 1437. 2615.

Abt, Donald A., Croshaw jun., J. Ellis und Hare, W. C. D.; Philadelphia, Univ. of Pennsylvania, School of Veterin. Med., Lab. of Anatomy. Monocephalus dipygus parasiticus and other anomalies in a calf. **(Monocephalus dipygus parasiticus und andere Mißbildungen bei einem Kalb.)** J. Amer. veterin. med. Assoc. **141** (1962) Nr. 9. S. 1068–1072. – 7 Abb., 4 Lit.

Es wird kurz ein Bullenkalb beschrieben, welches neben einer parasitären Gliedmaße noch eine Skoliose, verbunden mit einer Ankylose im Brustbereich, einen doppelten Penis, eine Verdoppelung des Scrotum, eine Atresia ani und einen rudimentären Schwanz besaß. Die rechte Niere war in das subcutane Fettgewebe dorsal der parasitären Gliedmaße verlagert. Die Blase war caudal mit dem Endteil des Colon zu einer Kloake verbunden. Die Ossa coxae waren in der Symphysis pelvis nicht vereinigt. In der Gegend des Os ischium setzte ein zusätzlicher Knochen an, der einem Os coxae ähnelte. Mit diesem artiku-

lierte in einem flachen Acetabulum das Os femoris der parasitären Gliedmaße.
G. Michel. 2620.

Kosickij, G. I. (Kossizki, G. I.); Moskau. O prirode biologičeskoj nesovmestimosti tkanej pri gomotransplantacijach. **(Der Charakter der biologischen Gewebeunverträglichkeit bei Homoiotransplantaten.)** Uspechi sovremennoj biologii, Moskva **54** (1962) Nr. 1. S. 71–89. — 76 Lit.
Vf. legt eine Hypothese vor, nach welcher das Überleben von Transplantaten im Rezipienten von der Sicherung der Eiweißsynthese und ihr Absterben von der Störung dieses Prozesses infolge Fehlens vorgeformter Eiweißbausteine abhängen sollen. Immunreaktionen wirken sekundär. Besprechung zahlreicher Befunde, die die Hypothese stützen. E. Koch/Jena. 2655.

Niskanen, Eino Erkki; Helsinki, Finland, Univ., Dep. of Pathol. Mechanism of skin tumorigenesis in mouse. Skin tumor evolution after gastric instillation of ethyl carbamate (urethan), 20-methylcholanthrene, and 9,10-dimethyl-1,2-benzanthracene, with subsequent continuous exposure of the skin to tween 40. **(Mechanismus der Haut-Tumorgenese bei der Maus. Haut-Tumorentwicklung nach Applikation von Äthylcarbamat [Urethan], 20-Methylcholanthren und 9,10-Dimethyl-1,2-Benzanthrazen in den Magen mit nachfolgender, fortgesetzter Behandlung der Haut mit Tween 40.)** Acta pathol. microbiol. scand., Suppl. **1962** Nr. 159. S. 5–76.
Die Arbeit schließt an Untersuchungen über experimentelle, chemische Haut-Tumorgenese von Setälä an. Als Versuchstiere dienten 1750 junge ♀♀ einer Randomzucht des Hauttumor-resistenten RA-Stammes. Der Mechanismus der Haut-Tumorgenese nach Applikation von Urethan, 20-Methylcholanthren (MC) nnd 9,10-Dimethyl-1,2-Benzanthrazen (DMBA) in den Magen, in abgestuften Dosen, mit und ohne nachfolgende, tägliche Behandlung der Haut mit Tween 40 (Polyoxyaethylen-sorbitanmonopalmitat) wurde untersucht. Die Pinselung mit Tween 40 allein ergab bei RA-Mäusen keine Hauttumoren. Die Applikation der Carcinogene in den Magen und Nachbehandlung der Haut mittels Tween 40 ergab quantitativ und qualitativ andere Hautveränderungen als Carcinogen ohne Nachbehandlung. Die unterschiedliche Hautreaktion bei Tween 40 allein und Tween 40 mit vorhergehender Carcinogen-Behandlung ist nur auf die carcinogene Substanz zurückzuführen. DMBA wirkt am stärksten, MC schwächer, Urethan am schwächsten.
R. Widmaier. 2665.

Grice, H. C., Hutchison, J. A. und Cloutier, J. A. R. Calcinosis circumscripta. A case report with X-ray diffraction studies. **(Calcinosis circumscripta. Ein Bericht mit Röntgenstrahlen-Beugungsuntersuchungen.)** Canad. J. comparat. Med. veterin. Sci. **26** (1962) Nr. 9. S. 209–211. — 4 Abb., 1 Tab., 17 Lit.
Bei einem 3 Mon. alten Brittany Spaniel war am Olecranon eine erbsengroße, an dem Unterhautbindegewebe festsitzende Neubildung bemerkt worden, die in 2 Mon. sich schnell auf 2 × 3,5 cm vergrößerte. Chirurgisch war sie gut abgekapselt, eiförmig und von kreideähnlicher Beschaffenheit. Histologisch und röntgenologisch wurde sie als Calcinosis circumscripta diagnostiziert. Das kreideähnliche Material wurde kristallographisch mit der Röntgenstrahlbeugung untersucht. Die Struktur unterschied sich nicht von normaler oder anomaler Calcification. Da es keine Übereinstimmung mit der exakten chemischen Anordnung der Knochensalze gibt, kann das beobachtete Röntgenbeugungsmuster als übereinstimmend mit hydriertem Calciumphosphat, Calciumphosphat von Apatit-Struktur, Pseudo-Apatit oder Hydroxyd-Apatit angenommen werden. H. Trolldenier. 2710.

Handler, Alfred H., Geiser, Clementina F. und Farber, Sidney; Boston, Mass., Children's Hospital Med. Center, Children's Cancer Res. Foundation;

Harvard Med. School, Dep. of Pathol. Studies on mortality in chick embryos resulting from implantation of whole blood and blood fractions from patients and animals with neoplastic disease. **(Untersuchungen über die Mortalität von Kükenembryonen nach Implantation von Gesamtblut und Blutfraktionen von Patienten und Tieren mit neoplastischen Erkrankungen.)** Proc. nat. Acad. Sci. USA **48** (1962) Nr. 9. S. 1549–1553.
Gesamtblut und Blutfraktionen von Patienten mit Leukämie, malignen und benignen Tumoren und von normalen Kontrollpersonen, Blut und Tumoren von Hamstern und Mäusen wurden in ihrer Wirkung auf die CAM 6–9 Tage bebrüteter Leghorneier untersucht. Im Gegensatz zu nichttoxischen Tumorstückchen waren das Blut und die Blutfraktionen von 187 Patienten mit metastasierendem Krebs in 186 Fällen extrem toxisch. Das Blut von 35 Kontrollpersonen war in 5 Fällen toxisch. Das Blut tumortragender Mäuse und Hamster war bei drei metastasierenden Arten von Transplantationstumoren toxisch, bei vier anderen, nicht metastasierenden nicht toxisch.

R. Widmaier. 2720.

Glazier, D. B. und Dukes, H. H.; Dublin, Univ. Coll.; Iowa. Partial sinoatrial heart block in the horse. **(Partieller Sinus-Vorkammer-Herzblock beim Pferd.)** Irish veterin. J. **16** (1962) Nr. 12. S. 233–235. 2760.

Ashford, W. A. und Shirlaw, J. F. A case of verrucose endocarditis in a piglet caused by an organism of the Actinobacillus genus. **(Ein Fall warziger Endocarditis beim Ferkel, verursacht durch einen Organismus des Actinobacillus genus.)** Veterin. Rec. **74** (1962) Nr. 49. S. 1417–1418. 2760.

Gylstorff, I.; Hannover, Tierärztl. Hochschule, Inst. für Tierhyg. und Geflügelkrankh. **Herzkrankheiten beim Geflügel.** Dtsch. tierärztl. Wschr. **68** (1961) Nr. 21. S. 616–619. — 1 Abb.
Die embryologische Entwicklung, der anatomische Bau und die Physiologie des Vogelherzens werden ausführlich besprochen und mit dem Säugetierherzen verglichen. Auf Grund von Experimenten der Büchner'schen Schule treten Herzmißbildungen beim Hühnerembryo nach Sauerstoffmangel auf. Es handelt sich dabei vorwiegend um Septumdefekte. Gegen Temperaturschwankungen ist das Embryoherz verhältnismäßig unempfindlich. Ab und an sind Doppel- und Mehrfachbildungen von Herzen beobachtet worden. In späteren Entwicklungsstadien zeigt das Herz des Geflügelembryos eine ziemlich große Widerstandsfähigkeit. Siller berichtet über 288 Fälle von Septumdefekten, die sich klinisch aber nicht bemerkbar machten. Bei einem großen Teil der Fälle wurde ein lippenförmiger Verschlußapparat um die Öffnung im linken Ventrikel nachgewiesen; nach Ansicht vieler Autoren wird die Herzinnenstruktur durch die Blutstromwirkung bedingt. 97% aller von Siller beobachteten Fälle wurden bei Tieren von drei ingezüchteten Linien beobachtet; 84,9% stammten von einer einzigen Linie. Es wird angenommen, daß die Septumdefekte durch einen reziproken Semiletalfaktor mit nicht sehr großer Penetranz bedingt sind. Bei bis 6 Wochen alten Tieren finden sich häufiger kleine schlitzförmige, meist unvollkommene Perforationen im interatrialen Septum. Nach Patton funktionieren diese Perforationen wie Klappen.

E. Tempel. 2760.

Gylstorff, I.; Hannover, Tierärztl. Hochschule, Inst. für Tierhyg. und Geflügelkrankh. **Herzkrankheiten beim Geflügel.** Dtsch. tierärztl. Wschr. **68** (1961) Nr. 23. S. 687–691. — 6 Abb., 46 Lit. Zus. in Engl. Vgl. vorst. Ref.
Normal-anatomisch unterscheidet sich das Vogelherz vom Säugetierherz durch folgende Eigenschaften: Embryonalentwicklung, erhebliche relative Größe, starke Ausbildung des linken Ventrikels, gute Blutversorgung auf Grund wohl ausgebildeter Coronararterien, hohe Pulsfrequenz und relative Unabhängig-

keit vom Vagus. Sauerstoffmangel beeinflußt die embryonale Entwicklung des Vogelherzens ziemlich stark, Temperaturschwankungen dagegen kaum. Am häufigsten kommen diätetisch bedingte Stoffwechselstörungen des Herzmuskels beim Geflügel vor, vor allem beim heranwachsenden Tier, aber auch schon beim Embryo. Degenerative Vorgänge sind selten. Unbekannt ist vorläufig noch der enzootische Herztod des Huhnes, der vielleicht in den Kreis der Elektrolyt-Steroid-Cardiopathien von Selye eingereiht werden kann. Sehr selten sind folgende Herzveränderungen: Entartungszustände nach coronaren Durchblutungsstörungen oder bei hämodynamischer Leberstauung, primäres oder sekundäres Cor pulmonale, Myocardnekrosen als Folge eines Herzinfarktes und Folgezustände von Verschlußinsuffizienzen. Sehr empfindlich ist das Herz gegen Virus- und andere Infektionen. Die ersten Veränderungen treten an den Kapillarwänden der Herzmuskelzelle oder dem primitiven Bindegewebe auf. Sowohl der Erreger der Tuberkulose als auch *Salmonella pullorum* verursachen erst eine Koagulationsnekrose und dann Granulome. Bei der Listeriose gehen die Herzmuskelfasern zugrunde, werden von einer nekrobiotischen Peripherie umgeben, an die sich ein breiter Ring von Histiocyten, Lymphocyten und wenig Neutrophilen anschließt. Besonders häufig sind Pericarditiden, die teilweise auf das Epi- und Myocard und gelegentlich auf die Luftsäcke übergreifen. Bei der Ornithose der Tauben, in USA auch bei Enten und Puten, kommt es zu schweren fibrinösen Entzündungen mit umfangreichen Adhäsionen. Ähnliche Veränderungen werden bei Kanarienpocken, Entenpest, klassischer Geflügelpest, Geflügelcholera und seltener bei chronisch verlaufender Spirochaetose, Mycoplasmose und Gänseinfluenza beobachtet. Eine Peri- und Epicarditis treten bei der sog. Sod-Disease (Graskrankheit) auf. Häufig ist das Herz an leukotischen Prozessen beteiligt. Gegen Streptokokken und Staphylokokken ist es unempfindlich.
E. Tempel. 2760.

Andersen, A. C. und Johnson, R. M.; Davis, Calif., Univ., School of Veterin. Med. Erythroblastic malignancy in a beagle. **(Malignes Erythroblastom bei einem Jagdhund.)** J. Amer. veterin. med. Assoc. **141** (1962) Nr. 8. S. 944–946. 2765.

Schiefer, B.; München, Univ., Inst. für Tierpathol. **Chronisch-interstitielle Pneumonie des Rindes mit Transformation des Alveolarepithels.** Berliner Münchener tierärztl. Wschr. **75** (1962) Nr. 22. S. 421–423. – 5 Abb., 13 Lit. Zus. in Engl.
An Hand dreier Fälle von chronisch-interstitiellen Pneumonien bei Jungrindern in der Umgebung von München, die der 1960 in der Schweiz beschriebenen „Urner Pneumonie" sehr ähnelten, wird die Ätiologie der interstitiellen Pneumonien des Rindes besprochen. Für die Virusätiologie spricht der Nachweis von Viren der Pneumoniegruppe in verschiedenen Ländern. Diese Erkrankungen treten als infektiöse Bronchopneumonien in Erscheinung: es muß wegen bakterieller Komplikationen zu einem hohen Prozentsatz notgeschlachtet werden. Vermutlich virusbedingte Alveolarepithelhyperplasien wurden außerdem in England beschrieben. Es wird angenommen, daß das typische Bild der „Urner Pneumonie" häufiger gesehen würde, wenn es nicht durch Sekundärinfektionen verdeckt und sich damit der Diagnose entziehen würde. C.-H. Becker. 2770.

Philcox, R. A. und Pepper, R. T.; Lewes. Displacement of the bovine colon. **(Lageveränderung des Grimmdarms beim Rind.)** Veterin. Res. **74** (1962) Nr. 46. S. 1263–1264. 2775.

Monlux, William S.; Iowa State Univ., Veterin. Diagnostic Lab. Ruptured hepatic abscesses in cattle. **(Geplatzter Leberabszeß beim Rind.)** Iowa State Univ. Veterinarian **24** (1961/62) Nr. 1. S. 13–15. 2775.

Černyševa, E. V., Čumakova, N. I. und Salimon, F. L. (Tschernyschowa, Je. W., Tschumakowa, N. I. und Salimon, F. L.); Moskau, I. Med. Setschenow-Inst., Therapeut. Klin. Citochimičeskie issledovanija žirov i lipidov v pečenočnych kletkach pri toksičeskom i alimentarnom ožirenii pečeni u krolikov. **(Cytochemische Untersuchungen von Fett und Lipoiden in Leberzellen von Kaninchen bei toxischer und alimentärer Verfettung.)** Bjulleteń ėksperimental'noj biologii i mediciny, Moskva **54(27)** (1962) Nr. 9. S. 114 bis 117. – 3 Tab., 9 Lit. Zus. in Engl.

Toxische Verfettung wurde durch 1–2malige subcutane Chloroforminjektion hervorgerufen. Histologische und cytologische Untersuchungen des Leberpunktates erfolgten vor der Behandlung, 3–4 Tage und 1–2 Monate nach der Chloroforminjektion. Im Serum wurde der Phospholipoid- und Cholesteringehalt bestimmt, im Lebersubstrat außerdem noch Neutralfett. In den Leberepithelien tritt ein beachtlicher Abfall der Phospholipoide und eine Anhäufung von neutralem Fett auf. Unter dem Einfluß von Cholin verschwindet die toxische Verfettung der Leber, der Phospholipoidgehalt in Leber und Blut steigt an, während neutrales Fett in Leber und Cholesterin im Blut absinken. Anhaltende Cholinbehandlung führte zu ausgeprägter Eiweißdystrophie der Leberzellen. Die Veränderungen werden im Zusammenhang mit der Fettdekomposition diskutiert. Bei alimentärer Verfettung (2 Monate Cholinverfütterung) tritt eine große Anzahl kleiner Fetttröpfchen in den Leber- und Reticuloendothelialzellen auf, die wahrscheinlich Cholesterin oder Cholesterinester darstellen. G. Pose. 2775.

Solopaev, B. P., Butnev, Ju. P. und Kuznecova, G. G. (Solopajew, B. P., Butnew, Ju. P. und Kusnezowa, G. G.) O reparativnoj regeneracii pečeni s ėksperimental'no vyzvannym cirrozom. **(Über die reparative Regeneration der Leber bei experimentell-erzeugter Cirrhose.)** Bjulleteń ėksperimental'noj biologii i mediciny, Moskva **51(26)** (1961) Nr. 1. S. 74–80. – 3 Abb., 3 Lit.

Die Lebercirrhose wurde bei Kaninchen durch tägliche s. c. Injektionen von 0,3 ml CCl_4 über 42 Tage erzeugt, und 8 Tage danach wurden bei einigen Tieren die linken Leberlappen reseziert. Bei diesen Tieren konnte eine reparative Regeneration der Leber beobachtet werden. Vier Wochen nach der Hepatektomie hatte die Leber nicht nur ihr Ausgangsgewicht erreicht, sondern es sogar überschritten. Die nicht hepatektomierten Tiere verstarben sehr bald. Bei der Regeneration verändern sich einige biochemische Faktoren, die sich später teilweise wieder normalisieren oder aber verändert bleiben, wie z. B. der Gehalt der Leber an Glykogen, Fettsäuren und Cholesterin. H. Mielke. 2775.

Böhm, Rudolf; Brno, Histol. Embryol. Ústav Veterin. Fak. VŠZ. Mikroskopický obraz autolysy pankreatu. **(Das mikroskopische Bild der Pankreasautolyse.)** Sborník Vysoké Školy zemědělské Brně, Řada B **9(30)** (1961) Nr. 1/2. S. 1–16. – 13 Abb., 11 Lit. Zus. in Russ., Dtsch.

Es wurden fünf Bauchspeicheldrüsen erwachsener Rinder, 5 Bauchspeicheldrüsen von Kälbern, 3 von Schafen, 5 von Schweinen und 3 von Pferden untersucht. Die Kontrollproben wurden dem Caput pancreatis sofort nach der Geburt der Tiere entnommen. Weitere Proben entnahm man den Bauchspeicheldrüsen, die bei einer Temperatur von 18° und 14 °C vor Ablauf von 24 Std. in Intervallen von 1–2 Std. eingelagert wurden. Die Paraffinschnitte wurden mit Mayers Alaunhämatoxylin und Eosin, ferner mit Weigerts Eisenhämatoxylin und Pikrofuchsin, nach der Azanmethode und mit Chromhämatoxylin und Floxin nach Gomori gefärbt. Es wird das histologische Pancreasbild einzelner Tierarten beschrieben. Die mikroskopische Struktur der exokrinen Komponenten und der Langerhansschen Inseln pflegt bei verschiedenen Tierarten verschieden zu sein. Histologisch wurde die beginnende

Autolyse ehestens 1 Std. nach der Schlachtung festgestellt, zur vollen Entwicklung kam sie nach 3 Std. Die Autolyse verlief im ganzen Pancreas nicht mit derselben Geschwindigkeit. Histologisch festgestellte Veränderungen bei der Autolyse: Entstehen von Spalten zwischen den Zellen und den Tubuli, das zur Isolierung von Acinen und Zellen führte (die ersten Spalten zeigten sich eine Stunde nach der Schlachtung), erhöhte Färbungsfähigkeit der exokrinen Zellen und damit verbundener Verlust der Differenz zwischen der Färbungsfähigkeit der basalen und apikalen Zone von Zellen (1–3 Std.), die Zellkerne verändern sich allmählich (Pyknose, Karyorhexis, Karyolyse) innerhalb von 2–4 Std., Erweiterung der Tubuli und Verkleinerung der Zellen und Kerne. In den Endphasen der Autolyse zerfällt das Gewebe. Die Zersetzung der Langerhansschen Inseln tritt später ein als die Zersetzung der exokrinen Pancreaskomponente; markante Veränderungen der Langerhansschen Inseln stellten sich etwa 4 Std. nach der Schlachtung der Tiere ein. Bei keiner Pancreasart wurden wesentliche Unterschiede in der Autolyse bei Aufbewahrung unter 18 °C oder 4 °C festgestellt. Die histologische Untersuchung bestätigt die Notwendigkeit, das Pancreas für pharmakologische Zwecke innerhalb der vorgeschriebenen 45 Min. nach der Schlachtung der Tiere gefrieren zu lassen. B. Hamzová. 2775.

Nodiot, J. und Groulade, P.; Un cas d'insuffisance surrénale aiguë chez le chien. **(Ein Fall akuter Insuffizienz der Nebenniere beim Hund.)** Bull. Acad. vétérin. France [N. S.] **35** (1962) Nr. 7. S. 279–281. 2780.

Noltenius, H., Miyasaki, K. und Oehlert, W.; Freiburg/Br., Univ., Ludwig-Aschoff-Haus, Pathol. Inst. **Histoautoradiographische Untersuchungen mit ^{3}H-Thymidin an der Kaninchenniere bei akuter experimenteller Glomerulonephritis.** Beitr. pathol. Anatom. allg. Pathol. **127** (1962) Nr. 2. S. 232 bis 253. – 10 Abb., 56 Lit. Zus. in Engl.

An 24 jungen Kaninchen wurde eine Glomerulonephritis erzeugt durch einmalige Injektion von 2,0–4,0 Serum von Enten, die durch wiederholte Injektion von Kaninchennierengewebe immunisiert worden waren. Die Tiere wurden 2 bis 6 Tage danach durch Nackenschlag getötet, die Nieren lichtmikroskopisch untersucht und Kernzählungen der Glomerulumendothelzellen vorgenommen. 40 bis 45 Min. vor dem Tod erhielten die Kaninchen eine i. v. oder i. p. Injektion von ^{3}H-Thymidin, um mittels der Histoautoradiographie den ^{3}H-Index (Zahl der markierten Endothelzellen auf 100 Zellen) und den Mitose-Index der Endothelzellen zu bestimmen. Bereits am 2. Tag ist eine gesteigerte DNS-Synthese der Endothelzellen festzustellen. Dieser endomitotischen Polyploidisation folgt nach 3 Tagen eine mitotische Vermehrung der Endothelzellen von normal 18 auf 25, später 29 bis 61 Endothelzellen pro Glomerulum in einer 6μ dicken Ebene. Bei den niedrigen Dosierungen sind nur wenige Glomerula, bei den hohen alle betroffen. Als Schlußfolgerung ergibt sich, daß die Entenserumglomerulonephritis am Kaninchen zu der Zeit beginnt, zu der das Komplement, das erst gegen das Entenserum gebildet werden muß, im Glomerulum erscheint. Die Glomerulonephritis läuft in verschiedenen Stadien ab, was wahrscheinlich auf die kontinuierliche Produktion von Antikörpern und Komplement gegen das Entenserum zurückzuführen ist. Sie ist hauptsächlich eine Erkrankung der Endothelzellen. Die Basalmembran ist nur sekundär betroffen. W. Seffner. 2790.

Frank, A. H., Shalkop, W. T., Bryner, J. H. und Berry, P. A.; Ames, Iowa, U. S. Dep. of Agric., A. R. S., Animal Disease and Parasite Res. Div., Nat. Animal Disease Lab. Cellular changes in the endometrium of Vibrio fetus infected and noninfected heifers. **(Zellveränderungen im Endometrium bei Vibrio fetus-infizierten und nicht infizierten Färsen.)** Amer. J. veterin. Res. **23** (1962) Nr. 97. S. 1213–1216. – 2 Abb., 1 Tab., 11 Lit. Zus. in Interlingua.

Vergleichende histologische Untersuchungen an 5 juvenilen, 7 gedeckten und 12 mit *V. fetus* infizierten Färsen ergaben bei letzteren neutrophile und lymphocytäre, periglanduläre Infiltrationen im Endometrium. In der Cervix, in der Vagina und den Ovarien fanden sich keine Unterschiede. Von allen infizierten Tieren konnten die Vibrionen reisoliert werden.

Chr. Lehnert. 2800.

Herrmann, Hans-Jürgen; Berlin, Humboldt-Univ., Veterinärmed. Fak., Chirurg. Tierklin.; Inst. für Veterin.-Pathol. **Das Verhalten der Extremitäten im Röntgenbild und die pathologisch-anatomischen Veränderungen der Klauen bei der Moderhinke der Schafe (unter besonderer Berücksichtigung der Methodik der Knochenentkalkung).** Diss. Berlin **1963** 148 S. – 45 Abb., 10 Tab., 203 Lit.

Bei der Röntgenuntersuchung von 118 Extremitäten moderhinkekranker Schafe und 70 gesunden Gliedmaßen sowie von 22 Extremitäten solcher Tiere, die an der nichtinfektiösen Klauenentzündung erkrankt waren, ließen sich bei Moderhinke an der Cortex und der Spongiosa Befunde erheben, die auf einen gegenüber den Gliedmaßen der übrigen zwei Gruppen deutlich verminderten Gehalt an anorganischer Knochensubstanz schließen lassen. Nach Ausschluß bzw. Abgrenzung anderer für eine Osteoporose ursächlich in Betracht kommenden Faktoren wird hierfür ein Nahrungsmangel angenommen, wobei nicht nur ein Mineralstoffdefizit, sondern auch eine ungenügende Eiweiß-, Kohlenhydrat-, Fett- und Vitaminversorgung von Bedeutung sein dürften. – 121 Klauen moderhinkekranker Schafe, 107 gesunde Endphalangen sowie Zehenglieder von an nichtinfektiöser Klauenentzündung erkrankten Schafen wurden histologisch untersucht. Die sich zwischen den pathologisch-anatomischen, -histologischen und röntgenologischen Befunden ergebenden Beziehungen werden ausführlich dargestellt. Des weiteren wird zur Ätiologie der an der Schafklaue durch die histologische Untersuchung ermittelten Veränderungen sowie zur Pathogenese und zum Wesen der am veränderten Knochen erhobenen Befunde Stellung genommen, wobei alle diese Veränderungen auf ihre Bedeutung als Symptome des Sudeck-Syndroms geprüft werden. Weiterhin werden 15 verschiedene Knochenentkalkungsverfahren einer vergleichenden Betrachtung unterzogen. Hierbei werden ältere Verfahren jüngeren Methoden gegenübergestellt. E. Wiesner. 2810.

Kaye, Michael M. Hyperostosis in newborn pigs. **(Hyperostosis bei neugeborenen Schweinen.)** Canad. J. comparat. Med. veterin. Sci. **26** (1962) Nr. 9. S. 218–221. – 4 Abb., 5 Lit.

Unter einem Wurf von 11 neugeborenen Ferkeln einer reinrassigen Sau der Landrasse wiesen 7 Tiere Anomaliten an mindestens einem Bein auf. Die 12 veränderten Gliedmaßen zeigten verschiedene Grade von Verdickung und Unbeweglichkeit; die Haut war gespannt und fest. Bei der Sektion fand sich im Bereich der Veränderungen ausgedehntes fibröses Bindegewebe. In fortgeschrittenen Fällen wurden an Radius, Ulna und Metacarpalknochen und z. T. auch an Humerus und Scapula vom Periost ausgehende Knochenneubildungen festgestellt. Das neue Knochengewebe war nicht so dicht wie das ursprüngliche und erstreckte sich nicht über die Epiphysenlinien hinaus. Die regionären Lymphknoten waren vergrößert und ödematös.

W. Wittig. 2810.

Prabhu, Venkatray G. und Oester, Y. T.; Chicago, Ill., Loyola Univ., Graduate School, Dep. of Pharmacol. and Therapeutics; Stritch School of Med. Electromyographic changes in skeletal muscle due to tetanus toxin. **(Elektromyographische Veränderungen des Skelettmuskels, hervorgerufen durch Tetanustoxin.)** J. Pharmacol. exp. Therapeut. **138** (1962) Nr. 2. S. 241–248.

2815.

Luginbühl. H.; Bern, Univ., Veterin.-Ambulator. Klin., Abt. für Vergleichende Neurol.; Philadelphia, Univ. of Pennsylvania, School of Veterin. Med. **Angiopathien im Zentralnervensystem bei Tieren.** Schweiz. Arch. Tierheilkunde **104** (1962) Nr. 12. S. 694–700. – 10 Abb., 12 Lit. Zus. in Engl., Franz., Span.

Die in der Literatur veröffentlichten Fälle von Angiopathien werden durch eigene Beobachtungen ergänzt. Im einzelnen werden Zwei arteriosklerotische Vorgänge (Schäferhund, Pferd) und zahlreiche Kalk- oder Pseudokalkablagerungen in den Hirngefäßen (Pferd, Maultier, Hund, Katze, Kaninchen, Hase, Feldmaus) erwähnt. Eine Endangitis in der Cauda equina bei einem Pferd und Gefäßfibrosen mit nachfolgenden Kollagenosen werden kurz be schrieben. Nicht selten traten Melanosen auf (Rind, Schaf, Pferd); auch Endothel- und Adventitiaproliferationen sowie sarkomatöse und reticuloendotheliale Wucherungen werden besprochen. Schließlich wurden Gefäßanomalien bzw. Geschwülste in Hirn- und Rückenmarkgefäßen bei einem Pferd und 2 Schweinen gesehen. C.-H. Becker. 2826.

Blinzinger, K. und Hager, H.; München, Max-Planck-Inst., Dtsch. Forsch.-Anst. für Psychiatrie. Abt. für Elektronenmikroskopie. **Elektronenmikroskopische Untersuchungen über die Feinstruktur ruhender und progressiver Mikrogliazellen im Säugetiergehirn.** Beitr. pathol. Anatom. allg. Pathol. **127** (1962) Nr. 2. S. 173–192. – 9 Abb., 30 Lit.

Zum Studium ihrer Feinstruktur wurden ruhende Mikrogliazellen aus der dorsomedialen Großhirnrinde von gesunden Goldhamstern untersucht. Weiterhin kamen reaktiv vermehrte Mikrogliazellen aus der oberen Großhirnrinde der gleichen Tierart bei Spätstadien von experimenteller Coli-Meningitis zur Untersuchung, wobei die Gewebeproben nach 3–20 Tagen entnommen wurden. Schließlich wurden die feineren Strukturveränderungen, wie sie an Mikrogliazellen bei der Stoffaufnahme und -verarbeitung entstehen, aus der nahen Umgebung traumatischer Hirngewebeläsionen studiert. Es wird die Ultrastruktur der ruhenden Mikrogliazellen beschrieben, die einen länglichen, unregelmäßigen gestalteten, sehr dichten Zellkern und einen Cytoplasmaleib von geringem Gehalt an RNS-Granula besitzen. Bei den reaktiv vermehrten Mikrogliazellen kommt es zu einer progressiven Umwandlung mit Neubildung zahlreicher cytoplasmatischer Fortsätze, Kernvergrößerung, Vermehrung der RNS-Granula, Verstärkung des endoplasmatischen Reticulums, Vergrößerung und Vermehrung der Lysosomen bzw. Cytosomen, Auftreten von membranbegrenzten Vacuolen im Perikaryon. Außerdem treten im Cytoplasma zuweilen sog. Riesenlysosomen auf, die durch Aufnahme nekrotischer Infiltratzellen entstanden sein dürften, sowie im Randcytoplasma girlanden- oder haarnadelförmige Vesikelreihen. Bei den Spätstadien der Coli-Meningitis treten auch sog. Stäbchenzellen auf mit mächtigen Plasmaausläufern und einem stäbchenförmigen Kern. Bei traumatischen Hirngewebeläsionen treten die Stäbchenzellen so gut wie gar nicht auf; hier zeigen die progressiven Mikrogliazellen vielmehr die Tendenz zur Abrundung ihres Plasmaleibes, der viele und große Lysosomen sowie zahlreiche Vacuolen enthält und wobei der Kern exzentrisch liegt. Die ruhenden Mikrogliazellen lassen sich nach ihren feineren Strukturmerkmalen nicht von ruhenden Mesenchymzellen und die progressiven Mikrogliazellen nicht von Histiozyten bzw. Makrophagen unterscheiden, was eine gewisse Stütze für die histogenetische Anschauung darstellt, nach der sich die Mikroglia vom Kopfmesenchym ableiten soll. D. Matthias. 2826.

McGavin, M. D.; Yeerongpilly, Queensland, Animal Res. Inst. The histopathology of a bovine nonpurulent polio-encephalomyelitis in South-East Queensland. **(Die Histopathologie der Polio-Encephalomyelitis nonpurulenta**

bei Rindern in Süd-Ost-Queensland.) Austral. veterin. J. 38 (1962) Nr. 11. S. 528–534. – 8 Abb., 1 Tab.
An einer Reihe von Rindern, die unter Symptomen einer zentralnervösen Störung verendeten oder notgeschlachtet werden mußten, wurde in 16 Fällen Encephalomyelitis nonpurulenta diagnostiziert. Zahlreiche Teile aus den verschiedenen Regionen des Gehirns und Rückenmarks wurden bakteriologisch und histologisch untersucht. Zur histologischen Untersuchung wurden die Organteile in 10%igem gepuffertem Formalin fixiert, in Paraffin eingebettet und mit HE gefärbt. Ferner fanden die Nissl-Färbung, die Weil-Weigert-Färbung (Modifikation von Lillie), die Giemsa- und die Gramfärbung (Modifikation von Goodpasture) Anwendung. In 14 Fällen wurde eine Encephalomyelitis nonpurulenta acuta (Hyperämie, perivasculäre Zellansammlungen, lokale Anhäufungen der Mikroglia, diffuse lokale Leucocyteninfiltration, Zelldegeneration) festgestellt. Diese Veränderungen waren in der grauen Substanz des Rückenmarks, der Medulla oblongata, dem Pons und dem Mittelhirn besonders ausgeprägt. Veränderungen des Kleinhirns und der Großhirnhemisphären fehlten oder waren gering. Perivasculäre Zellansammlungen fanden sich in starkem Grade in der Medulla oblongata, Degenerationen und Nekrosen in den Ventralhörnern des Cervical- und Lumbalmark am stärksten ausgebildet. In zwei Fällen wurde eine chronische nichteitrige Gehirn-Rückenmarksentzündung festgestellt. Bakterielle Erreger wurden in den Organen nicht nachgewiesen; pathologisch-anatomische Veränderungen deuten auf eine Virusinfektion hin. W. Laue. 2826.

Kómár jun., Gy.; Budapest, Zentr.-Tierkrankenhaus. **Durch Gehirntumor verursachte Temporalepilepsie bei einem Hund.** Berliner Münchener tierärztl. Wschr. 75 (1962) Nr. 21. S. 409–410.
Es wird klinisch ein Fall von Epilepsie bei einem Schäferhund beschrieben, der anfänglich Anfälle in Abständen von 8–10 Tagen hatte, die sich dann immer mehr häuften. Das Tier zeigte im Anfall linkseinseitige motorische Störungen. Dämpfungsmittel brachten keinen Erfolg. Auf Besitzerwunsch erfolgte Tötung und Sektion des Hundes. Im rechtsseitigen Temporallappen des Hirns wurde subcortical ein erbsengroßes grünes Gebilde festgestellt, das histologisch als Astrocytoma malignum angesehen wurde.
K.-P. Jaksztien. 2826.

Bogdan, Jozef und Pauer, Tibor; Košice, Ústav Patol. Morfol. Histologické štúdium pl'ucnych afekcií prasiat zapříčiněných vírusom chrípky (typu „Shope"). **(Histologische Untersuchung der Lungenaffektionen der Schweine, die vom Influenzavirus, Typ „Shope", verursacht wurden.)** Veterinární Med. 7(35) (1962) Nr. 9. S. 699–704. – 15 Abb., 28 Lit. Zus. in Russ., Franz.
Man untersuchte morphologische Veränderungen in Organen von 50 notgeschlachteten aus 4 Beständen stammenden Schweinen. In diesen Beständen lautete die Diagnose auf Grippe und in einem Bestand wurde das Grippevirus von Typ Shope konstatiert. Ferner wurden Veränderungen bei elf 9–12 Wochen alten und am 90. Tage nach einer künstlichen intranasalen Infektion (mit Aërosol des Schweinegrippevirus) geschlachteten Schweinen und bei 20 mit Shopevirus infizierten Mäusen intranasal verfolgt. Die getöteten Tiere wurden histologisch, bakteriologisch und virologisch, das Blut der versuchsweise infizierten Schweine wurde auch serologisch untersucht. Die Veränderungen an der Lunge der Schweine und Mäuse hatten im großen ganzen die Form eines desquamativen Katarrhs der Alveolen, Luftröhren und der Trachea, einer lympho-histiocytären Infiltration des Interstitiums in der Umgebung der Venen, der Luftröhren und in der Submukosa und Schleimhaut der Luftröhren und der Alveolarsepten mit ausschließender Atelektase und Lungenemphysem. Außer den Lungenverän-

derungen wurden auch die Hyperplasie des lymphatischen Gewebes in den Tonsillen, im Verdauungstrakt und in den Atmungswegen, in den Lymphknoten, in der Milz sowie lymphohistiocytäre Infiltrationen in der Leber gefunden. Das Krankheitsbild wird durch sekundäre Infektionen, die besonders in Schweinezuchten mit hygienischen Unzulänglichkeiten vorkommen, beeinflußt. Im gegebenen Fall stellte man eine eitrige, katarrhalische Bronchopneumonie und adhäsive Serosenentzündungen fest. Ein Drittel der pontan erkrankten Schweine litt an purulenter Pneumonie. Bei dieser Gruppe wurden in 7 Fällen *Pasteurella multiseptica*, *Staphylococcus pyogenes* und *Corynebacterium pyogenes* isoliert, bei den übrigen 33 war der bakteriologische Befund negativ. F. Nádvorník. 2985.

Bennhold, H.; Tübingen. **Blutkreislauf und Transportvorgänge im menschlichen Körper.** Klin. Wschr. 41 (1963) Nr. 3. S. 109–119. — 14 Abb., 63 Lit.
In einer Übersicht dargelegte experimentelle und klinische Befunde führen zu der Schlußfolgerung, daß dem Transportmilieu im zirkulierenden Blut eine besondere funktionelle Bedeutung zukommt. Es wird auf die differenzierte Bindung physiologisch wichtiger Stoffe an die Erythrocyten und an kleinste Unterfraktionen des Serumeiweißes hingewiesen und auf deren Bedeutung für eine lokal dosierende Abgabe hochwirksamer Verbindungen an den Kapillar- und Zellgrenzen aufmerksam gemacht. Am Beispiel des Kernikterus der Frühgeborenen, der Wilsonschen Krankheit und der Hämochromatose wird gezeigt, daß die Insuffizienz des Transportmilieus bei der Entstehung der verschiedenartigen Erkrankungen eine pathogenetisch bedeutsame Rolle spielen kann. Ein Mißverhältnis zwischen Hormon und spezifischem Trägerprotein kann auch für die Entstehung des Morbus Cushing von Bedeutung sein. Es wird vorgeschlagen, bisher in der Rubrik der Stoffwechselstörungen oder toxischer Vorgänge geführte Krankheitsprozesse zu überprüfen, inwieweit hierbei Störungen des spezifischen Transportmilieus als eigentliche Ursachen in Frage kommen. H.-A. Ketz. 3010.

Boylan, John W. und Asshauer, Egbert; Göttingen, Univ., Inst. of Physiol. Depletion and restoration of the medullary osmotic gradient in the dog kidney. **(Verschwinden und Wiederherstellung des osmotischen Gradienten in der Markschicht der Hundeniere.)** Pflügers Arch. ges. Physiol. Menschen Tiere **276** (1962) Nr. 2. S. 99–116. — 3 Abb., 8 Tab., 32 Lit.
In Schnitten aus der Markschicht von insgesamt 23 Hunden wird der osmotische Gradient nach Wassermangel, im Stadium der Wasserdiurese, nach Ureterenverschluß und während einer experimentellen Blutdrucksenkung bestimmt. Nach einseitiger Nephrektomie sinkt der osmotische Gradient im Mark der verbliebenen Niere infolge des ansteigenden Blutflusses. Mit zunehmender Wasserdiurese sinkt der osmotische Gradient ab. Nach Ureterenverschluß ist kein osmotischer Gradient mehr nachweisbar. Im Verlaufe einer experimentellen Blutdrucksenkung verschwindet der osmotische Gradient innerhalb 2–3 Std. H.-A. Ketz. 3045.

Swanson, Robert E. und Hakim, Ali A.; Minneapolis, Univ. of Minnesota, Dep. of Physiol. Stop-flow analysis of creatinine excretion in the dog. **(Die „Stop-flow"-Probe bei der Kreatininausscheidung des Hundes.)** Amer. J. Physiol. **203** (1962) Nr. 6. S. 980–984. — 4 Abb., 14 Lit.
Bei Bastardhunden wird die renale Kreatininausscheidung während und nach der künstlichen Unterbrechung des Ureterenharnflusses untersucht. Werden Kreatinin und Insulin in der Mitte einer 10 Min. langen Ureterenabklemmung injiziert, erscheint Kreatinin früher als Insulin nach Beendigung der Unterbrechung im Ureterenharn. Ein Vergleich der renalen Kreatininausscheidung mit der Insulin- und PAH-Ausscheidung unter den Bedingungen des freien und unterbrochenen Ureterenabflusses zeigt, daß exo-

genes Kreatinin ähnlich wie PAH im proximalen Tubulus sezerniert werden kann. H.-A. Ketz. 3045.

Somlyay, L., Thron, H. L., Petran, K. und Carl, G.; Bad Nauheim, Max-Planck-Ges., W. G. Kerckhoff-Inst. **Die Nierenfunktion während doppelseitiger Carotisabklemmung am wachen Hund.** Pflügers Arch. ges. Physiol. Menschen Tiere **276** (1962) Nr. 2. S. 117–141. – 4 Abb., 2 Tab., 65 Lit.
Bei insgesamt 5 trainierten Hunden werden die Folgen einer Carotisabklemmung (1 ½–2 ½ Std.) auf die Nierenfunktion untersucht. Bei mit Wasser und 0,5%iger NaCl-Lösung hydrierten Hunden wurde eine reversible Steigerung der NaCl- und K-Ausscheidung beobachtet. Während der Carotisabklemmung nimmt die glomeruläre Filtrationsrate und die Filtrationsfraktion bei unveränderter Nierendurchblutung zu. Die während der Carotisabklemmung auftretende NaCl-Mehrausscheidung wird als Folge der druckpassiven Zunahme der glomerulären Filtrationsrate angesehen.
H.-A. Ketz. 3045.

Arnautović, I., Begović, S., Bevandić, M., Bielen, J. und Čuperlović, N.; Sarajevo, Veterin. Fak. **Der Einfluß der Unterbindung der Zweige der A. renalis des Hundes auf das Ausmaß der Diurese.** Wiener tierärztl. Mschr. **49** (1962) Nr. 12. S. 932–937. – 4 Abb., 6 Lit.
Bei Hunden in Chloralosenarkose (100 mg/kg) kommt es nach Unterbindung der A. renalis ventralis oder dorsalis zur reversiblen Hemmung der Diurese um 50%. Die Versuchsergebnisse sprechen für eine vollständige Trennung der dorsalen und ventralen Nierenhälfte beim Hund. Es wird auf die Möglichkeit hingewiesen, pathologische Prozesse in einer Hälfte der Niere infolge experimenteller Schädigungen im Vergleich mit der ungeschädigten Nierenhälfte zu studieren. H.-A. Ketz. 3045.

McCreight, Charles E. und Sulkin, Norman M.; Winston-Salem, N. C., Bowman Gray School of Med. Compensatory renal hyperplasia following experimental surgical deletions of the kidney complement. **(Kompensatorische Nierenhyperplasie nach experimenteller chirurgischer Entfernung der anderen Niere.)** Amer. J. Anatomy **110** (1962) Nr. 2. S. 199–202. – 2 Tab., 8 Lit.
Bei Kontrolltieren wurden in Übereinstimmung mit Befunden in der Literatur in den proximalen Tubuli contorti der Niere bei 0,1% der Zellen Mitosen gefunden. Bei Entfernung von zwei halben Nieren kommt es zu einem 6fachen Anstieg der Mitosen, bei Entfernung von einer ganzen und einer halben Niere zu einem 18fachen und bei Entfernung von einer ganzen und dreiviertel der anderen Niere zu einem über 25fachen Anstieg der Mitosen. Das Ansteigen der Mitosezahlen in der verbleibenden Nierensubstanz nach partieller Nephrektomie ist also proportional der Menge der entfernten Nierensubstanz.
G. Michel. 3045.

Noltenius, H., Miyasaki, K. und Deimling, O. v.; Freiburg/Br., Univ., Ludwig-Aschoff-Haus, Pathol. Inst. **Untersuchungen zur Genese der Proteinurie bei der experimentellen Glomerulonephritis junger Kaninchen.** Beitr. pathol. Anatom. allg. Pathol. **127** (1962) Nr. 2. S. 254–273. – 11 Abb., 51 Lit. Zus. in Engl.
An 24 jungen Kaninchen wurde eine Glomerulonephritis erzeugt durch einmalige Injektion von 2,0–4,0 Serum von Enten, die durch wiederholte Injektion von Kaninchennierengewebe immunisiert worden waren. Die Tiere wurden 2 bis 6 Tage danach durch Nackenschlag getötet, die Nieren lichtmikroskopisch untersucht und Kernmessungen an den Deckzellen der Glomerula durchgeführt. Außerdem wurde einigen Tieren 45 Min. vor der Tötung ^{3}H-Thymidin zur Durchführung historadioautographischer Untersuchungen injiziert und dabei eine gesteigerte DNS-Synthese in den Deckzell-

kernen festgestellt. Bei allen Dosierungen wurde eine Glomerulonephritis hervorgerufen. Außer den Veränderungen der Glomeruloendothelien wurden Veränderungen an den Epithelzellen gefunden, die mit einer Kernvolumenzunahme und teilweise gesteigerter DNS-Synthese begannen. In den Gruppen, die 3,0 bis 4,0 Serum erhalten hatten, begannen diese Veränderungen bereits nach 4 Tagen, während die Proteinurie erst nach 6 Tagen einsetzte. In der Gruppe mit 2 ml begannen Zellveränderungen und Proteinurie gleichzeitig am 6. Tag. Es wird geschlußfolgert, daß die Proteinurie eine Folge der Schädigung der Kapillarwandepithelien darstellt. Die Änderung der Struktur der Basalmembran sei erst eine Folge hiervon. W. Seffner. 3045.

Korolenko, O. A. (Korolenko, O. A.) Krovotvorenie i soderžanie vitamina B_{12} u sobak posle gastrėktomii i pri ėksperimental'nom gepatite. **(Die Haematopoiese und der Vitamin B_{12}-Gehalt bei gastroektomierten Hunden mit experimenteller Hepatitis.)** Bjulleteń ėksperimental'noj biologii i mediciny, Moskva **50(25)** (1960) Nr. 10. S. 48–53. – 3 Abb., 1 Tab., 22 Lit. Zus. in Engl.
Von den 20 in Versuch genommenen Hunden blieben 11 am Leben, und zwar 6 mit totaler und 5 mit partieller Magenresektion. Die experimentelle Hepatitis entwickelte sich als Folge parenteraler Injektionen von gelbem Phosphor. Ungeachtet dessen, daß der Magen fehlte und die Vit. B_{12} deponierende Funktion der Leber gestört war, kam es nur zeitweilig zu einer makrocytären Anämie und zu einer Verminderung des Vit. B_{12}-Gehaltes. Ein Übergang zum myeloblastischen Typ der Haematopoiese erfolgte nicht. Analoge Ergebnisse wurden auch bei experimenteller Hepatitis ohne Magenresektion erzielt. Die funktionelle Beständigkeit der Erythropoiese in den Versuchen mit gastrektomierten Hunden hängt nach Meinung des Vf. damit zusammen, daß der Intrinsic factor bei Hunden nicht nur im Magen, sondern auch im Dünndarm gebildet wird. H. Mielke. 3070.

Beilharz, Sigrid, Denton, D. A. und Sabine, J. R.; Melbourne, Australia, Univ., Dep. of Physiol. The effect of concurrent deficiency of water and sodium on the sodium appetite of sheep. **(Die Auswirkung eines gleichzeitigen Wasser- und Natriummangels auf den Natriumappetit beim Schaf.)** J. Physiol. [London] **163** (1962) Nr. 3. S. 378–390. – 1 Abb., 5 Tab., 16 Lit.
Bei erwachsenen Merinoschafen mit Parotisfisteln wird der Einfluß eines gleichzeitigen Wasser- und Natriummangels auf den Blutnatriumspiegel und den Natriumappetit untersucht. Trotz gleichbleibendem oder ansteigendem Blutnatriumspiegel zeigen die Versuchstiere großen Appetit auf Natriumlösungen. Sie nehmen freiwillig sowohl $NaHCO_3$-Lösungen als auch reines Wasser auf. Bei einfachem Wasser- oder Natriummangel nehmen die Versuchstiere nur Wasser oder Natriumlösung auf. Die Ergebnisse werden im Zusammenhang mit der chemischen und neuralen Regulierung des Natrium- und Wasserhaushaltes diskutiert. H.-A. Ketz. 3130.

Freudiger, Ulrich; Bern, Univ., Veterin.-Med. Klin., Kleintierklin. **Klinik und funktionelle Pathologie der Schilddrüse.** Schweiz. Arch. Tierheilkunde **104** (1962) Nr. 11. S. 638–649. – 1 Tab., 105 Lit.
Die Schilddrüsenerkrankungen der Haustiere lassen sich vom klinischen Standpunkt in Hypo- und Hyperthyreosen, Strumen, Entzündungen sowie Neubildungen der Drüse einteilen. Bei der Ausbildung der kongenitalen Formen von Hypothyreose spielen vor allem Jodmangel sowie thyreostatisch wirksame Substanzen während der Trächtigkeit die Hauptrolle. Inwieweit genetisch bedingte Störungen der Hormonsynthese sowie eine Rassendisposition für Hypothyreose vorkommen, ist unbekannt. Erworbene Hypothyreosen bei ausgewachsenen Tieren gehen meist auf Atrophie, Entzündung oder tumorbedingte Verdrängung des Schilddrüsengewebes oder Thyreostatica, Thyreoidektomie oder Überdosierung von Radiojod zurück. Die Symptome

der kongenitalen Hypothyreose bestehen in erhöhter Sterblichkeit, Kropfbildung, Verzögerung und Störung der somatischen und psychischen Entwicklung, Ödembildung in Cutis und Subcutis (Speckhals- oder Wasserferkel, Bulldog-Kälber, Ödem-Kälber) und Störung des Haarwachstums. Je nach dem Trächtigkeitsstadium, in dem die Hypothyreose manifest wird, kommt es zu Abort, Frühgeburt oder Übertragen. Bei der erworbenen Hypothyreose Erwachsener treten Symptome erst nach längerer Zeit auf. Sie bestehen besonders beim Hund in Fettsucht, psychischer Abstumpfung, zuweilen gesteigerter Freßlust, mäßigem Subcutisödem, Alopecie, Neigung zu Obstipationen, Brachycardie, Niederspannungs-EKG mit Abflachung der T-Wellen, Libidoverlust, beschleunigter Blutsenkungsgeschwindigkeit. Hyperthyreosen scheinen beim Tier sehr selten zu sein; das Krankheitsbild des Morbus Basedow kommt nicht vor. Klinische Symptome sind hierbei besonders beim Hund: Übererregbarkeit, Schreckhaftigkeit, Zittern, Muskeltremor, erhöhte Herz-, Puls- und Atemfrequenz. Die Stoffwechselprozesse sind beschleunigt, es folgt ständiger Abgang von endogenem N, Ca und P, wobei die Tiere abmagern und infolge H_2O-Verlust durch die Lunge Exsiccose zeigen. Beim Schwein wird beim plötzlichen Herztod Hyperthyreose angenommen. Die Ätiologie der Hyperthyreose ist nicht sicher geklärt. Konstitutionelle Momente, eine Disposition des vegetativen Nervensystems und auslösende Faktoren dürften eine Rolle spielen. Hierfür sprechen auch die Schreckthyreotoxikose des Wildkaninchens und die nach Transporten bei Schweinen beobachteten Thyreotoxikosen. Zur Diagnose der hormonalen Schilddrüsenstörungen bedarf es neben der Auswertung der klinischen Symptome spezieller Laboratoriumsuntersuchungen, und zwar Bestimmung des Grundumsatzes, des eiweißgebundenen Plasmajods, der Radiojodaufnahme, des Serumcholesterins, Kreatins sowie des TSH-Testes.

D. Matthias. 3150.

Dämmrich, K.; Berlin-Dahlem, Univ., Inst. für Veterin.-Pathol. **Die Beeinflussung des Skeletts durch die Schilddrüse bei Tieren.** Berliner Münchener tierärztl. Wschr. **76** (1963) Nr. 2. S. 31–34. – 5 Abb., 2 Tab.

Zur Klärung der Auswirkungen der Thyreoidektomie auf die Fortpflanzungsfähigkeit und die Entwicklung der Neugeborenen wurde ein Schwein im Alter von 4 Mon. thyreoidektomiert und mit 10 Mon. gedeckt. Nach einer Tragezeit von 120 Tagen wurden 2 Ferkel geworfen. 4 Wochen nach dem Abferkeln wurde das Muttertier geschlachtet. Eines der Ferkel wurde post partum getötet, das andere in seiner normal verlaufenden Entwicklung 3. Mon. lang beobachtet. An den Tieren konnten im Vergleich zu gleichaltrigen normal entwickelten Tieren folgende Befunde erhoben werden. Das neugeborene Ferkel zeigte eine Vergrößerung und Aktivierung der Schilddrüse sowie eine Hemmung der fetalen Skelettreifung (Verzögerung der Umwandlung der knorpeligen Nasenmuscheln in knöcherne, Verbreiterung der Epiphysenfugen mit Ausbildung kleinerer Knochenkerne an den Röhrenknochen). Das Mutterschwein besaß einen kurzen, gedrungenen Körperbau mit verhältnismäßig feinen Gliedmaßen. Es bestand ein geringgradiges Myxödem. Die Differenzierung der Schädelknochen war zurückgeblieben, an den Rippenknorpeln waren Proliferationszone und Säulenknorpel verbreitert. In der Epiphysenfuge des Wirbelkörpers war noch eine deutliche Proliferationszone ausgebildet. Die Röhrenknochen trugen noch verbreiterte Gelenkknorpel und Epiphysenfugen sowie ebenfalls deutliche Proliferationszonen. Beim Jungtier äußerte sich der Schilddrüsenausfall in einer Hemmung des Wachstums (proportionierter Minderwuchs) sowie einer Hemmung des Wachstums und der Reifung des Schädeldachs. E. Grün. 3150.

Ewy, Z. und Slebodzinsky, A.; Krakov, Katedra Fyziol. Zvířat WSR. Změny v činnosti štítné žlázy pod vlivem stilbestrolu. **(Veränderungen in**

der Aktivität der Schilddrüse bei Tieren unter dem Einfluß von Stilboestrol.) Veterinární Med. **7(35)** (1962) Nr. 12. S. 855–85. – 4 Lit. Zus. in Russ., Franz., Dtsch.
An 22 erwachsenen, zwei bis vierjährigen Schafen und 34 Kaninchen wurde mit Hilfe von radioaktiven Jodisotopen die Tätigkeit der Schilddrüse nach der Verabreichung des synthetischen Präparates Oestrogen-Stilboestrol untersucht. Die vorgenommenen Messungen haben gezeigt, daß die Stilboestrolinjektionen die Sekretionsgeschwindigkeit der Drüse beeinflußten. Die Versuche mit registriertem Tyroxin haben erwiesen, daß nach langdauernder Verabreichung von Stilboestrol der Hormonverbrauch der Schilddrüse zurückgeht, was die vorteilhafte Veränderung des Stoffwechsels bei Tieren, denen das Stilboestrol verabreicht wurde, erklären kann.
F. Nádvorník. 3150.

Setchell, B. P. und Waites, G. M. H.; Glenfield, New South Wales, Australia, Veterin. Stat.; Prospect, New South Wales, Australia, C. S. I. R. O., Ian Cluinies Ross Animal Res. Lab., Div. of Animal Physiol. Adrenaline release during insulin hypoglycaemia in the sheep. **(Die Adrenalinsekretion während einer Insulin-Hypoglykämie beim Schaf.)** J. Physiol. [London] **164** (1962) Nr. 2. S. 200–209. – 4 Abb., 33 Lit.
Bei insgesamt 7 Schafen (13–35 kg) wird die Adrenalinausschüttung indirekt über die Temperaturmessung am sympathektomierten Ohr und über die Frequenz des denervierten Herzens während einer Insulin-Hypoglykämie bestimmt. Beim Absinken des Blutzuckerspiegels auf 20–30 mg% beginnt die Adrenalinausschüttung. Diese Adrenalinausschüttung wird bei einseitig adrenalektomierten Schafen durch Denervierung der verbleibenden Nebenniere gehemmt. H.-A. Ketz. 3150.

Miličić, Matko; Basel, Univ,. Anatom. Inst. **Der Einfluß von Vitamin A-Mangel und -Überdosierung auf Niere, Dünndarm und Leber unter besonderer Berücksichtigung der alkalischen Phosphatase.** Acta anatom. [Basel] **50** (1962) Nr. 4. S. 312–325. – 8 Abb., 2 Tab., 9 Lit.
Bei insgesamt 30 männlichen Ratten (Anfangsgewicht 33–30 g) wird der Einfluß eines experimentellen Vitamin A-Mangels und einer Überdosierung auf Veränderungen in Niere, Dünndarm und Leber histologisch und histochemisch untersucht. Bei Vitamin A-Mangeltieren wird eine Vermehrung und Vergrößerung der Schaltzellen in den Sammelröhrchen der Nieren sowie eine Erhöhung des alkalischen Phosphatasegehaltes in den Hauptstücken der Niere beobachtet. Histochemisch ist bei Vitamin A-Überdosierung (5000 I E täglich) im Bürstensaum des Dünndarmepithels eine verstärkte Reaktion auf alkalische Phosphate nachweisbar. Die Befunde werden im Zusammenhang mit der bei Vitamin A-Mangel gehäuft auftretenden Phosphatsteinbildung in der Niere diskutiert. H.-A. Ketz. 3160.

VII. BAKTERIOLOGIE, HYGIENE

Ford, Thomas M.; Iowa State Univ., Dep. of Veterin. Hyg. Practical diagnostic bacteriology. **(Praktische diagnostische Bakteriologie.)** Iowa State Univ. Veterinarian **24** (1961/62) Nr. 1. S. 27–30. 3260.

Colwell, R. R. und Quadling, C.; Montréal, Que., École d'Hyg., Fac. de Méd., Dep. de Bactériol.; Univ., Inst. de Microbiol. et d'Hyg. Miniature tube tests in diagnostic bacteriology. **(Kleinröhrchentests in der diagnostischen Bakteriologie.)** Canad. J. Microbiol. 8 (1962) Nr. 5. S. 813–816. – 1 Abb., 1 Tab., 11 Lit.
Zum Studium der fermentativen Leistung von Bakterien wurden mit Nutzen Mikroröhrchen (100 mm + 6 mm) als Nährbodenbehälter angewendet. Insbesondere bewährte sich diese Methode für den H_2S-Nachweis und den Nach-

weis des oxydativen und fermentativen Zuckerabbaus, speziell bei Pseudomonaden und Enterobakterien. Auch Untersuchungen über das Vorkommen von Arginindihydrolase und zum Nachweis des anaëroben Nitratabbaus lassen sich mit Mikroröhrchen gut durchführen. Die Anwendung von Mikroröhrchen erscheint vor allem dann angebracht, wenn ein Abschluß der Nährbodenröhrchen vom Sauerstoff notwendig ist. Die Mikromethode erlaubt Einsparungen an Nährmedien und Brutraum, außerdem werden damit die sonst bei versiegelten Röhrchen vorhandenen Abwaschschwierigkeiten vermieden. G. Scheibner. 3280.

Bailey, L. und Lee, D. C.; Harpenden, Herts., Rothamsted Exp. Stat. Bacillus larvae: its cultivation in vitro and its growth in vivo. **(Bacillus larvae; seine Züchtung in vitro und sein Wachstum in vivo.)** J. gen. Microbiol. **29** (1962) Nr. 4. S. 711–717. — 3 Abb., 3 Tab., 19 Lit.

Bacillus larvae White wächst und sporuliert auf den üblichen Nährböden nicht. Dem Grundmedium aus 1% Hefextrakt (Difco) und 1% löslicher Stärke werden KH_2PO_4 in verschiedenen Konzentrationen und 1% Glukose zugesetzt. Die einzelnen Nährböden werden mit großen Mengen von Sporen des *Bacillus larvae,* die in sterilem Wasser aufgeschwemmt worden sind, beimpft. Das beste Wachstum wird in einer begrenzten Zone von niedrigem Redox-Potential erzielt. Halbfester Agar des Mediums 5 gibt die beste Ausbeute. Die Sporenbildung erreicht man sicherer unter aëroben Bedingungen. Weiterhin werden Bienenlarven verschiedenen Alters mit Sporen von *Bacillus larvae* infiziert (10^6 Sporen) und später eingehend histologisch untersucht. Die Sporen keimen im Mitteldarminhalt von 2 Tage alten Bienenlarven aus. Die vegetativen Formen wandern dann aus, sie legen sich an das Mitteldarmepithel an, durchdringen es aber nicht. Die meisten werden mit dem Kot der Larve ausgeschieden, kurz ehe sie sich verpuppt. Ein geringer Teil verbleibt im Darm der Larven und gelangt wahrscheinlich während der Verpuppung in die einzelnen Gewebe. E. Tempel. 3280.

Tomescu, E. und Simion, F.; Determinarea conductometrică a numărului de microorganisme dintro suspensie. **(Konduktometrische Bestimmung der Anzahl der Mikroorganismen in einer Suspension.)** Centr. exp. Îngrăşăminte bacteriene, Lucrări ştiinţ. **2** (1959, hrsg. 1960) S. 379–380. — 1 Abb.

Zur Bestimmung der Keimzahl in einer Suspension wird die Anwendung eines von Vff. realisierten Apparates vorgeschlagen. Der Apparat besteht aus einem ausgestatteten Leitgefäß, in das die betreffende Suspension eingeführt wird, mit Elektroden und aus einem Galvanometer mit dem der elektrische Widerstand der Flüssigkeitssäule zwischen den Elektroden gemessen wird.
V. Severin. 3320.

Schaebel, Sonja; Copenhagen, Denmark, Statens Seruminst., Blood Grouping Dep. The use of filter-paper discs for agar gel precipitation. **(Die Verwendung von Filterpapierscheiben für die Agargel-Präzipitation.)** Acta pathol. microbiol. scand. **56** (1962) Nr. 2. S. 219–222. — 1 Abb., 9 Lit.

Im Rahmen der Agargel-Präzipitation werden die gleichen Filterpapierscheiben wie bei der Sensibilitätsprüfung von Bakterien verwendet. Vergleichend wird die Methode nach Ouchterlony durchgeführt. Das einfache Antigen-Antikörper-System besteht in diesen Versuchen aus Thyroglobulin und Seren, die Antithyroglobulin enthalten. Das Thyroglobulin wird in 0,4%iger Lösung gebraucht. Die Filterpapierscheiben werden entweder mit dem Antigen (Thyroglobulin) oder den Antikörpern getränkt. Die Reaktion dauert 24 Std. bis 14 Tage. Die Methode hat sich ebenso gut bewährt wie das klassische Verfahren; sie ist einfacher zu handhaben und billiger.
E. Tempel. 3320.

Brummerstedt-Hansen, E.; Copenhagen, Denmark, Roy. Veterin. and Agric. Coll., Dep. of Physiol., Endocrinol. and Bloodgrouping. Immunological

conditions of transferrin types in cattle. **(Über die immunologische Beschaffenheit der Transferrintypen bei Rindern.)** Acta veterin. scand. **3** (1962) Nr. 3. S. 245–255. – 4 Abb., 29 Lit. Zus. in Dän., Dtsch.
Gegenstand vorliegender Arbeit waren Untersuchungen über das immunologische Verhalten der Transferrine bei Rindern. Mit Hilfe der elektrophoretischen Trennung von Rinderplasma und nachfolgender Antigen-Antikörper-Reaktion in Agargel konnte nachgewiesen werden, daß immunologische Verwandtschaftsbeziehungen zwischen den verschiedenen Transferrintypen bestehen. Gleichzeitig wurde demonstriert, daß die Transferrintypen immunelektrophoretisch nachgewiesen werden können. Auf die unterschiedliche Aussagekraft der Ergebnisse im Methodenvergleich wird eingegangen und eine genaue Analyse der angewandten Methoden mit den dazugehörigen Fehlerquellen aufgestellt. W. Richter/Kleinmachnow. 3430.

Segre, Diego und Kaeberle, Merlin L.; Urbana, Univ. of Illinois, Coll. of Veterin. Med., Dep. of Veterin. Pathol. and Hyg. The immunologic behavior of baby pigs. I. Production of antibodies in three-week-old pigs. **(Das immunologische Verhalten von Saugferkeln. 1. Mitt. Bildung von Antikörpern bei 3 Wochen alten Ferkeln.)** J. Immunol. [Baltimore] **89** (1962) Nr. 6. S. 782–789. – 8 Abb., 12 Lit.
Unter Verwendung von „keimfreien" Ferkeln konnte gezeigt werden, daß Tiere, die kein Colostrum erhalten hatten und denen im Alter von 3 Wochen i.p. Diphtherietoxoid bzw. Tetanustoxoid injiziert worden war, keine Antikörper gegen das Diphtherietoxoid und nur sehr wenig Antikörper gegen das Tetanustoxoid bildeten. Die Tiere produzierten gegen die Toxoide Antikörper, wenn ihnen erlaubt wurde, nur wenig Colostrum aufzunehmen, ferner bei Darreichung von verdünntem Hyperimmunserum vom Schwein oder Pferd oder von Immunserum vom Schwein sowie von normalem Serum von älteren Schweinen, denen vorher kein Colostrum gegeben worden war. Wurden dem Hyperimmunserum vom Schwein die spezifischen Antikörper entzogen, verlor dieses Serum die antikörperstimulierende Wirkung. Entsprechend der Annahme von Jerne scheinen für die Bildung von Antikörpern präformierte Antikörper notwendig zu sein. G. Scheibner. 3430.

Segre, Diego und Kaeberle, Merlin L.; Urbana, Univ. of Illinois, Coll. of Veterin. Med., Dep. of Veterin. Pathol. and Hyg. The immunologic behavior of baby pigs. II. Production of antibodies in newborn pigs. **(Das immunologische Verhalten von Saugferkeln. 2. Mitt. Bildung von Antikörpern bei neugeborenen Ferkeln.)** J. Immunol. [Baltimore] **89** (1962) Nr. 6. S. 790–793. – 2 Abb., 9 Lit. 1. Mitt. vgl. vorst. Ref.
Neugeborene Ferkel, die kein Colostrum aufnehmen konnten und denen innerhalb von 24 Std. nach der Geburt 1 ml einer Mischung von Tetanus- und Diphtherietoxoiden allein oder in Verbindung mit 1 ml Hyperimmunserum vom Schwein i.p. injiziert worden war, bildeten Antikörper gegen das Tetanustoxoid, aber nicht gegen das Diphtherietoxoid. Unmittelbar nach der Geburt mit Diptherie- oder Tetanustoxoid geimpfte Ferkel, die Colostrum aufnehmen konnten, bildeten Antikörper gegen das Diphtherietoxoid, zeigten aber nur geringe Antikörperbildung gegen Tetanustoxoid. Es wird angenommen, daß eine transplacentare Übertragung mütterlicher Antikörper erfolgt, wobei anscheinend im Blut des Mutterschweines nur Antikörper gegen Tetanustoxin, aber nicht gegen Diphtherietoxin vorhanden sind.
G. Scheibner. 3430.

Shaul, Devorah Ben; Jerusalém, Hebrew Univ., Hadassah Med. School, Dep. of Clin. Microbiol. and Zool. The simultaneous production of immunological tolerance to human serum albumin and active immunity to bovine fibrinogen in neonatal rabbits. **(Die gleichzeitige Bildung einer immunologi-**

schen Toleranz gegenüber dem Albumin des menschlichen Blutserums und der aktiven Immunität gegenüber dem Rinderfibrinogen bei neugeborenen Kaninchen.) Bull. Res. Council Israel, Sect. E **10E** (1962) Nr. 1. S. 45–48. 3430.

Čachava, O. V. (Tschachawa, O. W.) Ispol'zovanie bezmikrobnych životnych v infekcionnoj patologii i immunologii. **(Die Verwendung keimfreier Tiere in der Infektionspathologie und Immunologie.)** Žurnal mikrobiologii, epidemiologii i immunobiologii, Moskva **33** (1962) Nr. 10. S. 84–88. – 29 Lit.

Vf. gibt eine zusammenfassende Darstellung des ausländischen Schrifttums zu den Verwendungsmöglichkeiten keimfrei aufgezogener Tiere. Besondere Beachtung finden dabei die Möglichkeiten, die sich für die Chirurgie, Forschungen im Stoffwechselgeschehen, Onkologie, Probleme der Langlebigkeit und die Helminthologie ergeben. Vf. vertritt die Ansicht, daß dieses Verfahren vollkommen neue Möglichkeiten für die Forschung bietet. Ein intensives Studium und die Weiterentwicklung bisher noch nicht gelöster Probleme wird gefordert. W. Bathke. 3470.

Berthelon, M. und Royal, L. Immunisation antibrucellique des petits ruminants. **(Immunisierung der kleinen Wiederkäuer gegen Brucellose.)** Rev. Méd. vétérin. [N.S.] **25(113)** (1962) Nr. 11. S. 746–765. – 57 Lit. Zus. in Engl., Span.

Die Prophylaxe der Rinderbrucellose ist mit dem Stamm Buck 19 möglich geworden. Bei den kleinen Wiederkäuern dagegen ist bei keiner oder geringgradiger Verseuchung bisher allein die hygienische Prophylaxe ratsam. Zur Bekämpfung der Brucellose der kleinen Wiederkäuer in größeren verseuchten Beständen, Gebieten und Ländern sind verschiedene Verfahren entwickelt worden, welche Vff. beschreiben und beurteilen. Die Versuche der Immunisierung sind entweder mit abgetöteten bzw. inaktivierten Vaccinen oder mit abgeschwächten bzw. avirulenten Stämmen von Brucella durchgeführt worden. Es scheint bewiesen, daß abgetötete Brucellen immunisieren können. Der Stamm 45/20 von Mc Ewen erzeugt an der Impfstelle ein mehrere Monate verbleibendes Granulom und wird deshalb abgelehnt. Die Vaccine R6 von M. Jones u. a. wird als zu wenig immunisierend bezeichnet. Die Vaccine H38, von der S-Form desselben Stammes der *Brucella melitensis* hergestellt, wirkt zu stark agglutinogen. Die Vaccine von Renoux wird empfohlen. Sie wird hergestellt aus *Brucella melitensis*, Stamm 53 H38, S-Form, inaktiviert durch Formol. Eine einmalige s.c. Injektion von 2 ml genügt. Die Injektion schützte 34 Ziegen und 4 Böcke, die in infiziertes Milieu gebracht worden waren, in 18–25 Beobachtungsmonaten zu 80% (1. Trächtigkeit) bis 100% (2. Trächtigkeit). Als aus einer S-Form hergestellt, wirkt die Vaccine stark agglutinogen. Der Impftiter hält mindestens 1 Jahr in positiv erscheinender Höhe an. Die Vaccine von G. Renoux ist also am wirksamsten. Die Überprüfung von Vaccinen mit lebenden, avirulenten Bakterien zeigte mit *Brucella suis* bei Schafen fragliche Erfolge, wenn auch die Aborte aufhörten. Der Stamm Buck 19 der *Brucella bovis* zeigte in der Sowjetunion gute Erfolge bei Schafen. Der Stamm 68, S-Form, von *Brucella abortus*, avirulent, zeigte auch in der SU gute Wirkung bei Schafen. Als besonders empfehlenswert wird der Impfstoff von Lafenêtre und Mitarbeitern aus dem Stamm B 112 der *Brucella abortus* in Form der vollständigen Bouillonkultur bezeichnet, der vom Landwirtschaftsministerium im Großversuch erprobt wurde. 76,62% der Schafe waren geschützt. Der Agglutinationstiter war nach 5 Mon. unter positiv gesunken. Lebende Vaccinen von *Bruc. melitensis* verbieten sich wegen Keimausscheidung und sind auch für die Impflinge nicht ungefährlich. Es können also nur der abgetötete Impfstoff nach Renoux oder der lebende, avirulente Impfstoff nach Lafenêtre empfohlen werden. K. Preißler. 3480.

Ryžov, N. V. (Ryshow, N. W.); Leningrad, Militärärztl. Kirow-Akad. Ėffektivnost' v ėksperimente kombinirovannoj vakcinacii protiv virusnych ėncefalitov, tuljaremii i brucelleza. Soobščenie I. Izučenie kombinirovannoj vakcinacii protiv virusnych ėncefalitov, tuljaremii i brucelleza na krolikach. **(Die Wirksamkeit der kombinierten Vaccination gegen Virusencephalitis, Tularämie und Brucellose. 1. Mitt. Untersuchung der kombinierten Vaccination gegen Virusencephalitis, Tularämie und Brucellose am Kaninchen.)** Žurnal mikrobiologii, ėpidemiologii i immunobiologii, Moskva **33** (1962) Nr. 12. S. 120–122. – 1 Tab., 9 Lit. Zus. in Engl.

Vf. stellte sich die Aufgabe, die Komplexinmunisierung bei Infektionen mit ausgeprägten Naturreservoiren einzusetzen und zu überprüfen. Die kombinierte Vaccination der Kaninchen erfolgte unter Verwendung inaktivierter Viren der Japanischen bzw. Zecken-Encephalitis sowie Brucellose- und Tularämielebendvaccinen. Die Viren wurde aus lipoidgereinigtem Gehirngewebe im Verfahren nach Iljenko gewonnen. In der 1. Versuchsserie wurden 16 Kaninchen subcutan mit den Virusantigenen und percutan mit den bakteriellen Impfstoffen behandelt. Die Resultate lassen erkennen, daß keine gegenseitige Beeinflussung der einzelnen Komponenten bei diesem Verfahren vorlag. Die Antikörpertiter entsprachen denen, wie sie nach gesonderter Verabreichung gebildet werden. In der zweiten Versuchsreihe wurden 24 Kaninchen mit den Vaccinen in folgenden Kombinationen behandelt: 1) Zecken-Encephalitis subcutan und Tularämie percutan; 2) Zecken-Encephalitis subcutan und Brucellose percutan; 3) Japanische Encephalitis subcutan und Tularämie percutan; 4) Japanische Encephalitis subcutan und Brucellose percutan; 5) zu Beginn Tularämie und Brucellose percutan und nach 10 Tagen beide Encephalitiden subcutan sowie 6) die unter 5) angeführte Kombination in umgekehrter Reihenfolge. Zur Kontrolle wurden 8 Kaninchen mit den Komponenten einzeln immunisiert. Die hierbei gewonnenen Resultate entsprachen denen der ersten Versuchsserie. Es wurde jedoch beobachtet, daß bei der Behandlung mit den Virusantigenen (sowohl einzeln als auch kombiniert) positive Reaktionen zum Tularin entstehen (Schwellung und Geschwürbildung), eine Erscheinung, die auf parallergische Reaktionen zurückgeführt wird. W. Bathke. 3480.

Milerová, Jaroslava; Praha, Ústav Sér a Očkovacích Látek. Výzkum humánní profylaktické vakciny proti brucelóze v ČSSR. **(Die Erforschung einer humanen prophylaktischen Vaccine gegen Brucellose in der ČSSR.)** Veterinární Med. **7(35)** (1962) Nr. 9. S. 681–684. – Zus. in Russ., Franz., Dtsch.

Es wurde eine lebende Kultur des sowjetischen Vaccinestammes BA-19-Zdrodovski untersucht. Unter bestimmten Bedingungen der Bewegungs- und Tiefkultivierung in einer komplexen halbsynthetischen Nährlösung scheidet die lebende Kultur eine protektive Substanz ohne Endotoxincharakter aus. Diese Substanz entwickelt bei Versuchstieren im Laboratorium die gleiche prophylaktische Aktivität wie die lebende Vaccine desselben Stammes BA-19. Es ist noch nicht klar, inwieweit sich in der Wirkung der ganzen lebenden Kultur des Vaccinestammes die somatischen Antigenkomponenten und die exocellulären prophylaktischen Substanzen gegenseitig ergänzen. B. Hamzová. 3490.

Wahl, R. und Drach, G.; Paris, Inst. Pasteur, Serv. des Streptocoques. Sur diverses préparations détectrices de l'allergie expérimentale retardée à Streptococcus pyogenes (groupe A) chez le lapin. **(Verschiedene Zubereitungen, die eine experimentell verzögerte Allergie gegenüber Streptococcus pyogenes [Gruppe A] beim Kaninchen verursachen.)** Ann. Inst. Pasteur **104** (1963) Nr. 1. S. 66–89. – 2 Abb., 8 Tab., 14 Lit. Zus. in Engl.

Für die Versuche, Kaninchen allergisch zu machen, werden lebende Stämme von Streptokokken verwendet, und zwar A 305 vom Typ 12 (nicht virulent) und A 18 des Typs 24 (virulent) sowie zusätzlich N.Y. 5, der viel Toxin produziert. Kaninchen erhalten subcutane Injektionen dieser Stämme von *Streptococcus pyogenes* und werden später mit verschiedenen Zubereitungen und Filtraten von Streptokokkenkulturen oder Bakterienextrakten behandelt, um die Reaktion der verzögerten cutanen Hypersensibilität im Hinblick auf ihre Zusammensetzung und ihre Spezifität zu prüfen. Rohe Kulturfiltrate, die durch Präzipitation mit $(NH_4)_2SO_4$ konzentriert oder fraktioniert worden sind, enthalten Substanzen, die spezifische allergische Reaktionen verursachen, aber außerdem Bestandteile, die nicht spezifische Reaktionen von verminderter Empfindlichkeit bei unbehandelten Kaninchen hervorrufen. Bakterienextrakte werden entweder durch Behandlung der Bakterien mit Phosphatpuffer pH 7 bei 100 °C oder mit HCl N/5 entweder bei 100 °C oder bei +4 °C gewonnen. Diese Extrakte enthalten Komponenten, die unspezifische Reaktionen von verzögerter Hyperempfindlichkeit ergeben. Die für die Allergie verantwortlichen Substanzen sind Proteine. Sie unterscheiden sich wahrscheinlich je nach der Extraktionsmethode. Trotz der Tatsache, daß diese allergische Reaktion gruppenspezifisch ist, lassen sich diese Proteine vom „M-Protein" nicht trennen. Der Phosphatextrakt enthält eine große Menge von RNA, die vielleicht in kleinem Ausmaß für die allergische Reaktion bei den Kaninchen im Stadium der abnehmenden Allergie verantwortlich zu machen ist. Es wird angenommen, daß die unspezifischen Reaktionen auf andere Substanzen zurückzuführen sind als die spezifischen Reaktionen. Die unspezifischen Reaktionen können toxische Reaktion sein oder Empfindlichkeit gegenüber dem Antigen, das mit dem Antigen der Streptokokken verwandt ist, oder Überempfindlichkeit der Haut bestimmter Kaninchen.

E. Tempel. 3560.

Diego, Alberto I. de; La Plata, Fac. de Ci. Veterin. Influencia de la peptona sobre el recuento de esporas de Bacillus anthracis. **(Einfluß des Peptons auf die Nachzählung der Sporen des Bacillus anthracis.)** Gac. veterin. [Buenos Aires] 24 (1962) Nr. 147. S. 442–447. 3570.

Razin, S. und Argaman, M.; Jerusalem, Israel, Hebrew Univ., Hadassah Med. School, Dep. of Clin. Microbiol. Lysis of mycoplasma, bacterial protoplasts, spheroplasts and L-forms by various agents. **(Die Auflösung von Mycoplasma, bakteriellen Protoplasten, Spheroplasten und L-Formen durch verschiedene Wirkstoffe.)** J. gen. Microbiol. **30** (1963) Nr. 1. S. 155–172. – 11 Abb., 42 Lit.

Vergleichende Untersuchungen über die lytische Empfindlichkeit wurden an verschiedenen Mycoplasma-Stämmen (*M. laidlawii*-Stamm A, *M. mycoides, var. capri, M. hominis*), bakteriellen Protoplasten, Spheroplasten, L-Formen und intakten Bakterien (*Streptobacillus moniliformis, Micrococcus lysodeikticus* und *Escherichia coli*-Stamm B) durchgeführt. Es zeigte sich, daß die Mycoplasmen und die L-Formen resistenter waren gegenüber der lytischen Wirkung des osmotischen Schockes und des abwechselnden Einfrierens und Auftauens als die bakteriellen Protoplasten und Spheroplasten. Ähnlich den bakteriellen Protoplasten waren die Mycoplasmen sehr empfindlich gegenüber oberflächenaktiven Stoffen, insbesondere Alkohole und Alkali (Natronlauge), während die Protoplasten und Spheroplasten weniger empfindlich waren. Alle untersuchten Organismen, mit Ausnahme der intakten Bakterien, zeigten unterschiedliche Empfindlichkeit gegenüber dem lytischen Einfluß der Pancreaslipase. Die Mycoplasmen und die L-Formen waren vollständig resistent gegenüber Lysozymen. Die Mycoplasmen unterschieden sich von allen anderen untersuchten Organismen in ihrer lytischen Empfindlichkeit gegenüber Digitonin und Saponin. Diese Empfindlichkeit gegenüber Digitonin war nachweisbar geringer, wenn die Organismen in cholesterolfreiem, genau definiertem Medium gezüchtet wurden. Auf der Grundlage dieser Ergebnisse wird über die Struktur und Proportionen der Mycoplasma-Zellhülle diskutiert. P. Kielstein. 3625.

Speck, Jochen; Göttingen, Univ., Tierärztl. Inst. **Vorkommen und Bedeutung von Mycoplasma laidlawi und Mycoplasma bovigenitalium im Genitaltrakt des Rindes.** Mh. Tierheilkunde **14** (1962) Nr. 8. S. 244–256. – 6 Tab., 15 Lit.
Da über Vorkommen und pathogene Bedeutung von PPLO im Genitaltrakt von Rindern noch Unklarheiten bestehen und sich widersprechende Angaben über die Pathogenität der nachgewiesenen Keime vorliegen, wurde an einem umfangreichen Untersuchungsmaterial (216 Sperma- und Präputialspül- sowie 226 Vaginalspülproben) die Frage nach der pathogenen Bedeutung der PPLO geprüft. Im Endergebnis der Untersuchungen gelangt Vf. zu der Ansicht, daß im Göttinger Gebiet pathogene Mycoplasmen nicht verbreitet und weder bei Bullen noch bei Kühen von Bedeutung sind. Um die pathogene Bedeutung bestimmter PPLO-Typen mit Sicherheit nachzuweisen, sind weitere Untersuchungen erforderlich. Die Untersuchungstechnik (Isolierung von PPLO aus Sperma und Genitalspülproben, serologische und kulturelle Differenzierung der Stämme, serologische Untersuchung der Rinderseren) wird im einzelnen ausführlich beschrieben. W. Rommel. 3625.

Razin, S. und Cohen, Alice; Jerusalem, Israel, Hebrew Univ., Hadassah Med. School, Dep. of Clin. Microbiol. Nutritional requirements and metabolism of Mycoplasma laidlawii. **(Ernährungsbedarf und Stoffwechsel von Mycoplasma laidlawii.)** J. gen. Microbiol. **30** (1963) Nr. 1. S. 141–154. – 8 Abb., 2 Tab., 40 Lit.
Untersuchungen über den Ernährungsbedarf von *Mycoplasma laidlawii* führten zur Entwicklung eines Wachstumsmediums, bestehend aus anorganischen Salzen, Aminosäuren, Glukose, Nucleosiden, Vitaminen und 1% Zusatz von Rinderalbumin-Fraktion V. Cholesterin war in diesem Medium nicht vertreten, dagegen erwiesen sich Kalium, Magnesium und Phosphationen für die Wachstumsbedürfnisse als unbedingt erforderlich. Natriumchloridzugabe ist zur Erhaltung des osmotischen Druckes notwendig. Die Zugabe von Ammoniumsalz zu diesem Medium machte das Wachstum der getesteten Organismen auch in Gegenwart von 13 Aminosäuren unmöglich. Ruhende Organismen von *Mycoplasma laidlawii* waren nicht imstande, eine der 22 verschiedenen Aminosäuren abzubauen, und zwar unter den gleichen Bedingungen getestet, die einen Aminosäure-Abbau durch *Mycoplasma hominis* ermöglichte. Glukose ist für das Wachstum notwendig und kann auch durch Maltose ersetzt werden, aber nicht durch Galaktose, Fructose, Mannose, Lactose oder Saccharose. Der Bedarf an Nucleinsäuren wurde gedeckt durch Adenosin, Guanosin und Cystidin, der Vitaminbedarf durch Nicotinsäure, Riboflavin, Folsäure, Pyrodoxin und Thiamin. Cholesterol war für das Wachstum nicht notwendig. P. Kielstein. 3625.

Truszczynski, Marian; Pulawy, Poland, Veterin. Inst., Lab. of Swine Diseases. The antigenic structure of virulent and avirulent strains of Erysipelothrix rhusiopathiae. I. Immunobiologic properties. **(Die Antigenstruktur virulenter und avirulenter Erysipelothrix rhusiopathiae-Stämme. 1. Mitt. Immunbiologische Wirkungen.)** Amer. J. veterin. Res. **22** (1961) Nr. 90. S. 836–838. – 2 Tab., 6 Lit. Zus. in Interlingua.
Formalininaktivierte *E. rhusiopathiae*-Stämme des Typs A und die Staub-Stämme StG und StF immunisierten Mäuse gegen eine nachfolgende Infektion mit 10 LD_{50} eines virulenten Stammes nicht. Typ B schützte 25% der Mäuse. Lebende Keime des Stammes StF immunisierten gut, Stamm StG bildete keine Immunität. Auch beim Schwein schützte nur der avirulente Stamm StF gegen eine Infektion nach der Methode von Fortner und Dinter. Chr. Lehnert. 3640.

Truszcynski, Marian; Pulawy, Poland, Veterin. Inst., Lab. of Swine Diseases. The antigenic structure of virulent and avirulent strains of Erysipelothrix rhusiopathiae. II. Immunochemic and serologic investigations. **(Die Antigenstruktur virulenter und avirulenter Erysipelothrix rhusiopathiae-Stämme. 2. Mitt. Immunochemische und serologische Untersuchungen.)** Amer. J. veterin. Res. **22** (1961) Nr. 90. S. 839–845. – 5 Tab., 16 Lit. Zus. in Interlingua. 1. Mitt. vgl. vorst. Ref.

Die chemische Fraktionierung von vier in immunologischer Wirkung und Virulenz unterschiedlichen Rotlaufstämmen ergab drei Polysaccharid- (C_1, C_{1T} und C_2) und eine Nucleoproteinfraktion (Np_1) für alle Stämme. Die Stämme B und StF, die gut immunisierten, enthielten zwei zusätzliche Fraktionen Np_2 und Np_3. Chromatographisch fand sich in C_1 Glukosamin, Xylose und Galaktose, in C_2 nur Galaktose. Stammesunterschiede waren nicht feststellbar. Alle Fraktionen immunisierten nicht und waren für Mäuse nicht toxisch, sie absorbierten keine Antikörper aus Rotlaufserum, waren im Hämagglutinationstest aktiv und fixierten Komplement in Gegenwart von Kaninchen- und Schweinerotlaufserum. Chr. Lehnert. 3640.

Truszcynski, Marian; Pulawy, Poland, Veterin. Inst., Lab. of Swine Diseases. The antigenic structure of virulent and avirulent strains of Erysipelothrix rhusiopathiae. III. The agar gel diffusion-precipitation test. **(Die Antigenstruktur virulenter und avirulenter Erysipelothrix rhusiopathiae-Stämme. 3. Mitt. Der Agargeldiffusions-Präzipitationstest.)** Amer. J. veterin. Res. **22** (1961) Nr. 90. S. 846–851. – 9 Abb., 1 Tab., 14 Lit. Zus. in Interlingua. 2. Mitt. vgl. vorst. Ref.

Durch Präzipitation im Agargel konnten in Rotlaufstämmen art- und typenspezifische Antigene nachgewiesen werden. Artspezifische Antigene wurden gefunden in Bouillonkultur und den Fraktionen C_1, Np_1, Np_2 und Np_3. Typenspezifische Antigene fanden sich in Säureextrakten nach Lancefield, in Bouillonkulturen und in den Fraktionen C_1, C_2, Np_1, Np_2 und Np_3. Vier Antigene der Fraktion Np_1, Np_2 und Np_3 der Stämme B und StF waren bei anderen Stämmen nicht zu finden, beide Stämme immunisierten ausgezeichnet, während die übrigen nur schwach immunogen wirkten. Chr. Lehnert. 3640.

Daniels, J. J. H. M. und Goudzwaard, C.; Rotterdam, Streeklab. voor de Volksgezondh. Enkele stammen van een op Pasteurella pseudotuberculosis gelijkend niet geïdentificeerd species, geïsoleerd bij knaagdieren. **(Einige Stämme einer der Pasteurella pseudotuberculosis ähnelnden, nicht bestimmten Species, welche von Nagetieren isoliert worden sind.)** Tijdschr. Diergeneeskunde **88** (1963) Nr. 2. S. 96–102. – 3 Tab., 20 Lit. Zus. in Engl., Franz., Dtsch.

Im Zusammenhang mit Untersuchungen über die enterale Infektion des Menschen mit *Pasteurella pseudotuberculosis* fielen 9 Stämme an, die eine weitgehende Ähnlichkeit mit jener Species aufwiesen. Sie waren jedoch apathogen für Meerschweinchen und Kaninchen, wurden durch *Pasteurella pseudotuberculosis*-Serum nicht agglutiniert und zeigten einige biochemische Besonderheiten. W. Kuhlmann. 3710.

Kauffmann, F. und Rohde, R.; Kopenhagen, Statens Seruminst. (Int. Salmonella- und Escherichia-Centrale); Hamburg, Hyg.-Inst., Med.-Untersuchungsanst. **Zur Vereinfachung der serologischen Salmonella-Diagnose.** Acta pathol. microbiol. scand. **56** (1962) Nr. 3. S. 341–342. – 2 Lit.

In Anlehnung an den früheren Vorschlag, die Arizona-Species mit Hilfe des vereinfachten Kauffmann-White-Schemas zu diagnostizieren, wird die gleiche Methode für die Diagnostik aller neuen Salmonella-Species Subgenus II empfohlen. Sie sind mit den Arizona-Species eng verwandt, verflüssigen Gelatine, verhalten sich in den organischen Säuren einheitlich und ergeben einen positiven Malonat-Test. Sie ähneln sich auch in klinischer und epidemiologischer Hinsicht. Bei der vereinfachten Diagnose wird nur die Antigenformel angegeben. Der gleiche Vorschlag wird für alle neuen Species des Subgenus I gemacht, die die H-Antigenkomplexe G und L enthalten; denn die nähere Bestimmung dieser Antigenkomplexe verursacht große Schwierigkeiten. Außerdem wird die Frage zur Diskussion gestellt, ob man in Zukunft alle neuen Salmonella-Species des Subgenus I nur nach dem vereinfachten K.W.-Schema diagnostiziert mit Ausnahme der besonderen, epidemiologisch wichtigen Fälle. E. Tempel. 3720.

Kauffmann, F. und Peterson, A.; Kopenhagen, Statens Seruminst. (Int. Salmonella- und Escherichia-Centrale). **Zur Serologie der Salmonella O-Gruppen 28, 40, 45 und 47.** Acta pathol. microbiol. scand. **56** (1962) Nr. 3. S. 343–351. — 6 Tab., 11 Lit.

Da die O-Gruppen 28, 40, 45 und 47 komplex gebaut sind, müssen die diagnostischen Seren zur Gruppenbestimmung polyvalent sein. In den letzten Jahren fanden sich zahlreiche Species dieser O-Gruppen, die nicht in allen Fällen in die betreffenden O-Untergruppen eingeordnet wurden. Diese Bestimmung der O-Untergruppen geschah nur in besonderen, epidemiologisch wichtigen Fällen. In der O-Gruppe 28 gehören 40 Species (*S. tel-aviv* und andere) in die Untergruppe 28_1, 28_2, dagegen zur 28_1, 28_3-Untergruppe nur *S. dakar*. Eine Ausnahme macht *S. aderike* mit der O-Formel 28_1, 28_2, 28_3. Die Untergruppen werden mit dem polyvalenten Immunserum von *S. tel-aviv* + *S. dakar* differenziert. — Die 40_1, 40_2-Untergruppe der O-Gruppe 40 weist 20 Species (*S. riogrande* und andere) auf, während sich in der 40_1, 40_3-Untergruppe nur 3 Species finden (*S. bulawayo*, *S. bern* und *S. alsterdorf*). — In der O-Gruppe 45 gehören je 5 Species zur Untergruppe 45_1, 45_2 (*S. deversoir*) und zur 45_1, 45_3-Untergruppe (*S. dugbe*). Nur *S. perinet* weicht davon ab, da sie von beiden Faktorenseren agglutiniert wird. In der O 47-Gruppe weist die 47_1, 47_2-Untergruppe vorläufig nur die Species *S. bergen* und *S. bere* auf, die 47_1, 47_3-Untergruppe dagegen 11 Species. Zur Differenzierung der verschiedenen Species genügt ein polyvalentes Serum von *S. bergen* + *S. kaolack*. E. Tempel. 3720.

Benzinger, R.; Baltimore, Md., Johns Hopkins Univ., Dep. of Biol. Phage released from S. typhimurium lysogenized by P22. **(Phage, der durch S. typhimurium, die von P22 lysogenisiert worden ist, frei geworden ist.)** Virology **18** (1962) Nr. 4. S. 643–645. — 1 Abb., 2 Tab., 9 Lit.

Phagen, die spezielle Transduktion wie λ und Φ 80 veranlassen, besitzen die Fähigkeit, nur spezifische Bakteriengenregionen zu transduzieren, die eng an das Chromosom für die entsprechenden Prophagen-Loci gebunden sind. Weiterhin besitzt nur der Phage, der von lysogenen Zellen frei geworden ist, transduzierende Aktivität. In der generellen Transduktion können Phagen wie Pl und P22 jedes von einer Anzahl von Bakteriengenen transduzieren, die kollektiv eine große Menge von Genom umgeben. Transduzierende Phagen finden sich unter der Nachkommenschaft, die durch die lytische Infektion von sensitiven Bakterien frei geworden ist. Bei den genetischen Übertragungen durch Viren bestehen zwischen der speziellen und generellen Transduktion einige ähnliche Vorgänge. Transduktionsversuche mit einem Stamm von *Salmonella typhimurium* LT2 und einem Wildtyp zeigen die gleichen Ergebnisse hinsichtlich der transduzierenden Aktivität. Die Versuche ergeben, daß lytisch abgeleitete P22-Lysate ihre transduzierende Aktivität einem episomen Element verdanken, das entweder intakt oder nach Rekombination mit einem P22-Genom sich mit P22-„capsids" vereinigt. In P22 lysogenen Bakterien können sich die transduzierenden Elemente mit „capsids" verbinden, die serologisch mit P22 (oder P221) nicht verwandt sind. Jedes von einer Anzahl von „capsids“ kann solche transduzierenden Elemente beherbergen: LT2 ist Träger eines Salmonella B-Phagen. E. Tempel. 3720.

Zuev, A. S. und Likina, I. V. (Sujew, A. S. und Likina, I. W.); Leningrad, Inst. für Vaccine und Seren. Opyty polučenija fazovospecifičeskich syvorotok pri immunizacii životnych N-antigenami salmonell. **(Erfahrungen bei der Gewinnung phasenspezifischer Seren durch Immunisierung der Tiere mit H-Antigenen der Salmonellen.)** Žurnal mikrobiologii, ėpidemiologii i immunobiologii, Moskva **33** (1962) Nr. 10. S. 7–12. — 4 Tab., 8 Lit. Zus. in Engl.
Nach kurzer Einschätzung früherer Verfahren zur Gewinnung von H-Seren berichten Vff. über die Darstellung von phasenspezifischen Seren mit sehr hohen H-Agglutinintitern (1:171550). Grundlage dieser Arbeit waren die Untersuchungsresultate von Sujew (1960), wonach eine maximale Anreicherung des H-Antigens in selektierten, gut beweglichen Salmonellenstämmen bei 7stündiger Bebrütung im belüfteten flüssigen Nährmedium erfolgt. Das so gewonnene Antigen wurde nach der Formalinbehandlung an erwachsene Kaninchen verabreicht (0,5; 1; 2 und 4 Md. Keime mit je 4 Tagen Intervall). Die Blutentnahme erfolgte 7–8 Tage nach der letzten Applikation. In diesen Seren waren neben den bereits erwähnten hohen spezifischen H-Antikörpern nur geringe O-Antikörpertiter und vereinzelte H-Gruppenantikörper nachweisbar. Insgesamt 7 verschiedene Salmonellenspecies wurden in die Untersuchungen einbezogen. Die über Kaninchen gewonnenen Seren kennzeichneten sich durch eine hohe Spezifität und Aktivität; letztere übertraf die der gewöhnlichen Seren um das 3fache. W. Bathke. 3720.

Kuźmina, L. G. (Kusmina, L. G.); Leningrad, Inst. für Antibioticaforsch. Vozniknovenie streptomicinoustojčivych variantov paločki Gertnera v organizme životnogo. **(Zur Entstehung streptomycinresistenter Varianten des Gärtner-Bacteriums im tierischen Organismus.)** Antibiotiki, Moskva 7 (1962) Nr. 10. S. 902–906. — 1 Abb., 3 Tab., 6 Lit. Zus. in Engl.
Die Züchtung arzneimittelresistenter Bakterienvarianten ist überwiegend in vitro erfolgt. Nur wenige Arbeiten beschäftigen sich mit der Entstehung resistenter Varianten in vivo. — 69 Mäuse im Gewicht von je 20 g wurden mit einer eintägigen Gärtnerkultur infiziert, die eine Streptomycinempfindlichkeit von 2 Einheiten pro ml aufwies. Ein Teil der Tiere wurde mit Streptomycin behandelt. Die in den Organen erreichte Streptomycin-Konzentration wurde im Agar-Diffusions-Test geprüft. Streptomycinresistente Varianten bildeten sich unregelmäßig in erster Linie in den Organen mit einer hohen Antibiotica-Konzentration (Blut, Nieren). Nach der vierten Passage konnten aus allen Organen Retrokulturen gewonnen werden, deren Streptomycin-Resistenz die der Ausgangskulturen um das Tausendfache überstieg. Das Ausbilden einer Resistenz war häufig mit einer Verringerung der Virulenz verbunden. Auch die Retrokulturen der unbehandelten Mäuse zeigten eine 10fach gesteigerte Streptomycin-Resistenz. Gegen andere Antibiotica blieben die Kulturen empfindlich. Die Retrokulturen unterschieden sich von den Ausgangskulturen nicht in morphologischer und biochemischer Hinsicht, jedoch hinsichtlich der Virulenz und der Agglutinabilität. W. Plaschke. 3720.

Boyd, J. S. K. und Bidwell, D. E.; London, Wellcome Lab. of Trop. Med. Superinfection of lysogenic strains of Salmonella typhimurium Q1: Prophage substitution and double lysogenization. **(Superinfektion lysogener Stämme von Salmonella typhimurium Q 1; Prophagensubstitution und doppelte Lysogenisierung.)** J. gen. Microbiol. **29** (1962) Nr. 4. S. 659–686. — 18 Abb., 6 Tab., 24 Lit.
Stämme von *Salmonella typhimurium* Q 1, die mit Typ A-Phagen lysogenisiert werden, werden mit den heterologen freien Phagen der gleichen Gruppe superinfiziert. Dadurch entstehen Lysis (produktive oder vegetative Entwicklung) und Prophagenwechsel (entweder Prophagen-Substitution oder

doppelte Lysogenisierung) in einer konstanten Weise. Prophagenwechsel wird oft dann beobachtet, wenn keine Lysis vorhanden ist. Bestimmte Phagen werden aggressiv, verursachen aktive Lysis und Prophagenwechsel bei vielen heterologen lysogenen Stämmen, andere verhalten sich intermediär und einige nicht aggressiv. Im allgemeinen verleihen aggressive Phagen in Prophagenform dem Gastbacterium einen hohen Immunitätsgrad, während nicht aggressive Phagen dies nicht tun; allerdings gibt es auch Ausnahmen. In den meisten Fällen verlaufen die Lysis-Immunität und die Prophagenwechsel-Immunität mit einzelnen Ausnahmen parallel. Manche Stämme mit bestimmten Superinfektionen waren immun gegen Lysis, nicht aber gegen Prophagenwechsel, während andere eine größere Resistenz gegenüber dem Prophagenwechsel als gegen Lysis aufwiesen. Die Reaktion auf die Superinfektion läßt zwei Gruppen unterscheiden. Superinfektion eines lysogenen Organismus der einen Gruppe mit Phagen der gleichen Gruppe verursacht Prophagen-Substitution; Superinfektion eines lysogenen Organismus der einen Gruppe mit Phagen der anderen Gruppe bewirkt doppelte Lysogenisierung. Jede Gruppe von Phagen hat deshalb ihren eigenen Platz des Gebundenseins an das Bakterienchromosom. Immunität ist wahrscheinlich weder der defektiven Adsorption noch der Interferenz zuzuschreiben, sondern den Repressoren mit spezifischen Eigenschaften, die von Stamm zu Stamm variieren. E. Tempel. 3720.

Stárka, J.; Prague, Czechoslovakia, Charles Univ., Dep. of Microbiol. Cellular division and reproduction of bacteriophage in synchronized cultures of Escherichia coli. **(Zellteilung und Bakteriophagenvermehrung in synchronisierten Kulturen von Escherichia coli.)** J. gen. Microbiol. **29** (1962) Nr. 1. S. 83–90. — 5 Abb., 18 Lit.

Escherichia coli-Kulturen, die durch Temperaturwechsel synchronisiert worden waren, wurden in verschiedenen Stadien mit Phagen infiziert. Der Bakteriophage T2r verhinderte die Teilung der Gastzelle *E. coli* B sofort nach der Adsorption, also schon lange bevor Lysis eintrat. Wenn die Infektion im Moment der Zellteilung erfolgte, wurde diese nicht zu Ende geführt. Durch UV-Licht inaktivierte Phagen hatten die gleiche Wirkung. Im Gegensatz dazu teilten sich die Zellen von *E. coli* C nach Infektion mit dem Bakteriophagen Φ x-274 weiter, bevor Lysis eintrat. Ferner wurde festgestellt, daß synchronisierte Zellen von *E. coli* B in der Mitte zwischen zwei Teilungen die größte Zahl und während der Teilung die geringste Zahl Phagenpartikel bildeten. W. Wittig. 3730.

Britten, Roy J. und McClure, F. T.; Washington, Carnegie Inst., Dep. of Terrestrial Magnetism; Silver Spring, Md., Johns Hopkins Univ., Appl. Physics Lab. The amino acid pool in Escherichia coli. **(Das Aminosäurepool bei Escherichia coli.)** Bacteriol. Rev. **26** (1962) Nr. 3. S. 292–335. — 31 Abb., 7 Tab., 14 Lit.

Mit durch ^{14}C markierten Aminosäuren sehr hoher spezifischer Radioaktivität wurden Untersuchungen über den Mechanismus der Aufnahme, Konzentration, Speicherung und Verwertung von Aminosäuren in Zellen von *E. coli* durchgeführt. Dabei ergab sich u. a., daß die Passage durch das Aminosäurepool der Zelle für den Einbau einer exogenen Aminosäure in ein Protein ein obligater Schritt ist. Die in dem Pool vorhandenen Aminosäuren werden wahllos, also unabhängig von der Dauer ihres Aufenthaltes in dem Pool, in das Protein aufgenommen. Peptide scheinen bei der Proteinsynthese keine Zwischenprodukte zu sein. Zur Bildung des Pool wird eine Energiequelle wie Glukose gebraucht, nicht dagegen für seine Erhaltung. Spezifische Mechanismen der Poolbildung existieren für jede Aminosäure bzw. Gruppe strukturell ähnlicher Aminosäuren. Für jede Aminosäure scheint es eine maximale Poolgröße bei hoher äußerer Konzentration zu geben. Jede Beschädigung der Zelle und sogar milde Behandlung wie osmotischer Schock führen zum Verlust des Pool. Austausch zwischen dem Pool und den außerhalb befindlichen Aminosäuren findet in starkem Maße statt. Auf Grund der Befunde wird ein neues Modell zur Erklärung des Mechanismus der Poolbildung aufgestellt. W. Wittig. 3730.

Ng, Henry, Ingraham, John L. und Marr, Allen G.; Davis, Calif., Univ., Dep. of Viticult. and Enol.; Dep. of Bacteriol. Damage and derepression in Escherichia coli resulting from growth at low temperatures. **(Schädigung und Aufhebung der Unterdrückung der β-Galaktosidase-Synthese bei Escherichia coli als Folge des Wachstums bei niedrigen Temperaturen.)** J. Bacteriol. 84 (1962) Nr. 2. S. 331–339. — 9 Abb., 2 Tab., 14 Lit.
Kulturen von *Escherichia coli* in der logarithmischen Wachstumsphase wurden plötzlichem Temperaturwechsel unterworfen. Wenn dieser Temperaturwechsel innerhalb des Bereiches geschah, in dem die Temperaturabhängige μ konstant ist, wurde das logarithmische Wachstum sofort in dem für die neue Temperatur charakteristischem Maße aufgenommen. Wenn dagegen der Temperaturwechsel nach oder von einer Temperatur unterhalb dieses Bereiches geschah, hielt sich die Wachstumsrate im Anfang zwischen denen, die für die Temperaturen vor und nach dem Temperaturwechsel normal waren. Es wird daraus geschlossen, daß das Wachstum bei niedrigen Temperaturen die Zelle in einer Weise verändert, die das Wachstum vermindert, woraus sich eine verringerte spezifische Wachstumsrate bei niedrigen Temperaturen ergibt. Aufhebung der durch Glukose bedingten Unterdrückung der Synthese von β-Galaktosidase geschieht bei den gleichen niedrigen Temperaturen; sie könnte die Schädigung sein, die zur Verringerung der spezifischen Wachstumsrate bei niedrigen Temperaturen führt. W. Wittig. 3730.

Record, B. R., Taylor, R. und Miller, D. S.; Porton, Wilts., Microbiol. Res. Establishment. The survival of Escherichia coli on drying and rehydration. **(Das Überleben von Escherichia coli beim Trocknen und Wiederauflösen.)** J. gen. Microbiol. 28 (1962) Nr. 4. S. 585–598. — 12 Abb., 14 Lit.
Mit Hilfe von Plattenkulturen und direkter Beobachtung einzelner Keime in einer Mikrokulturkammer wurden Untersuchungen über den Einfluß von Zucker-Kolloid-Mischungen auf das Überleben von *Escherichia coli* beim Trocknen durchgeführt. Wenn das Gefriertrocknen in einem nur Zucker enthaltendem Medium erfolgte, war die Absterberate hoch; dies wird hauptsächlich auf eine Zellwandschädigung während des Wiederauflösens durch den zeitweilig hohen osmotischen Druck des zwischen Zellwand und plasmatischer Membran befindlichen Zuckers zurückgeführt, die zur Bildung von teilungsunfähigen Sphaeroblasten führt. Die komplementäre Rolle des Proteins oder „Schutzkolloids' scheint in seiner Fähigkeit zu liegen, die Zellwand gegen die kontrahierte plasmatische Membran der plasmolysierten Zelle zu drücken, wodurch der Zwischenraum zwischen beiden Membranen verkleinert und die Menge des darin „gefangenen" Zuckers verringert wird. Diese Beobachtungen wurden durch Zellvolumenmessungen mit der Ultrazentrifuge erhärtet. W. Wittig. 3730.

Plunkett, Geoffrey E.; Newark, Del., Biochem. Res. Foundation. A temperature-sensitive streptomycin requirement in an Escherichia coli mutant. **(Ein temperaturempfindliches Streptomycinbedürfnis bei einer Escherichia coli-Mutante.)** J. Bacteriol. 84 (1962) Nr. 2. S. 275–277. — 11 Lit.
Ein *Escherichia coli*-Stamm, der bei 37,5 °C nur in Gegenwart von Streptomycin zu sichtbarem Koloniewachstum führte, bildete dagegen bei 31 °C auch ohne Gegenwart von Streptomycin sichtbare Kolonien, die allerdings kleiner als die bei Vorhandensein von Streptomycin gewachsenen Kolonien waren. Diese Eigenschaft blieb bei mehrmaliger Überimpfung und längerer Aufbewahrung konstant. W. Wittig. 3730.

Schaechter, M. und Santomassino, Katherine A.; Gainesville, Fla., Univ., Coll. of Med., Dep. of Microbiol. Lysis of Escherichia coli by sulfhydryl-binding reagents. **(Lysis von Escherichia coli durch Sulfhydryl-bindende Reagenzien.)** J. Bacteriol. 84 (1962) Nr. 2. S. 318–325. – 9 Abb., 3 Tab., 1 Lit.
Gewaschene Aufschwemmungen von *Escherichi acoli* wurden durch niedrige Konzentrationen von p-Chloromercuribenzoat aufgelöst. Die Reaktion dieser chemischen Verbindung mit den Zellen geschah sehr schnell. Zusatz von Sucrose in geeigneter Verdünnung schützte die Zelle vor Lysis; jedoch traten dabei dennoch latente Schädigungen der Zellen auf, die bei Verdünnung mit nicht Sucrose enthaltenden Medien sichtbar wurden. Bei der Prüfung einer Anzahl weiterer Bakterien in gleicher Weise wurde festgestellt, daß gramnegative Stäbchen wesentlich empfindlicher als grampositive Bakterien waren. Ein Teil der grampositiven Bakterien kann als resistent angesehen werden. Einige andere Sulfhydryl bindende und oxydierende Verbindungen hatten einen ähnlichen Effekt. Nach der Lysis blieben membranöse Strukturen der gleichen Form und Anzahl wie die ursprünglichen Bakterien zurück. Elektronenmikroskopisch erwiesen sich diese Strukturen als Zellhüllen mit beträchtlichen Mengen geschrumpfter Cytoplasmareste.

W. Wittig. 3730.

Shankel, Delbert M.; Lawrence, Kans., Univ., Dep. of Bacteriol. „Mutational synergism" of ultraviolet light and caffeine in Escherichia coli. **(„Mutationeller Synergismus" von ultraviolettem Licht und Coffein bei Escherichia coli.)** J. Bacteriol. 84 (1962) Nr. 3. S. 410–415. – 2 Abb., 4 Tab., 11 Lit.
Bei UV-Bestrahlung von *Escherichia coli* B/r wurde die Zahl der Mutanten hinsichtlich Streptomycinresistenz um ein vielfaches erhöht, wenn Coffein anwesend war. Wenn die Zellen vor der Bestrahlung mit Coffein „gefüttert" wurden, entstand dieser Effekt nicht. Die gleiche Wirkung wurde sowohl bei Zellen in der stationären Phase als auch bei solchen in der logarithmischen Phase erzielt; bei Anwendung einer relativ hohen Dosis UV-Bestrahlung trat sie dagegen nicht auf. Eine ähnliche Wirkung wurde auch durch Theophyllin und Theobromin hervorgerufen, nicht dagegen durch eine Reihe anderer Purin- und Pyrimidinverbindungen. Die Entwicklung der zusätzlichen Mutanten wurde durch die Gegenwart natürlich vorkommender Purin- und Pyrimidinbasen nicht beeinflußt. Von *E. coli*-Zellen extrahierte enzymatisch aktive Stoffe wie auch Veränderungen der Wachstumstemperatur veränderten den Effekt nicht. Die Befunde werden diskutiert. Bestimmte Schlußfolgerungen über den Mechanismus dieses „mutationellen Synergismus" zwischen Coffein und UV-Licht können noch nicht gezogen werden.

W. Wittig. 3730.

Seidel, H. und Müller, I.; Leipzig, Karl-Marx-Univ., Veterinär-Physiol.-Chem. Inst.; Abt. für Ernährungsphysiol. **Weitere Untersuchungen über den aëroben Stoffwechsel von Brucella suis. Der Einfluß der Leeratmungszeit auf die Oxydation von Glukose, Arabinose und Bernsteinsäure.** Arch. exp. Veterinärmed. 17 (1963) Nr. 1. S. 163–172. – 4 Abb., 8 Tab., 17 Lit.
In einer einleitenden Zusammenstellung der Literatur werden die neueren Erkenntnisse über die Biochemie von *Brucella suis* (Kohlenhydrat-, Aminosäure-, Nucleinsäure-, Fettsäure- und Lipoidgehalt, Cytochromoxydase- und Katalaseaktivität, die Oxydation von Aminosäuren, Kohlenhydraten sowie Metaboliten des Tricarbonsäurezyklus, Farbstoffresistenz, Wirksamkeit einiger Chemotherapeutica und Antibiotica) besprochen. Auf Grund der durchgeführten Untersuchungen konnte die Feststellung reproduziert werden, daß der Sauerstoffverbrauch der Brucellen nach längerer Leeratmungszeit nicht wesentlich abnimmt. Nach einer 48stündigen Leeratmungszeit lag der Sauerstoffverbrauch von *B. suis* Q 6 mit 24 $\pm$ 7 μl O_2 nicht signifikant

unter der Sauerstoffaufnahme von 35 ± 8 μl nach 0 Stunden Leeratmung. Es kann deshalb angenommen werden, daß *B. suis* über eine größere Menge an oxydablen Reservestoffen verfügt. Die Oxydationsfähigkeit des Stammes für Glukose, Arabinose und Bernsteinsäure nahm in Abhängigkeit von der Länge der Leeratmungszeit bei 99%iger statistischer Sicherheit signifikant ab. Der Grad der Schädigung der Oxydationsfermente für bestimmte Substrate ist proportional der Länge der Leeratmungszeit. E. Kunter. 3740.

Dasinger, B. L. und Wilson, J. B.; Madison, Univ. of Wisconsin, Dep. of Bacteriol. Glutamate metabolism in Brucella abortus strains of low and high virulence. **(Glutamat-Stoffwechsel bei stark und schwach virulenten Brucella-abortus-Stämmen.)** J. Bacteriol. 84 (1962) Nr. 5. S. 911–915. – 1 Abb., 4 Tab., 22 Lit.

Schwach virulente *Brucella abortus*-Stämme oxydieren Glutamat in höherem Maße als stark virulente Stämme. Die unterschiedliche Glutamat-Oxydation hängt weder von der Art und Weise des Oxydationsvorganges noch von Unterschieden in der Gesamt-Enzymaktivität ab. Permeabilitätsuntersuchungen ergaben, daß die Glutamat-Speicherung 2,8 μmol/2 Min./g bei einem hochvirulenten B. abortus-Stamm betrug und 6,2 μmol/2 Min./g bei einem schwach virulenten Stamm, obwohl die intracellulär gebundenen Mengen bei beiden *B. abortus*-Typen gleich waren. Es wird vermutet, daß die Glutamat-Oxydation nicht an der Stelle stattfindet, an der die Mengenmessungen vorgenommen wurden. Die an den verschiedenen Stellen herrschenden unterschiedlichen Permeabilitätsverhältnisse sind möglicherweise die Ursache für Differenzen in der Glutamat-Oxydation. E. Kunter. 3740.

Parnas, J. und Burdzy, K.; Lublin, Witold Chodźko Inst. für Arbeitsmed. und Hyg. auf dem Lande, Anthropozoonosenabt. **Weitere Untersuchungen über den Anti-Brucella-Bakteriophagen.** Z. ges. Hyg. Grenzgebiete 8 (1962) Nr. 11. S. 924–932. – 3 Abb., 9 Tab., 22 Lit.

Die Brucella-Standardstämme (S-Form) *Brucella melitensis* 16 M, *Brucella suis* 1330, *Brucella bovis* 544 und 24 wurden auf ihre Empfänglichkeit für die Brucella-Phagen Tb (Popchadze), 10/1, 24/II, 45/III, 212/XV und 371/XXIX (Parnas) geprüft. Die Phagen lysierten nicht nur die *B. bovis*-Stämme, sondern auch *B. melitensis* 16 M und *B. suis* 1330. Zur Steigerung der Virulenz wurden die Stämme *B. melitensis* 16 M/31, *B. bovis* 24/57 und 544/57 31- bzw. 57mal auf Mäusen passagiert. Die durch die Mäusepassagen erzielte Virulenzerhöhung führte zu Veränderungen der Phagensensibilität sowohl im positiven als auch negativen Sinne. Bei dem 31mal passagierten *B. melitensis*-Stamm 16 M/31 zeigte sich im allgemeinen eine erhöhte Empfänglichkeit für die Phagenwirkung, während die *B. bovis*-Stämme 24 und 544 nach 57 Mäusepassagen eine erheblich verringerte Phagensensibilität aufwiesen. E. Kunter. 3740.

Shibata, Shigetaka, Suzuki, Kyo, Isayama, Yasuro und Shimizu, Takeshi. The stability of Brucella agglutinin serum. **(Die Stabilität von Brucella-Agglutinin-Serum.)** Nat. Inst. Animal Health Quart. 1 (1961) Nr. 2. S. 74–79. – 5 Abb., 6 Lit. Orig.: engl.

Zur Untersuchung auf Brucellose eingesandte Rinder-, Menschen-, Ziegen- und Schafseren sowie Seren von experimentell mit Brucellose infizierten Rindern, Ziegen, Kaninchen und Meerschweinchen wurden vor der Prüfung in der Langsamagglutination für 5 bis 15 Min. bei 56 °, 60° oder 65 °C im Wasserbad inaktiviert. Seren von bruccelloseverdächtigen Rindern bzw. Seren mit niedrigem Agglutinationstiter zeigten nach der Inaktivierung bei 56 °C oder 65 °C (15 Min.) einen Titerabfall. Die Titererniedrigung war auch bei einigen Seren mit hohen Agglutinationstitern zu beobachten. Im allgemeinen wirkte sich jedoch die Inaktivierung bei den Seren mit niedrigen Agglutinationstitern stärker aus als bei den Seren von infizierten Rindern mit hohen Agglutinationstitern. Der Abfall der Agglutinationstiter verlief proportional zum Ansteigen der Inaktivierungstemperatur. Kaninchenserum erwies sich bei der Inaktivierung am stabilsten, Menschen- und Meerschweinchenserum waren stabiler als Rinder-, Ziegen- und Schafserum. Außer der Hitzeinaktivierung scheinen noch wiederholtes Einfrieren und Auftauen, Sonnenstrahlen und Schütteln einen titererniedrigenden Einfluß auf Seren von infizierten Rindern ausüben. E. Kunter. 3740.

Lambert, George und Amerault, Thomas E.; Ames, Iowa, Animal Disease and Parasite Res. Div., Nat. Animal Diseases Lab. Comparative study of three serologic tests for detecting the response in cattle to virulent Brucella abortus. **(Vergleichende Untersuchungen über die drei serologischen Tests zum Nachweis der Wirkung von virulenter Brucella abortus beim Rind)** Amer. J. veterin. Res. 23 (1962) Nr. 94. S. 529–533.
Es sind vergleichende Untersuchungen über die Wärmeinaktivierung, die Komplementbindung und den Agglutinationstest an 26 geimpften und 10 nichtgeimpften Kühen durchgeführt. Die Kühe wurden conjunctival in der Mitte der Trächtigkeit mit dem virulenten Stamm 2 308 behandelt. 7 geimpfte Kühe wurden infiziert, davon abortierten von den 9 nicht geimpften Kühen sieben. 140 Tage nach der Behandlung wurden alle 16 infizierten Kühe als Reaktoren nach der Wärmeinaktivierung und dem Komplementbindungstest klassifiziert. 14 erwiesen sich als Reaktoren, und 2 waren zweifelhaft im Seroagglutinationstest; diese beiden erreichten nie den Reaktorstatus. Der Wärmeinaktivierungstest war wirksamer als der Komplementbindungstest für den Nachweis der Infektion während der ersten 60 Tage nach der Behandlung. Beide Tests klären den Zustand der Kuh; die meisten Tiere wurden Reaktoren, ehe sie im Standardseroagglutinationstest reagierten. 12 der 20 Kühe, die nicht infiziert wurden, waren positiv im Wärmeinaktivierungstest; alle bis auf eine wurden negativ innerhalb von 80 Tagen. Die Tiere blieben negativ in der KBR bis auf die eine Ausnahme. 6 der 20 gaben zweifelhafte Werte im Standardseroagglutinationstest, aber alle bis auf eine wurden 40 Tage nach der Behandlung negativ. Obwohl alle 3 Tests ihre Grenzen in der Frühphase der Erkrankung haben, zeigen die Resultate, daß die Verwendung des Wärmeinaktivierungs- und des Komplementbindungstestes gute Ergänzungen des Seroagglutinationstestes darstellen.
G. Godglück. 3740.

Voigt, A., Fritzsch, W. und Lehnert, Ch.; Leipzig, Karl-Marx-Univ., Inst. für Veterin.-Mikrobiol. und Tierseuchenlehre; Veterinäruntersuchungs- und Tiergesundheitsamt. **Untersuchungen über die Schnell- und Langsamagglutination zur Feststellung der Rinderbrucellose unter den gegenwärtigen epizootoliogischen Bedingungen.** Mh. Veterinärmed. 18 (1963) Nr. 1. S. 12–20.
Weder die Frischblutschnellagglutination noch die Serumschnellagglutination sind auf Grund ihrer großen Fehlerschwankungsbreiten geeignet, unter den Bedingungen einer chronischen Verseuchung mit vereinzelten Neuausbrüchen und einer generellen brucellosefreien Kälberaufzucht unter Schutzimpfung in der Routinediagnostik zur Entlastung der Langsamagglutination (LA) und Komplementbindungsreaktion (KBR) eingesetzt zu werden. Es wird ein weitgehend vereinfachter Simultanansatz der LA ausführlich beschrieben, dessen Ausführung im Gegensatz zu der amtlich eingeführten 0,5 ml-Methode nur 3 Arbeitsgänge erfordert: 1. Vorlage der 1:1 mit Phenolkochsalzlösung verdünnten Antigensuspension — 1,9 ml in das erste, 0,5 ml in das zweite und 0,75 ml in das dritte Röhrchen, 2. Zugabe des Serums — 0,1 ml in das erste Röhrchen, 3. Mischen im ersten Röhrchen und Überpipettieren — 0,5 ml in das zweite, 0,25 ml in das dritte Röhrchen und den Rest von 0,25 ml verwerfen. Die Einsparung an Arbeitszeit beträgt 29–37,5%.

Die seit zwei Jahren angewandte Methode hat sich bewährt und wird für die Routinediagnostik empfohlen. Zwischen Ablesung und Beurteilung einer serologischen Reaktion muß streng unterschieden werden. Um den praktizierenden Tierarzt die Beurteilung des serologischen Untersuchungsergebnisses zu erleichtern und eine bessere Einschätzung der betreffenden Seuchenlage zu ermöglichen, sollte zusätzlich zum Ergebnis der serologischen Untersuchung der jeweilige Endtiter im Befund mitgeteilt werden. Der übliche LA-Mehrfachtest, der mehr als eine Trächtigkeitsperiode umfaßt bzw. vor und nach dem Kalben in Verbindung mit der Milch-Abortus-Bang-Ringprobe (ABR) vorgenommen wird, gibt zuverlässigere Ergebnisse als die einzelne oder einmalige Untersuchung mit der KBR. Für die Feststellung von Antikörpern im Blutserum von Kälbern, Jungvieh und Bullen sowie bei der Untersuchung von genitalen Sekreten ist die KBR notwendig, kann aber als Massentest im allgemeinen entbehrt werden, wenn wiederholte Untersuchungen mit der LA und ABR in ausreichendem Umfang durchgeführt werden können. Zur Klärung besonderer Fälle, z. B. Impfbestand. latente Verseuchung, ist eine komplexe Untersuchungsmethodik mit Einschluß des Bakteriotropintestes, des Nachweises inkompletter Antikörper anzuwenden. Unter den gegenwärtigen Seuchenbedingungen sollte die Routinediagnostik der Rinderbrucellose vor allem auf der regelmäßigen klinisch-epizootiologischen Bestandsdurchsicht, der mehrmals im Jahre erfolgenden ABR und der Durchführung wiederholter Herdentests mittels LA in unklaren Fällen beruhen. E. Kunter. 3740.

Shimizu, Takeshi und Shibata, Shigetaka. A technique of agglutination test with R-type Brucella as antigen. **(Serumlangsamagglutination mit R-Formen von Brucellabakterien als Antigen.)** Nat. Inst. Animal Health Quart. 2 (1962) Nr. 1. S. 15–20. — 4 Tab., 7 Lit. Orig.: engl.
Für die Herstellung der Antigensuspensionen aus den R-Formen von *B. abortus, B. melitenis, B. suis* und *B. ovis* wurde die Pufferlösung nach Menzel (1,5 Raumteile m/20 Na_2CO_3 und 8,5 Raumteile m/20 $NaHCO_3$) pH 9,1 mit einem Zusatz von je 0,5% NaCl und H_2CO_3 verwendet. Die R-Antigen-Suspension blieb in NaCl-Lösung für mindestens 3 Tage stabil. Entscheidende Bedeutung für die Stabilität der R-Antigene in NaCl-Lösung besitzt der pH-Wert. Die Durchführung der Langsamagglutination mit Kaninchen-Immunseren erfolgte nach der internationalen Technik. Die Dichte der R-Antigen-Suspension entsprach derjenigen des S-Antigen-Testes. Alle R-Antigene agglutinierten spezifisch mit Anti-R-Serum, nicht dagegen mit Anti-S-Serum oder Normal-Serum. Der einheitliche Ausfall der Agglutination bei den aus verschiedenen Brucella-Typen hergestellten R-Antigen-Suspensionen deutet auf eine gemeinsame Antigeneigenschaft bei den R-Antigenen hin.
E. Kunter. 3740.

Axt, J. und Jentzsch, K.-D.; Berlin, Dtsch. Akad. der Wiss., Inst. für Vergleichende Pathol. Physiol.-Chem. Abt.; Bakteriol. Abt. **Nachweis von Brucellen mit fluoreszierenden Antikörpern. 1. Mitt. Markierung von Immunglobulinen mit 1-Dimethylaminonaphthalin-5-sulfochlorid.** Arch. exp. Veterinärmed. **16** (1962) Nr. 6. S. 1309–1316. — 1 Abb., 2 Tab., 16 Lit.
Brucella-Antiserum vom Rind (Agglutinationstiter 1:2560) wurde mit 1-Dimethylaminonaphthalin-5-sulfochlorid markiert. Der Markierungsprozeß führte insgesamt zu einem spürbaren Abfall der Agglutinintiter. Jeder wesentliche Markierungsvorgang erniedrigte den Agglutinationstiter um jeweils eine Stufe. Eine zusätzliche titersenkende Wirkung des Farbstoffes konnte nicht beobachtet werden. Der Titerabfall trat sowohl bei unkonserviertem als auch mit 0,5% Phenol konserviertem Serum auf. Der Phenolzusatz von 0,5% zur Konservierung der Seren beeinflußte nicht den Markierungsprozeß.
E. Kunter. 3740.

Jentzsch, K.-D. und Axt, J.; Berlin, Dtsch. Akad. der Wiss., Inst. für Vergleichende Pathol., Bakteriol. Abt.; Physiol.-Chem. Abt. **Nachweis von Brucellen mit fluoreszierenden Antikörpern. 2. Mitt. Prüfung der Spezifität der markierten Antiseren.** Arch. exp. Veterinärmed. **17** (1963) Nr. 1. S. 173 bis 180. — 18 Lit. 1. Mitt. vgl. vorst. Ref.

Mit 1-Dimethylaminonaphthalin-5-sulfochlorid markiertes Brucella-Antiserum führte zur spezifischen Fluoreszenz von 39 verschiedenen Brucellastämmen aller 3 Typen, unabhängig davon, ob phenolisiertes oder unkonserviertes Ausgangsserum verwendet wurde. Eine Typendifferenzierung der Brucellen mit fluoreszierenden Antikörpern ist nicht möglich. Die fluoreszierenden Brucellose-Antikörper ergaben keine Reaktionen mit 145 geprüften heterologen Bakterienstämmen (Escherichia, Salmonella, Arizona, Proteus, Erysipelothrix, Listeria, Corynebacterium, Pasteurella, Pseudomonas, Serratia, Klebsiella, Micrococcus, Streptococcus, Bacillus, Mycobacterium). Die Spezifität der fluoreszierenden Brucellose-Antikörper wurde durch den Absorptionstest bestätigt. Außerdem konnte dadurch die Fluoreszenz einiger heterologer Bakterienarten als primär bedingt nachgewiesen werden. Autofluoreszierende Bakterien zeigten meist eine schwächere Fluoreszenz als die spezifische Reaktion. Das markierte Brucella-Antiserum war zur Verwendung in der praktischen Routinediagnostik geeignet. E. Kunter. 3740.

Janney, Gordon C. und Berman, David; Univ, of Wisconsin, Dep. of Veterin. Sci. Staining intracellular Brucella organisms by means of fluorescent antibodies. **(Färben intracellulärer Brucellaorganismen mit Hilfe fluoreszierender Antikörper.)** Amer. J. veterin. Res. **23** (1962) Nr. 94. S. 596–598.

Besonders *Brucella abortus*-Zellen wurden durch fluoreszierende Antikörper gefärbt und Antigenanhäufungen in Meerschweinchenperitonealexsudat-Zellen in der Gewebekultur nachgewiesen. G. Godglück. 3740.

Biegeleisen jun., Joseph Z., Moody, Max D., Marcus, Betsy B. und Flynt, J. William; Atlanta, Ga., Communicable Disease Center; Dep. of Health, Education and Welfare, Public Health Serv., Denver, Colo., Fitzimmons Gen. Hospital. The use of fluorescein-labeled anti-Brucella suis globulin for demonstrating Brucella antigen in animal tissues. **(Die Verwendung fluoresceingekennzeichneter Anti-Brucella suis-Globuline zum Nachweis von Brucellaantigen in tierischen Geweben.)** [Amer. J. veterin. Res. **23** (1962) Nr. 94. S. 592–595.

Die Globulinfraktion von *Brucella suis*-Antiserum, die mit Fluorescein-Isothiocyanat gekennzeichnet war, färbte 58 Kulturen von *B. abortus*, *B. suis* und *B. melitensis*, färbte aber 78 Kulturen heterologer, gramnegativer und grampositiver Bakterien nicht. Die direkte Bestimmung der fluoreszierenden Antikörper und die Hemmungsteste im Gewebe experimentell oder natürlich infizierter Tiere zeigen, daß diese Technik zum Nachweis der Brucellen oder ihrer Antigene geeignet ist. G. Godglück. 3740.

Biegeleisen jun., Joseph Z., Bradshaw, Betsy R. und Moody, Max D.; Atlanta, Ga., Communicable Disease Center, Public Health Serv., U.S. Dep. of Health, Education and Welfare. Demonstration of Brucella antibodies in human serum. A comparison of the fluorescent antibody and agglutination techniques. **(Nachweis von Brucella-Antikörpern im menschlichen Serum. Vergleich der fluoreszierenden Antikörper und der Technik der Agglutination.)** J. Immunol. [Baltimore] **88** (1962) Nr. 1. S. 109—112.

Brucella-Antikörper-Titer wurden an 96 menschlichen Serumproben mit der gewöhnlichen Röhrchen-Agglutination und dem indirekten Test mit fluoreszierenden Antikörpern bestimmt. Die Agglutinationstiter waren routinemäßig höher als die durch die Fluoreszenztechnik gewonnenen, aber die Fluoreszenz wurde immer beobachtet, wenn die Seren auch Antikörper aufwiesen, die im Agglutinationstest nachzuweisen waren. Vergleiche der Titer und ihre Bedeutung werden diskutiert. G. Godglück. 3740.

Čerčenko, I. I. und Bakaeva, O. A. (Tschertschenko, I. I. und Bakajewa, O. A.); Moskau, I. Med. Inst.; Gamaleja-Inst. für Epidemiol. und Mikrobiol. der Akad. der Med. Wiss. der UdSSR. Brucelleznaja infekcija v rajonach Krajnego Severa. Soobščenie IV. K izučeniju kul'tur brucell, vydelennych ot severnych olenej. **(Die Brucellainfektion in den Kreisen des hohen Nordens. 4. Mitt. Die Untersuchungen der Brucellakulturen, die von Renen isoliert wurden.)** Žurnal mikrobiologii, épidemiologii i immunobiologii, Moskva **33** (1962) Nr. 3. S. 69–76. – 2 Abb., 3 Tab., 26 Lit. Zus. in Engl. 3. Mitt. vgl. LZ. Abt. IV 8 (1963) Nr. 9. S. 2011.

Vff. untersuchten 16 Brucellakulturen, die sie in den Jahren 1955 bis 1959 von Renen aus den Bezirken des hohen Nordens isoliert hatten. Alle diese Kulturen wiesen einheitliche morphologische, biochemische und serologische Eigenschaften auf, die charakteristisch für Brucellabakterien sind. Mit den z.Z. gebräuchlichen Differenzierungsmethoden war es jedoch nicht möglich, diese Kulturen einem der drei bekannten Brucellatypen zuzuordnen. Nach den Ergebnissen der durchgeführten komplexen Untersuchungen zu urteilen, scheint es sich bei diesen Stämmen um eine selbständige und beständige Variante von *Br. melitensis* zu handeln. Weitere Untersuchungen sollen diese Annahme bestätigen. Die Tatsache des Vorliegens einer neuen Brucellavariante hätte nicht nur im Hinblick auf die Nomenklatur Bedeutung, sondern auch für die Wahl geeigneter Vaccinestämme. W. Plaschke. 3740.

Merkal, Richard S. und Larsen, Aubrey B.; Ames, Iowa, U.S. Dep. of Agric., A. R. S., Animal Disease and Parasite Res. Div., Nat. Animal Disease Lab. Improved methods for primary cultivation of Mycobacterium paratuberculosis. **(Eine verbesserte Methode zur Erstisolierung und Kultivierung von Mycobacterium paratuberculosis.)** Amer. J. veterin. Res. **23** (1962) Nr. 97. S. 1307–1308.

Die Erstisolierung von *M. paratuberculosis* aus der Darmschleimhaut vom Rind oder Schaf bereitet wegen der meist starken bakteriellen Verunreinigung Schwierigkeiten. Vff. fertigten daher Schleimhautgeschabsel an, trypsinierten und zentrifugierten diese, nahmen den Bodensatz mit 1 N NaOH auf, neutralisierten mit 1N HCl und zentrifugierten erneut. Das so gewonnene Sediment wurde auf verschiedene Nährböden gebracht: nach Finlayson, nach Johnson (modifiziert) und auf Lymphknoten-Eigelb-Medium, von denen sich das letztere sowohl in Primär- wie auch in Subkulturen als überlegen erwies. Der Lymphknotenextrakt wurde als Kochextrakt aus Mesenteriallymphknoten vom Kalb hergestellt. Die ersten Kolonien erscheinen nach ca. 4-5 Wochen. Vff. betonen, daß es sich hier weniger um ein Kultivierungsverfahren zu diagnostischen Zwecken handelt, als vielmehr zur Gewinnung von Bakterienmaterial, das frei ist von Gewebeteilen und anderen Keimen. W. Richter/Jena. 3760.

Fischer, E.; Zürich. **Die mykologischen Untersuchungsmethoden in der Praxis.** Praxis **51** (1962) Nr. 42. S. 1066. 3770.

Menges, Robert W., Habermann, Robert T., Selby, Lloyd A. und Behlow Robert F.; Kansas City, Kans., Communicable Disease Center, Public Health Serv.; Bethesda, Md., Nat. Inst. of Health; Lexington, Univ. of Kentucky. Histoplasma capsulatum isolated from a calf and a pig. **(Histoplasma capsulatum von einem Kalb und einem Schwein isoliert.)** Veterin. Med. [Kansas City] **57** (1962) Nr. 12. S. 1067–1070. – 2 Abb., 3 Lit.

Bei der Untersuchung von 10 Rindern und 25 Schweinen wurde in Lexington, Kentucky, im Sommer 1960 *Histoplasma capsulatum* bei einem Kalb und einem Schwein festgestellt. Der Nachweis gelang bei beiden Tieren mit Hilfe fluoreszierender Antikörper in Lunge und Bronchiallymphknoten. *H. capsulatum* wurde aus dem Brochiallymphknotengewebe des Kalbes durch direkte Kultur und aus dem des Schweines über eine Mäusepassage isoliert. Die klinischen Symptome und pathologisch-anatomischen Veränderungen werden beschrieben. W. Wittig. 3770.

Somov, G. P. und Gavriljuk, B. K. (Somow, G. P. und Gawriljuk, B. K.); Wladiwostok, Inst. für Epidemiol., Mikrobiol. und Hyg. Kul'tivirovanie rikketsij v tripsinizirovannych kletkach poček ėmbrionov čeloveka i morskoj svinki. **(Züchtung von Rickettsien in trypsinierten Nierenzellen menschlicher Embryonen und Meerschweinchenembryonen.)** Žurnal mikrobiologii, ėpidemiologii i immunobiologii, Moskva **33** (1962) Nr. 10. S. 76–80. – 3 Abb., 5 Lit. Zus. in Engl.

Ausgehend von den in der Literatur vorhandenen Angaben führten Vff. Züchtungsversuche mit Rickettsien (insbesondere D. sibiricus) in Gewebekulturen durch. Embryonales Nierengewebe vom Meerschweinchen und Menschen wurde im Kälteverfahren tryptisch verdaut und auf kleinen Glasplatten, die sich in Röhrchen befanden, kultiviert (als Nährmedium diente das Medium 199 mit 10% Serumzusatz). Nach Anreicherung im Dottersack überimpfte man die Rickettsien auf die Gewebe. Täglich wurde das Rickettsienwachstum mittels Färbung der Gewebe nach Romanowski-Giemsa bzw. nach Sdrodowski eingeschätzt. Nachdem man erkannt hatte, daß die Erregerkonzentration keine Bedeutung für das weitere Wachstum im Gewebe besitzt, züchtete man die Rickettsien auch aus Meerschweinchen, die nach experimenteller Infektion bereits in den ersten Krankheitsstadien getötet wurden. Eine maximale Anreicherung der Erreger erfolgte in Meerschweinchengeweben nach 5–6 und in menschlichen Embryonalnieren nach 6–7 Tagen. Vff. geben dem letzteren Gewebe den Vorzug, da embryonale Meerschweinchennieren bereits nach 8 Tagen derartig stark degenerieren, daß eine weitere Beurteilung schwierig ist. Mit beiden Gewebearten können Rickettsien passagiert werden. Eine Anzüchtung aus Organmaterial ohne Anreicherung in Dottersackkulturen ist Vff. in ihren Versuchsreihen stets gelungen. W. Bathke. 3780.

Kazár, J. und Chorváth, B.; Bratislava, Ústav Epidemiol. Lekárskej Fak. Univ. Kamenského. Príspevok k štúdiu antigénnej štruktúry hemolyzínu leptospír. **(Beitrag zum Studium der Antigenstruktur des Leptospirenhämolysins.)** Českoslov. Epidemiol., Mikrobiol., Imunol. **11** (1962) Nr. 6. S. 353 bis 357. – 1 Tab., 12 Lit. Zus. in Russ., Engl.

Vier Hämolysinseren, die mit Hilfe von Kaninchen hergestellt wurden, verhinderten die Hämolyse, die durch Hämolysine von 10 untersuchten Stämmen, die fünf serologischen Gruppen (grippotyphosa, pomona, canicola, bataviae, icterohaemorrhagiae) angehörten, hervorgerufen wurden. Man setzt daher voraus, daß die Hämolysine sämtlicher untersuchten Stämme, und evtl. auch anderer Stämme der übrigen serologischen Gruppen, hinsichtlich ihrer antigenen Eigenschaften sehr nahe verwandt oder identisch sind. Es zeigte sich, daß bei der Immunisierung von Kaninchen mit dem Leptospirenhämolysin in ihrem Serum ein spezifisches Antihämolysin entsteht, das von den Inhibitoren des nativen Serums verschieden ist. Man nimmt an, daß sich nach der Infektion der Rinder mit Hämolysin produzierenden Leptospirenserotypen nicht nur eine spezifische Immunität, sondern auch eine Antihämolysinimmunität bilde, die das wiederholte Auftreten der Ikterohämoglobinurie verhindere. B. Hamzová. 3790.

Inukai, Yoshikazu; Sapporo, Japan, Hokkaido Univ., Fac. of Veterin. Med., Dep. of Biochem. Effect of carbohydrate on toxin production by Clostridium botulinum type A. **(Die Wirkung von Kohlenhydraten auf die Toxinproduktion**

von Clostridium botulinum Typ A.) Jap. J. veterin. Res. **10** (1962) Nr. 2. S. 64–71. – Orig.: engl.
Das Wachstum und die Toxinproduktion eines *Cl. botulinum*-Typ A-Stammes wurde in Nährmedien geprüft, die jeweils 1%ig verschiedene Kohlenhydrate enthielten. In periodischen Abständen erfolgte die Kontrolle des Keimwachstums mittels Elektrophotometer; zur Toxizitätsprüfung diente die i.p. Injektion von 7 Tage lang bei 30 °C bebrüteten Kulturen an weiße Mäuse. Von den getesteten Kohlenhydraten (Dextrin, Mannit, Lactose, Saccharose, Maltose, Glukose, Fructose, Galactose, Xylose und Glycerin) förderten Glukose, Maltose und Fructose das Wachstum und die Toxinbildung stark. Dextrin hatte nur zum Teil einen günstigen Einfluß auf die Toxinbildung. In Gegenwart anderer Kohlenhydrate waren die Toxintiter nicht größer als im Kontrollmedium. Ein beträchtliches Keimwachstum zeigte sich auch in Abwesenheit der geprüften Kohlenhydrate, jedoch konnten dann nur extrem niedrige Toxinkonzentrationen nachgewiesen werden. Nach Vf. beruht die geringere Toxinproduktion in glukosefreien Medien hauptsächlich einesteils auf der Inaktivierung des synthetisierten Toxins, wie sie im alkalischen Milieu auftritt, und zum anderen auf dem Fehlen einer geeigneten Energiequelle, die für die Synthese einer größeren Toxinmenge erforderlich ist. G. Hille. 3815.

Simmons, Richard J. und Costilow, Ralph N.; East Lansing, Michigan State Univ., Dep. of Microbiol. and Public Health. Enzymes of glucose and pyruvate catabolism in cells, spores, and germinated spores of Clostridium botulinum. **(Glukoseenzyme und Pyruvat-Abbau in Zellen, Sporen und zum Keimen gebrachten Sporen von Clostridium botulinum.)** J. Bacteriol. **84** (1962) Nr. 6. S. 1274–1281. 3815.

Hoppe, R.; Varšava, Katedra Porodnictví a Patol. Rozmnožování Veterin. Fak. VŠZ. Pozorování při diagnostice vibriózy u býků. **(Beobachtungen bei der Diagnostik der Vibriose bei Bullen.)** Veterinární Med. **7(35)** (1962) Nr. 6/7. S. 545–554. – 3 Abb., 5 Tab., 11 Lit. Zus. in Russ., Dtsch.
Bei 194 Bullen wurden die Vorhautausspülungen bakteriologisch auf Vibriose untersucht. Man bewertete verschiedene Einwirkungen auf die Zulässigkeit der Untersuchung. Zur Entnahme der Ausspülungen wird eine Glaspipette empfohlen. Bei dieser Art der Entnahme stellt sich bei Kultivierung das Überwachsen von *B. proteus* nur in 3,4% der Fälle ein, gegenüber 9,3% bei Verwendung eines Gummischlauches. Die Richtigkeit der Ergebnisse hängt von der Keimzahl der *V. fetus* im Vorhautsack ab. Um die angesteckten Bullen festzustellen, die vorher nicht lokal mit Antibiotica behandelt wurden, brauchte man 1,8 Untersuchungen. Bei der Kultivierung bewährte sich ein selektiver Nährboden mit Brillantgrün, Blutagar und der Burlett'sche Boden. Die Vibrionen gediehen am besten in einer Umwelt von 90% N_2, 30% CO_2 und 5% O_2, wobei der Druck um einige mm der Quecksilbersäule herabgesetzt war. Es wurden folgende Stämme typisiert: *V. fetus*, *V. fetus* Typ III (Akkermans und Terpstra) und *V. bubulus*. Es werden ihre biochemischen Eigenschaften angeführt. B. Hamzová. 3840.

Seger, C. L. und Levy, Helen E.; Baton Rouge, Louisiana State Univ., Dep. of Veterin. Sci. Collection of bovine cervical mucus with insemination pipettes for the isolation of Vibrio fetus. **(Gewinnung von Cervicalschleim zur Vibrio fetus-Isolierung mit Hilfe von Besamungspipetten.)** J. Amer. veterin. med. Assoc. **141** (1962) Nr. 9. S. 1064–1067. – 4 Tab., 5 Lit.
Zur Schleimentnahme bei den mit *Vibrio fetus* infizierten Versuchskühen wurden Plastikbesamungspipetten von 5 mm Durchmesser und 1 mm Lumen zusammen mit englumigen Glasspecula (8 mm Durchmesser) verwendet. Ausreichende Schleimmengen zu erhalten war bei frisch infizierten Tieren während der Brunst leicht, zur Zeit des Dioestrus und bei älteren Infektionen schwieriger, aber noch möglich. Das *V. fetus*-Wachstum war am besten, wenn

die Schleimproben sofort nach der Entnahme in Trockeneis eingebettet und innerhalb von 12 Std, auf entsprechende Nährböden gebracht wurden. Längeres Verbleiben der Proben bei Zimmer- oder Kühlschranktemperatur setzte die Vibrionenausbeute herab, bei Aufbewahrung in Trockeneis war dagegen noch nach 15 Tagen eine erfolgreiche Züchtung von V. *fetus* möglich.]

J. Jürgens. 3840.

Norman, Charles, McCoy, J. L., Wilson, H. A., Porterfield, I. D. und Goldberg, Erwin; Morgantown, West Virginia Univ., Dep. of Biol.; Dep. of Dairy Sci.; Dep. of Plant Pathol.; Dep. of Bacteriol. and Entomol. Elimination of Vibrio fetus from suspensions of bovine sperm stored at low temperatures. **(Der Einfluß tiefer Temperaturen auf Vibrio fetus im Bullensperma.)** Amer. J. veterin. Res. **23** (1962) Nr. 96. S. 1019–1022.

Mit *Vibrio fetus* versetzte Samenflüssigkeit, der Streptomycinsulfat, Neomycinsulfat oder Chloramphenicol zugegeben wird, incubiert man vor dem Einfrieren verschieden lang. Das mit Milch verdünnte Sperma enthält 0,72 × 10⁶ Vibrionen/ml Samenflüssigkeit und 40 × 10⁶ Spermien pro ml Flüssigkeit. Die Incubationszeiten betragen 0, 2 und 6 Std. bei 30 °C und 24 Std. bei Zimmertemperatur. Nach der Incubation erfolgt der Glycerinzusatz und die Adaptation bei 5 °C und Einfrieren auf −79 °C. Nach einwöchiger Lagerung bei −79 °C erfolgt nach dem Auftauen der Samenproben die Bestimmung der überlebenden Vibrionen und Spermien. Streptomycin wirkt bei einer Incubationszeit von 2 Std. bakterizid, wenn es in einer Menge von 680 γ/ml zugegeben wird. Neomycin ist bei einer Konzentration von 500 γ/ml und einer Incubationsdauer von 24 Std. bei Zimmertemperatur wirksam. Chloramphenicol hat bei einer Konzentration von 250 γ/ml keine Wirkung auf *Vibrio fetus*. Sowohl bei incubierten als auch ohne Incubationszeit eingefrorenen Samenproben beträgt die Überlebensrate nach dem Auftauen 70%.

K. Rothe. 3840.

Metzger, Joseph F. und Smith, Chauncey W.; Washington, Armed Forces Inst. of Pathol., Immunol. and Bacteriol. Branch. Serologic typing of Listeria monocytogenes by gel diffusion using thermostable antigens. **(Serologische Typisierung von Listeria monocytogenes durch die Gel-Diffusion unter Benutzung thermostabiler Antigene.)** Proc. Soc. exp. Biol. Med. **110** (1962) Nr. 4. S. 903 bis 906. — 6 Abb., 14 Lit.

Durch die aufeinanderfolgende Verimpfung von Listerienstämmen auf zwei verschiedene Nährböden (siehe Original) konnte die Kapselbildung gefördert werden. Im Agargel ließen sich unter 60 geprüften Stämmen 5 den von Seeliger bekanntgegebenen Serotypen (O und H) entsprechend differenzieren. Das Verfahren erfuhr eine solche Vereinfachung, daß es auch außerhalb von Speziallaboratorien durchgeführt werden kann. Th. Hubrig. 3845.

Ognjanov, D. (Ognjanow, D.) Proučvanija vŭrchu edna enzootija ot Q-treska po kozite. **(Untersuchungen über eine Q-Fieberenzootie bei Ziegen.)** Izvestija na Centralnija naučnoizsledovatelski veterinaren institut po virusologija, Sofija **1** (1962) S. 159–163. — 1 Tab., 3 Lit. Zus. in Russ., Engl.

Nachgewiesen wurde eine durch *Rickettsia Burneti* verursachte Enzootie bei Ziegen, auf Grund serologischer und biologischer Untersuchungen. Die Krankheit, die einen enzootischen Charakter trug, wurde vorwiegend während der Hauptlammzeit beobachtet. Klinisch manifestierte sie sich durch spätes Verlammen, Lungenaffektionen und Mastitis. Von 385 zu unterschiedlichen Zeiten entnommenen Ziegenblutproben haben 12,4% positiv reagiert. Die Krankheit konnte auf Meerschweinchen künstlich übertragen werden. Beim Auftreten von Q-Fieber bei Ziegen werden gleichzeitig auch endemische Erkrankungen beim Menschen beobachtet. P. Pawlow. 3847.

Nilakantan, P. R., Kathuria, B. K. und Dhanda, M. R.; Mukteswar-Kumaon, Indian Veterin. Res. Inst. Studies on Cl. Welchi isolated from suspected cases of infectious enterotoxaemia in sheep in India. **(Untersuchungen über Cl. Welchi, isoliert von Verdachtsfällen der infektiösen Enterotoxämie bei Schafen in Indien.)** Indian J. veterin. Sci. Animal Husbandry **32** (1962) Nr. 1. S. 19-21. – 12 Lit.

73 Stämme von *Cl. Welchi*, die von Verdachtsfällen der infektiösen Enterotoxämie der Schafe isoliert worden waren, wurden untersucht. Die morphologischen, kulturellen, biochemischen und toxischen Eigenschaften der Stämme werden beschrieben. Von den 73 Stämmen bildeten 30 kein Toxin in der Kultur; 31 bildeten nur α-Toxin und wurden als *Cl. Welchi* Typ A typisiert, und 12 bildeten sowohl α- als auch ε-Toxin und wurden als *Cl. Welchi* Typ D typisiert. Direkter Nachweis des *Cl. Welchi* Typ D-Toxins im Darminhalt gelang in 9 Fällen; dagegen wurde nie das Toxin des Typs A im Darminhalt nachgewiesen. Es bleibt deshalb noch ungeklärt, ob dem nachgewiesenen *Cl. Welchi* vom Typ A eine ätiologische Rolle zukommt. W. Wittig. 3850.

Kielstein, P. und Kötsche, W.; Jena, Inst. für Bakterielle Tierseuchenforsch. der Dtsch. Akad. der Landwirtsch.-Wiss. zu Berlin; Veterinäruntersuchungs- und Tiergesundheitsamt. **Zur Differenzierung der aus tierischem Untersuchungsmaterial stammenden Corynebakterien.** Arch. exp. Veterinärmed. **17** (1963) Nr. 2. S. 449-460. – 2 Abb., 2 Tab., 17 Lit.

120 aus tierischem Untersuchungsmaterial stammende Corynebakterien wurden kulturell, biochemisch und serologisch untersucht. 55 Stämme erwiesen sich als *C. pyogenes*, 48 als *C. renale*, 3 als atypische *C. renale*-Stämme, und 14 waren nicht differenzierbar. Atypische nichtgelatineverflüssigende *C. pyogenes*-Stämme wurden nicht ermittelt. Zur Differenzierung reichen der Nachweis der Hämolyse, die Prüfung auf Gelatineverflüssigung, Harnstoffspaltung und Nitratreaktion sowie das Verhalten in Lackmusmilch aus. Die Vergärung der Kohlehydrate ist inkonstant. Die Präzipitation im Agargel mit spezifischen Seren kann zur Differenzierung herangezogen werden, es bestehen dabei zwischen *C. pyogenes* und *C. renale* keine verwandtschaftlichen Beziehungen. Chr. Lehnert. 3850.

Dunaeva, T. N. (Dunajewa, T. N.); Moskau, Gamaleja-Inst. für Epidemiol. und Mikrobiol. der Akad. der Med. Wiss. der UdSSR. K metodike bakteriologičeskogo issledovanija pri tuljaremii. **(Zur Methodik der bakteriologischen Untersuchung bei der Tularämie.)** Žurnal mikrobiologii, ėpidemiologii i immunobiologii, Moskva **33** (1962) Nr. 10. S. 35-40. – 2 Tab., 5 Lit. Zus. in Engl.

Die verschiedenen Anzüchtungsmethoden aus schwach infizierten Organen werden in vorliegender Arbeit experimentell untereinander verglichen. Vf. überprüfte die Anzüchtung auf festen und flüssigen Nährböden und im Tierversuch. Hierbei erwies sich die Beimpfung des Blutagars mit Organsuspensionen in der Anzüchtungsrate dem Tierversuch fast gleichwertig, während bei Beimpfung der Platte in Form eines „Organabdruckes“ nur selten eine Anzüchtung gelingt. Bei der Verimpfung der Organsuspensionen kann ebenfalls der D-Agar (enthält Cystin, Glukose und 10% Blut) mit einer hohen primären Anwachsrate empfohlen werden. Als weniger brauchbar erwiesen sich unter diesen Aspekten eigelbhaltige Nährböden. Die Suspendierung von Organteilen zum Organausstrich schafft Möglichkeiten einer exakten Diagnosestellung bereits in den Anfangsstadien der Infektion, da mit diesem Verfahren auch vereinzelt in den Organen vorhandene Erreger nachgewiesen werden können. Weiterhin zeigten die Versuche, daß entsprechend hergestellte Verdünnungen der Organsuspensionen gut zu Keimzahlbestimmungen geeignet sind und durchaus die doch sehr aufwendigen Titrationen an weißen Mäusen ersetzen können. W. Bathke. 3850.

Pease, Phyllis; Birmingham, Univ., Dep. of Bacteriol. Evidence that Streptobacillus moniliformis is an intermediate stage between a Corynebacterium and its L-form or derived PPLO. **(Ein Beweis, daß Streptobacillus monilifor-**

mis ein Zwischenstadium zwischen einem Corynebakterium und dessen L-Form oder abgeleitetem PPLO darstellt.) J. gen. Microbiol. **29** (1962) Nr. 1. S. 91–96. — 9 Abb., 1 Tab., 35 Lit.

An einem aus dem menschlichen Genitaltrakt isolierten Mikroorganismenstamm, der die Charakteristica von *Streptobacillus moniliformis* aufwies, konnte durch morphologische und serologische Untersuchungen gezeigt werden, daß dieser Stamm ein Zwischenstadium zur L-Form eines Stammes von *Corynebacterium cervicis* darstellt. Serologisch wies der geprüfte Stamm enge Beziehungen sowohl zu einem Sammlungsstamm von *Streptobacillus moniliformis* als auch zu Stämmen von *Mycoplasma hominis* auf. Die Untersuchungsergebnisse lassen den Schluß zu, daß die L-Form von *Streptobacillus moniliformis* synonym ist mit *Mycoplasma hominis* und daß beide ihren Ursprung in Corynebakterienstämmen haben. G. Scheibner. 3850.

Vallée, A., Thibault, P. und Second, L.; Paris, Inst. Pasteur. Contribution à l'étude d'A. lignieresii et d'A. equuli. **(Beitrag zur Untersuchung von A. lignieresii und A. equuli.)** Ann. Inst. Pasteur **104** (1963) Nr. 1. S. 108–114. — 3 Tab. Zus. in Engl.

Actinobacillus lignieresii verursacht die sog. Holzzunge bei Rindern, *Actinobacillus equuli* eitrige Veränderungen bei Equiden. Beide haben manche biochemische Eigenschaften gemeinsam, während sie sich in anderen voneinander unterscheiden. Für vergleichende Untersuchungen werden 11 Stämme von *A. equuli* und 5 Stämme von *A. lignieresii* verwendet. Außerdem werden noch 7 *Actinobacillus*-Stämme, die aus Eiterherden von Ratten isoliert wurden, in die vergleichenden Untersuchungen einbezogen. 5 von den letzteren sind eng verwandt mit *A. lignieresii*, die anderen beiden mit *A. equuli*. *A. equuli* zeigt höhere fermentative Wirkung gegenüber den Kohlenhydraten, vor allem gegenüber Laktose, *A. lignieresii* dagegen bildet keinen Schwefelwasserstoff im Bleiacetatagar. Durch Kreuzagglutinationen werden gemeinsame Antigene beider Arten nachgewiesen. Die Zusammensetzung der Antigenstruktur von *A. equuli* verlangt besondere serologische Methoden: Absorption der Agglutinine und Diffusion der Präzipitine gegeneinander. Die Actinobacillus-Stämme, die von Ratten isoliert wurden, erweisen sich als serologisch homogener als von anderen Tierarten gewonnene Stämme. Die 2 Stämme S 644 und 512, die mit *A. equuli* biochemisch verwandt sind, haben nicht erhitzte Antigene, die von 3 Immunseren agglutiniert werden. Nach Erhitzen werden Antigenfraktionen frei, die diesen beiden Stämmen sowie den Stämmen von *A. lignieresii* Tl und *A. equuli* VlO gemeinsam sind, die zur Gewinnung von zwei dieser Immunseren verwendet worden sind. E. Tempel. 3850.

Beck, William S., Hook, Susan und Hurlock Barnett, Barbara; Boston, Mass., USA, Harvard Med. School, Dep. of Med.; Massachusetts Gen. Hospital, Med. Serv., Hematol. Res. Lab. The metabolic functions of vitamin B 12. I. Distinctive modes of unbalanced growth behavior in Lactobacillus leishmanii. **(Die Stoffwechselfunktion des Vitamins B_{12}. 1. Mitt. Besondere Formen des unausgeglichenen Wachstumsverhaltens beim Lactobacillus leishmanii.)** Biochim. biophysica Acta [Amsterdam] **55** (1962) Nr. 4. S. 455–469. — 4 Abb., 6 Tab., 29 Lit.

Es wird das besondere Wachstumsverhalten des *Lactobacillus leishmanii* unter dem Einfluß von Vitamin B_{12} beschrieben. H.-A. Ketz. 3850.

Schmidt, H. L.; Speyer, Pfälz. Landwirtsch. Untersuchungs- und Forsch.-Anst. **Bemerkungen zur Vereinheitlichung der Keimzählung bei der Untersuchung von Futtermitteln.** Landwirtsch. Forsch. **16** (1963) Nr. 1. S. 51–64. — 12 Abb., 17 Lit. Zus. in Engl., Franz.

Im Rahmen der Untersuchungen des Frischezustandes von Handelsfuttermitteln nehmen die Feststellungen über die in den Futterstoffen vorhandene Mikroflora einen sehr wichtigen Platz ein, weil für zahlreiche Qualitätsminderungen und auch für den Verderb zahlreiche Mikroorganismen in Betracht kommen. Diese wirken entweder durch Zersetzung und Abbau von Futterstoffen, durch die Bildung oder Anhäufung schädlicher Stoffwechselprodukte, wie z.B. bestimmter Amine durch die Eiweißzersetzung oder durch Verunreinigung mit pathogenen Keimen, unter denen vor allem Enteritiserreger zu nennen sind. Unter den Methoden zur Bestimmung der mikrobiologischen Qualität eines Futtermittels steht seit jeher das Koch'sche Plattengußverfahren an erster Stelle, dem jedoch der Nachteil anhaftet, daß mit seiner Hilfe gewonnene Ergebnisse nur schwer miteinander vergleichbar sind, weil mehrere Untersucher zumeist auch von mehreren unterschiedlichen Voraussetzungen ausgehen. Vf. schlägt deshalb vor, die technischen Voraussetzungen (Einwage, Schütteldauer, Petrischalen und Pipetten) und die biologischen Voraussetzungen (Nährböden, Nährbodenzusätze, Bebrütungstemperatur und -zeit) sowie die Ermittlung der Keimzahl aus bestimmten Populationsdichten im Kulminationsbereich der Populationsentwicklung zu standardisieren, um so zu einer einheitlichen Bewertungsgrundlage zu kommen. Es werden Empfehlungen für die Durchführung dieser Methode gegeben. E. Wiesner. 3970.

Hoffmann, Hartmut; Berlin, Humboldt-Univ., Veterinärmed. Fak., Inst. für Epizootol. und Hyg. **Vergleichende stallklimatische Untersuchungen in Typenmastställen bei unterschiedlicher Belegungsdichte. Ein Beitrag zur Großgruppenhaltung der Schweine.** Diss. Berlin **1963** 179 S. — 17 Abb., 24 Tab., 156 Lit.
Ziel der Großbuchtenhaltung von Mastschweinen soll es vor allem sein, die Zahl der AKh/dt Schweinefleisch und den Futteraufwand je dt Zuwachs zu senken. Beiden Fragen kommt eine erhebliche volkswirtschaftliche Bedeutung zu. Vf. untersucht in diesem Zusammenhang in verschiedenen Maststalltypen das Innenklima und kommt im wesentlichen zu dem Schluß, daß die Großgruppenhaltung bei Erfüllung gewisser baulicher Voraussetzungen stallklimatisch durchaus unbedenklich sein kann. O_2 und CO_2 korrelieren negativ miteinander und sind auch bei Überbelegung in vertretbaren Grenzen zu finden. Hingegen ist der Gehalt an NH_3 bei buchtenloser Haltung bedenklich, so daß eine Zwangsentlüftung unbedingt erforderlich wird. Bei nachlässiger Kotbeseitigung kommt es gelegentlich weiterhin zur H_2S-Häufung. Da jedoch derartige Schwefelwasserstoffkonzentrationen nicht ständig zu finden sind, sind Schädigungen hierdurch kaum zu erwarten. Überbelegung der Ställe wirkt sich im Winter günstig auf die Stalltemperatur aus, während sie in den Sommermonaten eine den Mastschweinen unzuträgliche Übertemperatur nach sich zieht. Es wird außerdem bei Überbelegung eine erhöhte Luftbewegung erforderlich. Auch der Keimgehalt der Stalluft ist abhängig von der Frischluftzufuhr und daher im Winter höher als im Sommer. Er steigt weiterhin bei Trockenfütterung, während ihn die Belegungsdichte kaum beeinflußt. Zwischen CO_2 und Keimgehalt besteht eine Parallelität. Der Keimgehalt ist mit zunehmender Luftfeuchtigkeit erhöht, jedoch erniedrigt bei zunehmender Luftbewegung. — Da die Arbeit anscheinend nur Teilstück einer später erscheinenden umfassenderen Veröffentlichung ist, wird die Eignung der Großbuchtenhaltung für Mastschweine leider nur angedeutet. Immerhin erscheint es doch bedenklich, daß im vorliegenden Versuch die Verluste bei buchtenloser Haltung 7,71% betrugen, in Vergleichsställen hingegen nur 3,22 bzw. 3,67% und daß die täglichen Zunahmen bei Großbuchtenhaltung 411 g (578 bzw. 618 g) und die Futterverwertung 6,10 GE (4,93 bzw. 4,88 GE) betrugen. Auch in arbeitstechnischer Hinsicht kann die geforderte zweimal tägliche Entmistung bei buchtenloser Haltung ein Problem sein. E. Wiesner. 3980.

Minciună, V., Mitroiu, P. und Danciu, S. Cercetarea condiţiilor de igienă din adăposturile pentru porcine în legătură cu pierderile înregistrate la purcei sugari. **(Untersuchungen über hygienische Verhältnisse in Schweine-**

ställen und deren Einfluß auf die Verluste bei Saugferkeln.) Probleme Epizootol. [București] **11** (1962) S. 46. — 3 Abb., 19 Lit. Zus. in Russ., Franz.

In 26 Schweinebeständen aus 10 Gegenden wurden die hygienischen Aufzuchtverhältnisse bei Ferkeln untersucht, und zwar Mikroklima, Beleuchtung, Ventilation, Kanalisierung, Buchtenraum, Auslaufsraum, Ernährung, Hygiene; in einigen Zuchtställen sank die Innentemperatur unter 8 °C und im Winter sogar unter 0 °C. Der größte Wärmeverlust vollzieht sich am Niveau der Stalldecken mit unzureichender thermischer Isolierung. Die relative Feuchtigkeit hatte 80% bei 65% der Ställe überschritten. Die Konzentration von Schwefelwasserstoff schwankte zwischen 0,066 und 0,20‰ und hatte somit die obere Grenze um das 6- bis 20fache überschritten. — Ammoniak war in einer Konzentration von 0,006–0,4‰ vorhanden und das Kohlendioxyd (CO_2) in einer solchen von 0,033–0,53%. Die Geschwindigkeit der Luftströmung schwankte zwischen 0,03 bis 0,51 cm/Sek. und der Beleuchtungsgrad zwischen 1:15 bis 1:87. In einigen Ställen war der Luftzutritt und Luftabgang unzureichend infolge Mangels einer thermischen Isolierung der Luftzutrittsschächte. Einige Kanalisierungssysteme verzögerten den Urinabfluß aus den Ställen. Der Buchtenraum pro Muttersau samt Ferkeln schwankte zwischen 3–6,5 m², und 23% der Zuchtställe besitzen Halbbuchten als Futterplätze für Ferkel. In einigen Beständen hatten die einseitige, mangelhafte und unregelmäßig verabreichte Futterration zu Verlusten, also zu schwächeren Ergebnissen bei der Ferkelaufzucht geführt.
St. Bayer. 3980.

Dzjubenko, P. K. (Dsjubenko, P. K.); Forsch.-Inst. für Sanitäre Techn. der Akad. für Bauwes. und Architektur der Ukrain.SSR. Ulučšit' ventiljaciju svinarnikov. **(Die Verbesserung der Lüftung in Schweineställen.)** Svinovodstvo, Moskva **16** (1962) Nr. 10. S. 39–40.

Es werden Formeln für die Berechnung der Feuchtigkeitsverdampfung vom Boden der Schweineställe (I) sowie der Temperatur der entweichenden Luft (II) entwickelt. Sie lauten: $G = (29{,}7 + 18{,}9 \cdot v)\,(P_2 - P_1)\,760/B$ g/m²h (I). Darin bedeuten: V — Luftgeschwindigkeit über der Verdampfungsfläche in m/s; P_2 — Partialdruck der Wasserdämpfe und bei der Temperatur der verdampfenden Flüssigkeit und völliger Sättigung in mm Hg; P_1 — Partialdruck der Wasserdämpfe in der die Verdampfungsfläche umgebenden Luft in mm Hg; B — barometrischer Luftdruck. $t_{yx} = t_{so} + (1\text{–}1{,}27)\,(H - h_{so})$ C° (II). Darin bedeuten t_{so} — Lufttemperatur des Stalles in der Aufenthaltszone der Tiere in °C; H — Höhe der Berechnung der Lufttemperatur in m; h_{so} — Höhe der Aufenthaltszone der Tiere in m. — Die Luftzufuhr soll aus der oberen Zone des Stalles durch große Schächte abziehen, die Zuluft ebenfalls in der oberen Zone an mehreren Stellen eintreten. F. Schenk. 3980.

Pljaščenko, S. I. und Dudarev, M. A. (Pljastschenko, S. I. und Dudarew, M. A.); Minsk, Beloruss. Forsch.-Inst. für Tierzucht. Usoveršenstvovannyj ognekalorifer likvidiruet syrost' v svinarnikach. **(Ein verbesserter Gaslufterhitzer zur Entfernung der Feuchtigkeit in Schweineställen.)** Svinovodstvo, Moskva **16** (1962) Nr. 8. S. 35–37. — 2 Abb.

Der von Safronow und Taubin entwickelte Lufterhitzer, der mit Holz, Torf oder Kohle geheizt wird, erzeugt bis zu 70000 Kalorien/h; die Lufttemperatur beträgt 120–150 °C bei einer Geschwindigkeit von 1,5 m/s. Um die Temperaturschwankungen der Stalluft zu verringern, werden die Warmluft-Auslaßrohre über den Buchten verlegt und an der Unterseite mit regulierbaren Öffnungen (alle 3–4 m) versehen. Der Lufterhitzer wird am besten in einem Vorraum aufgestellt und nicht ganztags geheizt. In Ställen mit einer Luftfeuchtigkeit von 100% sank diese nach 6–7 Tagen (je 4–6 Stunden geheizt) auf 70–80%. F. Schenk. 3980.

Safarov, Ju. B. (Safarow, Ju. B.); Aserbaidshan. Landwirtsch. Inst. Dezinfekcija škur pri infekcionnoj ėnterotoksemii ovec. **(Desinfektion der Häute bei der infektiösen Enterotoxämie der Schafe.)** Veterinarija, Moskva **39** (1962) Nr. 10. S. 75–77.

Vf. führte Untersuchungen über die Wirksamkeit der Salzsäure-Kochsalz-Desinfektion bei Häuten durch, die von Schafen stammten, die an Enterotoxämie verendet waren oder bei denen ein Infektionsverdacht vorlag. Weiterhin wurden Häute künstlich infiziert. Nach vorbereitenden Laboruntersuchungen ging man zu Kontrollen unter Praxisbedingungen über. Dabei ging man von der bisher üblichen ständigen Erwärmung der Lösungen auf 30–35 °C ab, da dies in der Praxis große Schwierigkeiten bereitet. Auf der Grundlage der Resultate von 3 expositions- und konzentrationsmäßig variierenden Versuchsreihen empfiehlt Vf. folgendes Verfahren. Häute frisch verendeter Schafe werden in der Wirtschaft bis zum Abklingen der Infektion nach der üblichen Methode konserviert. Die Desinfektion frischer, trocken oder feucht gesalzener Schafhäute muß in einem abgesonderten Raum in sauberen Holzgefäßen oder in säurebeständigen Behältern in einer Lösung erfolgen, die 2,5% Salzsäure und 10% Kochsalz enthält. Es ist zu beachten, daß die Salzsäure erst nach der Lösung des Kochsalzes zugesetzt wird. Nach Möglichkeit soll die Temperatur zu Beginn der Desinfektion 40–42 °C betragen. Die Felle werden mit der Fleischseite nach unten in den Gefäßen gelagert. Die Bearbeitungszeit soll 40 Std. und die Raumtemperatur dabei mindestens 14–16 °C betragen. W. Bathke. 4020.

VIII. PHARMAKOLOGIE. TOXIKOLOGIE

Dvořák, Miroslav; Brno, Porodnická Klin. Veterin. Fak. VŠZL; Výzkumný Ústav Veterin. ČSAZV, Odd. Fysiol. a Patol. Rozmnožování Hospodářských Zvířat. Enterální resorpce železa u sajících selat při působení faktorů s inhibičním účinkem. **(Enterale Eisenresorption bei Saugferkeln, beeinflußt von hindernd wirkenden Faktoren.)** Sborník Vysoké Školy zemědělské Brně, Řada B **9(30)** (1961) Nr. 3/4. S. 219–230. — 4 Abb., 31 Lit. Zus. in Russ., Engl.

An Saugferkel wurde Eisen in Form von Ferronat C (Spofa), d.i. Eisenmonosulfidlösung mit Saccharose oder reduziertes Eisen per os verabreicht. Zur Bestimmung des Einflusses von überschüssigem Calcium, Phosphat und Chlortetracyclin auf die Eisenabsorption verwendete man $CaCO_3$, Na_2HPO_4 und Aureovit (Spofa) oder Aureovit B_{12}. Die Resorptionskurven des Eisens waren auch bei Ferkeln mit normalem Blutbild bei hypochromer mikrocytärer Anämie hoch. Das deutet auf einen großen Eisenbedarf und auf einen Eisenmangel hin. Physiologisch wurde die Absorption nur bei Sättigung des Organismus gedämpft, gewöhnlich nach größeren Parenteralgaben des Eisenkomplexes mit Dextran. Bei der Verabreichung von Eisenmonosulfid direkt in die Mundhöhle war die Siderämie höher als bei seiner Verabreichung im Futter. Nach der Verabreichung des $FeSO_4$ in einer Gesamtgabe von 3,9 mg Fe/kg Kgw. direkt in die Mundhöhle morgens und nach weiteren 4 Std. waren die Resorptionskurven höher und anhaltender als bei einmaliger Verabreichung. Die Eisenresorption ließ sich weder durch überflüssiges Calcium oder Phosphor im Futter, noch durch Chlortetracyclin oder durch mittels steriler Terpentinabszesse hervorgerufenen Fieberzustand beeinflussen. Die Eisenresorption wurde bei anämischen Ferkeln bei Durchfällen merklich herabgesetzt. B. Hamzová. 4225.

Lalov, Chr. und Antonov, St.; Sofia, Akad. für Agrarwirtsch. Wiss., Wiss. Tierärztl. Forsch.-Inst. für Nichtansteckende Krankh. und Tierhyg. **Über den Eisengehalt in den Lymphknoten von Saugferkeln nach Injektion von Eisen-**

dextran. Berliner Münchener tierärztl. Wschr. **76** (1963) Nr. 2. S. 27–30. – 1 Abb., 4 Tab. Zus. in Engl.
Ferkeln wurde Eisen in Form eines Eisendextrankomplexes (Myofer) injiziert, das zu einem bedeutenden Teil in den Lymphknoten abgelagert wurde. Die Menge entsprach 29% des in der Leber gefundenen Gesamteisens und war etwa 6 mal größer als in der Milz. Bei gleichwertigen unbehandelten Kontrollen waren die Lymphknoten wesentlich kleiner und hatten auch einen viel niedrigeren Eisengehalt. Der Eisengehalt in den Lnn. mesenteriales, insbesondere in deren mittl. Teil, war bei den behandelten Ferkeln wesentlich niedriger als in den übrigen Körperlymphknoten. Das in den Lymphknoten der Leber und der Milz festgestellte Eisen fand sich vorwiegend in Form des vom Organismus leicht verwertbaren Ferritins. Bis etwa 4 Wochen nach der Eiseninjektion fiel der anfangs stark erhöhte Fe-Gehalt in Lymphknoten, Leber und Milz wieder deutlich ab, was als Beweis für die gute Verwertung der verabreichten Fe-Verbindung durch den Organismus anzusehen ist.
E. Grün. 4235.

Appelgren, L.-E., Hansson, E. und Schmiterlöw, C. G.; Stockholm, Sweden, Roy. Veterin. Coll., Dep. of Pharmacol. The accumulation and metabolism of C^{14}-labelled nicotine in the brain of mice and cats. **(Die Akkumulation und der Stoffwechsel des ^{14}C-markierten Nicotins im Gehirn von Mäusen und Katzen.)** Acta physiol. scand. **56** (1962) Nr. 3/4. S. 249–257. – 7 Abb., 1 Tab., 17 Lit.
Die Akkumulation des ^{14}C aus Nicotinmethyl-^{14}C wurde mit Hilfe der Ganzkörperautoradiographie im Gehirn von 10 Mäusen untersucht., die 5, 10, 30 und 60 Min. und 4 Std. nach i.v. Injektion von Nicotinmethyl-^{14}C getötet wurden. Die schon 5–10 Min. nach der Injektion feststellbare hohe Konzentration von Nicotin-^{14}C oder seiner Metaboliten fiel nach 30–60 Min. wieder stark ab. Die Autoradiogramme von 4 Katzengehirnen – die Tiere hatten ebenfalls ^{14}C-Nicotin i.v. erhalten und waren 5, 15, 30 und 60 Min. danach getötet worden – zeitigten analoge Ergebnisse. Mittels Chloroformextraktion und Chromatographie wurde nachgewiesen, daß das 30 Min. nach der Injektion noch vorhandene ^{14}C fast ausschließlich von Cotenin herrührt und nur noch Spuren von Nicotin vorhanden sind. H. Mielke. 4235.

Huisman, G. H.; Utrecht, Netherlands, Univ. of Utrecht, Lab. for Veterin. Physiol. Antiarrhythmic activity of procaine amide in dogs. **(Antiarrhythmische Aktivität des Procainamids bei Hunden.)** Acta physiol. pharmacol. neerl. **11** (1962) Nr. 2. S. 304. 4275.

Nettesheim, P. und Oehlert, W.; Freiburg/Br., Univ., Ludwig-Aschoff-Haus, Pathol. Inst. **Die Wirkung des Wachstumshormons auf die parenchymatösen Organe der ausgewachsenen weißen Maus unter besonderer Berücksichtigung der Leber.** Beitr. pathol. Anatom. allg. Pathol. **127** (1962) Nr. 2. S. 193-212. – 12 Abb., 48 Lit. Zus. in Engl.
Männliche weiße Mäuse erhielten täglich 0,5 mg STH i.m. und wurden am 1., 2., 3., 4. und 8. Tag getötet, nachdem ihnen 4 Min. vorher 50 μC ^{3}H-Thymidin als DNS-Vorläufer zum Nachweis der DNS-Synthese mittels Histoautoradiographie (H.) oder 500 μC ^{3}H-Leucin bzw. 50 μC ^{3}H-Cytidin zur Bestimmung des Eiweiß- bzw. RNS-Umsatzes mittels H. i.p. gespritzt worden war. Es wurden die auf diese Weise markierten Zellkerne gezählt und eine deutliche Zunahme der DNS-Synthese in Leberzellen, Tubulusepithelien und Gefäßendothelien der Glomerula der Niere, Nebennierenmarkepithelien, Skelettmuskel und Epiphysenknorpel bis zum 3. Tag, in den Kupfferschen Sternzellen bis zum 2. Tag und in den Nebennierenrindenzellen bis zum 8. Tag festgestellt. Durch die ^{3}H-Leucin- und ^{3}H-Cytidininjektion wurde in der Leber ebenfalls am 3. Tag eine Steigerung der Kerneiweiß- und RNS-Bildung festgestellt. Zu dieser Zeit war die Zahl großer Leberzellkerne zu Gunsten

der kleinen stark vermindert und die Zahl der doppelkernigen Leberzellen mehr als verdoppelt, die überdies weit häufiger als bei den Kontrollen markiert waren. Der Mitoseindex ist also deutlich erhöht. Es wird der Schluß gezogen, daß die geschilderten Veränderungen Ausdruck einer hormonal ausgelösten Stoffwechselsteigerung sind. W. Seffner. 4320.

Shinozaki, K., Chiba, I., Kashiwazaki, T., Iwasaki, S., Suhara, K. und Semba, T.; Iwate, Univ., Fac. of Agric., Dep. of Animal Physiol.; Iwate Livestock Breeding Stat. Studies on prevention and treatment of acute bolat. 2. Preventive effect of surface-active agents on ewes. **(Untersuchungen über Verhütung und Behandlung des akuten Aufblähens. 2. Mitt. Schutzwirkung von oberflächenwirksamen Stoffen bei Mutterschafen.)** J. Japan veterin. med. Assoc. **15** (1962) Nr. 7. S. 266–272. – Orig.: jap., Ausz.: engl. 4355.

Chang, Te-Wen und Weinstein, Louis; Boston, Mass., Tufts Univ. School of Med., Dep. of Med.; New England Center Hospital, Pratt Clin., Infectious Disease Serv. A comparison of the in vitro and in vivo activity of methacycline and other tetracycline compounds. **(Vergleichsuntersuchungen über die in vitro- und in vivo-Aktivität von Methacyclin und anderen Tetracyclinverbindungen.)** Antibiotics and Chemotherap. **12** (1962) Nr. 12. S. 676–688. – 9 Tab.
Im Röhrchenverdünnungstest und nach der Agar-Lochscheibenmethode wurden Methacyclin, Dimethylchlortetracyclin und Tetracyclin vergleichend an 153 Bakterienstämmen (14 Species) untersucht, wobei Methacyclin eine bessere antibakterielle Aktivität gegenüber *Strept. pyogenes*, und *Herell. influenzae* aufwies. Steigende Konzentrationen von Methacyclin verursachten in vitro eine sehr schnelle Resistenzentwicklung. Vergleichende Toxizitätsuntersuchungen an Mäusen zeigten für sämtliche Tetracyclinverbindungen bei 400 und 800 mg/kg Kgw. tödliche Wirkung. Indessen konnte durch Applikation von 200 mg Methacyclin pro kg Kgw. bei 83,3% der Tiere der Tod hervorgerufen werden. Experimentell hervorgerufene Infektionen bei Mäusen mit *E. coli*, *Staph. aureus*, *D. pneumoniae* und *K. pneumoniae* waren mit Methacyclin am wirksamsten zu behandeln. Beim Menschen war nach oraler Applikation von 150 mg Methacyclin bzw. Dimethylchlortetracyclin ein annähernd gleicher Blutspiegel zu ermitteln. Chr. Meinecke. 4400.

Saurat, P., Lautié, R. und Géral, M. F. Dosage de la spiramycine dans les tissus du poulet. **(Dosierung des Spiramycins in den Geweben des Huhnes.)** Rev. Méd. vétérin. [N.S.] **25(113)** (1962) Nr. 12. S. 817-824. – 4 Tab., 8 Lit. Zus. in Engl., Span.
Gewisse Antibiotica entfalten in vitro eine andere Wirksamkeit wie in vivo. Die Antibioticakonzentration im Blut ist bei den einzelnen Antibiotica ebenfalls verschieden. Das Spiramycin eignet sich besonders für die Behandlung der Mycoplasmose des Geflügels. Nur geringe Mengen lassen sich im Blut nachweisen. Die einzelnen Organe wie Leber, Milz, Nieren und Lungen zeigen einen besonders hohen Gehalt an Spiramycin. Die besondere Technik der Extraktion des Spiramycins aus Organen, Blut, Serum, Gehirn und Muskulatur wird ausführlich beschrieben. Der Spiramycingehalt der einzelnen Organe wird in verschiedenem Abstand (3 Std. bis 4 Tage) zur intramuskulären Injektion des Antibioticums in den einzelnen Organen ermittelt. Es diffundiert im Organismus sehr schnell und erreicht 6–12 Stunden nach der Injektion den höchsten Wert in den Organen. Durch höhere Dosen wie 100 mg/kg wird eine kumulative Wirkung erreicht. E. Tempel. 4400.

Darraspen, E. und Lescure, F. La 6-méthyl-delta-1-hydrocortisone en thérapeutique vétérinaire. **(6-Methyl-delta-1-hydrocortison in der tierärztlichen Therapie.)** Rev. Méd. vétérin. [N.S.] **25(113)** (1962) Nr. 11. S. 737–745. 4420.

Supperer, R. und Pfeiffer, H.; Wien, Tierärztl. Hochschule, Inst. für Parasitol. und Allg. Zool. **Promintic, ein neues parenteral verabreichbares Wurmmittel.** Wiener tierärztl. Mschr. **49** (1962) Nr. 11. S. 863–869. – 7 Lit. Zus. in Engl., Franz., Ital.

Promintic, eine 90 vol.-%ige Lösung von 2-(β-Methoxyaethyl)-pyridin in Wasser (Hersteller ICI) wurde in 3 Versuchen bei insgesamt 48 Schafen verschiedener Altersklassen bezüglich seiner Wirkung auf Endoparasiten geprüft. Dosierung: 1 cm^3 Promintic pro 10 engl. Pfund (4535 g); Applikation: s.c. im Bereich der Schulter. Eine ausgezeichnete Wirkung konnte gegen die Dünndarmnematoden *Trichostrongylus vitrinus* und *Tr. colubriformis*, eine sehr gute Wirkung gegen die Labmagennematoden *Ostertagia circumcincta* und *O. trifurcata* festgestellt werden. Besonders hervorgehoben wird die gute Wirksamkeit gegen *Strongyloides papillosus*. Die Wirksamkeit gegenüber *Chabertia ovina* wird als nicht befriedigend bezeichnet. Lungenwürmer der *Protostrongylus-Muellerius*-Gruppe und Bandwürmer der Gattung *Moniezia* wurden nicht beeinflußt. Th. Hiepe. 4460.

Lienert, E.; Wien, Tierärztl. Hochschule, Pharmakol. Inst. **Diaphene wirkt beim Fasciola hepatica-Befall des Rindes.** Tierärztl. Umschau **18** (1963) Nr. 2. S. 85–88. – 1 Tab., 4 Lit.

Diaphene, ein Gemisch aus 3 Teilen 3,5-Dibromsalicylsäure-4'-bromanilid und 1 Teil 5-Bromsalicylsäure-4'-bromanilid (Hersteller Stecker Chemicals Inc., Ridgewood N.J.), erwies sich in einer Dosierung von 20 mg/kg Kgw. nach oraler Verabreichung an Rinder *Fasciola hepatica*-wirksam; es wurde vorher durch den Leberegel-Implantations-Test nach Lienert als Leberegelmittel erkannt. Zur Tötung der Leberegel ist nur ein kurzer Diaphene-Blutspiegel notwendig. Die Beurteilung der Diaphene-Wirkung mittels Schlachtung soll nicht vor 62 Std. post applicat. vorgenommen werden. Unverträglichkeitserscheinungen traten bei den verwendeten sechs Versuchskühen nicht auf. Das extrem wirksame Leberegelmittel Diaphene wird in einer Ausgangsdosis von 20 mg/kg Kgw. zur klinischen Prüfung empfohlen.
Th. Hiepe. 4460.

Schulz, J. A. und Priboth, W.; Leipzig, Karl-Marx-Univ., Med. Tierklin. **Zur Anwendung von „Bubulin“ gegen den Spulwurmbefall des Schweines.** Mh. Veterinärmed. **18** (1963) Nr. 5. S. 172–176. – 5 Tab., 6 Lit.

Das Kombinationspräparat „Bubulin“ – es enthält je 100 ml 50,0 0,0-Dimethyl-2,2,2-trichloroxyaethylphosphonsäureester als Wirkstoff und als Zusätze 0,15 Vol.-% Atropinsulfat und 0,5 Vol.-% N-Methylpyridin-aldoximjodid (PAM) – erwies sich als ein brauchbares Mittel gegen den Spulwurmbefall des Schweines. Bei subcutaner Injektion waren 50 mg des Wirkstoffes/kg Kgw. therapeutisch gut wirksam; diese Form der Applikation wird besonders für die Therapie des Spulwurmbefalles in großen Läuferbeständen empfohlen. Das Präparat kann auch oral in einer Dosis von 50 mg/kg Kgw. an 2 aufeinanderfolgenden Tagen zusammen mit einem aus Wasser und Schrot hergestellten dünnen Brei angewendet werden; bei einigen der behandelten Tiere trat nach oraler Verabreichung vorübergehend flüssiger Kotabsatz auf. Es wird mitgeteilt, daß die subkutane Applikationsform hinsichtlich therapeutischer Wirksamkeit und Verträglichkeit der oralen Verabreichungsweise überlegen ist. Bei Überschreiten der Dosis von 70 mg/kg Kgw. wurden vorübergehende Unverträglichkeitserscheinungen festgestellt. Th. Hiepe. 4460.

Armour, J., Brown, P. R. M. und Sloan, J. E. N.; Berkhamsted, Herts., Cooper Techn. Bureau. The anthelmintic efficiency of haloxon against the adult and immature stages of sheep gastro-intestinal nematodes. **(Die anthelmintische Wirksamkeit von Haloxon gegen die adulten und unreifen Entwicklungsstufen der Magen-Darm-Nematoden des Schafes.)** Veterin. Rec. **74** (1962) Nr. 50. S. 1454–1457. – 4 Tab., 2 Lit.

An über 600 Schafen prüften Vff. in verschiedenen Laboratoriums- und Freilandversuchsreihen die organische Phosphorverbindung Haloxon [0,0, di-(2-chloraethyl)0-[3-chloro-4-methyl cumarin-7yl] phosphat] auf ihre Wirksamkeit gegen die adulten Magen-Darm-Nematoden und deren Entwicklungsstadien. In der Dosis von 50 mg/kg Kgw. als wässerige Suspension intraruminal injiziert und in Mengen von 30 bis 55 mg/kg Kgw. oral als Drench verabreicht, erwies sich das Präparat als hoch wirksam gegen die adulten Würmer von *Haemonchus contortus, Ostertagia spp.* und *Trichostrongylus axei,* gegen die *Trichostrongylus*-Arten des Dünndarms sowie gegen *Cooperia curticei, Nematodirus spp.* und *Strongyloides papillosus.* Genannte Nematodenarten wurden im Durchschnitt zu mehr als 95% abgetrieben. Auch gegen die in nur geringen Mengen gefundenen Arten *Bunostomum trigonocephalum* und *Oesophagostomum venulosum* schien das Mittel wirksam zu sein. *Trichuris ovis* und *Chabertia ovina* wurden von Haloxon dagegen nicht beeinflußt. Die 4. und 5. Larvenstadien sowie die juvenilen Formen von *H. contortus, Trichostrongylus spp.* (Dünndarm) und *C. curticei* sowie die 5. Larven von *Ostertagia spp.* und *Nematodirus spp.* wurden durch das Präparat wesentlich vermindert. Toxische Nebenerscheinungen während und nach der Behandlung traten nicht auf. Im Vergleich zu den Kontrolltieren wiesen die mit Haloxon behandelten Schafe während des Versuchsablaufes eine bessere Gewichtszunahme auf.

S. Nickel. 4460.

Dale, D. G., Gibbs, H. C. und Jeffers, H.; Quebec, Macdonald Coll., Canada Dep. of Agric., Health of Animals Div., Animal Pathol. Lab.; Dep. of Animal Sci. The effects of phenothiazine vs methyridine on the weight gains and helminth burdens of feed lot lambs. **(Der Einfluß von Phenothiazin und Methyridin auf die Gewichtszunahme und den Helminthenbefall bei Mastlämmern.)** Canad. J. comparat. Med. veterin. Sci. **26** (1962) Nr. 11. S. 264–267. — 3 Tab., 11 Lit.

An 60, in 6 gleichwertige Versuchsgruppen aufgeteilte, etwa 27 kg schwere Bocklämmer mit einem natürlich erworbenen Helminthenbefall prüften Vff. vergleichend die Wurmwirksamkeit des Phenothiazins und des Methyridins. Während des Versuchsablaufes, über 10 Wochen, erhielten die Lämmer gleiche Futtermengen zugeteilt. In jeder Gruppe bekamen 5 Versuchstiere Phenothiazin als Drench verabreicht (Standarddosis pro Tier: 42 g einer Suspension bestehend aus feingemahlenem Phenothiazin und Wasser im Verhältnis 1:2) und die anderen 5 Lämmer Methyridin s.c. im Bereich der lateralen Brustregion injiziert (Dosis: 1 ml pro 4,53 kg Kgw. des Handelspräparates Promintic mit 90% v/v 2 (β methoxyaethyl) pyridin in Wasser). Die Methyridin-Behandlung bewirkte eine größere Minderung der Gesamtwurmausscheidung als die Phenothiazin-Kur und war auch wirksamer gegen *Nematodirus sp.* und *Strongyloides papillosus.* Die Auswertung des Verdauungstraktes der Schafe zweier Versuchsgruppen offenbarte, daß die Minderung der Gesamteiausscheidung durch die Reduzierung des Trichostrongylidenbefalls im Dünndarm verursacht worden war. Am Ende des Versuches zeigten die Lämmer, die Methyridin erhalten hatten, eine um 45% höhere Gewichtszunahme als die mit Phenothiazin behandelten Tiere. Die Gewichtsdifferenzen betrugen etwa 4,5 kg pro Lamm. S. Nickel. 4460.

Möhlmann, H; Dessau, Forsch.-Inst. für Impfstoffe. **Wesen und Wirkung der γ-Globuline und Perspektive ihres Einsatzes in der Tierheilkunde.** Mh. Veterinärmed. 17 (1962) Nr. 23/24. S. 934–941.

Bei der Fraktionierung von Blutserum mittels der Elektrophorese wandern die γ-Globuline am langsamsten. In dieser Fraktion sind die meisten spezifischen humoralen Schutzstoffe vorhanden. Sie werden in der Milz, den Lymphknoten, im Knochenmark, in der Leber und weiteren Organen gebildet. Hierzu ist die Einwirkung von Antigenen, die in großem Umfange in den Organismus gelangen, notwendig. Allerdings sind hierbei nur die von pathogenen Antigenen hervorgerufenen Antikörper von Bedeutung. Fohlen, Kälber, Ferkel und Lämmer haben zur Zeit der Geburt keine spezifischen humoralen Schutzstoffe im Blut. Die passive Immunität wird ihnen durch die Colostralmilch vermittelt, die möglichst frühzeitig gegeben werden sollte. Die prophylaktische Anwendung von γ-Globulinpräparaten wird in Beständen mit erheblichen Kälber- und Ferkelverlusten angebracht sein. Sie sollte gegen Virus- und Bakterien-Infekte und auch gegen Intoxikationen in den ersten 24 Std. und in der 3.–6. Woche bei Jungtieren zum Einsatz kommen. Therapeutische Erfolge sind bei bakteriellen Infekten nur bei großen Dosen und in Kombination mit einem Antibioticum und Resaktin zur Stimulierung der unspezifischen humoralen und zellulären Abwehr auch bei erwachsenen Tieren zu erwarten. Weitere Indikationsgebiete sind: allgemeine Infektanfälligkeit, sehr starker Blutverlust, Mangelernährung, Schäden durch ionisierende Strahlen, Stickstofflost und Corticosteroide. A. Meyer. 4490.

Teng, Hsi-hsien; Moskau, Inst. für Normale und Pathol. Physiol. der Akad. der Med. Wiss. der UdSSR. O vlijanii ingibitorov glikolitičeskogo cikla i cikla trikarbonovych kislot na chimičeskuju čuvstvitel'nost' sinokarotidnoj i kišečnoj refleksogennych zon. **(Über den Einfluß der Hemmer des glykolytischen und des Tricarbonsäurezyklus auf die chemische Empfindlichkeit der Carotissinus- und Darmreceptoren.)** Bjulleteń ėksperimental'noj biologii i mediciny, Moskva **51(26)** (1961) Nr. 3. S. 13–18. — 3 Abb., 6 Lit. Zus. in Engl.

Die Untersuchungen wurden an Katzen mit isoliertem Carotissinus durchgeführt, dessen Nervenverbindung mit dem Organismus erhalten geblieben war. Als Hemmsubstanzen wurden dem Perfusat Natriumfluorid (Glykolyse) oder Hydroxylamin (Tricarbonsäurezyklus) zugesetzt. Als chemische Reizkomponente diente Acetylcholin. Die Ergebnisse deuten darauf hin, daß die Empfindlichkeit der Chemoreception des Carotissinus gegenüber Acetylcholin sehr eng mit den glykolytischen Prozessen des Gewebestoffwechsels verbunden ist, ganz im Gegensatz zu der des Darmes. M. Mielke. 4500.

Koella, Werner P. und Schaeppi, Ulrich; Shrewsbury, Mass., Worcester Foundation for Exp. Biol., Lab. of Neurophysiol. The reaction of the isolated cat iris to serotonin. **(Reaktion der isolierten Regenbogenhaut der Katze auf Serotonin.)** J. Pharmacol. exp Therapeut. **138** (1962) Nr. 2. S. 154–158. 4500.

Domaradskij, I. V. (Domaradski, I. W.) Gipoteza „toksin-ferment“ i rol' fermentov bakterij v patogeneze infekcij. **(Zur Frage der Fermentnatur der Toxine.)** Uspechi sovremennoj biologii, Moskva **54** (1962) Nr. 1. S. 57–70. — 151 Lit.

Die Anwesenheit mehrerer biologisch aktiver Substanzen in ungenügend gereinigten Präparaten, die verschieden große Toxizität gleichartiger Enzympräparate aus verschiedenen Mikrobenarten und andere Tatsachen sprechen gegen die Verallgemeinerung, daß sämtliche Toxine als Fermente wirken. In diesem Zusammenhang wird die Rolle bakterieller Fermente in einigen Infektionsprozessen besprochen; weiterhin werden Unterschiede in der chemischen Zusammensetzung pathogener und apathogener Mikroben erörtert. E. Koch/Jena. 4610.

Paulet, G.; Rennes, Fac. de Méd. et de Pharmac. Agression cyanhydrique et guerre chimique. **(Blausäurevergiftung und chemischer Krieg.)** Rev. Corps Santé Armées **3** (1962) Nr. 6. S. 971–993.

Das CN-Ion der Blausäure oder ihrer Salze stellt für den Organismus ein sehr starkes Gift dar. Man nimmt an, daß die Aufnahme von 60 mg Blausäure beim Menschen tödlich wirkt. Da die Wirksamkeit dieses Giftes beim Hund den Verhältnissen beim Menschen am nächsten kommt, hat Vf. seine Versuche an diesem Tier durchgeführt. Die akute, gewöhnlich tödlich verlaufende

Blausäurevergiftung beginnt mit Atemnot und Aufregung, gefolgt von tonisch-klonischen Krämpfen und endet mit Lähmung des Herzens und der Atmung. Der Tod tritt nach 15–30 Min. ein. Je nach dem Grad der Intoxikation kommen perakute, leichte und chronische Vergiftungen vor. Geruch nach Bittermandelöl in der Ausatmungsluft oder bei der Sektion weist auf Blausäure hin. Der Tod tritt ein infolge einer Anoxie durch Unterbrechung der Zellatmung. Die Einatmung von reinem Sauerstoff verdoppelt die Widerstandskraft des Hundes gegen die Vergiftung. Die künstliche Beatmung muß aber möglichst schnell einsetzen. Bei frühzeitiger Applikation kann auch die i.v. Injektion von Na-Nitrit (5 mg/kg) und anschließende Injektion von 50 cm^3 einer 25%igen Natriumhyposulfit-Lösung von Erfolg sein. Weiterhin gelang es, Hunde, bei denen experimentell durch Blausäure seit 2–5 Min. Herzstillstand vorlag, durch Injektion von Dicobaltaethylendiaminacetat, Sauerstoffbeatmung und Herzmassage wieder zu beleben. Diese Therapie kann unterstützt werden durch Gaben von Glukose und Vitaminen (B_1, B_2, C, PP). Im Falle eines Gaskrieges mit Blausäure ist jede Therapie, da sie unverzüglich einsetzen muß, illusorisch. Nur eine frühzeitig aufgesetzte Gasmaske kann das lebendige Verlassen der mit Blausäure vergifteten Gegend ermöglichen. Weiterhin wird die Applikation von para-Aminopropiophenon (100 mg pro Person per os) empfohlen. A. Meyer. 4620.

Janeček, A., Oplištil, M. und Šitanc, J.; Brno, Katedra Lékařské Chem., Fysiky a Toxikol. Veterin. Fak. VŠZL. Příspěvek ke studiu vazby As na svalové bílkoviny. **(Beitrag zum Studium der Arsenbildung mit Muskeleiweißkörpern.)** Sborník Vysoké Školy zemědělské Brně, Řada B **9(30)** (1961) Nr. 1/2. S. 23–29. — 2 Abb., 4 Tab., 15 Lit. Zus. in Russ., Dtsch.

Der Arsengehalt im biologischen Material wurde quantitativ nach der colorimetrischen Methode bestimmt. Die Arsenbindung an die Muskeleiweißkörper wurde bei versuchsweise vergifteten Kaninchen und im Fleisch von Rindern und Schweinen ermittelt, die nach Vergiftungen durch Arsenverbindungen notgeschlachtet worden waren. In vitro sind 2 g Muskeleiweiß imstande, 40–50 γ Arsen zu binden. Diese Bindung kann teilweise durch Dialyse mit destilliertem Wasser (8%), 0,2% HCl (17%), 0,1% Kaliumferricyanid und 0,1% Natronlauge aufgehoben werden. Bei der Experimentalvergiftung von Kaninchen konnte man von der Bindung mit dem Fleischeiweiß nur 17,5 bis 54,2% Arsen mittels konzentriertem HCl freimachen. Auch in der Muskulatur der notgeschlachteten Tiere überstieg bei Vergiftungen durch Arsenverbindungen die Menge des hydrolytisch freigemachten Arsens (16,3–48,6%) die Hälfte der Arsen-Gesamtmenge, die nach der Mineralisierung des Fleisches der vergifteten Tiere gefunden wurde.

B. Hamzová. 4670.

Ruckebusch, Y. und Magat, A.; Lyon, École Nat. Vétérin., Lab. de Chim. et de Physiol. Diagnostic de l'intoxication des ruminants par les composés organo-phosphorés. **(Diagnostik der Vergiftung der Wiederkäuer durch organische Phosphorverbindungen.)** Rev. Méd. vétérin. [N.S.] **25(113)** (1962) Nr. 12. S. 824–834. — 3 Tab. Zus. in Engl., Span.

Organische Phosphorverbindungen (P) werden immer mehr zur Bekämpfung von Pflanzenschädlingen benutzt und können durch Verzehr mit dem Futter Vergiftungen bei Wiederkäuern hervorrufen. Wenn auch als gemeinsame Wirkung der P die Hemmung der Cholinesterase (Ch) mit Vermehrung der Sekretionen, Myose, Verengung der Bronchien, neuro-muskuläre Störungen, Verminderung der Cholinesteraseaktivität (ChA) des Nervengewebes und des Blutes bekannt ist, so ist doch die Diagnose nicht so leicht. Bei den Wiederkäuern ist die ChA im Serum gleich Null oder sehr schwach und kann nur im Nervengewebe, in den Blutkörperchen oder im Blut gemessen werden.

Die Festellung im Nervengewebe mit der Apparatur von Warburg ist nicht geeignet. Allein aus einer Kombination des ChA-Befundes des Blutes und den Symptomen der Vergiftung zusammen kann die Intoxikation mit P festgestellt werden. Man sollte von 2 oder 3 Patienten Blut entnehmen, und zwar beim ersten Besuch, 3 oder 4 Tage später und nach 10 bis 15 Tagen. Das mit P verseuchte Futter muß natürlich auch zur Untersuchung gebracht werden. Die colorimetrische Methode der Feststellung der Hemmung der Ch besteht darin, in ein Gefäß mit 6 mg Acetylcholinjodid u. 0,5 mg Bromthymolblau 3 ml Aqua bidestillata zu gießen und in die Lösung einenTropfen des zu untersuchenden Blutes fallen zu lassen, bei 37 °C aufzubewahren und nach 45 Min. zu untersuchen. Die normale Farbe der Mischung ist cognacfarbig. Ein grüner Farbumschlag zeigt Hemmung in der Ch. Aus der Anamnese muß der Praktiker das P-Präparat ermitteln, mit dem das Futter kontaminiert worden ist. Er muß auch die Zusammensetzung der verschiedenen Schädlingsbekämpfungsmittel kennen, da nicht nur organische Phosphorverbindungen, sondern auch Präparate auf Chlor-, Arsenik- und Quecksilberbasis angewendet worden sein können. K. Preißler. 4720.

Sastry, M. S. und Mahadevan, V.; Izatnagar, Uttar Pradesh, Indian Veterin. Res. Inst., Animal Nutrit. Div. Investigations on the toxicity of Lantana camara, Linn. **(Untersuchungen über die Giftigkeit von Lantana camara, L.)** Indian veterin. J. **40** (1963) Nr. 2. S. 78–82. – 5 Lit.
Lantana camara, das Wandelröschen, gehört zur Gattung der Eisenkrautgewächse und ist eine der meist tropischen 50 *Lantana*-Arten. Es handelt sich um behaarte Sträucher mit kopfig gestauchten Ähren aus kleinen Blüten, deren Färbung sich zuweilen abändert und mit dem Alter umwandelt. *Lantana*-Vergiftungen sind in Indien recht häufig. In ihren Untersuchungen stellten Vff. fest, daß der gesamte alkoholische Extrakt der Pflanze in höchstem Maße giftig ist und die Erscheinungen der *Lantana*-Vergiftung hervorruft. In erster Linie wurden Gelbsucht und andere sekundäre Erscheinungen einer Photosensibilisierung beobachtet. Bei weiterer Untersuchung zeigte es sich, daß die in Chloroform lösliche Fraktion des Alkoholextraktes die Giftwirkung verursacht, was mit Erfahrungen übereinstimmt, die man bereits früher in Südafrika gemacht hatte. 1,5 g/30 kg Kgw. führten bei Schafen zum Tode. E. Wiesner. 4730.

Purohit, Kulanand; Garur-Baijnath, Almora, Uttar Pradesh. Nilphulia (Ageratum conyzoides) poisoning in sheep. **(Nilphulia-Vergiftung [Ageratum conyzoides] beim Schaf.)** Indian veterin. J. **39** (1962) N. 10. S. 553–556. 4730.

IX. INNERE MEDIZIN, NICHT INFEKTIÖSE KRANKHEITEN, INFEKTIONSKRANKHEITEN

Littlewort, M. C. G.; Cambridge, Univ., Dep. of Veterin. Clin. Studies. The clinical auscultation of the equine heart. **(Die klinische Auskultation des Herzens beim Pferd.)** Veterin. Rec. **74** (1962) Nr. 46. S. 1247–1256. – 8 Abb., 34 Lit.
Der potentielle Wert der Auskultation des Pferdeherzens in der Praxis wird diskutiert und Vorschläge werden gemacht für die Standardisierung der angewendeten Methoden der Auskultation, ihrer Beschreibung und Klassifizierung sowie der Ergebnisse. Besonderer Nachdruck wird gelegt auf die Notwendigkeit der Verwendung moderner Instrumente zur detaillierten Untersuchung der hämodynamischen Effekte der Herzkrankheiten beim Pferd mit dem doppelten Zweck der Erforschung der Bedeutung cardiovaskulärer Geräusche sowie der Unterweisung der einzelnen Studenten und Kliniker, wie sie ihre eigenen Sinne zur Erfassung und später zur Interpretation der verschiedenen Herzgeräusche zu gebrauchen haben. Stethoskop, Auskultationsgebiete sowie

die Herzgeräusche beim gesunden Herzen und zahlreichen Krankheiten desselben werden ausführlich besprochen. C.-U. v. Mickwitz. 4923.

Sova, Z.; Pardubice, Vnitřní Oddělení Veteřin. Nemocnice. Laboratorní diagnostika hepatopatií u koní technika výsledky jaterních biopsií. **(Technik und Ergebnisse der Leberbiopsie in der Labordiagnostik der Hepatopathien der Pferde.)** Veterin. Časopis **11** (1962) Nr. 4. S. 375–383. – 3 Tab., 22 Lit. Zus. in Russ., Engl., Franz., Dtsch.
Die Aspirationsbiopsie der Leber wird am Vorderrand der 15. Rippe unweit des Randes des perkutorischen Lungenfeldes vorgenommen. Die Nadel dringt transthoracal durch den Rand der rechten Lunge und durch das Zwerchfell in die Leber ein. Nach dieser Methode wurden 300 Leberbiopsien bei Pferden vorgenommen; davon waren 263 Biopsien erfolgreich (87,7%), 15mal wurden Darmteile getroffen, 9mal nur die Lunge, 2mal wurde eine Zwerchfellprobe entnommen, 2mal wurde nach dem Einstich von links der Magen getroffen, 8mal gelang es nicht, die Leber zu erreichen. Dreimal stellte sich Lungenblutung ein. Zwei Komplikationen endeten tödlich. Die Diagnose lautete in 25 Fällen auf Hepatitis acuta, in 66 Fällen auf Hepatopathia degenerativa, in 19 Fällen auf Hepatonecrosis diffusa, in 21 Fällen auf Fibrosis hepatis diffusa, in 4 Fällen auf Hepatitis chronica parasitaria, 6mal auf Anaemia infectiosa equi, 2mal Leukose, 1mal Hyperaemia hepatis, 2mal Irritatio RES. Ohne markante Veränderungen waren 23 Fälle, und in 94 Fällen war der Befund völlig negativ. B. Hamzová. 4927.

Pinsent, P. J. N. The differential diagnosis of abdominal disorders of the bovine animal. **(Die Differentialdiagnosen der Störungen im Abdomen des Rindes.)** Veterin. Rec. **74** (1962) Nr. 47. S. 1282–1291. – 15 Lit.
In der sehr ausführlichen, in Form eines Kongreßvortrages gehaltenen Arbeit werden zur Differentialdiagnose der Pansen-Hauben-Affektionen, insbesondere der Fremdkörperperitonitis besprochen: Perforation von Uterus und Vagina, akute septische Metritis, postoperative Peritonitis, perforierende Labmagengeschwüre, Rectumperforation infolge Sadismus, akute tuberkulöse Peritonitis. Daneben sind schmerzhafte Zustände im Brust- und vorderen Bauchabschnitt auszuschließen, die keine Peritonitis hervorrufen, wie bakterielle Pericarditis, bestimmte Formen der Lungen- und Brustfellentzündungen, Labmagenverstopfung, schmerzhafte Leberaffektionen sowie Pyelonephritis. Ferner ist die Unterscheidung von Pansenüberladungen wichtig, die unabhängig von der traumatischen Reticulitis entstehen. Komplikationen und Folgen der traumatischen Reticulitis mit ihren Differentialdiagnosen, Diagnosenund Differentialdiagnosen der Labmagenerkrankungen, Zwerchfellshernien, Darmobstruktionen sowie die Laparotomie werden besprochen. Durch neun zum Teil ausführliche Diskussionsbeiträge findet die Darstellung des Vf. eine weitere Ergänzung. C.-U. v. Mickwitz. 5055.

Todenhöfer, H. und Reuleaux, I.-R.; Hannover, Tierärztl. Hochschule, Inst. für Pathol. **Störung des Schluckaktes bei 2 Junghunden mit Regurgitation und Expektoration von Futter.** Dtsch. tierärztl. Wschr. **68** (1961) Nr. 10. S. 555–557.
Es werden zwei Fälle von Schluckaktstörungen bei zwei Junghunden verschiedener Herkunft beschrieben. Bei beiden Welpen setzten die Erscheinungen zu Beginn des Zufütterns fester Nahrung ein. Sie zeigten sich in Form von Regurgitation und Expektoration des Futters. Der hervorstechendste Befund war bei beiden Welpen eine hochgestellte Epiglottis. Megoesophagus, Oesophagus- und Cardiastenose sowie Oesophagus-Trachealfistel wurden röntgenologisch ausgeschlossen. In der Zungen- und Zungenbeinmuskulatur wie auch in der Kehl- und Schlundkopfmuskulatur wurde histologisch eine nichteitrige Myositis festgestellt. Auf die Ähnlichkeit dieser Erfahrung mit der Myasthenia gravis des Menschen wird hingewiesen. K.-P. Jaksztien. 5060.

Hannan, J. und Nyhan, J. F.; Dublin, Univ. Coll., Dep. of Veterin. Med.; Moorepark, Fermoy, Agric. Inst. The use of some vitamins in the control of ulcerative gastric haemorrhage in pigs. **(Die Anwendung einiger Vitamine bei der Bekämpfung der ulcerativen Magenblutung der Schweine.)** Irish veterin. J. **16** (1962) Nr. 10. S. 196–197. – 3 Tab., 5 Lit.
70 Schweine wurden in zwei gleiche Gruppen geteilt. Die Schweine der einen Gruppe erhielten alle zwei Wochen 50 IE Vitamin E in Öl i.m., während die andere Gruppe als Kontrolle diente. In einem zweiten Versuch mit insgesamt 100 Schweinen erhielt die Versuchsgruppe die Vitamine A, E und K in ausreichender Menge im Futter, während die Hälfte der Schweine ebenfalls als Kontrolle diente. Todesfälle infolge Magenblutung traten nicht auf. Nach der Schlachtung wurden in beiden Versuchen sowohl in der Versuchs- als auch in der Kontrollgruppe Magenulcera bei etwa der Hälfte der Tiere festgestellt. W. Wittig. 5070.

Mahaffey, Leo W.; Newmarket, Animal Health Trust, Equine Res. Stat. Respiratory conditions in horses. **(Krankheiten des Atmungsapparates beim Pferd.)** Veterin. Rec. **74** (1962) Nr. 47. S. 1295–1311. – 12 Tab., 10 Lit.
Die als Kongreßvortrag gehaltene Arbeit geht neben der Erwähnung der allgemeinen Ursachen der Erkrankung der Respirationsorgane und ihrer physiologischen Abwehrmechanismen auf die folgenden Zustände ein: Rhinitis, enzootischer Nasenausfluß beim Fohlen, Untersuchung des Nasensekrets, Veränderungen an den Nasenhöhlen und Luftsäcken, Epistaxis, dem weichen Gaumen, Kehlkopfpfeifen, epizootischer Husten der Pferde (ausführlich!), Bakterien als Ursache respiratorischer Krankheiten, Transportpneumonie der Pferde, Druse (ausführlich), pyämische Pneumonie der Fohlen infolge *Corynebacterium equi* (ausführlich), Krankheiten durch Pneumonitis-Virus, Equine-Arteritis-Virus (Influenza) (ausführlich), der sog. „Broken Wind“ und respiratorische Erkrankungen der Neugeborenen. Durch 12 Diskussionsbeiträge wird die Arbeit ergänzt. C.-U. v. Mickwitz. 5095.

Jaksztien, K. P. und Lehmann, H.; Berlin-Friedrichshain, Staatl. Poliklin. für Kleine Haustiere. **Zur Infusionstherapie mit „Infukoll“ bei der Myositis eosinophilica des Hundes.** Mh. Veterinärmed. **17** (1962) Nr. 22. S. 905–906. – 14 Lit.
Nach Abriß der Symptomatologie und Hämatologie wird die Anwendung von „Infukoll“ (6%ige Lösung des Polyglucosans Dextran mit 0,9% Natriumchlorid) in einer 16 Mon. dauernden Beobachtungszeit an 9 Schäferhundrüden dargelegt. Im akuten Anfall erhielten die Tiere ein- oder mehrmalig 80–120 ml i.v. als Infusion. Nach zweimaliger Infusion kam es bei der Mehrzahl zur Besserung. Rezidive können auftreten. H. Trolldenier. 5175.

Asbury, A. C.; Davis, Univ. of California, School of Veterin. Med., Dep. of Med., Sugery and Clin. Hypocalcemia in ewes – a case report. **(Hypocalcaemie bei Schafen – ein Bericht über einen Krankheitsausbruch.)** J. Amer. veterin. med. Assoc. **141** (1962) Nr. 6. S. 703–705. – 1 Tab., 4 Lit.
In einer Herde von 1650 hochtragenden Schafen erkrankten etwa 50 Tiere an Hypocalcaemie, nachdem sie 60 Tage auf einer Stoppel nur Futter mit sehr niedrigem Calciumgehalt aufgenommen hatten und anschließend eine längere Strecke getrieben worden waren. Die klinische Diagnose wurde durch erfolgreiche Behandlungsversuche mit Calciumgluconat bestätigt. In drei untersuchten Serumproben wurde eine signifikante Senkung des Calciumspiegels festgestellt. Durch i.v. oder s.c. Behandlung erkrankter Tiere mit 150 ml einer 20%igen Calciumgluconatlösung wurde schnelle Heilung erreicht. W. Wittig. 5220.

Tomáš, J., Boďa, K. und Kóňa, E.; Košice, Katedra pre Patol. Morfol. Veterin. Fak. Vplyv glukoplastických aminokyselín na priebeh hladovej ketózy u oviec. **(Einfluß von glukoplastischen Aminosäuren auf den Verlauf der Hungerketose bei Schafen.)** Veterin. Časopis **11** (1962) Nr. 5. S. 459–462. — 2 Abb., 1 Tab., 12 Lit. Zus. in Engl., Dtsch.

Bei 4 Schafen, die 21 Tage hungerten, wobei sie jedoch Wasser zur Verfügung hatten, verfolgten Vff. den Glukose- und Acetonspiegel im Blut. Als sich Hungerhypoglykämie und Hyperketonämie eingestellt hatten, erhielten die Schafe i.v. ein Gemisch von glukoplastischen Aminosäuren (Arginin, Prolin, Glutaminsäure, Asparaginsäure, Serin, Treonin) in einer Gabe von 45 mg/kg Kgw. Nach der Applikation stellte man im Blut der Schafe eine Zunahme der Glukose und eine Abnahme der Acetons fest. Diese Ergebnisse führen zu der Schlußfolgerung, daß auch bei Kühen, die infolge einer übermäßigen Zufuhr von Eiweißstoffen an Ketose leiden, die verlaufende Glukoneogenese nicht ausreiche, um die nötigen Glycide zu ergänzen. F. Nádvorník. 5230.

Walker, David; Wickham, Hants., Lower House. Diabetes mellitus following steroid therapy in a dog. **(Diabetes mellitus als Folge einer Steroidtherapie beim Hund.)** Veterin. Rec. **74** (1962) Nr. 52. S. 1543–1545.

Ein 8jähriger Neufundländer-Rüde wurde mit einer seit längerer Zeit bestehenden Lahmheit zur Behandlung vorgestellt, die mit Betamethason therapeutisch angegangen wurde. Nach kurzer anfänglicher Besserung der Lahmheit setzte vermehrter Durst ein. Eine kurze spontane Abheilung zeigte sich nach einer lokalen Hydrocortisonbehandlung, jedoch verschlechterte sich bald darauf der Allgemeinzustand rapide. Obwohl ein Diabetes diagnostiziert und entsprechend behandelt wurde, kam der Hund kurz darauf ad exitum. Histologisch wurde die Diagnose bestätigt, und es wird vermutet, daß die Erkrankung Folge der vorangegangenen Therapie sei.
K.-P. Jaksztien. 5255.

Golovatyj, G. M. (Golowaty, G. M.) Infekcionnyj gastroènterokolit svinej. **(Die infektiöse Gastroenterocolitis der Schweine.)** Svinovodstvo, Moskva **16** (1962) Nr. 8. S. 38–39.

Die Verabreichung von kristallisiertem Biomycin an Läufer (5 Tage lang 0,5 g/Tier/Tag) und säugende Sauen (1 g/Tier/Tag) führte zu deren Heilung bzw. schützte sie vor Ansteckung. Die Anwendung von „Furazolidon" (20 mg/Tier/Tag) hatte diesen Erfolg nicht, sondern bewirkte nur bei Saugferkeln einen leichteren Krankheitsverlauf und in den meisten Fällen die Heilung.
F. Schenk. 5355.

Ostapec, N. G. (Ostapez, N. G.); Gebiet Donezk, Zuchtbetr. „Rosa Luxemburg". Ozdorovlenie chozjajstva ot infekcionnogo gastroènterita svinej. **(Tilgung der infektiösen Gastroenteritis der Schweine in einem Betrieb.)** Veterinarija, Moskva **39** (1962) Nr. 11. S. 28–29.

In einem Schweinezuchtbetrieb brach im Frühjahr 1959 die infektiöse Gastroenteritis unter den Sauen und Ferkeln, insbesondere unter den 20 Tage bis 3 Monate alten, aus. Neben Durchfall waren häufig Fieber, allgemeine Abgeschlagenheit und seltener Konjunktivitis bzw. Rhinitis zu beobachten. Die Sektion ergab in allen Fällen eine starke Rötung der Magenschleimhaut. Nach der gesonderten Aufstallung klinisch erkrankter Tiere erfolgte die Desinfektion der Stallungen und des Isolators mit heißer 3%iger Natronlauge (Stallungen zweimal im Monat, Isolator alle 2–5 Tage) sowie ein anschließendes Kalken der Gebäude. Zur Behandlung und Prophylaxe kamen Syntomycin, Biovetin, Futter-Biomycin, Terramycin und Osarsol zum Einsatz. Obwohl der Durchfall unterdrückt werden konnte, blieben die erkrankt gewesenen Tiere in der weiteren Entwicklung zurück. In den Sommermonaten richtete der Betrieb eine ganztägige Weidehaltung ein. Die Verabreichung der Kombination Biomycin + Osarsol erwies sich in der vorbeugenden Behandlung als besonders wirksam (die Dosierungen für die einzelnen Altersgruppen müßten dem Original entnommen werden). Im darauffolgenden Jahr traten in diesen Betrieb keine neuen Krankheitsfälle auf. W. Bathke. 5355.

Küng, W.; Emmenbrücke. **Weiterer Beitrag zur Salmonellose bei Mensch und Tier.** Schweiz. Arch. Tierheilkunde **105** (1963) Nr. 2. S. 81–86. – 2 Lit. Zus. in Engl., Franz., Ital.

Innerhalb von 24 Std. erkrankten in einem Bestand von 45 Rindern 5 Tiere an einer schweren hämorrhagisch-kruppösen Enteritis, hohem Fieber, Inappetenz und erheblichem Milchabfall. In den nächsten Tagen wiesen noch 10 Rinder die gleichen Krankheitserscheinungen auf. 3 Kühe mußten notgeschlachtet werden. In Leber und Darm einer Kuh und den Kotproben von 2 weiteren Kühen wird *Salmonella newport* nachgewiesen. Der gleiche Befund wird bei 2 von 3 Kannenmilchproben erhoben. Nach weiteren 6 Wochen erwiesen sich die Milchproben als negativ, während in Kotproben von 4 Tieren *S. newport* ermittelt wird. Die erkrankten und ausscheidenden Rinder werden erfolgreich mit Chloramphenicol behandelt, so daß nach weiteren 3 Wochen die kulturelle Untersuchung auf Salmonellen negativ verläuft. Inzwischen ist *S. newport* in Stuhlproben des Metzgers, der die erste Kuh notgeschlachtet hat, sowie von 3 Angehörigen des Schlächters und 3 Personen aus 3 anderen Familien nachgewiesen worden. Ein Metzgerbursche hat ohne Desinfektionsmaßnahmen aus normalem Fleisch Wurstbrät hergestellt und dadurch Wurstwaren infiziert. Die Familie des Tierbesitzers hat 2 Wochen vor Erkrankung des Rinderbestandes an einer Darmgrippe gelitten. Bei einer späteren Stuhluntersuchung wird *Salmonella newport* bei einem Kleinkind mit Durchfall ermittelt. Es ist dringend notwendig, daß Veterinär- und Humanmedizin zur Klärung derartiger Krankheitsfälle eng zusammenarbeiten.
E. Tempel. 5360.

Wissel, R. und Wissel, B.; Kankan, Guinea. **Betrachtungen zur Bekämpfung der Peripneumonie beim N'damarind in Guinea unter Berücksichtigung einer lyophilisierten Vaccine.** Tierärztl. Umschau **18** (1963) Nr. 2. S. 71–72. 75–76. – 5 Abb.

Bei der Bekämpfung der Peripneumonie der N'damarinder in Guinea ergaben sich insbesondere in der Anwendung verschiedener Lebendvaccinen besondere Schwierigkeiten. Neben der Vaccine selbst sind der ausgebildete Immunitätsgrad sowie die auftretenden Impfreaktionen (Willems'sches Phänomen) von der Sensibilität der einzelnen Rinderrassen abhängig. Vff. konnten nach intradermaler Injektion (obere Hälfte der äußeren Ohrmuschel) einer avianisierten und lyophilisierten Vaccine aus dem Stamm T3 von *Mycoplasma mycoides* bei den N'damarindern gute Verträglichkeit und ausreichende Immunitätsbildung feststellen. W. Wittmann. 5375.

Jayaraman, M. S. und Mallick, B. B.; Mukteswar, Kumaon, Uttar Pradesh, Indian Veterin. Res. Inst. Clostridium Welchi type D infection (enterotoxaemia) in sheep and its control. Part. II. Control of enterotoxaemia by vaccination. **(Infektion mit Clostridium Welchi, Typ „D“ [Enterotoxaemie] bei Schafen und ihre Überwachung. 2. Mitt. Einschränkung der Enterotoxaemie durch Impfung.)** Indian veterin. J. **38** (1961) Nr. 6. S. 280–286. 5416.

Anonym. Survey of brucellosis amongst animal of military farms. **(Übersicht über die Brucellose der Tiere in den Militärfarmen.)** Indian veterin. J. **39** (1962) Nr. 11. S. 599–603. 5470.

Božko, G. K. (Boshko, G. K.) Rezul'taty primenenija protivobrucelleznoj vakciny iz štamma 19 v proizvodstvennych uslovijach. **(Resultate bei der Anwendung von Brucellosevaccine aus Stamm 19 unter Praxisbedingungen.)** Visnyk sil'śkogospodarśkoï nauky, Kyïv **4** (1961) Nr. 3. S. 85–90. – 1 Tab. Orig.: ukrain., Ausz.: russ.

Die Resultate der unter Praxisbedingungen durchgeführten Immunisierungsversuche mit der Brucellosevaccine Stamm 19 zeigen, daß sie in vielen Wirtschaften – ungeachtet der jeweiligen epizootiologischen Lage – bei den Impflingen einen sicheren Schutz vor der Infektion bedingen. So gelang es in der Mehrzahl der Wirtschaften, die weitere Ausbreitung der Brucellose zu verhindern und die Aborte auf ein Minimum zu verringern, z.T. auch sogar ganz zu unterdrücken. Es muß jedoch beachtet werden, daß die Immunität nicht länger als 1–2 Jahre anhält und der Impfstoff bei bereits infizierten Tieren keinen Einfluß zeigt. Wenn also in einer Wirtschaft die Voraussetzungen für eine streng isolierte Aufzucht nicht gegeben sind, ist die Sanierungsmethodik dahingehend zu ändern, daß man bestrebt sein muß, mittels Revaccinierungen eine entsprechende Immunitätslage in dem gesamten Bestand zu erreichen. Die Revaccinierungen sind so lange fortzuführen, bis keine Ansteckungsgefahr für die Tiere mehr besteht. Die serologischen Kontrollen in Impfbeständen geben keinen Aufschluß über die wirkliche epizootiologische Lage. Vff. fordern deshalb eine Überarbeitung der diesbezüglichen zur Zeit gültigen Anordnungen. W. Bathke. 5475.

Čeremisin, G. G., Ivanova, L. G. und Rastorgueva, O. I. (Tscheremissin, G. G., Iwanowa, L. G. und Rastorgujewa, O. I.); Tschetscheno-Inguschet. Veterinärmed. Forsch.-Stat. O sostojanii immuniteta u ovec, privitych vakcinoj iz štamma 19. **(Immunitätslage bei Schafen nach der Schutzimpfung mit der Stamm 19-Vaccine.)** Veterinarija, Moskva **39** (1962) Nr. 11. S. 37–38.
Vff. berichten über morphologische Immunitätsuntersuchungen über Brucellose bei 10–14 Monate alten Schafböcken, von denen cytologische Präparate nach Entfernung der Deckschichten am Horn gewonnen wurden. In allen Versuchen der drei Versuchsserien wurden Präparate 2, 4, 6, 9, 26, 33, 50, 74, 98 und 122 Std. nach Anlegen der Erosionen gewonnen und zur Bestimmung der Zellmigration, Phagocytose und Lysis der mikrobiellen Zellen nach Romanowski-Giemsa gefärbt. Bei der ersten Versuchsreihe wurden keine immunologischen Präparate auf die Erosionen aufgetragen, bei der zweiten erhielten zwei Hammel 0,02 ml und zwei Hammel 0,05 ml einer Brucellenkultur (48 Std. Bebrütung). In der dritten Versuchsreihe erhielten die mit dem Stamm 19 immunisierten Tiere 5, 7, 19, 33, 60, 94, 150, 226 und 240 Tage p.i. den spezifischen Antigenreiz auf die bearbeitete Hornhaut. Die Migration der Zellen im ersten Versuch begann nach 26–33 Std. (Leukocyten, Lymphocyten, Monocyten) und blieb während der Heilung der Wunde bestehen. Die Zellmigration setzte im zweiten Versuch etwas zeitiger ein, nämlich 9–26 Std. nach Versuchsbeginn. Eine intensive Phagocytose setzte hier nach ca. 33 Std. ein, wobei je Zelle 1–20 Brucellen phagocytiert wurden. An der Phagocytose waren nur polynucleare Leukocyten beteiligt. Die Intensität der Phagocytose und die Beteiligung der einzelnen Zellen im dritten Versuch lassen den Schluß zu, daß die Immunität bei Hammeln 19–150 Tage p.i. am stärksten ausgeprägt ist. 7,5–8 Monate nach der Impfung liegt keine Immunität mehr vor. Beziehungen zwischen den cytologischen Werten und den Resultaten serologischer Kontrollen (LA und KBR) waren nicht nachweisbar.
W. Bathke. 5477.

Ritscher, D.; Rostock, Bezirkstierklin. **Beitrag zur Frage der Verbreitung und Diagnostik der Brucellose unter Pferden.** Mh. Veterinärmed. **18** (1963) Nr. 3. S. 107–111. – 2 Abb., 16 Lit.
In der Zeit vom 29. Nov. 1961 bis 24. Juli 1962 wurden 204 Klinikpatienten mit Hilfe der Langsamagglutination (LA) auf Brucellose untersucht. Die Beurteilung der serologischen Reaktionen erfolgte nach dem von Kleine-Stricker ausgearbeiteten Schlüssel: bis 1:20 + negativ, 1:20++ bis 1:80 + zweifelhaft und ab 1:80++ positiv. 163 Pferde reagierten negativ, 34 zweifelhaft und 13 positiv. Von den 13 positiven Reagenten hatten 7 eine Wider-

ristfistel, je ein Pferd war an Carpitis, Tendovaginitis und Mastitis erkrankt, zwei waren ohne klinische Symptome, aber seit Jahren in Kontakt mit frisch operierten, brucelloseinfizierten Tieren, und ein Pferd hatte eine Talpa. Bei Verfolgsuntersuchungen in den Herkunftsbeständen der positiven und zweifelhaften Pferde reagierten von 277 Tieren aus 20 Beständen 205 negativ, 61 zweifelhaft und 10 positiv. An diesen Tieren konnten klinisch keine Erkrankungen beobachtet werden. Da bei gesunden Pferden Normalagglutinine häufig auftreten (197 Tiere von 369), wird vorgeschlagen, 1:20 noch als physiologischen Titer zu werten und erst Werte ab 1:40+ als zweifelhaft zu beurteilen. An 134 Tieren wurden 146 Conjunctivalproben mit dem Brucellin „Dessau" ausgeführt. 115 Proben fielen negativ aus, 16 zweifelhaft und 15 positiv. Die Brucellinaugenprobe eignet sich beim Pferd zur Ergänzung der serologischen Untersuchung und vermag auch Tiere zu erfassen, die in der LA bereits negativ reagieren. Es wird empfohlen, bei Untersuchungen der Rinderbestände auf Brucellose die Pferde einzubeziehen und neben der serologischen Untersuchung auch die Augenprobe durchzuführen.

E. Kunter. 5490.

Dražan, Jar., Dubanský, Vladimír und Hrabák, Rudolf; Brno, Ústav Epizootol. Vet. Fak. VŠZ. Význam brucelózy koní při likvidaci nakažlivého zmetání u skotu. **(Die Bedeutung der Pferdebrucellose für die Tilgung des ansteckenden Verwerfens beim Rind.)** Veterinární Med. **7(35)** (1962) Nr. 9. S. 673–680. – 5 Abb., 1 Tab. Zus. in Russ., Dtsch.

Bei 210 Pferden, die aus brucelloseverseuchten Betrieben stammten, verfolgte man die Beziehungen zwischen dem Agglutinationstiter und der Allergie auf das F-Allergen von Kolář. Der Titer von 1:20 oder höher war bei 28% der untersuchten Pferde positiv, die intracutane allergische Reaktion war es bei 25,6% der Pferde. Die Pferde werden meistens beim Verkalben von Kühen infiziert; klinische Anzeichen zeigen sich gewöhnlich 2–5 Wochen nach dem angenommenen Infektionszeitpunkt. Latent infizierte Pferde können die geheilten Rinderhaltungen gefährden; es empfiehlt sich daher, bei der Behandlung der befallenen Rinderhaltungen auch die Pferde dieser Betriebe serologisch und allergisch zu untersuchen und reagierende Tiere auszumerzen. Zu Beginn der akuten Erkrankung hatte die Streptomycinbehandlung in drei Fällen Erfolg.

B. Hamzová. 5490.

Hendricks, Stanley L. und Hausler jun., William J.; Iowa City, Iowa State Dep. of Health, Div. of Preventable Diseases; State Univ. of Iowa, State Hyg. Lab. Prevalence of brucellosis in Iowa swine. **(Die Brucellose-Verbreitung bei Schweinen in Iowa.)** J. Amer. veterin. med. Assoc. **141** (1962) Nr. 10. S. 1168–1170. – 3 Tab., 11 Lit.

Die durch plötzliches Auftreten von Brucelloseerkrankungen bei dem Schlachtpersonal eines Schweineschlachthofes in Iowa veranlaßten Untersuchungen bei Schweinen wurden mit Hilfe der Langsamagglutination durchgeführt. Titer von 1:80 und höher galten als positiv. Sowohl in Ost- als auch in West-Iowa wurden unter den Zuchtsauen mehr Reagenten ermittelt als bei den Schlachtschweinen. In Ost-Iowa waren 1,5% der Schlachtschweine und 4,2% der Zuchtsauen positiv, in West-Iowa 2,1% der Schlachtschweine und 5% der Zuchtsauen. Die unterschiedliche Infektionsrate in Ost- und West-Iowa ist statistisch nicht signifikant. Obgleich der Prozentsatz bruceIloseinfizierter Schweine gering ist, stellt die Schweinebrucellose ein ernstes gesundheitliches Problem dar. Insgesamt gesehen verursacht die Schweinebrucellose allein in Iowa einen wirtschaftlichen Schaden von 2 Millionen Dollar jährlich. Die Tilgung der Schweinebrucellose gestaltet sich einfacher als die der Rinderbrucellose und sollte deshalb unverzüglich eingeleitet werden.

E. Kunter. 5490.

Ananthapadmanabhan, K,; Ranipet, Madras State. An outbreak of anthrax among sheep and goats with particular reference to its possible transmission by ticks. **(Ein Milzbrandausbruch unter Schafen und Ziegen, mit besonderer Berücksichtigung der möglichen Übertragung durch Zecken.)** Indian veterin. J. **39** (1962) Nr. 12. S. 677–678.

Es wird über einen perakuten Milzbrandausbruch in einer Schaf- und Ziegenherde berichtet. Todesfälle bei den Tieren traten innerhalb von 1–2 Std. nach dem Auftreten der Symptome ein. Es wurde vermutet, daß Zecken an der Übertragung der Milzbrandbazillen beteiligt waren. In Zecken, die von einem an Milzbrand gestorbenen Schaf gesammelt worden waren, konnten Milzbrandbazillen in vegetativer Form und als Sporen nachgewiesen werden. Von normalen, gesunden Tieren stammende Zecken zeigten im Ausstrich keine Milzbrandbazillen, jedoch war der mit Material von diesen Zecken durchgeführte Meerschweinchen-Tierversuch positiv für Milzbrand. Bei den Zekken handelte es sich um *Haemophysalis bispinosa* und *Rhiphicephalus haemophysaloides*. G. Scheibner. 5515.

Miller, E. R.; Hammersmith, Blue Cross Animal Hospital. The use of promazine hydrochloride in a case of tetanus in the cat. **(Die Anwendung von Promazinhydrochlorid in einem Falle des Starrkrampfes bei der Katze.)** Veterin. Rec. **75** (1963) Nr. 6. S. 135–136. 5520.

Antonenko, V. I. (Antonenko, W. I.); Odessa. Immunizacija svinej protiv čumy i roži smešju dvuch vakcin. **(Immunisierung von Schweinen gegen Schweinepest und Rotlauf bei Verwendung eines Gemisches zweier Vaccinen.)** Veterinarija, Moskva **39** (1962) Nr. 11. S. 46–47. — 1 Abb.

Es wurde festgestellt, daß durch gleichzeitige Vaccinierung von Schweinen gegen Schweinepest und Rotlauf (Kristallviolettvaccine und Depotvaccine) eine gute Immunität gegen beide Krankheiten erzielt werden kann. Vf. beschreibt eine selbst entwickelte Spritze für die gleichzeitige Verimpfung von Schweinepest- und Rotlaufvaccine. S. Wagner. 5540.

Izmajlov, I. O. (Ismajlow, I. O.); Lwow, Zootechn. und Veterinärmed. Inst. Stachibotriotoksykoz velykoï rogatoï chudoby. **(Stachybotryotoxicose bei Rindern, hervorgerufen durch den Pilz Stachybotrys alternans.)** Visnyk sil'śkogospodarśkoï nauky, Kyïv **5** (1962) Nr. 5. S. 72–76. — 3 Abb. Orig.: ukrain., Ausz.: russ.

Die erste Pilzerkrankung dieser Art wurde in der Ukraine 1959 registriert. Die Infektion der Tiere erfolgt durch verunreinigtes Futter. Der Krankheitsverlauf ist sehr heftig, erreicht nach 4–6 Tagen seinen Höhepunkt und endet in 60–100% der Fälle letal. Zu Beginn der Erkrankung steigt das Fieber stark an (40–42°), es treten allgemeine Depressionserscheinungen auf, und die Tiere zeigen das typische Bild einer Entzündung des Magen-Darmkanals. Nasenflügel und Lippen schwellen stark an, wobei die Epidermis z.T. abgestoßen wird. Gegen Ende der Krankheit starker Rückgang der Leukocyten (200–700 pro 1 mm³). Das klinische Stadium dauert etwa 3–8 Tage und endet gewöhnlich letal. Die Entstehung der Krankheit wird durch klimatische Bedingungen begünstigt, die das Wachstum des Pilzes auf feucht gelagertem Stroh fördern. Durch die Verfütterung von infiziertem gehäckselten Stroh gelangt der Erreger in das Rind. Im Unterschied zu der Stachybotryotoxicose bei Pferden treten bei Rindern neben toxischen Erscheinungen auch Mycosen auf. V. Palm. 5610.

Kiktenko, V. S. (Kiktenko, W. S.); Zentr. Inst. für Ärztl. Fortbild., Lehrstuhl für Epidemiol. O prirodnoj očagovosti leptospirozov. **(Zu den Naturreservoiren der Leptospirosen.)** Žurnal mikrobiologii, ėpidemiologii i immunobiologii, Moskva **33** (1962) Nr. 12. S. 49–54. — 20 Lit. Zus. in Engl.

Die genaue Kenntnis der Naturreservoire bei den Leptospirosen setzt der Vf. als Grundlage der Sanierungsarbeiten voraus, da sonst keine Erfolge erreichbar sind. Vf. gibt eine Übersicht der sowjetischen Arbeiten zur Problematik der Leptospirenträger unter den Feldnagern und stellt fest, daß theoretische Verallgemeinerungen sowie Arbeiten zur Übertragung der Erreger unter den Nagern fehlen. Bisher wurden bei folgenden Nagern Leptospiren nachgewiesen: *Microtus oeconomus, M. arvalis, Clethtrionomys glareolus, Arvicola terrestris, Apodemus silvaticus, A. agrarius, Micromys minutus, Microtus michnoi, Mus musculus, Pitimys majori, Rattus norvegicus, Putorius putorius, Sorex araneus, Erinaceus europaeus, Neomys fodiens, Rhombomys opimus, Meriones tamariscinus, Cricetus cricetus, Clethrionomys rutilus, Stenocranius gregalis, Sicista betulina, Ondatra zibethicus, Microtus agrestis, Talpa altaica, Sicista subtilis* u.a. Der jeweilige Anteil der genannten Nager wird durch die einzelnen Biotope bestimmt. Die Existenz verschiedener pathogener Leptospirenarten bei den Nagern wird durch die Anpassungsfähigkeit der Erreger erklärt. Die Leptospirose kann nicht zu den Infektionen gerechnet werden, die Zwischenwirte benötigt, da (ungeachtet der doch sehr zahlreichen Arbeiten) Zecken oder anderweitige Insekten nicht als Überträger ermittelt werden konnten. Schon die vorwiegende Lokalisation der Erreger in den Nieren läßt eine solche Übertragung nicht erwarten. Vf. analysiert die Übertragung unter den Nagern und schlußfolgert, daß die geschlechtliche Übertragung der entscheidende Faktor sei. Die alimentäre Infektion, vorwiegend an das Wasser gebunden, sei sekundärer Natur. Vf. gibt hierzu folgendes Schema:

Nager → Nager → Nager
↓
Wasser
↓
Nager → Nager → Nager
↓
Futter
↓
Nager → Nager → Nager

Bei der Übertragung auf den Menschen ist das Wasser von ausschlaggebender Bedeutung. W. Bathke. 5702.

Korenberg, Ė. I., Semenova, L. P. und Sološenko, I. Z. (Korenberg, E. I., Semjonowa, L. P. und Soloschenko, I. S.); Moskau, Gamaleja-Inst. für Epidemiol. und Mikrobiol. der Akad. der Med. Wiss. der UdSSR. K ėpizootologii i ėpidemiologii leptospiroza v Jaroslavskoj oblasti. **(Zur Epizootiologie und Epidemiologie der Leptospirose im Jaroslawler Gebiet.)** Žurnal mikrobiologii, ėpidemiologii i immunobiologii, Moskva **33** (1962) Nr. 12. S. 36–41. — 1 Abb., 3 Tab., 28 Lit. Zus. in Engl.
Obwohl zahlreiche, von Vff. angeführte Arbeiten über epizootiologische Untersuchungen bei kleinen Nagetieren vorliegen, fehlen bislang gleichzeitige epidemiologische Einschätzungen. 1443 freilebende Säugetiere 13 verschiedener Arten (vorwiegend Nager) ergaben in 286 Fällen Leptospiren in den Nieren bei 7 Arten (vorwiegend *Microtomus oeconomus*). Auch serologisch waren positive Resultate zu ermitteln. Intensive Epizootien unter den Nagern bedingen aber nicht immer analoge Ausdehnungen unter den Menschen. Ebenso sind Enzootien unter Nagern auch bei zahlenmäßig stark verminderten Populationen möglich. Erhöhte Feuchtigkeit fördert die Übertragung.
W. Bathke. 5702.

Weaver, A. D.; Coventry. Leptospirosis in greyhounds. **(Leptospirose bei Windhunden.)** Veterin. Rec. **74** (1962) Nr. 50. S. 1457–1463.
Im Verlaufe von drei Wintermonaten waren in einem Bestand von 250 Windhunden, die Hunderennen laufen, 10 Hunde an Leptospirose erkrankt, von

denen 7 ad exitum kamen. Es wird der klinische Verlauf der Erkrankung an Einzelfällen beschrieben. Serologisch konnte die *Leptospira canicola* differenziert werden. Weitere Tests an 121 Hunden ergaben bei 30 Windhunden hohe Titer, wobei das Geschlechtsverhältnis zwischen männlichen und weiblichen Hunden, die positiv reagierten, 2:1 war. Klimatische Bedingungen, unhygienische Umweltverhältnisse sowie Trainingsüberforderungen werden als begünstigende Faktoren angesehen. Regelmäßige serologische Untersuchungen, etwa alle drei Monate, werden gefordert, ebenfalls Abstellung der erkrankungsfördernden äußeren Einwirkungen. K.-P. Jaksztien. 5705.

Sova, Zdeněk; Pardubice, Veterin. Nemocnice. Příspěvek k onemocnění koní Weilovou chorobou. **(Beitrag zur Erforschung der Weil'schen Krankheit der Pferde.)** Veterinární Med. **7(35)** (1962) Nr. 12. S. 859–866. — 1 Abb., 6 Tab., 32 Lit. Zus. in Russ., Dtsch.

Auf Grund von Literaturangaben und von einigen Beobachtungen wird über die Möglichkeit des Auftretens der Weil'schen Krankheit bei Pferden berichtet, bei der es ähnlich wie nach der Infektion und Erkrankung an Leptospirose (*Leptospira grippotyphosa* und *L. pomona*) zu einer Iridocyclochorioditis kommt. Bei der serologischen Untersuchung von 785 Pferden während der Jahre 1955–1960 wurde in der Veterinärklinik in Pardubice bei 34 Pferden der niedrigste positive Titer von 1:800 (*L. icterohaemorrhagiae*) und bei 10 Pferden ein Titer von 1:1600 festgestellt. In der Arbeit werden zwei Fälle einer Erkrankung von Pferden unter Symptomen, die für eine durch *L. icterohaemorrhagiae* (Weil'sche Krankheit) hervorgerufene akute Leptospirose zeugen. Bei den erwähnten Pferden fand man einen länger dauernden spezifischen Anstieg des Titers mit dieser Leptospirose (1:6.400, im zweiten Fall 1:1600–1:3200) mit Symptomen einer Iridocyclochorioditis. Es gelang jedoch nicht, Leptospiren im Harn nachzuweisen. Die Erkrankung kann bei den Pferden umbemerkt verlaufen, muß jedoch in der Epidemiologie der Weil'schen Krankheit beim Menschen neben dem Auftreten bei Wanderratten, Hunden und Schweinen berücksichtigt werden. F. Nádvorník. 5730.

TePunga, W. A.; Wellington, Wallaceville Animal Res. Stat., Dep. of Agric. Vibriosis in cattle. Part 3: Studies on control by vaccination. **(Vibriosis bei Rindern. 3. Mitt. Untersuchungen über die Bekämpfung durch Vaccination.)** New Zealand veterin. J. **10** (1962) Nr. 4. S. 89–91. — 3 Tab. 1. und 2. Mitt. vgl. LZ. Abt. IV **4** (1959) Nr. 10. S. 1777.

Je 10 Fäsen wurden subcutan bzw. intravaginal mit formalininaktivierten *V.-fetus*-Kulturen dreimal im Abstand von 7–14 Tagen vacciniert, 9 Tiere dienten als Kontrollen. Die Vaccination führte zu einem Schutz vor einer natürlichen Infektion im Hinblick auf eine Trächtigkeit nach 3 Besamungen, die Persistenz der Erreger und das Vorkommen von Antikörpern im Vaginalsekret. Die subcutane Vaccination war signifikant besser als die intravaginale. Chr. Lehnert. 5750.

Blaser, E.; Aarberg. **Zur Pathogenese, Therapie und Prophylaxe der Ödemkrankheit der Schweine.** Schweiz. Arch. Tierheilkunde **105** (1963) Nr. 2. S. 61–81. — 1 Tab., 7 Lit.

Die Ödemkrankheit wird als eine durch bestimmte Colistämme und ähnliche Noxen hervorgerufene Intoxikation aufgefaßt, bei der eine allgemeine Kapillar- und vor allem Nierenglomerulusschädigung auftritt. Hierdurch kommt es zu Plasmaaustritten. Die Hirnödeme werden für die Lähmung und den bösartigen Charakter der Krankheit verantwortlich gemacht. Vf. stellt eine Übereinstimmung in wesentlichen Zügen mit der akuten, im Anschluß an Infektionen mit bestimmten Streptokokkentypen auftretenden Glomerulonephritis und der sogenannten Feldnephritis des Menschen heraus. Er vertritt die These, daß die Auslösung der Erkrankung nach vorausgegangener Sensibilisierung durch toxisch-allergische Fernwirkung erfolgt. Atemlähmung wird progno-

stisch schlecht, Gliedmaßenlähmungen etwas besser beurteilt. Therapeutisch werden Chloramphenicol, milde Abführmittel und eine antiallergisch-sedative Behandlung empfohlen. Theobromin hat eine gewisse Wirkung auf das Hirnödem. Sulfonamide, Salidiuretica und Corticosteroide werden abgelehnt.
J. Beer. 5766.

Labie, Ch., Fontaine, M. und Brion, A.; Alfort, École Nat. Vétérin., Serv. de Méd.; Serv. d'Histol. Rhinite atrophite du porc. Lésions histologiques du système nerveux ganglionnaire. **(Atrophische Rhinitis beim Schwein. Histologische Schädigungen des Systems der Gangliennerven.)** Bull. Acad. vétérin. France [N. S.] **35** (1962) Nr. 6. S. 251–254. 5767.

Omar, A. R., Kheong, Cheah Kok und Mahendranathan, T.; Ipoh, Federation of Malaya, Veterin. Res. Inst.; Kluang, Federation of Malaya, Centr. Animal Husbandry Stat. Observations on porcine melioidosis in Malaya. **(Beobachtungen über die Melioidosis der Schweine in Malaya.)** Brit. veterin J. **118** (1962) Nr. 10. S. 421–429. – 3 Abb., 3 Tab., 17 Lit.
Es wird über den ersten größeren Ausbruch von Melioidosis (Pseudorotz) bei Schweinen in Malaya berichtet. Auf dem gleichen Betrieb hatte seit mehreren Jahren Melioidosis unter Ziegen geherrscht. Die Krankheit verlief bei jungen Schweinen akut und oft tödlich, bei den älteren dagegen chronisch und meist nicht tödlich. Klinisch wurden vor allem Verlust des Appetits, Fieber, Husten, Nasen- und Augenausfluß, Abgeschlagenheit und Inkoordination der Bewegungen beobachtet. Der Tod trat i.d.R. nach ein bis zwei Wochen ein. Pathologisch-anatomisch fanden sich Abszesse vor allem in der Lunge, zum Teil aber auch in Leber, Milz, Lymphknoten, Unterhaut, Nieren und Hoden. Kulturell wurde von einem Teil der Schweine *Pfeifferella whitmori* isoliert, am häufigsten aus der Lunge. Bei einer Anzahl Schweine, die später zur Schlachtung kamen, wurden der Melioidintest und der Serumagglutinationstest ausgeführt und mit dem Schlachtbefund verglichen. Die Ergebnisse deuten darauf hin, daß der Serumagglutinationstest zur Ermittlung der Krankheit bei Schweinen besser geeignet ist. W. Wittig. 5770.

Colusi, Arnaldo D. Enzootia de cobayos debida a Streptococcus zooepidemicus var. rodentium. Presencia de pseudotuberculosis en un porcentaje de animales muertos de septicemia estreptocóccica. **(Enzootie der Meerschweinchen, hervorgerufen durch den Streptococcus zooepidemicus var. rodentium. Pseudotuberkulose bei einem Prozentsatz von Tieren, die an Streptokokken-Septikämie eingegangen waren.)** Gac. veterin. [Buenos Aires] **24** (1962) Nr. 148. S. 489. 492–493. 496–497. 5770.

X. HÄMATOLOGIE

Slanina, L.; Košice VŠP, Veterin. Fak., Katedra Vnútorných Chorôb Párnokopytníkov. Hodnoty hemoglobínu, erytrocytov, leukocytov a sérových bielkovín v diagnostike traumatických ochoení predžalúdkov. **(Werte von Hämoglobin, Erythrocyten, Leukocyten und Serumeiweißstoffen bei der Diagnostik traumatischer Erkrankungen des Vormagens.)** Veterin. Časopis **11** (1962) Nr. 5. S. 463–480. – 2 Abb., 9 Tab., 27 Lit. Zus. in Engl., Dtsch.
Blutuntersuchungen von 555 Rindern mit traumatischer Vormagenerkrankung werden beschrieben. Es stellte sich heraus, daß die Wertveränderungen von Hämoglobin, Erythrocyten, Färbeindex und Serumeiweiß nicht so markant sind, um zur diagnostischen Bestimmung traumatischer Vormagenerkrankungen dienen zu können. Die Blutkörperchensenkung beschleunigte sich nach 1 und 2 Std. und erreichte erst nach 6–7 Tagen ihr Maximum. Die Leukocytenwerte stiegen durchschnittlich um das 8,9–13,3fache, bei der Hepatitis um das 25,9fache. Bei 45,5% der kranken Tiere wies die Leukocytose das Bild der Neutrophilie auf. Die Eosinophilen verschwanden in den ersten

Tagen der Erkrankung und zeigten sich bei allmählicher Besserung des Gesundheitszustandes wieder. Bei Basophilen und Monocyten gab es keine regelmäßig eintretenden Abweichungen. F. Nádvorník. 5910.

Banerjee, Sachchidananda, Bhattacharjee, Ramesh Chandra und Singh, Tej Inder; Bikaner, India, Bikaner Med. Coll., Dep. of Physiol. Hematological studies in the normal adult Indian camel (Camelus dromedarius). **(Hämatologische Untersuchungen am erwachsenen indischen Kamel [Camelus dromedarius].)** Amer. J. Physiol. **203** (1962) Nr. 6. S. 1185–1187. – 2 Abb., 3 Tab., 10 Lit.

An insgesamt 20 gesunden 5–17 Jahre alten Kamelhengsten wurde außerhalb der Brunstperiode nach 18stündigem Futterentzug Venenblut entnommen (Oxalatzusatz) und folgende Werte ermittelt. 7,24 ± 0,837 Mill. Erythrocyten/cm³ (20), 13,10 ± 1,59%g Hb. (10), 27 ± 4,1% Hämatokrit (20), 37,9 ± 4,99 μ^3 mittleres Zellvolumen (20), 17,4 ± 2,2 $\mu\mu$g mittlerer Hb-Gehalt je Zelle (10), 47 ± 2,4% mittlere Hb-Konzentration (10), 1,1 ± 0,76 mm je Stunde BSG (20), Erythrocyten oval mit einem größten Durchmesser von 7,7 ± 0,10 bei 10,2% Variationskoeffizient (12) und einem kleinsten Durchmesser von 4,2 ± 0,10 bei einem Variationskoeffizienten von 10,6% (12), 18,1 ± 2,51 × 1000 Leukocyten je mm³, in % 0,05 ± 0,11 Bas., 6,5 ± 3,80 Eos., 50,6 ± 8,44 Neutrophile, 39,7 ± 5,80 Lymph. und 3,05 ± 1,33 Mon. (20). Demgegenüber werden für das zweihöckrige *Camelus bactrianus* 10–19 Mill. Erythrocyten mit einer Größe von 7,2 × 3,5 μ^2 und ein Hämatokrit von 40% in der Literatur angegeben. Bei der Papierelektrophorese in Barbituratpuffer von pH 8,6, 0,05 Ionenstärke und 150 V Spannung über 5 Std. wandert das Hb. des *C. dromedarius* langsamer als das Hb. von Mensch und Affen und zeigt nur eine (minor) Komponente gegenüber drei bei Mensch und Affen. (Die Zahlen in Klammern bedeuten die Anzahl der für die betreffende Bestimmung verwendeten Tiere). C.-U. v. Mickwitz. 5910.

Richert, Andreas; Hannover, Tierärztl. Hochschule, Klin. für Rinderkrankh. **Vergleichende Bestimmungen des Hämoglobingehaltes im Blut des Rindes als Hämatin mit dem Hämometer nach Sahli bzw. Zeiss und als Cyanhämiglobin mit dem Unicam-Spektralphotometer.** Diss. Hannover **1962** 40 S. – 2 Abb., 5 Tab., 43 Lit.

Vf. geht in der Schrifttumsübersicht u.a. auf die üblichen Hämoglobinbestimmungsmethoden und die seit einiger Zeit im Gebrauch befindliche Cyanhämiglobinbestimmungsmethode ein. Bei eignen Versuchen wurde Hämoglobin bei Klinikpatienten mittels dem Sahli- und dem Zeiss Ikon-Hämometer und mit dem Unicam-Spektralphotometer (Cyanhämiglobinmethode) bestimmt. Die Untersuchungen fanden durchschnittlich innerhalb von 3 Std. nach der Blutentnahme statt. Bei 10 Rinderblutproben, die je 5mal vom gleichen Untersucher mit allen 3 Geräten auf ihren Hb-Gehalt untersucht wurden, zeigte sich für die Standardabweichungen der Einzeluntersuchungen ein wesentlicher Unterschied bei den 3 Geräten: Unicam $\bar{x}_s$ = ± 0,11g%, Zeiss $\bar{x}_s$ = ± 0,34 g%, Sahli $\bar{x}_s$ = ± 0,44g%. Der Untersuchungsfehler nahm bei mehrmaliger Untersuchung der gleichen Blutprobe durch drei verschiedene Personen bei allen 3 Geräten zu. Dies wurde an Hb-Bestimmungen von 15 Rinderblutproben bewiesen. Diese Fehlerzunahme war bezüglich des Unicam-Photometers auf den Arbeitsvorgang beim Vorbereiten der Probe zum Vermessen zurückzuführen. Der Ablesefehler zwischen 3 Personen erwies sich bei der Hb-Bestimmung von Rinderblutproben am Unicam-Spektralphotometer als gering (1%). Bei 130 Rinderblutproben wurde die Differenz der gemessenen Hämoglobinwerte zwischen dem Unicamgerät einerseits und dem Zeiss- bzw. Sahlihämometer andererseits ermittelt. Die Differenz betrug für Zeiss ⌀ + 0,60 g%, s = ± 0,65 g%, ⌀ proz. Abweichung = + 5,7%. Damit lagen die mit dem Zeiss-Gerät ermittelten Werte durchschnittlich 0,60 g% höher als die mit dem Unicam-Photometer erhaltenen Werte. Sahli durchschnittlich – 0,70 g%, s = ± 0,80 g%, ∅ proz. Abweichung = – 5,7%. Damit lagen die mit dem Sahli-Gerät ermittelten Werte durchschnittlich 0,70 g% niedriger als die mit dem Unicam-Photometer erhaltenen Werte. Die Abweichungen bei eigenen Untersuchungen bestätigten die von verschiedenen Autoren beschriebene Ungenauigkeit der Hämatinmethode. Auch beim Rind ist die Hämatinmethode für genaue Hb-Bestimmungen abzulehnen, der Vorzug gilt der Cyanhämiglobinmethode. [Chr. Garlt. 5926.

Baker, D. L.; Iowa State Univ., Coll. of Veterin. Med., Dep. of Med. and Surgery. The capillary hematocrit. **(Der Kapillarhämatokrit.)** Iowa State Univ. Veterinarian **25** (1962) Nr. 1. S. 32–33. – 3 Lit.

Es wird über die Anwendung und Bedeutung des Kapillarhämatokritwertes in der Kleintierpraxis berichtet. Diese Mikromethode ist für die Kleintierpraxis besonders geeignet, da nur geringe Mengen Blut benötigt werden und keine besonderen Reagenzien, Ausrüstungen oder technische Fähigkeiten erforderlich sind. Ein mit Heparin, Äthylendiämintetraacetat (EDTA), Ammonium- oder Kaliumoxalat versetztes Blut wird in Kapillarröhrchen gefüllt. Die mit Blut gefüllten Röhrchen werden mit Ton oder Plastikkapseln verschlossen und bei hoher Geschwindigkeit zentrifugiert. Die Ergebnisse sind vergleichbar mit den Werten, die bei der Wintrobemethode oder der großen Röhrchenmethode erhalten werden. Die Werte der Mikromethode sind meistens genauer. Bei einer annehmbaren Fehlerbreite von ± 2% kann die Methode zur Bestimmung der Erythrocytenanzahl (Fehlerbreite ± 20%) und für die Hämaglobinbestimmung (Fehlerbreite bis zu 50%) Verwendung finden. Die Bestimmung des Hämatokritwertes ist von großer Bedeutung für die Diagnose vieler Anämien und die Feststellung der Notwendigkeit einer Transfusion. Die Erythrocytenanzahl im mm^3 Blut kann errechnet werden, indem der Hämatokritwert durch 6 und für den Hämoglobingehalt in Gramm durch 3 geteilt wird. Die erhaltenen Werte weisen eine große Fehlerbreite auf. Der Hämatokritwert ist ferner abhängig vom Ort der Blutentnahme. Ein niedriger Wert wird im Blut der kleineren Gefäße gefunden. Der durchschnittliche Hämatokritwert aus dem venösen Blut des Hundes wird mit 45 ± 10%, der der Katze mit 37 bis 40 angegeben. W. Verter. 5938.

Arutjunjan, R. A. und Kazarov, A. P. (Arutjunjan, R. A. und Kasarow, A. P.) Nekotorye dannye o mechanizme vlijanija antianemina na processy krovotvorenija. **(Über den Wirkungsmechanismus von Antianaemin auf die Haematopoese.)** Bjulleteń ėksperimental'noj biologii i mediciny, Moskva **51(26)** (1961) Nr. 1. S. 37–40. – 2 Abb., 2 Tab., 5 Lit.

Die Versuche wurden an Hunden durchgeführt, denen in der 1. Serie 1–2 ml Antianaemin und in der 2. Serie nach einer Novocainapplikation ins gleiche Halsgebiet gleichfalls 1–2 ml Antianaemin s.c. injiziert wurden. Blutentnahmen erfolgten vor und stündlich bis zu 5 Stunden nach der Injektion. Bei den Tieren der 1. Serie entwickelten sich 3 Stunden nach der Antianaeminapplikation eine Leukocytose und Neutrophilie mit einer Kernlinksverschiebung, während bei den Tieren der 2. Serie keine Veränderungen im Blutstatus auftraten. Daraus wird gefolgert, daß eine reflektorische Komponente am Wirkungsmechanismus des Antianaemins beteiligt sein muß. H. Mielke. 5940.

Klug, H.; Berlin, Humboldt-Univ., Geschwulstklin. **Beitrag zur Morphogenese der Lymphocyten im Thymus.** Folia haematol. [Leipzig] **79** (1962) Nr. 4. S. 418–433. – 7 Abb., 39 Lit.

Im Thymus von Mäuseembryonen und von jungen Mäusen verschiedenen Alters werden reife Lymphocyten hinsichtlich ihrer Morphogenese und ihrer submikroskopischen Strukturen untersucht. Es werden lichtmikroskopische und elektronenmikroskopische Untersuchungen vorgenommen. Bei der Betrachtung der submikroskopischen Strukturen der Lymphoblasten wird festgestellt, daß der Zellkern im Vergleich zu den reifen Lymphocyten relativ arm an Chromatinstrukturen ist. Diese Erscheinung wird zurückgeführt auf die unterschiedlichen Anteile an Desoxyribonucleinsäure in beiden Zellformen. Für die reifen Lymphocyten des Thymus ist ein hoher Gehalt an DNS charakteristisch. Die Prolymphocyten sollen in dieser Hinsicht eine Mittelstellung einnehmen. Als Ausdruck verschiedener Entwicklungsstadien der Lymphocyten wird ferner eine unterschiedliche Anzahl der Funktionsstrukturen im Cytoplasma festgestellt. Bei jungen Vorstufen dieser Zellform sind diese Funktionsstrukturen (Mitochondrienformen und Golgi-Strukturen) in größerer Anzahl vorhanden als in den reifen Zellen. W. Verter. 5982.

Kukowka, A.; Greiz, Krankenhaus, Poliklin. **Gibt es eine Verdauungsleukocytose?** Z. ges. inn. Med. Grenzgebiete 18 (1963) Nr. 3. S. 97–105. – 6 Abb., 1 Tab., 16 Lit.

Nach eingehender Betrachtung der in der Literatur vertretenen Auffassungen zum Problem der Verdauungsleukocytose wird über 146 Leukocytenzählungen bei 57 Probanden berichtet. Die Untersuchungen werden über 1 bis 4 Tage und unter dem Einfluß verschiedener Mahlzeiten durchgeführt. Die Anzahl der Leukocyten im mm^3 Blut zeigte nach den verabreichten Mahlzeiten in 7 Fällen keine Änderungen, in 72 Fällen Leukocytenerhöhungen und in 67 Fällen Leukocytensenkungen. Die Erhöhungen und Senkungen der Leukocytenzahl, die nach der Einnahme von Mahlzeiten beobachtet werden konnte, bestehen jedoch nicht in einem derartigen Maß, daß von einer Leukocytose gesprochen werden kann. Die beobachteten Schwankungen der Leukocytenzahl verlieren ferner noch dadurch an Bedeutung, daß sie im Bereich der normalen physiologischen Veränderungen des Tagesrhythmus liegen. Eine Abhängigkeit der Leukocytenveränderungen von der Quantität und Qualität der verabreichten Mahlzeiten konnte ebenfalls nicht nachgewiesen werden. Auf Grund der Ergebnisse wird der Begriff einer Verdauungsleukocytose abgelehnt. W. Verter. 5990.

Schulz, N. A.; Sotschi, UdSSR. **Leukocytenteste der Sonnenaktivität.** Folia. haematol. [Leipzig] 79 (1962) Nr. 4. S. 401–417. – 12 Abb., 32 Lit.

Es wird über den Einfluß chromosphärischer Eruptionen auf das Blutsystem berichtet. Die Untersuchungen erstrecken sich über 30 Jahre. Mit den Schwankungen der Sonnenaktivität konnten synchrome Schwankungen in der Zellenzahl der leukocytären Reihe festgestellt werden. Diese Zusammenhänge kommen gewissermaßen Leukozytentesten der Sonnenaktivität gleich. Als solche Teste ergaben sich funktionelle Leukopenien, relative Lymphocytosen und der summarische Test funktioneller Leukopenien und relativer Lymphocytosen. Die verwendeten Unterlagen stammten aus verschiedenen Gebieten beider Hemisphären vom Äquator bis zum Pol und umfaßten mehrere hunderttausend Untersuchungen. Alle Ergebnisse konnten statistisch gesichert werden. Die Untersuchung des Blutes erfolgte in allen Fällen unter gleichen Bedingungen. Der zyklische Verlauf der Schwankungen der Leukocytenzahl steht nicht mit meteorologischen Faktoren wie Regen-, Kälte-, Trocken- und Wärmeperioden im Zusammenhang. Nach den Ergebnissen wird das Blutbild von einer ganzen Reihe auf der Sonne stattfindender Prozesse beeinflußt, die z. B. durch die Intensität der geoaktiven Korpuskularstrahlung der Sonne zum Ausdruck gebracht werden. Für die Beeinflussung des Blutbildes sind nicht die Sonnenflecken selbst verantwortlich, sondern Erscheinungen bei der Entstehung und Entwicklung solcher Flecken. W. Verter. 5990.

Sato, Koji, Homma, Kazutaka und Gotoh, Jiro; Anzyo, Japan, Nagoya Univ., Fac. of Agric., Dep. of Animal Physiol. Anticlotting activity of phosvitin on chicken blood in vitro. **(Gerinnungshemmende Aktivität von Phosvi-**

tin bei Hühnerblut in vitro.) Amer. J. Physiol. **203** (1962) Nr. 6. S. 1170–1172. — 2 Tab., 17 Lit.
Das aus dem Vitellin vom Eigelb gewonnene Phosphoprotein Phosvitin verzögert die Gerinnung von Hühnerblut von Hähnen, Hennen und oestrogenbehandelten Hähnen in vitro. Zwischen der Gerinnungshemmung und dem Gehalt des Plasma an eigelbähnlichem Material besteht eine umgekehrte Proportion. Oestrogene bewirken ein Ansteigen des eigelbähnlichen Materials im Plasma, das zu einem großen Teil aus Lipoprotein besteht. Unter anderem dürfte die Bindung von Ca-Ionen durch das Phosvitin für die Gerinnungshemmung oder Verzögerung verantwortlich sein. C.-U. v. Mickwitz. 6000.

Venkatayan, S., Nambiar, K. T. K. und Nayar, K. N. Govindan; Madras, Veterin. Coll., Dep. of Physiol. Studies on the plasma of the domestic fowl. Specific gravity, viscosity, refractive index, and their relationship with plasma proteins. **(Untersuchungen des Blutplasmas der Haushühner. Das spezifische Gewicht, die Viskosität, der refraktäre Index und ihre Beziehung zu den Plasmaproteinen.)** Indian veterin. J. **39** (1962) Nr. 11. S. 608–611. — 1 Tab., 7 Lit.
Es wird das Blutplasma von Hühnern der roten Rhode-Island, weißen Leghorn und einer Gebrauchsrasse untersucht. Das Geschlecht und Alter der Tiere wurde nicht berücksichtigt. Alle untersuchten Hühner waren scheinbar gesund. Die Gewinnung des Plasmas erfolgte durch Zentrifugieren bei 3000 Umdrehungen für 30 Min. aus mit Oxalat versetztem Blut. Das spez. Gewicht des Plasmas wurde mit der Kupfersulfatmethode nach Phillips und van Slyke (1943) bestimmt, die Viskosität mit dem Blutviskosimeter, der refraktäre Index mit dem Refraktometer nach Abbe und die Plasmaproteinkonzentration nach der Methode von Gornall und Mitarbeitern (1949), modifiziert durch Verwendung von Biuret-Reagens. Die Untersuchung von 98 Blutproben ergab eine positive Korrelation des spezifischen Gewichtes mit der Viskosität ($P < 0,005$), dem refraktären Index ($P < 0,05$) und der Plasmaproteinkonzentration ($P < 0,05$). Es konnte jedoch festgestellt werden, daß die Viskosität des Plasmas und der refraktäre Index mit der Plasmaproteinkonzentration in besserer Korrelation standen als mit dem spezifischen Gewicht.
W. Verter. 6026.

Havassy, I.; Košice, Katedra Chém. a Fyziky Veterin. Fak. VŠP. Nová aparatúra pre papierovú elektroforézu. **(Neue Apparatur für die Papierelektrophorese.)** Veterin. Časopis **11** (1962) Nr. 4. S. 402–406. — 6 Abb., 2 Lit. Zus. in Russ., Engl., Dtsch.
Die elektrophoretische Plexiglasapparatur beruht auf dem Prinzip der Feuchtkammer. In der Mitte der Feuchtkammer, die aus Unterlage und Deckel besteht, sind in einem Plexiglasrahmen 5 Filtrierpapiere 40 × 8 cm gespannt. Die Filtrierpapierbänder überragen den Rahmen auf beiden Seiten um 8 cm, und ihre Enden sind in zwei Rinnen von 52 × 9 × 6 cm Größe getaucht. Die Rinnen sind 21 cm voneinander entfernt und mit einer Pufferlösung fast bis zur Höhe des Bodens der Feuchtkammer gefüllt. Diese, die Pufferlösung enthaltenden Rinnen sind mit dem Elektrodenraum durch 5 spiralförmige Öffnungen verbunden, die 35 cm lang, in Plexiglasstangen ausgeschnitten und voneinander 6 cm entfernt sind. Die Spiralen wurden in der Weise hergestellt, daß man in die Stange eine Öffnung mit Gewinde gebohrt hat. Dann wurde in diese Öffnung ein genau passender Kern hineingeschoben, und es entstand ein spiralförmiges Röhrchen, das die Rinne mit der für das Eintauchen des Papiers bestimmten Pufferlösung mit dem Elektrodenraum verbindet, der mit derselben Pufferlösung gefüllt ist. Den Elektrodenraum bildet eine Rinne von 51 × 7 × 5 cm, in der ein Platindraht gespannt ist, der als Elektrode dient. Jede verbindende Spirale besitzt eine kleine Öffnung, durch die beim Füllen der Apparatur mit der Pufferlösung Blasen aus der Spirale ent-

weichen. Es wird folgende Pufferlösung empfohlen: 8,82 g Natriumdiaethylbarbituratsäure, 4,68 g $CH_3COONa + H_2O$, 80,8 ml 0,1 n Essigsäure, destilliertes Wasser ad 2000 ml. Die pH der Pufferlösung ist 8,5, die Ionenstärke $\mu = 0{,}045$, Leitfähigkeit $x = 0{,}00226$ Ohm^{-1} cm^{-1}. Die beschriebene Apparatur kann im Laufe von 3–4 Std. 10 elektrophoretische Analysen von Eiweißproben ausführen und eignet sich für Serienanalysen. B. Hamzová. 6027.

Hojovcová, M., Brno, II. Interní Klin. Veterin. Fak. VŠZ. Zhodnocení papírové elektroforesy a některých zákalových reakcí v klinické praxi. **(Bewertung der Papierelektrophorese und einiger Trübungsreaktionen in der klinischen Praxis.)** Veterin. Časopis **11** (1962) Nr. 6. S. 585–600. — 12 Tab., 28 Lit. Zus. in Engl.

Bei 539 Kühen (188 klinisch gesunde und 351 mit klinischen Krankheitssymptomen) wurden elektrophoretische Untersuchungen auf Filtrierpapier und Trübungsreaktionen (Kadmiumsulfatreaktion, von Domanski modifizierte Methode nach Groß, Woolfs-Test) vorgenommen. Die klinisch gesunden Kühe zeigten folgende Durchschnittswerte: Albumine 42,1%, Alpha-Globuline 18,9%, Beta-Globuline 13,9, Gamma-Globuline 25,2%. Gesamteiweiß 7,06%. Quotient A/G 0,77. Akut entzündliche Erkrankungen im Anfangsstadium weisen vom festgestellten Normalzustand keine wesentlichen Abweichungen auf, bei umfangreicheren Veränderungen stellte man ein wesentliches Ansteigen der Alpha-Globuline und mitunter auch der Gamma-Globuline fest. Das Gesamteiweiß war unverändert. Subchronische und chronische, eitrige Prozesse verbunden mit Abszeßbildung sind durch Albuminrückgang, Gamma-Globulin- und evtl. Beta-Globulinanstieg und Rückgang des A/G Quotienten charakterisiert; das Gesamtweieiß ist oft erhöht. Bei positiven Trübungsreaktionen kann man auf pathologische Veränderungen des Organismus schließen; aber negative Ergebnisse sind kein Beweis für das Nichtvorhandensein pathologischer Veränderungen. B. Hamzová. 6027.

Janeček, Antonín und Žerníček, Dobroslav; Brno, Katedra Lékařské Chem., Fyziky a Toxikol. Veterin. Fak. VŠZ. Reakce séra s kyselinou pikrovou. II. Reakce séra s kyselinou pikrovou za některých patologických stavů u koní. **(Serumreaktion mit Pikrinsäure. 2. Mitt. Serumreaktion mit Pikrinsäure bei einigen pathologischen Zuständen der Pferde.)** Veterinární Med. **7(35)** (1962) Nr. 12. S. 827–836. — 3 Abb., 2 Tab., 32 Lit. Zus. in Russ., Franz., Dtsch. 1. Mitt. vgl. LZ. Abt. IV 7 (1962) Nr. 12. S. 2574.

Auf Grund ausgesprochener Unterschiede bei einer versuchsweisen Serumuntersuchung von insgesamt 55 mit verschiedenen Krankheiten behafteten Pferden, davon 33 mit nachgewiesener Leberkrankheit, und auf Grund von Literaturangaben halten Vff. die Reaktion des Serums mit Pikrinsäure (Einwirkung der Pikrinsäure im Aethylalkohol auf das Serum, beschrieben in der Zeitschrift Veterinární medicina, 1962 S. 117) für geeignet, eine Schädigung der Leber durch toxische und infektiöse Stoffe rechtzeitig zu diagnostizieren. Sie setzen voraus, daß es mit Hilfe dieser Reaktion möglich sein werde, eine sekundäre Leberschädigung auch bei verschiedenen primären Krankheiten und eine evtl. toxische Wirkung von Heilmitteln auf die Leber nachzuweisen. Die Reaktion wird vorläufig in der üblichen Diagnostik der Leberkrankheiten bei Tieren erfolgreich verwendet. F. Nádvorník. 6036.

Neuman, Vojtěch, Šindelářová, Květa und Maděrová, Vlasta; Brno, Katedra Lékařské Chem., Fyziky a Toxikol. Veterin. Fak. VŠZ. Brdičkova filtrátová reakce a některé enzymatické testy v průběhu experimentální toxické hepatitidy. **(Die polarographische Filtratreaktion nach Brdička und einige enzymatische Teste im Verlauf der experimentellen toxischen Hepatitis.)** Veterinární Med. **7(35)** (1962) Nr. 10/11. S. 801–808. — 1 Abb., 1 Tab. 51 Lit. Zus. in Russ., Engl., Dtsch.

Die Arbeit befaßt sich mit der Dynamik von Veränderungen der polarographischen Filtratreaktion nach Brdička, des Spiegels der Transaminasen und der Sorbitdehydrogenase im Blutserum von Meerschweinchen, die an künstlich durch Kohlenstofftetrachlorid hervorgerufener toxischer Hepatitis litten. Im Meerschweinchenserum zeigten sich die nekrobiotischen Leberveränderungen durch Verringerung der Eiweißdoppelwelle bei der Filtratreaktion des nichtalkalisierten Serums sowie durch gesteigerte Aktivität der Serum-GOT und -GPT und der Sorbitdehydrogenase. In der Phase der reaktiven Prozesse normalisierten sich die Testwerte. Enzymatische Reaktionen (Reitman-Frankel für GOT und GPT und Ševela-Továrek für SODH) waren bei den Meerschweinchen bereits zu Beginn der nekrobiotischen Prozesse positiv, während die Filtratreaktion erst bei markanten nekrobiotischen Veränderungen positiv ausfiel. B. Hamzová. 6036.

Neuman, Vojtěch und Zendulka, Miroslav; Brno, Kat. Lék. Chem., Fyziky a Toxikol. Veterin. Fak. VŠZ. Polarografická aktivita sulfosalicylových filtrátů alkalizovaného a nealkalizovaného séra ve vztahu k morfologickým změnam jaterníktkáně. **(Polarographische Aktivität der Sulfosalicylfiltrate des alkalisierten und nicht alkalisierten Serums in Beziehung zu den morphologischen Veränderungen des Lebergewebes.)** Veterinární Med. 7(35) (1962) Nr. 10/11. S. 809–818. — 7 Abb., 2 Tab., 28 Lit. Zus. in Russ., Engl.

Als Versuchsobjekt diente das Blutserum von Meerschweinchen, bei denen durch eine s.c. Tetrachlorkohlenstoff-Injektion eine toxische Hepatitis hervorgerufen worden war. Die Filtratreaktion des nichtalkalisierten Serums ist für die klinische Labordiagnostik vorteilhafter, weil sie markanter ist als die Reaktion des alkalisierten Serums. Bei der Herstellung des Sulfosalicylfiltrats kommt es zu einer Copräzipitation der löslichen Eiweißsubstanzen. Der Versuch zeigt, daß das Ergebnis der Filtratreaktion durch nekrobiotische und degenerative Prozesse der beschädigten Leber insofern beeinflußt wird, als sich bei der polarographischen Analyse die Doppelstufe der Filtratreaktion verringert, während sie durch reaktive und Regenerierungsprozesse erhöht wird. B. Hamzová. 6036.

Neuman, Vojtěch und Zendulka, Miroslav; Brno, Katedra Lékařské Chem., Fyziky a Toxikol. Veterin. Fak.; Katedra Patol. Morfol. a Fyziol. Veterin. Fak. VŠZ. Proteinový index a Brdičkova filtrátová reakce při experimentálním poškozeni jater. **(Proteinindex und Brdička's Filtratreaktion bei der experimentellen Leberschädigung.)** Veterinární Med. 7(35) (1962) Nr. 12. S. 819 bis 826. — 3 Abb., 2 Tab., 12 Lit. Zus. in Russ., Franz.

In einem Versuch mit 24 Meerschweinchen, denen 0,2 ml Kohlenstofftetrachlorid/100 g Kgw. s.c. appliziert wurde, und mit 8 Kontrollmeerschweinchen wurden die Veränderungen des berechneten Proteinindexes (das ist das Verhältnis der Doppelstufenhöhe der Filtratreaktion zur Doppelstufenhöhe der Nichtfiltratreaktion des Blutserums oder des Plasmas, multipliziert mit einem gewählten Faktor) mit den Veränderungen von Brdička's Nichtfiltrat- und Filtratreaktion des alkalisierten und nichtalkalisierten Serums und mit den morphologischen Veränderungen des Lebergewebes verglichen. Die Tiere wurden 24–27 Std. nach der Verabreichung des Stoffes getötet. Der niedrigste Proteinindex und die Filtratreaktion des alkalisierten und nicht alkalisierten Serums wurden am häufigsten 48 Std. nach der Applikation des Kohlenstofftetrachlorids bei einem bestimmten Grad von nekrobiotischen Veränderungen des Leberparenchyms verzeichnet. Die Ergebnisse haben gezeigt, daß der vorausgesetzte Vorrang des Proteinindexes für die Diagnostik der Leberkrankheiten nicht existiert. F. Nádvorník. 6036.

Meyer, H.; Hannover, Tierärztl. Hochschule, Inst. für Tierzucht und Vererbungsforsch. **Über die Beziehungen zwischen dem Magnesiumgehalt im Blut**

und in der Milch beim Rind. Mh. Tierheilkunde **14** (1962) Nr. 10. S. 327–332. – 1 Abb., 12 Lit.

Bei der laktierenden Kuh treten vor allem zu Beginn des Weideganges häufig Hypomagnesämien auf, die meistens durch eine ungenügende Magnesiumresorption verursacht werden. In vorliegenden Untersuchungen an 2 laktierenden Kühen wurde geprüft, ob ein relativ magnesiumarmes Futter den Magnesiumgehalt der Milch senkt. Die Fütterung bestand aus einem mineralstoffarmen Heu und einem Kraftfutter, das 35% Trockenschnitzel, 35% Haferschrot, 15% Trockenmagermilch und 15% Stärke enthielt. Die Tiere erhielten 6 bzw. 7 kg Heu und 8–10 kg Kraftfutter pro Tag. Bei der Kuh A lag der Magnesiumgehalt im Blut ausgangs zwischen 1,8 und 2,2 mg%; er sank nach 8 Tagen auf 0,9 mg% ab, die Magnesiumausscheidung betrug ausgangs 11–12 mg% in der Milch, es erfolgte ein Abfall auf etwa 9,5 mg%. Bei der Kuh B fiel der Magnesiumgehalt im Blut von ausgangs 2,4–2,8 mg% auf 1,4 mg% innerhalb von 5 Tagen ab. Der Magnesiumgehalt lag zu Beginn des Versuches zwischen 12 und 13 mg% und fiel im Verlaufe des Experimentes allmählich auf 10–11 mg% ab. Zwischen der Höhe des jeweiligen Magnesiumgehaltes im Blut und der Milch ergaben sich vor allem bei Versuchsende keine klaren Beziehungen. Die Untersuchungen zeigen, daß der Magnesiumgehalt in der Milch auch bei einer für das Tier bedrohlichen Senkung des Blutmagnesiumspiegels nicht unmittelbar und entsprechend der Mangellage in größerem Umfange reduziert wird. Die weitgehende Konstanterhaltung der Milchzusammensetzung bei Mangelernährung bildet auch einen wesentlichen Faktor bei der Genese der Weidetetanie. E. Kolb. 6050.

Charton, A., Faye, P., Hervy, A., Bernard, C. und Gueslin, M.; Alfort, École Vétérin., Chaire de Pathol. du Bétail. Fluctuations des taux du sodium, du potassium et de leur rapport dans le sérum de brebis en lactation. Étude comparative entre brebis et agneaux, en bergerié et à l'herbage. **(Schwankungen im Natrium- und Kaliumgehalt und deren Verhältnis im Serum laktierender Schafe. Vergleichende Untersuchung an Schafen und Lämmern im Stall und auf der Weide.)** Recueil Méd. vétérin. **138** (1962) Nr. 8. S. 625 bis 639. 6050.

Boďa, Koloman und Šimková, Dorota; Košice, Katedra Patol. Morfol. a Fyziol. Veterin. Fak. Sledovanie sérových lipoproteinov u kráv. **(Das Verhalten von Serumlipoproteinen bei Kühen.)** Veterinární Med. **7(35)** (1962) Nr. 10/11. S. 737–744. – 3 Abb., 7 Tab., 17 Lit. Zus. in Russ., Dtsch.

Bei 21 drei- bis sechsjährigen Kühen mit 300–400 kg Kgw. und 1900 bis 3997 kg Milchleistung und bei 16 Jerseykälbern im Alter von 1–160 Tagen stellte man mit Papierelektrophorese unter Anwendung von Sudanschwarz Lipoproteine fest, und mit Hilfe der Eluation wurde die Relation ihrer Alpha- und Beta-Fraktionen bewertet und errechnet. Während der Laktation waren die Werte der Alpha-Lipoproteine höher als zur Zeit der Trockenstellung. Während der Gravidität trat eine markante Abnahme der Alpha-Lipoproteine und eine entsprechende Zunahme der Beta-Fraktion auf (am stärksten im 9. Trächtigkeitsmonat). Die Veränderungen stellten sich bei den Kühen ohne Unterschied der Milchleistung ein. Bei den Kälbern nahm die Alpha-Fraktion vom 20. bis zum 80. Tage allmählich zu und kehrte dann mit dem Übergang zur Rauh- und Kraftfutterernährung bis zum 120.–160. Tage wiederum zu ihrem tiefsten Wert zurück. Diese Beobachtungen decken sich mit den Befunden von Perk und Loben. Mit den Werten von Couvelier und Mitarbeitern stimmen sie nicht überein. F. Nádvorník. 6060.

Vardosanidze, D. G.; Tbilissi, Katedra Biochém. Zooveterin. Inst. Sledovanie bielkovín v krvi pri echinokokóze pečene a pľúc u kráv. **(Verfolgung der Serumeiweißstoffe bei Echinokokkose der Leber und Lunge bei Kühen.)**

Veterin. Časopis **11** (1962) Nr. 5. S. 481–484. — 1 Abb., 2 Tab., 16 Lit. Zus. in Dtsch.
Bei 31 Kühen, deren Sektionsbefund eine Echinokokkose der Leber und Lunge ergab, fanden sich im Blut, das vor der Schlachtung entnommen worden war, im Vergleich mit Befunden von 13 gesunden Kühen eine bedeutsame Senkung des Albuminspiegels, Erhöhung des Gammaglobulin-Gehaltes, Hypoproteinämie und Hypoprothrombinämie. Ähnliche Veränderungen wurden auch bei echinokokkosekranken Büffeln festgestellt. F. Nádvorník. 6060.

Hojovcová, Marie und Dvořák, Miroslav; Brno, VŠZ, Veterin. Fak., II. Interní Klin.; ČSAZV, Výzkumný Ústav Veterin., Odd. Fyziol. a Patol. Rozmnožování Hospodářských Zvířat. Vztah červeného krevního obrazu selat ke složení jejich sérových bílkovin. **(Beziehung des roten Blutbildes der Ferkel zur Zusammensetzung ihrer Serumeiweißstoffe.)** Sborník Vysoké Školy zemědělské Brně, Řada B **9(30)** (1961) Nr. 3/4. S. 315–325. — 4 Tab., 40 Lit. Zus. in Russ., Engl.
Bei der Verfolgung des roten Blutbildes, des Gehaltes an Serumeiweißstoffen und ihrer Zusammensetzung mittels Papierelektrophorese bei 101 Ferkeln im Alter von 1 Monat fand man bei anämischen Ferkeln eine höhere Beta-Globulinkonzentration und weniger Gammaglobuline. Die Werte der Gamma-Globuline waren bei den anämischen Ferkeln deutlich niedriger als bei Gruppen mit höherem Hämoglobinspiegel, die sich innerhalb der einzelnen Serumproteinfraktionen voneinander nicht scharf unterschieden. Der Gehalt an Gesamteiweißstoffen unterschied sich bei den anämischen Ferkeln im Vergleich mit den Ferkeln nicht, deren rotes Blutbild sich normalisierte. Bei den normalen Ferkeln gab es verschiedene individuelle Unterschiede. Das rote Blutbild und die Zusammensetzung der Serumeiweiße näherten sich bei den gesunden Ferkeln denjenigen Werten, die bei Schlachtschweinen festgestellt worden sind. Abweichungen vom physiologischen Zustand der Serumeiweiße bei anämischen Ferkeln werden für sekundäre, durch Anämie hervorgerufene Veränderungen gehalten. Mit Rücksicht auf die Blutserumuntersuchung von anämischen Ferkeln und von Ferkeln mit normalem rotem Blutbild sowie mit Rücksicht auf frühere Erkenntnisse über die Wirkung von Eisen können sich die Vff. mit den Anschauungen von Köhler, Löwensen u. a. über die erstrangige Bedeutung des Eiweißmangels für die Ferkelanämie nicht identifizieren, da man ihr durch Verabreichen von eisenhaltigen Präparaten vorbeugen kann. Es wird die Hypothese ausgesprochen, daß junge anämische Ferkel nur eine beschränkte Fähigkeit besitzen, das Gamma-Globulin zu synthetisieren und somit auch weniger resistent sind. F. Nádvorník. 6060.

Kulick, G., Pfordte, K. und Ponsold, W.; Halle-Wittenberg, Martin-Luther-Univ., Pharmakol. Inst. **Über Veränderungen der Serumeiweißfraktionen des Hundes bei Stimulierung der Nebenschilddrüsen.** Acta biol. med. german. [Berlin] **10** (1963) Nr. 1/2. S. 191–193. — 1 Abb., 9 Lit.
Bei 4 Bastardhunden (ca. 28 kg) werden die Bluteiweißfraktionen papierelektrophoretisch und der Serumcalciumspiegel 5, 60, 240 und 480 Min. nach i.v. Injektion von 65 mg Na-EDTA/kg untersucht. Der Serumcalciumspiegel sinkt innerhalb 5 Min. um 1,6 mg% ab. In zeitlicher Unabhängigkeit davon kommt es zu einer Verminderung der Albuminfraktion und einer Zunahme der α_1-, α_2- und β-Globulinfraktion im Serum. Die beobachteten Veränderungen werden als Ausdruck einer Veränderung der Nebenschilddrüsenaktivität angesehen. H.-A. Ketz. 6060.

Schultze, H. E., Heimburger, N. und Frank, G.; Marburg/Lahn, Behringwerke AG. **Die Aminosäurezusammensetzung des menschlichen Präalbumins (Try) und die des Human- und Rinderserumalbumins.** Biochem. Z. **336** (1962) Nr. 5. S. 388–396. — 2 Abb., 4 Tab., 13 Lit. Zus. in Engl.

Die Aminosäurezusammensetzung des menschlichen Präalbumins und der Serumalbumine des Menschen und des Rindes wurde ermittelt. Zwischen Human- und Rinderserumalbumin bestehen keine großen Unterschiede: Humanalbumin enthält jedoch deutlich mehr Alanin, Valin und Phenylalanin, dafür weniger Threonin, Glycin, Isoleucin und Tyrosin als Rinderserumalbumin. Die Aminosäurezusammensetzung des Präalbumins weicht signifikant von der der Albumine ab. Das Präalbumin enthält kein Cystin, dagegen relativ viel Tryptophan und Oxyaminosäuren; die Werte für Serin und Threonin liegen um ca. 100% höher als beim Humanalbumin; auch Tyrosin ist erhöht; bemerkenswert ist der geringere Gehalt an Asparaginsäure und Glutaminsäure, der relativ hohe Glycin- und der niedrige Leucingehalt. Der hohe Gehalt des Präalbumins an Oxyaminosäuren könnte mit seiner Vehikelfunktion in causalem Zusammenhang stehen. E. Kolb. 6068.

Charton, A., Faye, P., Hervy, A., Bernard, C. und Gueslin, M. Étude comparative, entre „agneaux de bergerie" et „agneaux d'herbe" des taux de quelques constituants azotés du sérum et de leurs rapports, de la naissance à l'âge de six mois. **(Vergleichende Untersuchung über „Schäfereilämmer" und „Weidelämmer" bezüglich des Serum-N-Gehaltes von der Geburt bis zum Alter von 6 Monaten.)** Recueil Méd. vétérin. **138** (1962) Nr. 6. S. 443–455. — 5 Abb., 5 Tab. Zus. in Engl., Span.
Bezüglich der Mittelwerte im Serum-N-Gehalt bestehen zwischen den Lämmern der beiden Kategorien nur geringfügige Unterschiede. Bei beiden Aufzuchtmethoden sinkt der Harnstoffgehalt von der Geburt (0,45 g je 1000 ml) bis zum Alter von 15 Tagen auf 0,36 g und steigt dann progressiv, bis er im Alter von 5 Mon. den Durchschnittwert erwachsener Tiere (0,62) erreicht. Die bei einer Ammonämie gemessenen, wenig schwankenden Differenzen (0,70 p, 0,92 p je 1000 ml) scheinen zur Ernährung keine Beziehungen zu haben. Die Werte für den Gesamtstickstoff nicht eiweißartiger Natur (0,330 bis 0,370 g je 1000 ml) vom 1. bis 4. Lebensmonat, den Polypeptidaseindex (47 mg ± 25 p. 1000 ml), den Reststickstoff (0,132 ± 0,045 p. 1000 ml) zeigen gegenüber den Tieren bei Stallhaltung keine signifikanten Differenzen. Der N-Wert (0,63 ± 0,12), der Desaminierungsindex (0,16 ± 0,06) sind die gleichen. Der Organismus des Lammes kann ohne besonderen Schaden Schwankungen im N-Gehalte der Nahrung überstehen. Für die Reaktion auf derartige Variationen spielen individuelle Faktoren eine bedeutende Rolle.
H. Busse. 6070.

Konířová, M. und Maděrová, V.; Brno, Univ., Ústav Biochem. Přírodovědecké Fak.; VŠZ, Katedra Lékařské Chem., Fyziky a Toxikol. VF. Stanovení volného a esterifikovaného cholesterolu v krevním séru koní a skotu metodou papírové chromatografie. **(Bestimmung des freien und des esterifizierten Cholesterols im Blutserum von Pferden und Rindern mittels der Papierchromatographie.)** Sborník Vysoké Školy zemědělské Brně, Řada B **9(30)** (1961) Nr. 1/2. S. 113–120. — 5 Abb., 1 Tab., 19 Lit. Zus. in Russ., Dtsch.
Im Serum von 30 Pferden, 30 Rindern, 7 Schweinen und 3 Schafen wurden mit Hilfe der Papierchromatographie die Werte des freien und esterifizierten Cholesterols sowie der Spiegel des Gesamtcholesterols nach der Pearsonschen Methode festgestellt. Der Spiegel des freien Cholesterols im Pferdeserum betrug 27–55 mg%, durchschnittlich 34,6 ± 6,4 mg%, der Spiegel des esterifizierten Cholesterols war 71–142 mg%, durchschnittlich 106,2 ± 14,8 mg%. Im Serum der Rinder war der Spiegel des freien Cholesterols 33–77 mg%, durchschnittlich 53,2 ± 9,9 mg%, des esterifizierten Cholesterols 77–154 mg%, durchschnittlich 107,5 ± 19,9 mg%. Im Schweineserum erreichte das freie Cholesterol 43–55 mg%, durchschnittlich 48,5 ± 3,5 mg%, das esterifizierte Cholesterol 66–93 mg%, durchschnittlich 80,2 -2,5 mg%. Ein höheres Verhältnis des freien Cholesterols zum esterifizierten Cholesterol fand sich im

Pferdeserum, 1:3,07 ± 0,45, niedriger war dieses Verhältnis beim Rind, 1:2,05 ± 0,12. Im Schweineserum betrug dieses Verhältnis 1:1,65 und im Serum der Schafe 1:1,31. Die Beziehung zwischen dem freien und esterifizierten Cholesterol wird durch den Korrelationskoeffizienten r = 0,544 bei Pferden und r = 0,765 beim Rind ausgedrückt. Die angeführten Werte des freien und esterifizierten Cholesterols entsprechen dem Gesamtcholesterolspiegel, wie er nach der Pearsonschen Methode ermittelt wurde.
B. Hamzová. 6090.

Adler, J. H. und Wertheimer, E.; Jerusalem, Hebrew Univ., Hadassah Med. School, Dep. of Physiol.; Dep. of Biochem. A reciprocal relationship between blood glucose and plasma free fatty acids (FFA) in dairy cows and its significance for problems of fat metabolism in ruminants. **(Eine reziproke Beziehung zwischen Blutzucker und freien Fettsäuren des Plasmas bei Milchkühen und deren Bedeutung für Probleme des Fettstoffwechsels bei Wiederkäuern.)** Bull. Res. Council Israel, Sect. E **10E** (1962) Nr. 2. S. 97–101. – 2 Abb., 1 Tab., 13 Lit.
Zwischen Blutzucker und freien Fettsäuren bestehen bei monogastrischen Tieren Beziehungen, wobei ein Abfall der Glukose zu einem Anstieg der freien Fettsäuren im Plasma führt. In Untersuchungen an 35 laktierenden Kühen wurden der Blutzucker und der Gehalt des Plasmas an freien Fettsäuren ermittelt und deren Beziehung zueinander untersucht. Es zeigte sich, daß bei Wiederkäuern ähnliche Beziehungen bestehen, wobei ein Abfall des Blutzuckers zu einem Anstieg der freien Fettsäuren führt. Dabei muß berücksichtigt werden, daß die Umsatzgeschwindigkeit der freien Fettsäuren sehr hoch ist und rund 28% pro Minute beträgt, demgegenüber die der Glukose rund 7%. Bei der Glukose wurde ein Mittelwert von 41,1 mg% und eine Schwankungsbreite von 30 bis 55,5 mg% festgestellt; bei den freien Fettsäuren betrug die Durchschnittskonzentration 0, 248 mÄquiv. pro Liter, die Schwankungsbreite 0,004–0,633. Es wird vermutet, daß bei der Synthese von Glycerin im Fettgewebe Propionat Verwendung findet. E. Kolb. 6095.

Satchidanandam, V., Venkatayan, S. und Seshiah, S.; Madras, Veterin. Coll., Dep. of Physiol.; Government Dairy and Milk Project. Blood sugar level in buffaloes. **(Butzuckerspiegel bei Büffeln.)** Indian veterin. J. **39** (1962) Nr. 10. S. 544–548. 6095.

Dufait, R.; Antwerpen. Nieuwe gegevens over bilirubine. **(Neue Erkenntnisse über das Bilirubin.)** Vlaams diergeneeskund. Tijdschr. **30** (1961) Nr. 7/8. S. 211–213. E. Wiesner. 6100.

Malherbe, William D.; Onderstepoort, South Africa, Univ. of Pretoria, Fac. of Veterin. Sci.; Univ. of Pennsylvania. Enzyme chemistry. An aid to veterinary diagnostics. **(Die Enzymchemie als Hilfe für die veterinärmedizinische Diagnostik.)** Calif. Veterinarian **16** (1962) Nr. 6. S. 17–21. – 27 Lit.
Die Bedeutung der Transaminasen, der Lactatdehydrogenase und der Isocitricodehydrogenase für die klinisch-biochemische Diagnostik wird besprochen, wobei auf die analogen Verhältnisse beim Menschen hingewiesen wird. Die Glutaminsäure-Oxalessigsäure-Transaminase (GOT) findet sich im Serum beim Myocardinfarkt in hoher Konzentration, um nach 3–6 Tagen stark abzusinken und sich zu normalisieren. Bei Angina pectoris, bei Coronarinsuffizienz, bei Herzfehlern sowie bei Rhythmusstörungen ist die GOT unverändert, gleichfalls bei Pericarditis, bei Rheuma, bei Lungeninfarkten und bei Gallenblasenentzündung. Eine Erhöhung der SGOT liegt auch bei Zellzerfall außerhalb des Herzmuskels in bestimmtem Umfange vor, so bei akuter Pancreatitis und nach Operationen. Eine gleichzeitige Erhöhung der SGOT und der Serum-Glutaminsäure-Pyruvat-Transaminase (SGPT) deutet auf eine Parenchymschädigung (Nekrose) der Leber hin. Bei Hunden und Katzen liegen die Verhältnisse ähnlich wie beim Menschen, während bei Rindern,

Pferden und Schweinen nach Tetrachlorkohlenstoffvergiftung und Leberschädigung nur die SGOT ansteigt. Die SGPT-Bestimmung dient beim Hund zur Differenzierung zwischen Staupe und Hepatitis. Die SGOT dient zum Nachweis von Myopathien bei Kälbern und Lämmern, wobei sie Veränderungen längst vor dem Auftreten klinischer Symptome aufweist. Die Lactatdehydrogenase (LD) steigt gleichfalls beim Zerfall von Muskelgewebe, ferner bei Lebererkrankungen und bei tumorösen Erkrankungen an. Die Isocitricodehydrogenase (ICD) bleibt während des Myocardinfarktes und bei Skelettmuskelerkrankungen normal; sie steigt bei entzündlichen und tumorösen Lebererkrankungen an. Eine Erhöhung erfolgt auch nach Tetrachlorkohlenstoffschädigung der Leber bei den verschiedenen Tierarten.

E. Kolb. 6105.

Krajnev, S. I. (Krainew, S. I.); Krasnodar, Med. Inst. des Kubangebietes, Lehrstuhl für Biochem. Ob aktivnosti i katalitičeskoj emkosti katalazy krovi. **(Über die Aktivität und die katalytische Kapazität von Blutkatalase.)** Biochimija, Moskva **27** (1962) Nr. 5. S. 780–787. – 8 Tab., 6 Lit. Zus. in Engl.
Die Zersetzung von H_2O_2 durch Katalase wird von vielen Faktoren beeinflußt. Manche von ihnen sind mehr zu Beginn der Reaktion wirksam und betreffen deshalb die Aktivität des Fermentes. Andere wirken in späteren Stadien und haben damit mehr Einfluß auf die katalytische Kapazität, die sich in der Substratmenge ausdrückt, die das Ferment bis zu seiner völligen Inaktivierung zerlegen kann. Aktivität und katalytische Kapazität von Blutkatalase werden unter verschiedenen Reaktionsbedingungen bestimmt. Für beide Größen liegt das pH-Optimum bei pH = 8,4. Die katalytische Kapazität des Fermentes hängt von der H_2O_2-Konzentration ab, deren Optimum bei 0,25–0,30 m liegt. Mit steigender Temperatur wird die katalytische Kapazität stärker herabgesetzt als die Aktivität. Mit dem Ansteigen der Temperatur während der Aufbewahrung der wäßrigen Blutlösungen fällt die Aktivität stärker als die Kapazität. Alkohol wirkt stabilisierend auf Blutkatalase.

J. Müller. 6105.

Lindblad, G. und Persson, F.; Stockholm, Roy. Veterin. Coll., Dep. of Med. Transaminase and transferase activities in blood-plasma of dogs with experimentally produced Hepatitis contagiosa canis (H.c.c.). **(Transaminase- und Transpherase-Aktivitäten im Blutplasma von Hunden mit experimentell erzeugter Hepatitis contagiosa canis [H.c.c.].)** Acta veterin. scand. **3** (1962) Nr. 4. S. 378–390. – 7 Abb., 1 Tab., 14 Lit. Zus. in Schwed., Dtsch.
21 Hunde beiderlei Geschlechts, von denen 18 jünger als 6 Monate waren, erhielten 0,2 ml einer H.c.c.-Virus-Suspension (6,1 $TCID_{50}$ pro ml). Die Blutseren aller Tiere wurden vor und nach der Inoculation auf neutralisierende Antikörper untersucht. Die Bestimmung der Enzymaktivitäten der GOT, GPT und OCT erfolgte parallel zur Ermittlung der Bromsulphophthalein (BSP)-Retention vor der Inoculation und dann ein über den anderen Tag bis zur Erreichung der Normalwerte. Nur bei 14 Tieren trat ein Anstieg der Enzymaktivitäten im Blutplasma ein. Die Tiere, bei denen die Erhöhung der Enzymaktivität nicht eintrat, zeigten nur Fieber, während alle anderen klinischen Symptome fehlten. Die Leberfunktionsprobe fiel ebenfalls normal aus, so daß bei ihnen keine Erkrankung der Leber eingetreten war. Der Anstieg der Enzymaktivitäten beginnt 4–5 Tage nach der Inokulation (etwa 48 Stunden nach dem ersten Temperaturanstieg), erreicht ein Maximum am 7.–8. Tage (bereits Temperatursenkung) und Normalwerte wieder nach 18 Tagen. Die GPT- und OCT-Werte bleiben etwas länger erhöht als die GOT-Werte. Die Aktivität der GPT ist stärker erhöht als die der GOT und OCT. Zwischen der Aktivität der GPT und OCT scheint eine gewisse Korrelation zu bestehen. Der Anstieg der Enzyme geht mit einer erhöhten BSP-Retention einher.

E. Grün. 6105.

Šlesingr, Lubomír und Továrek, Josef. Aktivita některých enzymů, výsledky flokulačních reakcí a celkového bilirubinu v krevním séru drůbeže. **(Die Aktivität einiger Enzyme, die Ergebnisse der Ausflockungsprobe und die Werte des gesamten Bilirubins im Blutserum des Geflügels.)** Veterinární Med. **7(35)** (1962) Nr. 10/11. S. 795–800. — 3 Tab., 16 Lit. Zus. in Russ., Engl., Dtsch.
Es wurden 75 Geflügelseren untersucht, davon 25 von Hennen, 25 von Enten und 25 von Mastgänsen. Bestimmt wurden die Aktivität der GOT und GPT-Transaminasen, der Aldolase, Sorbitdehydrogenase, der Dehydrogenase von Milch- und Apfelsäure. Ferner machte man Fällungsreaktionen und bestimmte auch das Bilirubin und den Harnstoff. Die GOT-Durchschnittswerte waren: Hennen 1,1, Mastgänse 6,0, Enten 1,3; GPT: Hennen 0,6, Gänse 0,26, Enten 0,72; ALD: Hennen 0,9, Gänse 3,2, Enten 1,3; SHD: bei allen 0; LHD: Hennen 32, Gänse 40, Enten 35; MHD: Hennen und Enten 10, Gänse 12 Mikromol (1 ml/St./37 °C). Die Kadmiumfällungsreaktion war bei Hennen und Gänsen, die Reaktion nach Gross bei Gänsen positiv. Die Reaktion nach Woolf war in allen Fällen negativ. Der Harnstoffgehalt war bei allen drei Arten 20–30 mg%. Die Durchschnittswerte des Gesamtbilirubins betrugen bei Hennen 0,48, Enten 0,45 und Gänsen 0,54 mg%. B. Hamzová. 6105.

Shaw, K. E. und Nichols, R. E.; Madison, Univ. of Wisconsin, Coll. of Agric., Dep. of Veterin. Sci. The influence of age upon the circulating 17-hydroxycorticosteroids of cattle subjected to blood sampling and exogenous adrenocorticotrophic hormone and hydrocortisone. **(Einfluß des Lebensalters auf die Zirkulation von 17-Hydroxycorticosteroiden bei einem der Blutprobe unterzogenen Rind und das exogene adrenocorticotrope Hormon und Hydrocortison.)** Amer. J. veterin. Res. **23** (1962) Nr. 97. S. 1217–1218. 6110.

Kušner, Ch. F. und Zubareva, L. A. (Kuschner, Ch. F. und Subarjowa, L. A.); Moskau, Lenin-Berge, Genet. Inst. der Akad. der Wiss. der UdSSR. Issledovanija grupp krovi u životnych i ptic. **(Die Blutgruppenforschung bei Tieren.)** Žurnal obščej biologii, Moskva **21** (1960) Nr. 3. S. 161–174. — 2 Abb., 3 Tab., 45 Lit.
Die Arbeit vermittelt eine Übersicht über den Stand der Blutgruppenforschung bei den landwirtschaftlichen Nutztieren. Die Bestimmungsmethoden werden kurz erläutert und die bisherigen Kenntnisse über die Blutgruppen bei Rind, Pferd, Schaf, Schwein und Huhn sowie ihre praktische Bedeutung beschrieben. H. Mielke. 6125.

Schmid, D. O.; München, Tierzuchtforsch., Inst. für Blutgruppenforsch. **Zur Sonderstellung des Blutgruppensystems J beim Rind.** Z. Immunitätsforsch. exp. Therap. **124** (1962) Nr. 2. S. 101. 6125.

Schmid, D. O. und Erhard, L.; München, Tierzuchtforsch. e.V., Inst. für Blutgruppenforsch. **Über den Nachweis gemeinsamer Blutgruppenantigene bei Rind und Pferd sowie bei Mensch und Pferd im Immunhämolysetest.** Z. Immunitätsforsch. exp. Therap. **124** (1962) Nr. 2. S. 149. 6125.

Lebeda, Milan und Surynek, Jaroslav; Brno, Ústav pro Patol. Fyziol. Veterin. Fak. VŠZ. Vliv výživy a experimentální infekce nakažlivou obrnou prasat na bílkoviny a formované krevní elementy u prasat. **(Der Einfluß der Ernährung und einer experimentellen Infektion durch die ansteckende Schweinelähme auf die Eiweißstoffe und die korpuskulären Blutelemente der Schweine.)** Veterinární Med. **7(35)** (1962) Nr. 10/11. S. 725–736. — 13 Abb., 27 Lit. Zus. in Russ., Dtsch.
Das Versuchsobjekt bildeten zwei Gruppen zu je 13 Schweinen. Die eine Gruppe erhielt eine minderwertige Futtergabe von niedrigem Eiweißgehalt, kleinem biologischem Eiweißwert, kleinem Calcium-, Carotin-, Vitamin C-, D- und teilweise B-Gehalt. Die stärkste Beeinflussung zeigten das Ge-

samteiweiß des Blutserums und die rote Komponente des Blutbildes. Das Gesamteiweiß des Blutserums wurde refraktometrisch bestimmt, die Bestimmung der Eiweißfraktion des Blutserums erfolgte mittels Papierelektrophorese, durch Färbung mit Bromphenolblau und durch Photometrie der Eluate. Das Gesamtcholesterol im Serum wurde nach der Mikromethode auf Grund der Liebermann-Burchard-Reaktion ermittelt, und die Gesamtlipiode des Serums bestimmte man mit Hilfe der Phenolreaktion. Bei Schweinen, die mit der minderwertigen Futtergabe gefüttert wurden, war der Gesamteiweißspiegel bis zwei Wochen nach der Infektion niedriger; die Abnahme bezog sich vor allem auf die Globuline. Die Erythrocytenzahl war während des Versuchs bei den mit minderwertigem Futter genährten Schweinen niedriger, und auch der Anteil von Hämoglobin und Hämatokrit ging zurück. Das weiße Blutbild war bei den Schweinen der beiden Gruppen im wesentlichen gleich. Der Verlauf einzelner Blutkomponenten wird graphisch dargestellt. Die gewonnenen Werte zeugen in ihrer Gesamtheit für eine ungünstige Beeinflussung des Stoffwechsels und der Resistenz der Schweine durch minderwertige Futtergaben. In bezug auf die klinischen Erscheinungen gab es bei den beiden Gruppen keinen wesentlichen Unterschied. B. Hamzová. 6135.

Duben, Zdeněk; Havlíčkův Brod, Lab. OVZ, Odd. pro Choroby Drůbeže. Vliv ustájení a výběhu na složení krevní plazmy kuřat. **(Der Einfluß der äußeren Umwelt und des Auslaufs auf die Zusammensetzung des Blutes der Hühner.)** Veterinární Med. **7(35)** (1962) Nr. 10/11. S. 785–794. – 7 Tab., 15 Lit. Zus. in Russ., Franz., Dtsch.

Der Serumcholesterolspiegel von Küken auf der Weide, denen Diaethylstilboestrol verabreicht wurde, sank. Ähnlich wirkte auch die physiologische Aktivität (Scharren), die außerdem noch den Phosphor- und Fettspiegel verringerte. Die Zusammensetzung des Blutserums beim Geflügel ist für die serologische Untersuchung der Salmonellose von Bedeutung, weil sie bei sehr produktiven Legehennen zur Eierlegezeit ein Sinken der Albumine und Steigen des Beta- und Gammaglobulinspiegels hervorruft, wodurch fälschlich positive Reaktionen entstehen. Auf die Reaktion wirkt auch der Mikrobenfaktor (meistens Gruppe Enterobacteriaceae), der die Gammalgobulinmenge erhöht. Bei der serologischen Reaktion muß der Antikörpertiter ermittelt werden, weil nur Hennen mit Titern, die höher als 1:1000 sind, Salmonellen ausscheiden. B. Hamzová. 6135.

Churý, Z.; Brno, ČSSR, Purkyně-Univ., Inst. für Pathol. Physiol. **Über die Reaktion der Leukocyten bei der experimentell ausgelösten immunhämolytischen Anämie der Ratte.** Folia haematol. [Leipzig] **79** (1962) Nr. 4. S. 475 bis 497. – 5 Abb., 6 Tab., 87 Lit.

Es wird die Reaktion der Leukocyten bei der immunhämolytischen Anämie, die durch Injektion von heterologem anti-erythrocytärem Immunserum experimentell erzeugt wurde, untersucht. Nach der Injektion erfolgte die Untersuchung des Blutes stündlich bis zu 8 Std. und im Verlauf der nächsten 6 Tage nach der allgemein bekannten Methodik. Nach der Injektion von Immunserum zeigen die Leukocytenzahlen einen starken Abfall, der mit −68% nach 3 Std. seinen tiefsten Wert erreicht. Danach erfolgt ein stufenweiser Anstieg, so daß nach 24 Std. die Ausgangswerte wieder erreicht werden. Anschließend kommt es zu einer Leukocytose, die nach 48 Std. ihren Höhepunkt erreicht. Die gefundenen Veränderungen sind gegenüber den Ausgangswerten hochsignifikant. Die segmentkernigen Neutrophilen zeigen ähnliche Veränderungen wie die absoluten Leukocytenwerte. Einen ständigen Anstieg bis zu 5 Std. nach der Injektion weisen dagegen die stabkernigen Neutrophilen auf. Gleichlaufend mit den Änderungen der absoluten Leukocytenzahl erfolgen auch die Reaktionen der eosinophilen Zellen sowie der Lymphocyten und Monocyten. Im Knochenmark wird eine Abnahme der reifen und eine Zunahme der jugendlichen Vorstufen ermittelt. Bei der Untersuchung von Lungen-, Milz- und Leberabstrichen wird ferner festgestellt, daß agglutinierte Leukocyten besonders durch die Lungenkapillaren aufgefangen und zum Teil auch hier zerstört und abgebaut werden. W. Verter. 6135.

XI. VIRUSKRANKHEITEN

Singh, K. V.; Columbus, Ohio State Univ., Dep. of Bacteriol. The growth curve of a porcine enterovirus (ECPO-1) in porcine kidney monolayers. **(Wachstumskurve eines porcinen Enterovirus [ECPO-1] in Schweinenieren-Monolayerkulturen.)** Cornell Veterinarian **52** (1962) Nr. 1. S. 71–77. – 2 Abb., 2 Tab., 9 Lit.
Es wurde die Vermehrung eines ECPO-1-Virusstammes in Schweinenierenkulturen bei verschiedenen Inoculis mittels der Plaquemethode geprüft. Bei einer Virus-Zellrelation von 1:2,5 betrug die Virusadsorption nach 1 Std. 61% der Viruseinsaat und die Latenzperiode 7 Std. 19 Std. p.i. wurde der Maximaltiter mit $2{,}5 \times 10^6$ PFU/0,1 ml erreicht. Bei höherer Viruseinsaat (Virus-Zellverhältnis 3,9:1) und 3stündiger Adsorption machte die Adsorptionsrate 33% aus, die Virusausbeute belief sich bei 7 Std. Latenz 19 Std. p.i. auf 100 PFU/Zelle. Der Virusvermehrung lief ein deutlicher cytopathogener Effekt parallel. E. Hahnefeld. 6210.

Somogyiová, Jarmila; Bratislava, Lab. Exp. Veterin. Niektoré biologické vlastnosti stabilného kmeňa epitelových buniek, vypestovaného z tkaniva tel'acej obličky. **(Einige biologische Eigenschaften eines stabilen Stammes von aus Kalbsnierengewebe gezüchteten Epithelzellen.)** Biológia [Bratislava] **17** (1962) Nr. 9. S. 677–684. – 14 Abb., 4 Tab., 10 Lit. Zus. in Russ., Dtsch.
Es wird der Versuch beschrieben, einen stabilen Stamm von Epithelzellen aus der Kalbsniere zu züchten, um ein geeignetes Substrat zur Experimentalkultivierung bestimmter Viren zu gewinnen, die Erkrankungen von Haustieren hervorrufen. Der Stamm wurde durch mehr als 100 Passagen stabilisiert. Die Medien enthielten 10% Kalbsserum und 1–2% Embryonalextrakt von Küken. Bestimmte Kalbsseren waren für die Kultivierungszwecke nicht geeignet. Im Verlaufe der langfristigen Kultivierung (24 Mon.) veränderten sich die Zellen, und diese Veränderungen wurden bei entsprechender Konzentration stabil. F. Nádvorník. 6210.

Andžaparidze, O. G., Bogomolova, N. N. und Rapoport, R. I. (Andshaparidse, O. G., Bogomolowa, N. N. und Rapoport, R. I.); Moskau, Forsch.-Inst. für Virus-Präparate. Sravnitel'naja čuvstvitel'nost' kletok pervičnych kul'tur različnych tkanej ėmbriona sviňi k destruktivnomu dejstviju virusa kleščevogo ėncefalita. **(Vergleich der Empfindlichkeit von Primärzellkulturen verschiedener Gewebe von Schweineembryonen für die destruktive Wirkung von Zeckenencephalitisvirus.)** Voprosy virusologii, Moskva **7** (1962) Nr. 5. S. 534–536. – 2 Tab., 2 Lit. Zus. in Engl.
Durch Trypsinierung und Anzüchtung in Kulturmedien aus Hankscher Lösung unter Zusatz von Lactalbuminhydrolysat und Rinderserum sowie von Amnionflüssigkeit und Aminopeptiden wurden Zellkulturen aus verschiedenen Organen von Schweineembryonen hergestellt. Am empfindlichsten gegenüber der Einwirkung von Zeckenencephalitisvirus waren Nierenzellen; Herzzellen standen nur wenig nach, während Kulturen aus Hautzellen, Lungenzellen oder aus ganzen Embryonen eine deutlich geringere Empfindlichkeit aufwiesen. S. Wagner. 6210.

Randall, C. C. und Lawson, L. A.; Jackson, Univ. of Mississippi, School of Med., Dep. of Microbiol. Adaptation of equine abortion virus to Earle's L. cells in serum-free medium with plaque formation. **(Anpassung des Pferde-**

abortvirus an Earle's L.-Zellen in serumfreiem Medium mit Plattenbildung.) Proc. Soc. exp. Biol. Med. **110** (1962) Nr. 3. S. 487. 6210.

Wachendörfer, G. und Peheim, E.; Frankfurt/M., Univ., Inst. für Zoonosenforsch.; Staatl. Veterin.-Untersuchungsamt. **Zur Züchtung des Schafabortvirus (Miyagawanella ovis) im bebrüteten Hühnerei. Die Kultur des Virus in der Chorionallantoishöhle.** Mh. Tierheilkunde **14** (1962) Nr. 7. S. 220 bis 224.

Es wird erstmalig über die Züchtung des Schafabortvirus in der Chorioallantoishöhle des bebrüteten Hühnereies berichtet. Sie gelang bei einem Virusstamm (858/3) nach 89 Dottersackpassagen im bebrüteten Hühnerei und führte zu hohen Virusernten. Vff. nehmen an, daß für die erfolgreiche Züchtung des Schafabortvirus in der Chorioallantoishöhle des bebrüteten Hühnereies eine vorherige Adaptation des Virus an das Hühnerembryonalgewebe auf dem Weg über Dottersackpassagen Voraussetzung ist. Die Bedeutung der Ergebnisse im Hinblick auf die einfachere Versuchstechnik und die Herstellung besserer komplementbindender Antigene wird besprochen.
E. Benndorf. 6210.

Parker, Hazel D. und Younger, R. L.; Bozeman, Montana State Coll., Agric. Exp. Stat., Montana Veterin. Res. Lab. Distribution of ovine abortion virus in experimentally infected ewes and fetuses. **(Die Verteilung von Schafabortvirus in experimentell infizierten Schafen und Feten.)** Amer. J. veterin. Res. **23** (1962) Nr. 96. S. 981–984.

Bei intraplacentar mit Schafabortvirus infizierten trächtigen Schafen enthielten die Placenten große Mengen (16^6–10^7 ID_{50}/0,5 g Gewebe) Virus. Der Virusgehalt der Ovarien schwankte stark, während in den übrigen Organen sehr wenig oder gar kein Virus nachweisbar war. Aus dieser Tatsache wird ein Tropismus des Schafabortvirus zum Reproduktionsgewebe abgeleitet. Trotz einer ausgeprägten Placentitis abortierten die Schafe nicht, brachten normale Lämmer, die einen hohen Virusgehalt in den Lungen im Gegensatz zu anderen Organen aufwiesen. Bei den Muttertieren konnten im Verlauf der Infektion weder Virämie noch Virusausscheidung mit dem Kot nachgewiesen werden, während sich komplementbindende Antikörper in unterschiedlicher Menge ausbildeten. E. Benndorf. 6215.

Krüger-Hansen, U. und Wachendörfer, G.; Frankfurt/M., Univ., Inst. für Zoonosenforsch.; Staatl. Veterin.-Untersuchungsamt. **Experimentelle Untersuchungen mit Ornithosevirus an Schafen.** Mh. Tierheilkunde **14** (1962) Nr. 7. S. 215–220.

Vff. gelang es, von Enten isoliertes Ornithosevirus (Stamm CH_{17}) bei trächtigen Schafen zur Haftung zu bringen. Ein Tier abortierte 11 Tage p.i., und das Virus ließ sich aus Cotyledonen und fetalen Organen re-isolieren. Zur Zeit des Abortes waren beim Muttertier komplementbindende Antikörper nachweisbar. E. Benndorf. 6215.

Grešíková, M., Kožuch, O., Řeháček, J., Nosek, J. und Albrecht, P.; Bratislava, Virol. Ústav ČSAV. Význam vtákov v ohnisku kliešťovej encefalitídy. 3. Experimentálna infekcia drozdov čiernych (Turdus merula Linné, 1758) vírusom kliešťovej encefalitídy. **(Zur Bedeutung der Vögel im natürlichen Infektionsherd der Zeckenencephalitis. 3. Mitt. Experimentelle Infektion der Drossel [Turdus merula Linné 1758] mit dem Virus der Zeckenencephalitis.)** Veterin. Časopis **11** (1962) Nr. 5. S. 533–536. — 17 Lit. Zus. in Russ., Engl., Franz., Dtsch.

Durch Versuche mit 10 erwachsenen und 5 jungen Drosseln (*Turdus merula* L.), die mit dem Virus der Zeckenencephalitis (Stamm Hypr in der 49. Mäusepassage) subcutan inoculiert waren (Gabe von 70000 LD_{50}/0,1 ml), gelang es nicht, innerhalb von 28 Tagen nach der Inoculation im Blut und in den

Organen die Virusübertragung nachzuweisen. Im Serum der erwachsenen Drosseln fand man nach Ablauf dieser 28 Tage keine virusneutralisierenden Antikörper. Negativ verlief auch die histologische Untersuchung der Organe. Mit Rücksicht auf diese Ergebnisse kann man daher annehmen, daß die Drossel unter den hiesigen Bedingungen keinen Träger des Zeckenencephalitis-Virus darstellt. F. Nádvorník. 6215.

Málková, D. und Marhoul, Z.; Praha, Vojenský Ústav Hyg., Epidemiol. a Mikrobiol. Neutralizačni test s virem klíštové encefalitidy na buňkách stabilní linie vepřové ledviny. **(Neutralisationstest mit dem Zeckenencephalitisvirus auf Schweinenierenzellkulturen.)** Českoslov. Epidemiol., Mikrobiol., Imunol. **11** (1962) Nr. 6. S. 364–369. – 9 Abb., 4 Tab., 5 Lit. Zus. in Russ., Engl.
Durch Versuche mit der Anwendung hyperimmuner Pferdeseren und menschlicher Immunseren wurde bewiesen, daß man mit dieser Methode Standardergebnisse bei der Untersuchung von neutralisierenden Antikörpern erzielen kann. Antigen in einem Quantum von 100–1000 $TCID_{50}$ hatte auf die Menge der festzustellenden Antikörper keinen wesentlichen Einfluß. Der Neutralisationstest auf Schweinenierenzellen ist genügend empfindlich und eignet sich für diagnostische Zwecke und zu Praxisuntersuchungen. Das Zeckenencephalitisvirus auf Monolayer ruft eine vollständige cytopathische Wirkung hervor, und das Ablesen des Testes ist daher leicht und verläßlich. B. Hamzová. 6220.

Mussgay, Manfred und Suárez, Octavio; Caracas, Venezuela, Inst. Venezolano de Investigaciones Ci. (I.V.I.C.), Dep. de Virol. Studies with a pathogenic and an attenuated strain of Venezuelan equine encephalitis virus and Aedes aegypti (L.) mosquitoes. **(Untersuchungen mit einem pathogenen und einem attenuierten Stamm des Venezuelanischen Pferde-Encephalitis-Virus bei Moskitos [Aedes aegypti L.].)** Arch. ges. Virusforsch. [Wien] **12** (1962) Nr. 3. S. 387-392. – 1 Abb., 1 Tab., 11 Lit.
Es wird die Vermehrung eines pathogenen sowie eines attenuierten Stammes und die Möglichkeit der Rückanpassung des attenuierten Virus nach intrathorakaler Inoculation bei Moskitos mittels Plaque-Test und Titration im Mäuseversuch geprüft. Eine Virus-Multiplikation erfolgte bei beiden Stämmen. Das attenuierte Virus zeigte nach einer Vermehrung im Insekt keine Virulenzsteigerung. Wenn überhaupt eine Rückanpassung erfolgte, dann müßte sie unter der im Versuch erfaßten „Mutationsfrequenz" von $3{,}5 \times 10^{-6}$ pro Partikel liegen. Die Versuchstechnik, insbesondere die Methode der Moskitozüchtung wird eingehend beschrieben. D. Urbaneck. 6280.

Čečik, B. Ė. (Tschetschik, B. E.); Moskau, Staatl. Onkol. Herzen-Inst., Lab. für Exp. Geschwulsttherapie. Količestvennoe soderžanie antigena U v lejkoznych i normal'nych tkanjach čeloveka i životnych. **(Der quantitative Gehalt an Antigen U im leukotischen und normalen Gewebe der Menschen und Tiere.)** Bjulleteń ėksperimental'noj biologii i mediciny, Moskva **54(27)** (1962) Nr. 10. S. 90–94. – 1 Abb., 4 Lit. Zus. in Engl.
Es wird der quantitative Gehalt des Antigens U im leukotischen und entsprechenden normalen Gewebe beim Menschen und Tier untersucht. Das Antigen U wird in der Leber, Milz und den Nieren nachgewiesen. Die Nachweise in Lunge, Herz, Magen und Schilddrüse zeigen dagegen ein negatives Ergebnis. In der Milz gesunder Kühe wird das Antigen im Verhältnis von 1:2 festgestellt, bei Kühen mit lymphatischer Leukose beträgt das Verhältnis dagegen 1:16. Es wird festgestellt, daß das Antigen U in der Milz leukosekranker Kühe, Mäuse und Menschen 4–16mal stärker wirkt als im entsprechenden Gewebe gesunder Lebewesen. Die Aktivität des Antigens steht wahrscheinlich im Zusammenhang mit jungem proliferierendem Gewebe. Im embryonalen Gewebe des Menschen ist das Antigen U stets nur in einem Verhältnis von 1:2

oder 1:4 nachweisbar. Die im embryonalen Gewebe des Menschen nachweisbare Menge ist jedoch 4–8mal kleiner als die in Milz und Niere des Menschen nachgewiesene Menge bei akuter oder subakuter Haemocytoblastose. Es ist möglich, daß die Steigerung der Produktivität dieses Antigens von irgendwelchen spezifischen biologischen Faktoren abhängt, die für die Haemocytoblastose des Menschen und einiger spontaner Leukosen der Tiere charakteristisch sind. W. Verter. 6288.

Bielka, H. und Graffi, A.; Berlin-Buch, Inst. für Exp. Krebsforsch. der Dtsch. Akad. der Wiss. zu Berlin. **Chemisches Verhalten und Resistenz des Virus der myeloischen Leukämie.** Acta biol. med. german. [Berlin] **9** (1962) Nr. 4. S. 386–411. – 12 Tab., 27 Lit.
Zur weiteren Klärung der chemischen Eigenschaften des bei Mäusen leukämogenen Faktors wurden verschiedene Experimente mit folgenden Ergebnissen durchgeführt. Gegenüber einer Erwärmung auf 56°–65 °C ist das Virus labil und wird zerstört, während bei Temperaturen von –16 °C und –78 °C, besonders im Gewebe, weniger im zellfreien Extrakt, eine Aufbewahrung bis zu 3 Wochen möglich ist. Trocknung und Gefriertrocknung eignen sich zur Konservierung des Virus nicht, in 50%iger Glycerinlösung bei 0 °C ist das Virus dagegen bis zu 4 Wochen gut haltbar. Im pH Bereich von 4.6–9.5 ist das Virus resistent. Tryptische Fermente (Trypsin, Papain) sowie lipotrope Agentien (Desoxycholat, Äther, Saponin und Aceton) zerstören die leukämogene Wirksamkeit des Virus, im Gegensatz dazu führt eine Lipaseeinwirkung nur zu einer geringen Verminderung der Virusaktivität. Ganz ohne Einfluß auf die Aktivität des Virus ist die Behandlung mit Nucleasen sowie eine UV Bestrahlung. Mit der aus leukämischen Zecken isolierten RNS konnte nach Injektion an Säuglingsmäuse eine Leukämie hervorgerufen werden, entsprechende DNS-Präparate dagegen waren unwirksam. Zum Abschluß werden gleichartige Untersuchungen an anderen onkogenen Viren vergleichend diskutiert. W. Wittmann. 6297.

Dmochowski, L.; Houston, Univ. of Texas, M.D. Anderson Hospital, Sect. of Virol. Electron microscopic studies of rat leukemia induced with mouse leukemia virus. **(Elektronenmikroskopische Untersuchungen über die Leukämie der Ratten, die mit dem Mäuseleukämievirus infiziert wurden.)** Proc. Soc. exp. Biol. Med. **110** (1962) Nr. 3. S. 504. 6297.

Menon, M. S.; Mukteswar-Kumaon, Uttar Pradesh, Indian Veterin. Res. Inst. Studies on lapinised-avianised rinderpest virus. Part II. Field trials. **(Untersuchungen über die Kaninchen- und Vogelpassage des Rinderpestvirus. 2. Mitt. Feldversuche.)** Indian veterin. J. **38** (1961) Nr. 10. S. 488–493. 6330.

Wynohradnyk, Vl., Popovici, V. und Moldovan, G. Tipizarea prin RFC a virusului aftos din materialul recoltat în cursul epizootiei 1959–1960 în R.P.R. **(Die Typendifferenzierung des MKS-Virus mittels Komplementbindungsreaktion [KBR] aus virulentem Material, welches im Seuchenverlaufe aus den Jahren 1959–1960 untersucht wurde.)** Probleme Epizootol. [Bucureşti] **11** (1962) S. 16. – 2 Lit. Zus. in Russ., Franz.
Aus Proben von virulentem Material, welche zur Typendifferenzierung des MKS-Virus im Verlaufe des MKS-Seuchenzuges in den Jahren 1959–1960 eingeschickt wurden, konnte man mit Hilfe der KBR nach Traub und Möhlmann regelmäßig die Variante O_2 des MKS-Virus feststellen. Der MKS-Stamm O_2 „Trifeşti", welcher in Rumänien zur Herstellung der MKS-Vaccine benutzt wird, konnte nach 23 Passagen serologisch stabilisiert werden. S. Bayer. 6342.

Haag, Jean und Santucci, Jean; Alfort, Lab. Centr. de Rech. Vétérin., Serv. des Virus. Culture en série de cellules rénales de porc sensibles au virus

de la fièvre aphteuse. **(Serienmäßige Kultivierung MKS-Virus-empfänglicher Schweinenierenzellen.)** C.R. hebd. Séances Acad. Sci. **255** (1962) Nr. 12. S. 1485–1487.
Mit den üblichen Kultivationsverfahren (Trypsination, Anzüchtung in Hank-Lactalbuminhydrolysat-Medium mit 0,1% Hefe-Extrakt und 20% inaktiviertem Rinderserum, wöchentlicher Mediumwechsel, Transplantation mittels Versen) wurden 4 permanente Ferkelnierenzellstämme gezüchtet. Die morphologischen Charakteristica zwei dieser Zellinien und ihre Empfänglichkeit für das Virus der Maul- und Klauenseuche sind Gegenstand der Publikation. Beide Stämme weisen epitheliale Zellelemente auf und unterscheiden sich nur in jungen Stadien durch die Randbeschaffenheit ihrer Zellkolonien. Der Chromosomensatz beider Linien ist diploid, ihr Karyotyp ist mit dem entsprechender Primokulturen offenbar identisch, und die Verteilung des Sexchromatins betraf nur die Hälfte der Korpuskeln. Diese Nuclear-Modifikationen werden als Anzeichen einer stattgehabten Transformation gedeutet. An Primärkulturen adaptierte MKS-Virusstämme riefen in den Zellinien einen cytopathogenen Effekt hervor im Gegensatz zu Rindervirus-Material. Die permanenten Schweinenierenzellen eignen sich für die üblichen virologischen Untersuchungen mit adaptiertem Virus. E. Hahnefeld. 6342.

Tozzini, F. und Zavagli, V.; Lazio; Toscana, Ist. Zooprofilattici. Produzione su vasta scala die virus dell' afta epizootica. Metodo die coltura stazionaria su sospensioni cellulari. **(Großproduktion von Maul- und Klauenseuche-Virus. Stationäres Kulturverfahren von Zellsuspensionen.)** Zooprofilassi [Rom] **17** (1962) Nr. 8. S. 571–583. — 5 Abb., 25 Lit.
Es wird die nach dem Muster von Plum Island in Toscana geübte Methode der Großproduktion von MKS-Kulturvirus beschrieben. Die zur Kulturherstellung benötigten Kälbernieren wurden an Schlachthöfen der näheren Umgebung von 2–4 Mon. alten Tieren entnommen und in dem üblichen Arbeitsgang aufbereitet. 200 g Nierenrindengewebe ergaben ca. 150 cm^3 Zellsediment. Die Zelleinsaat erfolgte zu 1% in serumfreies Erhaltungsmedium (Zusammensetzung s. Original) zugleich mit $10^5 KID_{50}$/ml Virusinoculum. Als Impfvirus diente kulturadaptiertes MKS-Virus bis maximal zur 15. Kulturpassage, das auf Monolayerkulturen aus Kälbernieren gewonnen wurde. Das Herstellungsverfahren dieser Monolayerkulturen und der Beimpfungsmodus werden gesondert beschrieben. Das Zellsuspensions-Virusgemisch bleibt nach Abfüllung von 500 ml in 2-Liter-Povitzky-Flaschen für 28–30 Std. bei 37 °C ohne Agitation in den horizontal gelagerten Gefäßen. Zum Zeitpunkt der Ernte, d. h. nach etwa 36 Std. beträgt der Virustiter $10^7 KID_{50}$/ml. Bei dem beschriebenen Verfahren kann eine Wochenleistung von 200 Liter Kulturvirus erzielt werden. Als besondere Vorzüge gegenüber dem Monolayerkultur-Verfahren werden angeführt der kürzere Arbeitszyklus, der geringere Bedarf an Kulturgefäßen und -medien und Brutraum. Ein Grundriß des für die Virusgroßproduktion errichteten Gebäudes vervollständigt die Mitteilung. E. Hahnefeld. 6342.

Murthy, Krishna D. und Adlakha, S. C.; Mathura, Uttar Pradesh, Coll. of Veterin. Sci. and Animal Husbandry. Preliminary studies on outbreaks of swine fever in India. **(Vorläufige Untersuchungen über Ausbrüche von Schweinepest in Indien.)** Indian veterin. J. **39** (1962) Nr. 8. S. 406–419. — 6 Abb., 4 Tab., 11 Lit.
Es wird über Ausbrüche von Schweinepest in dem indischen Staat Uttar Pradesh seit März 1962 berichtet. Die Seuche, die vorher in Indien nicht aufgetreten war, wurde wahrscheinlich erstmalig im vorhergehenden Winter nach Punjab und Bombay eingeschleppt. Sie verbreitete sich in Uttar Pradesh sehr schnell und verursachte schwere Verluste. Der Krankheitsverlauf war sehr akut; die Mortalität betrug fast 100%. Es werden nähere Angaben über

den klinischen Verlauf und die pathologisch-anatomischen Veränderungen sowie über Übertragungsversuche gemacht. Britische Kristallviolettvaccine erzeugte eine gute Immunität. W. Wittig. 6382.

Malík, Z.; Nitra, Bioveta n.p. Štúdium hemolytickej a amylázovej skúšky v diagnostike moru ošípaných. **(Studium des Hämolyse- und Amylasetests im Rahmen der Schweinepestdiagnostik.)** Veterin. Časopis **11** (1962) Nr. 6. S. 601–605. – 1 Tab., 5 Lit.

Die Spezifizität der beiden Tests wurde überprüft. Das Augsangsmaterial für diese Prüfungen bildet das Pankreasextrakt, möglichst frisch und nicht tiefgekühlt. Die beiden Tests sind für die Diagnostik der Schweinepest geeignet, zuverlässig und rasch. Die Spezifität wurde an Fällen von septischem Rotlauf, Paratyphus, Infektionen mit *E. coli hämolitica* und *P. multocida* überprüft. In allen diesen Fällen wurde die Hämolyse- und Amylasetätigkeit ungestört befunden. B. Hamzová. 6385.

Bončev, N. und Christov, S. (Bontschew, N. und Christow, S.) Opiti za polučavane na adsorbatna vaksina protiv čuma po svinete s lapinaziran virus Rovac. **(Versuche zur Herstellung von Adsorbatvaccine gegen Schweinepest mit lapinisiertem Rovac-Virus.)** Izvestija na Centralnija naučnoizsledovatelski veterinaren institut po virusologija, Sofija **1** (1962) S. 153–156. – 9 Lit. Zus. in Russ., Engl.

Durchgeführt wurden Versuche zur Gewinnung von Schweinepest-Adsorbatvaccine mit lapinisiertem Rovac-Virus. Zur Virusisolierung wurde virulentes Blut aus mit 5 ml 30% Suspension geimpften Ferkeln benutzt. Diese Suspension wurde aus Milz und Leber der mit lapinisiertem Rovac-Virus behandelten Kaninchen gewonnen. Vff. erhielten die Vaccine aus sterilem virusbeladenem Blut, vermischt mit 30 oder 50% Aluminiumhydroxyd von pH 7,2–7,3, wobei Glykogenpulver zugesetzt wurde. Die Vaccine wurde auf Unschädlichkeit an für die Krankheit anfälligen Ferkeln, Sauen und Muttersauen überprüft. Die Vaccineprüfung wurde an Ferkeln und Sauen, mit 20 bis 80 kg Kgw., durchgeführt. Die Tiere wurden durch eine Impfung von 1 ml virulentem Schweinepestvirus 12–16 Tage nach der Erstimpfung provoziert. Festgestellt wurde, daß der lapinisierte Rovac-Virus-Stamm als Antigen zur Gewinnung von Adsorbatvaccine dienen kann. Bei seiner Adsorption in Aluminiumhydroxyd behält das Virus seine vollen immunogenen Eigenschaften bei. Die Vaccine schützte in einer Dosis von 1 ml vor 1 ml virulentem Schweinepestvirus und baut eine solide Immunität auf. Alle vaccinierten Tiere, einschließlich trächtiger Sauen, vertragen die Vaccine gut. Die Verwendung des lapinisierten Virus erfordert bei der Vaccineherstellung den Einsatz des virulenten Virus nicht, wodurch dem Entstehen von Schweinepestenzootien und der Virusverbreitung außerhalb der Erzeugungsstätten vorgebeugt wird. P. Pawlow. 6395.

Hahnefeld, E. und Hahnefeld, H.; Insel Riems, Mikrobiol. Abt. des Friedrich-Loeffler-Inst. der Dtsch. Akad. der Landwirtsch.-Wiss. zu Berlin. **Ein Ausbruch von ansteckender Schweinelähmung (Teschener Krankheit) in Ostsachsen. 2. Mitt. Isolierung cytopathogener Agenzien aus den Fäces von Schweinen in durchseuchten Beständen.** Arch. exp. Veterinärmed. **16** (1962) Nr. 4. S. 619–631. – 10 Abb., 5 Tab., 15 Lit. 1. Mitt. vgl. LZ. Abt. IV **6** (1961) Nr. 6. S. 1067.

In einem ehemals mit Teschener Krankheit durchseuchten Gebiet, in dem auf Grund von Antikörperbestimmungen mittels des Neutralisationstestes mit einer Häufung stumm infizierter Schweine zu rechnen war, wurden virologische Testuntersuchungen zur Fahndung nach Virusausscheidern durchgeführt. Aus 62 Proben konnten 9 für Ferkelnierenkulturen cytopathogene Agentien isoliert werden, die filtrierbar und aetherresistent waren. In ihrer

Cytopathogenität unterschieden sie sich nicht vom Virus der Teschener Schweinelähme, jedoch waren sie bei i.c. Inoculation für Ferkel apathogen. Auf Grund der Plaquemorphologie konnten bei den Isolaten große und kleine Plaquebildner unterschieden werden, die in dieser Beziehung teils dem Talfanvirus und dem Stamm Jena des Teschenvirus, teils den Teschenvirusstämmen Niesky und Klobouk nahestanden. Im Kreuzneutralisationstest ergaben sich keine Anhaltspunkte für das Bestehen antigenetischer Beziehungen der Virusisolate zu dem Teschen- oder Talfanvirus, so daß es sich hier nicht um apathogene Varianten des Schweinelähmevirus handeln konnte. Die epidemiologische Bedeutung der Befunde wird diskutiert. E. Hahnefeld. . 6400.

Sérié, Ch. und Andral, L.; Paris, Inst. Pasteur d'Éthiopie. Études expérimentales sur la rage en Éthiopie. III. Immunité spécifique naturellement acquise. **(Untersuchungen über Tollwut in Äthiopien. 3. Mitt. Natürlich erworbene spezifische Immunität.)** Ann. Inst. Pasteur **104** (1963) Nr. 1. S. 123 bis 126. – 1 Abb., 1 Tab,. 4 Lit. Zus. in Engl. 2. Mitt. vgl. LZ. Abt. IV **6** (1961) Nr. 3. S. 497.

5 umherirrende Hunde werden gefangen und 26 Mon. in Beobachtungskäfigen gehalten. Sie zeigen im Febr. 1959 gegenüber Tollwut spezifische Antikörper in ihrem Serum (Titer $> 10^{-2,5}$). Im April 1961 beträgt der Titer $> 10^{-4}$ bei den Hunden 1–3 und 5 sowie $> 10^{-3,45}$ bei Hund 4. Kurz nach dieser serologischen Untersuchung erhalten sämtliche Tiere eine Injektion von 4 ml Antitollwutvaccine (Stamm Sassari). 10 Tage später wird eine erneute serologische Untersuchung durchgeführt mit folgendem Ergebnis: Hunde 1–5: $> 10^{-1}LD^{50}$; der Unterschied beträgt bei den Hunden 1–3 und 5 > 3 log, bei Hund 4 > 2,41 log. Aus den Versuchen ist mit Sicherheit zu schließen, daß die 1959 ermittelten spezifischen viruliciden Antikörper als eine Immunitätsreaktion gegenüber einem Kontakt mit dem Tollwutvirus anzusehen sind. E. Tempel. 6412.

Jansen, Jac.; Utrecht, Rijksuniv., Hoogleraar Fac. der Diergeneeskunde. De rabies bij de kat. **(Die Tollwut bei der Katze.)** Tijdschr. Diergeneeskunde **87** (1962) Nr. 24. S. 1573–1575. 6412.

Clausing, D.; Wurzen, Bez. Leipzig, Abt. Veterinärwes. des Rates des Kreises. **Zur Problematik der Tollwutbekämpfung.** Mh. Veterinärmed. **18** (1963) Nr. 1. S. 29–33.

Bis zum 2.Weltkriege betraf die in Deutschland aufgetretene Tollwut vornehmlich den Hund. Nach 1945 kam es zu einem allmählichen und ständigen Vorrücken der Tollwut von Ost nach West und einer stärkeren Beteiligung der Wildtiere, vor allem des Fuchses, während die Tollwutfälle beim Hund geringer wurden. Der Fuchs stellt das wichtigste Virusreservoir dar. Eine wirksame Bekämpfung der Tollwut muß deshalb darauf gerichtet sein, den Fuchsbestand rücksichtslos zu dezimieren. Durch die Fuchstollwut besteht weniger eine direkte als eine oftmals gefahrvollere indirekte Gefährdung des Menschen, besonders, wenn es zum Einbruch der Tollwut vom Wildtierkreis in den Haustierkreis und damit in erster Linie zur Infektion des Hundes kommt. Um das Raubwild wirksam und intensiv zu bekämpfen, wurde eine jährliche planmäßige Raubwildbekämpfung mittels Abschusses und Begasung von Fuchs- und Dachsbauen angeordnet. Die Begasungsaktionen müssen gewissenhaft vorbereitet und organisiert werden, wenn sie erfolgreich sein sollen. Es ist eine zweimalige Begasung zur Ranzzeit möglichst bei Neuschnee und zur Zeit des Wölfens der Fähe durchzuführen, wobei für jede Röhre eines Baues 2–3 Beutel PH_4 anzuwenden sind. Die bisher im Kreise Wurzen erzielten Abschußzahlen genügen nicht und liegen noch wesentlich unter den Fuchsabschußzahlen der Vorkriegszeit. Die Impfung der Hunde ist nach wie vor konsequent abzulehnen, da sie die Aufmerksamkeit vom Fuchs als dem wichtigsten Virusreservoir ablenken und damit dessen Bekämpfung erschweren und verhindern würde. Die Ausrottung des an Tollwut erkrankenden Wildes bietet die einzige Möglichkeit, die Seuche wirklich zum Erlöschen zu bringen.

E. Kunter. 6425.

Baer, George M., Goodrich, William O. und Dean, Donald J.; Albany, New York State Dep. of Health, Div. of Lab. and Res. Death from anaphylactic shock in a dog vaccinated with anti-rabies vaccine of chicken embryo origin. **(Tod durch anaphylaktischen Schock bei einem Hund, der mit einer Antitollwutvaccine aus Hühnerembryo. geimpft wurde.)** J. Amer. veterin. med. Assoc. **141** (1962) Nr. 9. S. 1048. 6425.

Bussel, Robert H. und Karzon, David T.; Buffalo, N.Y., Univ. of Buffalo, School of Med., Dep. of Pediatrics; Dep. of Bacteriol. and Immunol. Canine distemper virus in chick embryo cell culture. Plaque assay, growth, and stability. **(Kultivierung des Hundestaupevirus auf Hühnerembryozellkulturen. Plaque-Test, Wachstum und Stabilität.)** Virology **18** (1962) Nr. 4. S. 589–600. — 6 Abb., 7 Tab., 35 Lit.

Vff. kultivierten 3 Stämme des Hundestaupevirus serienmäßig auf Hühnerembryozellkulturen. Das Virus machte auf den Kulturen cytopathologische Veränderungen durch. Verfolgt man viele Zellkulturpassagen, so zeigte sich, daß bei dem eiadaptierten Onderstepoort-Stamm die Fähigkeit, Veränderungen auf der Chorioallantoismembran hervorzurufen, nachließ. Plaques bildeten sich allmählich aus und erreichten 90% der plaquebildenden Einheiten innerhalb von 10 Tagen. Lineare Verwandtschaft zwischen Viruskonzentration und Plaqueanzahl wurde aufgezeigt. Das Viruswachstum ging bei 36 °C auf Hühnerembryo-Einschichtzellkulturen langsam voran. Etwa 50% Virus wurde nach 30 Min. adsorbiert, obgleich das Virus innerhalb von 4 Std. maximale Haftung nicht erreichte. Das Hundestaupevirus war relativ thermolabil. Die 50%ige Lebensdauer des Virus betrug bei 21°, 37°, 45° und 56 °C 120 Min., 60 Min., 10 Min. bzw. 2-3 Min. Wachstumsstudien zeigten eine Dauer von 8–10 Std. an, von einem logarithmischen Ansteigen intracellulären Virus — (0,3 log/Std.) — gefolgt. Virus erschien extracellulär 2–4 Std. nach dem ersten Anstieg im zellgebundenen Virus (intracellulär). Zellgebundenes Virus überschritt den Wachstumszyklus von extracellulärem Virus.

W. Winkler. 6432.

Ackermann, O.; Marburg/Lahn, Behringwerke AG. **Der cytopathogene Effekt des Staupe- und H.c.c.-Virus in der Gewebekultur auf Hundenierenepithelgewebe.** Tierärztl. Umschau **18** (1963) Nr. 2. S. 63–64. — 6 Abb., 4 Lit.

Vf. veranschaulicht an Hand einiger Farbphotos die cytopathogene Wirkung des Staupe- und des H.c.c.-Virus auf Hundenierenepithelgewebe. Während die Ausbildung des Staupevirus auf der Gewebekultur sehr langsam — die ersten cytopathologischen Veränderungen treten erst nach 7 Tagen in Form von Riesenzellbildung auf — vor sich geht, können die ersten Zellveränderungen durch Viruseinwirkung beim H.c.c.-Virus nach 1-2 Tagen auftreten. Am 3. Tag p.i. findet man bereits abgestorbenes Nierenepithelgewebe neben noch intaktem. Später findet man nur noch traubige Gebilde abgestorbener Nierenzellen, die durch fadenförmige Fortsätze verbunden sind.

W. Winkler. 6432.

Seifert, H.; Trujillo, Perú, Hacienda Casa Grande, Tierärztl. Inst. **„Bluetongue" in einer Corriedale-Schafzucht der Cordillere Nord-Perus.** Veterin.-med. Nachr. **1962** Nr. 3. S. 161–166. — 4 Abb.

Erstmalig wird über den Ausbruch von „Blue-tongue" in Corriedale-Schafherden in Nord-Peru berichtet. Die Erkrankung konnte durch parenterale Blutübertragung auf gesunde Schafe übertragen werden, während durch Skarifikation von gesunden Schafen und Rindern und anschließendem Einreiben von Mund- und Nasensekret kranker Tiere eine Übertragung nicht

möglich war. In den befallenen Herden erkrankten bis zu 40% aller Tiere, Todesfälle waren selten. Durch eine Behandlung der Läsionen an Mund und Nase mit Entozonlösung (1%ig) sowie durch Bestäubung der Tiere mit Asuntol (50%ig) konnten gute Erfolge erzielt werden. Es ist anzunehmen, daß die Erkrankung durch aus Uruguay importierte Böcke eingeschleppt und durch in Peru vorkommende Aedes-Arten übertragen worden ist.
W. Wittmann. 6455.

Neurath, A. R., Žuffa, A. und Altaner, Č.; Bioveta; Nitra; Bratislava, Tschechoslowakei, Onkol. Forsch.-Inst. **Chromatographisches Studium über die Heterogenität von Antikörpern gegen Pseudorabies-Virus.** Z. Immunitätsforsch. exp. Therap. **124** (1962) Nr. 2. S. 156–163. — 6 Abb., 26 Lit.
Antisera verschiedener Tierarten gegen Pseudorabies-Virus wurden elektrophoretisch und säulenchromatographisch an DEAE-Zellulose aufgetrennt. In den einzelnen Fraktionen wurden spektrophotometrisch (280 mμ) der Eiweißgehalt, die elektrophoretische Zusammensetzung und im Neutralisationstest der Antikörpergehalt bestimmt. Die Antikörper erwiesen sich dabei als uneinheitlich. H. Hantschel. 6458.

Rusev, Ch. und Mateva, V. (Russew, Ch. und Matewa, W.) Tŭkannokulturelen metod za titrirane na chiperimmunni serumi protiv bolesta na Aueski. **(Gewebekulturelle Titriermethode der Hyperimmunseren gegen die Aujeszkysche Krankheit.)** Izvestija na Centralnija naučnoizsledovatelski veterinaren institut po virusologija, Sofija **1** (1962) S. 133–137. — 2 Tab. Zus. in Russ., Engl.
Es wurde die gewebekulturelle Titriermethode der Hyperimmunseren gegen die Aujeszkysche Krankheit zwecks Wertprüfung mittels der Neutralisationsprobe angewandt. Die Titration in Gewebekulturen verläuft mit einer größeren Gleichmäßigkeit als dies bei Verwendung von Mäusen der Fall ist. Dies läßt die Anwendung der Neutralisationsprobe nur in Gewebekulturen zu, da die Titration der Hyperimmunseren gegen die Aujeszkysche Krankheit genauer und praktischer vor sich geht. P. Pawlow. 6458.

Leont'ev, A. I. und Dedjurin, M. A. (Leontjew, A. I. und Dedjurin, M. A.) Bolezń Aueski u služebnych sobak. **(Aujeszkysche Krankheit bei Diensthunden.)** Veterinarija, Moskva **39** (1962) Nr. 11. S. 51.
Vff. berichten über einen Ausbruch der Aujeszykschen Krankheit bei Hunden einer einzelnen Wirtschaft, besonders über die epizootiologische Situation und die pathologisch-anatomischen Veränderungen bei den erkrankten Tieren. Die Sicherung der Diagnose erfolgte im Tierversuch. Die Infektion war vermutlich durch Verfütterung erkrankter Saugferkel zustande kommen.
S. Wagner. 6458.

Nikitin, M. G., Šinjanskij, K. A. und Purisman, I. S. (Nikitin, M. G., Schinjanski, K. A. und Purisman, I. S.); Charkow, Zootechn. und Veterinärmed. Inst. Mery bofby protiv bolezni Aueski.. **(Maßnahmen zur Tilgung der Aujeszkyschen Krankheit.)** Visnyk sil'škogospodarškoï nauky, Kyïv **4** (1961) Nr. 3. S. 91–95. — Orig.: ukrain., Ausz.: russ.
In der vorliegenden Arbeit berichten Vff. über langjährige Erfahrungen, die sie beim Studium der Epizootiologie der Aujeszkyschen Krankheit sammeln konnten. Sie sind der Ansicht, daß die gegenwärtig bestehenden Anordnungen zur Tilgung dieser Infektion beim Schwein keine volle Garantie in dieser Hinsicht geben und eine Verhütung der weiteren Ausbreitung durch die Bestimmungen ebenfalls nicht immer gegeben ist. Sie machen verschiedene Vorschläge bezüglich der Diagnostik und Tilgung der Infektion, die nach ihrer Auffassung in die zu überarbeitenden gesetzlichen Bestimmungen mit aufgenommen werden müßten. W. Bathke. 6458.

Pankov, V. A. und Babičeva, A. T. (Pankow, W. A. und Babitschewa, A. T.); Udelnaja, Gebiet Moskau, Forsch.-Inst. für Kaninchen- und Pelztierzucht; Solnzew, Pelztierzucht-Sowchos. Ėnzootija ėktromelij u krolikov. **(Enzootisches Auftreten der Ektromelie bei Kaninchen.)** Krolikovodstvo i zverovodstvo, Moskva **5** (1962) Nr. 7. S. 25–27.

Nach Schilderung der vorhandenen Literatur zur Problematik Ektromelie bei Mäusen berichten Vff. über das gehäufte Auftreten dieser Infektion in Kaninchengroßbeständen (in einer Wirtschaft verendeten 1961 mehr als 15000 Tiere). Tiere der Altersgruppe 2–3 Mon. erkrankten. Von den einzelnen Rassen waren die Großen Weißen besonders anfällig. Die Ausbreitung der Infektion wurde durch mangelhafte Fütterung und Hygiene gefördert. Die Incubation betrug 5–9 Tage. Die plötzliche Bildung trockener Nekrosen an der Schwanzspitze bzw. an dessen Krümmung galten als sicherstes diagnostisches Merkmal. Vff. geben einen ausführlichen Bericht über das klinische Bild und den Sektionsbefund. Mit intracerebralen, subcutanen und intraperitonealen Kaninchchenpassagen gelang die Anzüchtung und Passagierung des Erregers, wobei mit zunehmender Passagierung eine Virulenzminderung zu verzeichnen war. Bei Spontanerkrankungen hingegen soll die Übertragung vorwiegend auf aërogenem Wege erfolgen. Gleichermaßen konnte in Mäusetierversuchen der Beweis für das Vorliegen der Ektromelie erbracht werden, und Vff. nehmen an, daß es sich bei dem nachgewiesenen Erreger um ein dem Ektromelievirus sehr nahestehenden Mikroorganismus handeln muß. In verseuchten Beständen ist auf die strengste Abtrennung erkrankter Tiere und auf die Durchführrung sinnvoller hygienischer Maßnahmen zu achten. Es darf nicht außer Acht gelassen werden, daß auch Nerze für den Ektromelieerreger empfänglich sind.
W. Bathke. 6472.

Bögel, K. und Liebelt, J.; Tübingen, Bundesforsch.-Anst. für Viruskrankh. der Tiere; Aulendorf, Staatl. Tierärztl. Untersuchungsamt. **Untersuchungen über die Immunisierung von Rindern mit abgeschwächtem Parainfluenza-3-Kulturvirus.** Berliner Münchener tierärztl. Wschr. **75** (1962) Nr. 22. S. 423 bis 425. — 1 Tab., 5 Lit. Zus. in Engl.

Vorläufige Mitteilung über die Anwendung von in Gewebekulturen abgeschwächtem PI 3-Virus zur Immunisierung. Das Virus verursacht bei colostrumfrei aufgezogenen 9–14 Tage alten Kälbern keine Krankheitserscheinungen. Die Wirksamkeit, in der Praxis an mehreren 100 Jungtieren geprüft, war gut. Die Applikation erfolgt am besten intranasal. Die Vaccination sollte nach einer ersten Impfung des Bestandes in einjährigem Turnus bei allen Tieren bis zum Alter von 2 Jahren durchgeführt werden. Lyophilisiert kann die Vaccine mindestens 4 Mon. ohne Rückgang des Infektionstiters aufbewahrt werden. Chr. Lehnert. 6485.

Paterson, A. B.; Weybridge, Min. of Agric., Centr. Veterin. Lab. Virus diseases in calves. **(Virus-Krankheiten bei Kälbern.)** Veterin. Rec. **74** (1962) Nr. 49. S. 1384-1389. — 71 Lit.

Im letzten Jahrzehnt hat die Kenntnis von den Viruskrankheiten wesentlich zugenommen durch die Möglichkeit der Züchtung im bebrüteten Hühnerei sowie auf Zellkulturen. Vf. macht nähere Ausführungen über Viruserkrankungen der Atmungsorgane und des Darmtraktus der Kälber. Bei den ersteren unterscheidet er 5 große Gruppen: 1) infektiöse Rhinotracheitis des Rindes (IBR), 2) Parainfluenza-3-, 3) Psittacosis-Lymphogranuloma venereum-Gruppe, 4) Reovirus-Gruppe und 5) übertragbare Pneumonien. Bei der IBR erkranken vor allem die oberen Luftwege, in manchen Fällen auch die Lunge; das Virus ist in Gewebekulturen gezüchtet worden. Einzelne Virustypen der Parainfluenza-Gruppe verursachen Erkrankungen der Atmungsorgane bei Kindern und Jugendlichen. Parainfluenza-3-Virus ist schon häufiger beim Rind isoliert worden. Auf Grund einer serologischen Untersuchung von

Schlachtrindern wurden in USA bei 70% Antikörper festgestellt, in Schweden bei 70% der Kühe und 50% der Kälber. Die Viren der Psittacosis-Lymphogranuloma venereum-Gruppe sind nicht nur bei den Vögeln, sondern auch bei Säugetieren weit verbreitet. Sie rufen bei Kälbern unter 6 Mon. eine sporadische Encephalomyelitis hervor. Die Reoviren wurden früher als Echo 10 bezeichnet, bilden aber heute eine selbständige Gruppe wegen ihrer Größe und Fähigkeit der Hämagglutination. Die 6 verschiedenen Formen der übertragbaren Pneumonien werden genauer beschrieben. Die 2. Gruppe der Viruserkrankungen der Kälber umfassen 4 Gruppen: 1) Virusdiarrhoe-Mucosaldisease, 2) Pneumonie-Enteritis, 3) bovine Darm-Viren, 4) humane Viren. Die erste Gruppe spielt die Hauptrolle; sie kommt vor allem bei Kälbern im Alter von 4–9 Mon. vor. Das Virus wächst auf Rindernierenkulturen mit cytopathischem Effekt. In den Sera betroffener Tiere lassen sich neutralisierende Antikörper ermitteln. Da die Behandlung nicht immer sichere Erfolge aufweist, ist die Durchführung allgemeiner hygienischer Maßnahmen und getrennte Aufzucht besonders wichtig. E. Tempel. 6485.

Doll, E. R. und Bryans, John T.; Lexington, Kentucky Agric. Exp. Stat., Dep. of Animal Pathol. Incubation periods for abortion in equine viral rhinopneumonitis. **(Die Incubationszeiten für das Auftreten von Aborten bei der Virus-Rhinopneumonitis der Pferde.)** J. Amer. veterin. med. Assoc. **141** (1962) Nr. 3. S. 351–354. — 3 Tab., 9 Lit.
Die Incubationszeit bis zum Eintritt eines Abortes bei Stuten nach i.v. Inoculation von nativem Rhinopneumonitisvirus lag im Mittel bei 22 Tagen (14–76). Epizootiologische Untersuchungen ergaben nach natürlicher Infektion eine Incubationsperiode von 1-4 Mon. nach dem Auftreten der klinischen Erscheinungen der Rhinopneumonitis. Nach intrauteriner oder intrafetaler Inoculation traten die Aborte im Mittel nach 4 Tagen (3–9), nach intranasaler Inoculation mit an Hamster adaptiertem Virus im Mittel nach 84 Tagen (48–115) ein. Nach der primären Infektion der Respirationsschleimhaut kommt es über eine Virämie zur Invasion der Uterusschleimhaut, des Allantochorion und des Fetus. Der Transport des Virus von der Respirationsschleimhaut zum Uterus bei Stuten mit hohem Gehalt an neutralisierenden Antikörpern im Blutserum setzt einen bisher unbekannten Mechanismus voraus, mit Hilfe dessen die Blutantikörperschranke umgangen wird.
E. Benndorf. 6485.

Ognjanov, D. (Ognjanow, D.) Serologični proučvanija pri virusnija abort po ovcete. **(Serologische Untersuchungen bei Virus-Aborten der Schafe.)** Izvestija na Centralnija naučnoizsledovatelski veterinaren institut po virusologija, Sofija **1** (1962) S. 53–59. — 2 Tab., 3 Lit. Zus. in Russ., Engl.
Angewandt wurde Dotterbläschen-Antigen aus virusinfizierten Hühnerembryonen sowie aus dem Detritus, der auf der Plazentaoberfläche reichlich vorgefunden wurde. Das Antigen wurde nach der Stamp-Methode gewonnen. Für die Untersuchung wurden Seren von Schafen, die zum Teil verlammt hatten, von Jährlingen, Lämmern und Böcken aus verseuchten und gesunden Herden benützt. Untersucht wurden insgesamt 373 Blutproben. Die Seren wurden im Wasserbad bei 60–65 °C 30 Minuten lang vor der Reaktion inaktiviert. Die Untersuchung ergab, daß der Prozentsatz der Reagenten bei abortierenden Schafen 80–100%, bei den nicht verlammenden bis zu 50% betrug. Vf. hat auch die Dynamik der Klümpchenbildung der komplementbindenden Antikörper durch Blutprobenuntersuchung von natürlich verseuchten und künstlich infizierten Schafen festgestellt; Titer hat er bereits in den ersten Tagen nach dem Verlammen und gegen den 30. Tag bei den künstlich infizierten Schafen nachgewiesen. Die höchsten Titer 1:512 und 1:1024 wurden gegen den 2.-3. Monat post infect. und nach Abortus bei der Mehrzahl der Fälle beobachtet. Sodann sinken die Titer und bleiben bis zur nächsten Träch-

tigkeit im Bereich von 1:8 bis 1:32. Titer wurden selbst bei Schafen nachgewiesen, die vor 2-3 Jahren verlammt hatten. Ein hoher Prozentsatz an Reagenten wurde auch bei Böcken aus infizierten-Beständen festgestellt. Bei den aus den verseuchten Herden neugeborenen Lämmern wurden durch KBR 20–30% Reagenten nachgewiesen, wobei im 2.–3. Monat der Anteil auf 40 bis 45% anstieg. Vf. ist der Ansicht, daß die aus künstlich und natürlich infizierten Schafen neugeborenen Lämmer vor Verabreichung der Muttermilch keine komplementbindenden Antikörper aufweisen: sie erhalten sie erst durch die Colostralmilch. Bei Lämmern aus Mutterschafen, die im vergangenen Jahre verlammt hatten, wurden ebenfalls Titer nachgewiesen.

P. Pawlow. 6485.

Goret, P., Compagnucci, M., Pilet, Ch. und Chevet, A.; Alfort, École Nat. Vétérin., Lab. de Microbiol.; Messina, Univ., Polizia Vétérin. Essai de diagnostic expérimental de l'hépatite contagieuse du chien (Maladie de Rubarth) basé sur l'activité des enzymes seriques. **(Die Diagnostik der ansteckenden Leberentzündung des Hundes mit Hilfe von Fermentreaktionen.)** Recueil Méd. vétérin. **138** (1962) Nr. 12. S. 1035–1059.

Vff. infizierten 6 Hunde im Alter von 40 Tagen einmal und einen 3½ Mon. alten Hund zweimal intraperitoneal mit dem Virus der ansteckenden Leberentzündung, das sie in Nierenzellkulturen gezüchtet hatten. Ein weiterer Hund wurde als Kontrolle gehalten. 5 Hunde starben nach wenigen Tagen, einer lebte bis zum 12. Tage, und bei dem zweimal infizierten trat nur eine latente Infektion auf. Den Hunden wurde im nüchternen Zustand Blut aus der V. saphena entnommen, und zwar 3 Tage bzw. 2 Stunden vor der Infektion und im Abstand von 24–48 Std. nach der Infektion. In dem gewonnenen Blutserum wurden folgende Fermentaktivitäten bestimmt; Glutaminsäure-Oxalessigsäure-Transaminase (SGOT), Glutaminsäure-Brenztraubensäure-Transaminase (SGPT), Aldolase, Milchsäuredehydrogenase (LMDH) und Leucin-Aminopeptidase (LAP). Die Normalwerte dieser Fermente (Minimum, Maximum, Mittel) waren vorher an 18 klinisch gesunden Hunden ermittelt worden. Gegenüber den Werten vor der Infektion stieg der Bluttiter bei SGOT im Mittel auf das 12fache, bei SGPT auf das 11,4fache, bei Aldolase auf das 5,75fache, bei LDH auf das 1,8fache und bei LAP auf das 2fache des physiologischen Wertes. Histologisch wurden bei den erkrankten Hunden erhebliche Leberveränderungen festgestellt. Das nur latent erkrankte Tier zeigte mäßige Abweichungen im histologischen Leberbild. Bei diesem und bei einem erst am 12. Tage gestorbenen Versuchshund wurden serologisch Antikörper ermittelt. Vf. will diese Versuche an natürlich infizierten Hunden wiederholen und meint, daß Titerveränderungen der Transaminasen die Infektion mit der ansteckenden Leberentzündung früher anzeigen als die serologische Antikörperbestimmung. A. Meyer. 6485.

XII. TUBERKULOSE UND IHRE BEKÄMPFUNG

Parnas, J.; Lublin, Polen. **Ein neuer Beitrag zu der durch den Rindertuberkulose-Bacillus hervorgerufenen Lungentuberkulose.** Beitr. Klin. der Tuberkulose **125** (1962) Nr. 5. S. 313. 6511.

Muser, R. und Nassal, J.; Freiburg/Br., Tierhyg. Inst. **Tuberkulose, Tuberkulinreaktion und Mykobakterien beim Pferd.** Mh. Tierheilkunde **14** (1962) Nr. 10. Rindertuberkulose u. Brucellose **11** S. 118–126. — 2 Tab., 52 Lit.

Vff. gehen davon aus, daß die Kenntnisse über die Häufigkeit und die Diagnosestellung in vivo bei der Tuberkulose des Pferdes noch sehr gering sind. Sie bringen eine gute Literaturzusammenstellung, besonders zu Fragen der Häufigkeit der Tuberkulose bei Pferden auf Grund von Schlacht- und Sektionsbefunden, der bakteriologischen und histologischen Untersuchungsmöglichkeiten sowie der Anwendungsmöglichkeiten der Tuberkulinreaktion. —

Bei eigenen Untersuchungen stellten die Vff. drei Gruppen auf: 1. Tuberkulinisierung (103 Pferde), 2. Pathologisch-anatomische und bakteriologische Untersuchung ohne Tuberkulinisierung (112 Pferde) sowie 3. Tuberkulinisierung, pathologisch-anatomische und bakteriologische Untersuchung (98 Pferde). Es zeigten sich dabei folgende Ergebnisse. Von den tuberkulinisierten Pferden reagierten 5,0% auf Säuger- und 19,9% auf Geflügeltuberkulin; die pathologisch-anatomisch untersuchten Tiere zeigten zu 10,5% spezifische Veränderungen, während bakteriologisch in 35,2% der Fälle Mykobakterien nachgewiesen werden konnten, davon wurden 91,3% in die Gruppe der aviären Mykobakterien eingeordnet. — Aus den Untersuchungen ziehen die Vff. die Schlußfolgerung, daß die positive Reaktion (Anschwellung der Haut an der Injektionsstelle auf über Fünfmarkstückgröße am 2. bzw. 3. Tag post inj.) auf ein Tuberkulin beim Simultantest mit einiger Sicherheit den Befall mit Mykobakterien anzeigt und daß weiterhin das Pferd als Mykobakterienreservoir und somit Infektionsquelle angesehen werden muß. E. Werner. 6514.

Schüttmann, W.; Berlin-Lichtenberg, Dtsch. Zentralinst. für Arbeitsmed., Klin. und Poliklin. für Berufskrankh. **Bovine Tuberkulose als Berufskrankheit.** Z. ges. Hyg. Grenzgebiete **8** (1962) Nr. 8/9. S. 696–700.

Nach Auffassung zahlreicher Autoren ist die Ansteckungsgefährdung in einem Kuhstall mit Tuberkulose-verseuchtem Tierbestand größer als auf einer neuzeitlichen Tuberkulosestation. Für die Anerkennung als Berufskrankheit (BK) muß die Infektionsgefährdung nachgewiesen werden, außerberufliche Infektionsmöglichkeiten sind auszuschließen, und die zeitlichen Umstände müssen mit den epidemiologischen Vorstellungen vom Krankheitsablauf übereinstimmen. Der Nachweis des Typus bovinus bedeutet keinesfalls von vornherein einen Beweis für eine berufliche Infektion. Beim Nachweis des Typus humanus scheidet eine berufsbedingte Übertragung des Erregers vom Rind auf den Menschen im allgemeinen aus. Vereinzelte Ausnahmen sind jedoch möglich. Falls der Typennachweis nicht gelingt, kann trotzdem eine BK angenommen werden, wenn der gestaltliche und zeitliche Ablauf des tuberkulösen Geschehens der Annahme einer beruflichen Infektion nicht wiedersprechen, in Zusammenarbeit mit der Arbeitsstelle, Tierärzten usw. eine erhebliche Exposition des Erkrankten festgestellt und anderweitige, insbesondere eine menschliche Infektionsquelle in der Umgebung ausgeschlossen wurde. Schlußfolgernd wird die Notwendigkeit prophylaktischer Maßnahmen herausgestellt, die in einer engen Zusammenarbeit zwischen Ärzten und Tierärzten, Einrichtung von Reagentenställen, Röntgen-Reihenuntersuchungen des Stallpersonals entsprechend den Bestimmungen für das Krankenpflegepersonal, BCG Schutzimpfung von Jugendlichen und Einhaltung besonderer Arbeitsschutzmaßnahmen zu bestehen haben. J. Otta. 6514.

Stockl, W. und Mathois, H.; Mödling, Bundesanst. für Tierseuchenbekämpf. **Wirkung und Spezifität von Peptiden, isoliert aus Mycobacterium tuberculosis.** Mh. Tierheilkunde **14** (1962) Nr. 9. Rindertuberkulose u. Brucellose **11** S. 113–116.

Vff. stellten, in Anlehnung an die Methode von Morisawa und Mitarbeitern, aus hitzeabgetöteten Tuberkelbakterien (*M. tuberculosis* und *M. bovis*) Tuberkulopeptide her, die im Meerschweinchen- und Rinderversuch quantitativ und qualitativ gegen albumosefreies Säugertuberkulin von 50000 TE/ml ausgewertet wurden. Im Intracutantest am Rind entsprachen 125 γ Peptid aus *M. tuberculosis* und 150 γ Peptid aus *M. bovis* einer Dosis von 5000 TE Säugertuberkulin. Bei Meerschweinchen genügten bereits 10 bzw. 15 γ. Die Hautreaktionen traten mit Peptiden rascher auf, die Entzündungserscheinungen waren von kürzerer Dauer und Nekrosen kamen überhaupt nicht vor. Unspezifische Reaktionen in sanierten Beständen ließen sich durch die Peptide zwar teilweise abtrennen, jedoch rechtfertigt der erzielte Erfolg den erheblichen Aufwand bei der Peptidherstellung nicht ganz. Vff. sehen denselben Nutzeffekt — jedenfalls was die unspezifischen Reaktionen betrifft — auch in der Verwendung verdünnter Tuberkuline. W. Richter/Jena. 6522.

Popovici, Vior C. und Eustafievici, Vl. Cercetări cu privire la standardizarea tuberculinei la ovine. **(Forschungen zur Standardisierung des Tuberkulins bei Schafen.)** Studii Cercetări Biol. [București], Ser. Biol. animală **14** (1962) Nr. 4. S. 447–460. — 3 Abb., 7 Tab., 20 Lit. Zus. in Russ., Franz.
Vff. stellten Forschungen zur Feststellung einer besseren Methode für die Standardisierung der Tiertuberkuline an. Vff. experimentierten an Schafen, indem sie sie mit virulenten Stämmen von *Mycobacterium tuberculosis* var. bov. und *M. ovium* infizierten und gelangten zum Schluß, daß diese Tiere zum Unterschied von den Meerschweinchen im Laboratorium mit guten Ergebnissen zum Vergleich der verschiedenen Tuberkulinpräparate (Tuberkulin Koch, Tuberkulin PPD, usw.) herangezogen werden können.
V. Bontea. 6522.

Karlson, Alfred G.; Rochester, Minnesota, Mayo Clinic and Mayo Foundation, Sect. of Microbiol. Nonspecific or cross-sensitivity reactions to tuberculin in cattle. **(Unspezifische oder Kreuz-Reaktionen bei der Tuberkulinprobe an Rindern.)** Advances veterin. Sci. 7 (1962) S. 147–181. — 129 Lit.
Vf. gibt auf 34 Seiten in 8 Abschnitten einen Überblick über den derzeitigen Stand des Wissens von der allergischen Diagnostik der Rindertuberkulose. Neben der immer mehr zunehmenden Johne'schen Krankheit wird auf Nocardiose und Skin lesion sowie auf säurefeste Erdbakterien als mögliche Ursachen für diagnostische Schwierigkeiten bei der Tuberkulinprobe hingewiesen. Jedoch kann nur 1 von 750 getesteten Rindern in den USA als unspezifisch reagierend angesehen werden. Der Geflügeltuberkulose wird erhebliche Bedeutung als Weideinfektionskrankheit für das Rind, darüber hinaus aber auch für das Schwein beigemessen. In bereits sanierten Beständen stellen tuberkulöse Menschen eine nicht zu unterschätzende Gefahrenquelle für eine Wiederverseuchung dar (*M. bovis*). Vf. fordert deshalb auch engere Zusammenarbeit zwischen Ärzten und Tierärzten, die Einbeziehung von bakteriologischen und histopathologischen Untersuchungen in die routinemäßigen Tuberkulinisierungen sowie die Erarbeitung eines praktischen, spezifischen serologischen Testverfahrens. Die Tuberkulinprobe in der heutigen Form hält Vf. jedoch trotz der unspezifischen Reaktionen für relativ spezifisch, zuverlässig und brauchbar. W. Richter/Jena. 6522.

Ionică, C., Cambir, S. und Predoiu, J. Cercetări asupra reactivității la tuberculina aviară si bovină la taurine, în cîteva focare de tuberculoză. **(Untersuchungen über die Reaktionslage gegenüber aviärem und bovinem Tuberkulin bei Rindern aus einigen Seuchenherden.)** Probleme Epizootol. [București] **11** (1962) S. 7. — 1 Tab., 10 Lit. Zus. in Russ., Franz.
Bei 927 Rindern aus 4 Gemeinden, 5 Kollektivwirtschaften und 3 Staatswirtschaften wurde die Reaktionslage auf aviäres und bovines Tuberkulin geprüft. Die allergische Reaktivität für Säugetiertuberkulin war bei Rindern der Kollektivbauern äußerst heftig und zum Nachteile der Reaktivität gegenüber Geflügeltuberkulin. Rinder aus Kollektiv- und Staatswirtschaften zeigen eine hohe Reaktivität gegenüber Geflügeltuberkulin, und in manchen Kollektivwirtschaften war der Prozentsatz dieser gleich groß oder sogar größer als bei Rindern mit höherer Reaktivität gegenüber dem Säugetiertuberkulin. In manchen Fällen konnte eine Wechselbeziehung zwischen einer erhöhten Reaktivität gegenüber Geflügeltuberkulin und der Verseuchung des Bestandes mit Geflügeltuberkulose bewiesen werden.
St. Bayer. 6522.

Geist, E. **Die versuchsweise Anwendung von verdünntem Tuberkulin in Hessen.** Mh. Tierheilkunde **14** (1962) Nr. 8. Rindertuberkulose u. Brucellose **11** S. 109–112.
In einem großangelegten Versuch wurden in Hessen 5514 Rinder aus amtlich anerkannt tuberkulosefreien Beständen mit Rindereinheitstuberkulin (500 TE/0,1 ml) und verdünntem Tuberkulin (500 TE/0,1 ml) getestet. Die Rinder standen in Gemeinden, in denen vermehrt zweifelhafte oder positive Reaktionen, evtl. bedingt durch intensiven Viehhandel, aufgetreten waren. 260 Tiere = 4,7% zeigten nicht negative Reaktionen. 89 dieser Reagenten wurden geschlachtet, bei 29 davon wurde durch Schlachtbefund oder mikroskopisch oder kulturell oder im Tierversuch Tuberkulose festgestellt. Mit Einheitstuberkulin reagierten alle 29 positiv, mit verdünntem Tuberkulin dagegen nur 20, d.h. 9 Tiere hatten nur auf Einheitstuberkulin reagiert, bei alleiniger Anwendung von verdünntem Tuberkulin wären sie der Feststellung entgangen. Diesen Nachteil kann auch der offensichtliche Vorteil des verdünnten Tuberkulins nicht aufwiegen, durch das von den 60 nicht tuberkulös bedingten Reagenten nur 29 falsch-positiv angezeigt wurden, während das Einheitstuberkulin bei 58 dieser nichttuberkulösen Reagenten falsche positive Reaktionen hervorrief. Auf Grund dieser Untersuchungsergebnisse lehnt Vf. das auf 500 TE/0,1 ml verdünnte Tuberkulin bei Überwachungsuntersuchungen in tuberkulosefreien Rinderbeständen ab. W. Richter/Jena. 6522.

Schönherr, W.; Jena. **Über neuere Züchtungs- und Differenzierungsverfahren von Tuberkulosebakterien aus der Sicht der Veterinärmedizin.** Wiss. Z. Karl-Marx-Univ. Leipzig, math.-naturwiss. R. **11** (1962) Nr. 4. S. 727–728.
Vf. berichtet über Untersuchungsmethoden, die sich bei Arbeiten im Labor immer wieder bewährt haben. Demnach hat sich bei der Säurevorbehandlung des Untersuchungsgutes für die kulturelle Anzüchtung von Mykobakterien die Einwirkung von 6 Vol.-%iger Schwefelsäure während einer Dauer von 20 Min. als am zweckmäßigsten erwiesen. Die Anzüchtung boviner Mykobakterien wird beschleunigt durch Beschickung der festen Oberflächennährböden vor der Beimpfung mit 0,5 bis 1 ml inaktiviertem sterilem Rinderserum, wobei die Beimpfung nur mit neutralisiertem Material erfolgen darf. Die Neutralisation erfolgt durch zweimaliges Waschen mit steriler physiologischer Kochsalzlösung. Die Ausbeute an säurefesten Keimen steigt mit der Zahl der beimpften Nährböden. Vf. verwendet für einen Ansatz 32 Röhrchen. Auch beim Tierversuch ist eine größere Ausbeute bei Verwendung mehrerer Versuchstiere zu erzielen. Abschließend wird der von Nassal entwickelte Indikatornährboden besprochen und eine Nachprüfung dieses Nährbodens empfohlen. J. Otta. 6530.

Nelles, A.; Bad Berka, Heilstätten. **Neuere Methoden der Differenzierung bei Mykobakterien.** Wiss. Z. Karl-Marx-Univ. Leipzig, math.-naturwiss. R. **11** (1962) Nr. 4. S. 716–720. — 1 Abb.
Vf. bespricht den Wert und die Leistungsfähigkeit folgender Methoden für die Differenzierung der verschiedenen Mykobakterienarten: Tierversuch, kulturmorphologische Untersuchungen auf und in Nährmedien mit verschiedenem Glyceringehalt, die Untersuchung der Säurebildung bei der Glycerinspaltung mit dem Nährboden nach Wagner und Mitscherlich, der Nachweis der Nicotinsäurebildung nach Konno, die Prüfung der Katalaseaktivität nach Middlebrook, die Feststellung des Sauerstoffbedarfes im Hochagarnährboden nach Lebek, die Resistenz gegenüber Brenzschleimsäurehydrazid nach Bönicke und die Differenzierung auf Grund der „Amidase-Reihe" nach Bönicke. Alle Differenzierungsmethoden haben eine gewisse Anzahl von Versagern aufzuweisen. Bei den Laboratoriumsmethoden beträgt die Zahl etwa 1–2%, wenn es sich um Stämme aus pulmonalem Material handelt. Die tierexperimentelle Versagerquote beträgt bei bovinen Stämmen 14% und

bei humanen Stämmen 27%. Es ist daher zweckmäßig, viele, möglichst alle Laboratoriumsteste bei der Typenbestimmung heranzuziehen.
J. Otta. 6530.

Käppler, Wolfgang; Berlin-Buch, Tuberkulose-Forsch.-Inst. **Untersuchungen über die Differenzierung von Mykobakterien mit Hilfe von Mykobakteriophagen.** Wiss. Z. Karl-Marx-Univ. Leipzig, math.-naturwiss. R. **11** (1962) Nr. 4. S. 694–696. — 1 Abb., 1 Tab.
Vf. untersuchte 159 Mykobakterienstämme folgender Arten bzw. Gruppen: *M. smegmatis* (44), *M. fortuitum* (24), *M. phlei* (6), *M. avium* (6), photochromogene Mykobakterien (17), scotochromogene Mykobakterien (30) und nichtphotochromogene Mykobakterien (32). Zur Typisierung wurden insgesamt 16 Phagenstämme verwendet. Die Versuche ergaben, daß sich säurefeste Saprophyten mit Hilfe von Mykobakteriophagen typisieren lassen. Die Smegmatis-Stämme zeigten unterschiedliche Lysisbilder, wobei etwa die Hälfte der geprüften Stämme zu Typ A und B gehören. Vom Phagenstamm A wurde die Mehrzahl der echten aviären- und der nichtphotochromogenen Stämme lysiert. Als phagenresistent erwiesen sich die scotochromogenen Mykobakterien sowie die Mehrzahl der photochromogenen Mykobakterien.
J. Otta. 6530.

Käppler, Wolfgang; Berlin-Buch, Tuberkulose-Forsch.-Inst. **„Atypische" Mykobakterien.** Wiss. Z. Karl-Marx-Univ. Leipzig, math.-naturwiss. R. **11** (1962) Nr. 4. S. 720–727. — 6 Tab.
Die Tuberkulosebekämpfung wird im zunehmenden Maße durch das Auftreten von „atypischen" Mykobakterien als Krankheitserreger bei Menschen vor neue Aufgaben gestellt. Vf. geht zuerst auf die Nomenklatur ein und bespricht dann die verschiedensten Differenzierungsmethoden. Anschließend wird die Erregernatur, das Vorkommen, die Verbreitung und die Infektionsquellen beim Menschen erläutert. Die bisherigen klinischen und bakteriologischen Untersuchungsbefunde erlauben die Aussage, daß photochromogene Mykobakterien fast immer, nicht-photochromogene Mykobakterien in den meisten Fällen pathogenetische Bedeutung für den Menschen besitzen. Scotochromogene- und schnellwachsende Mykobakterien konnten dagegen nur bei wenigen Menschen mit Sicherheit als Krankheitserreger ermittelt werden.
J. Otta. 6530.

Brunnemann, Helga; Jena, Friedrich-Schiller-Univ., Hyg.-Inst. **Papierchromatographie der Zucker von Mykobakterien.** Wiss. Z. Karl-Marx-Univ. Leipzig, math.-naturwiss. R. **11** (1962) Nr. 4. S. 728–729.
Vfn. untersuchte die Zucker von *Mycobacterium tuberculosis*, Typus humanus, (3 Stämme), BCG (2 Stämme), *M. phlei* (4 Stämme), *M. smegmatis* (2 Stämme), Kaltblüter-Tb-Bakterien (1 Stamm), *M. thamnopheos* SN 1201 und *M. ulcerans* SN 421. Galaktose, Glukose. Arabinose, Mannose, Ribose und Rhamnose wurden im Typus humanus, smegmatis, ulcerans und Kaltblüter-Tb-Bakterien gefunden. Im BCG-, Phlei-Stämmen und *M. thamnopheos* gelang der Nachweis von Galaktose nicht eindeutig. Unterschiede im Zuckergehalt zwischen pathogenen und apathogenen Mykobakterien liegen demnach nicht vor.
J. Otta. 6530.

Sweeney, Edward E. und Jann, Gregory J.; Los Angeles, Calif., Univ., Dep. of Bacteriol. Utilization of carbohydrates and polyhidric alcohols by Mycobacterium tuberculosis. **(Die Vergärung von Kohlenhydraten und mehrwertigen Alkoholen durch Mycobacterium tuberculosis.)** J. Bacteriol. 84 (1962) Nr. 3. S. 459–465. — 4 Tab.
Vf. beschreiben eine neue Methode zur Prüfung des Vergärungsvermögens. Bei dem Verfahren wurden die Tb.-Bakterien in großen Mengen in die zuckerhaltigen Nährmedien eingeimpft, so daß ihr Vergärungsvermögen unabhän-

gig von einer Bakterienvermehrung geprüft werden konnte. Das Verfahren ist genauer und zeitsparender und erwies sich auch als geeignet für die Überprüfung der Einwirkung von chemischen und physikalischen Einflüssen auf den Stoffwechsel der Tb.-Bakterien. Insgesamt wurden 3 H_{37}Rv-Stämme und 6 humane Tb.-Bakterienstämme an 21 Kohlenhydraten bzw. mehrwertigen Alkoholen geprüft.
J. Otta. 6530.

Procházka, Zd. und Pavlas, M.; Brno, ČSSR, Akad. der Landwirtsch.-Wiss., Veterinärforsch.-Anst., Abt. für Radiobiol.; Abt. für Tuberkulosebekämpf. **Die Wirkung der ionisierenden Strahlung auf die biologischen Eigenschaften des Mycobacterium tuberculosis.** Arch. exp. Veterinärmed. **26** (1962) Nr. 5. S. 961–976.
2 meerschweinchenpathogene *M. bovis*-Stämme wurden aus der Milch bzw. dem Speichel von Kühen isoliert und nach Lyophilisierung mit Kobaltbestrahler in Gaben von 100000–1000000 r mit Zufluß 3,9 · 10^5 r/St bestrahlt. Anschließend erfolgte Prüfung der Sensibilisierungsfähigkeit im Hauttest mit Alttuberkulin, Wachstumsprüfung auf festen und flüssigen Nährböden und Prüfung auf Virulenz am Meerschweinchen. Die sensibiliserenden Eigenschaften der beiden Stämme erloschen bei Strahlungsdosen von 500000 bis 1000000 r, während die pathogenen Eigenschaften erst von 600000 r ab verschwanden, so daß selbst an den Inoculationsstellen kein pathologisch-anatomischer Befund zu erheben war. Am längsten blieb die Wachstumsintensität erhalten; sie ließ zwar bei 300000–600000 r bereits etwas nach, kam aber erst bei 700000–1000000 ganz zum Erliegen. Vff. sehen hierin eine Möglichkeit, Vaccinen herzustellen, die apathogen und nichtsensibilisierend sind und somit eine nachfolgende allergische Probe nicht stören.
W. Richter/Jena. 6530.

Youmans, Guy P. und Youmans, Anne S.; Chicago, Ill., Northwestern Univ., Med. School, Dep. of Microbiol. Effect of mycosuppressin on the course of experimental tuberculosis in mice. **(Die Wirkung von Mycosuppressin bei der experimentellen Tuberkulose der Maus.)** J. Bacteriol. 84 (1962) Nr. 4. S. 701 bis 707.
Mycosuppressin ist eine Substanz, möglicherweise von Lipoidcharakter, die in der Lunge von Meerschweinchen entsteht, nachdem diese Tiere mit einem BCG-ähnlichen Stamm oder mit immunisierenden Fraktionen mechanisch zerkleinerter Mykobakterien vacciniert wurden. Mycosuppressin unterdrückt die Respiration virulenter Tuberkelbakterien und hemmt auf diese Weise deren Vermehrung. Wenn Mycosuppressin jedoch direkt an Mäuse vor der Infektion mit virulenten Tb-Bakterien verabreicht wurde, war keine Hemmwirkung zu beobachten. Diese trat erst ein, wenn die zur Infektion vorgesehenen Tb-Bakterien zuvor 1–3 Std. bei 37 °C mit Mycosuppressin incubiert worden waren. Die mit so behandelten Tb-Bakterien infizierten Mäuse überlebten die Kontrollen, die ungehemmte Tb-Bakterien erhalten hatten, deutlich. Bakterienzählungen auf einem Rinderserum-Agar-Medium ergaben keinen signifikanten Unterschied zwischen Bakterien mit Mycosuppressin und solchen ohne. Erst auf einem Medium ohne Serum war der Unterschied deutlich; die Anzahl der behandelten Keime betrug nur $^1/_5$ bis $^1/_{20}$ der unbehandelten. Vff. schließen daraus, daß unter den vorliegenden Bedingungen die Wirkung des Mycosuppressins hauptsächlich bakteriostatisch war und daß diese Wirkung noch einige Zeit nach der Infektion der Mäuse anhält.
W. Richter/Jena. 6530.

Youmans, Anne S. und Youmans, Guy P.; Chicago, Ill., Northwestern Univ., Med. School, Dep. of Microbiol. Effect of mycosuppressin on the respiration and growth of Mycobacterium tuberculosis. **(Die Wirkung von Mycosuppressin auf die Respiration und das Wachstum von Mycobacterium tuberculosis.)** J. Bacteriol. 84 (1962) Nr. 4. S. 708–715. — Vgl. vorst. Ref.

Mycosuppressin ist ein Agens, das aus den Lungen von BCG-vaccinierten Meerschweinchen oder Kaninchen gewonnen wird und das die Respiration und damit die Vermehrung von Tuberkelbakterien (H 37 Rv und H 37 Ra) hemmt. Ebenso wird die Respiration von *M. smegmatis* gehemmt, während sie bei *M. phlei* angeregt wird. Andere Bakterien, wie *Staphylococcus aureus* oder *Escherischia coli*, werden nicht gehemmt, sondern sogar deutlich gefördert. Mycosuppressin wird durch Serum und Serum-Albumin vom Rind inaktiviert. Es ist stabil bei pH 6–7, bei +98 °C, nicht dialysierbar, unempfindlich gegen Lyophilisation oder Gefrieren, es ist löslich in Alkohol und Aceton, unlöslich in Aether und Wasser. Vff. halten weitere Untersuchungen für erforderlich, um höhere Reinheitsgrade des Mycosuppressins zu erreichen, da hierdurch erst die Auffindung der spezifisch hemmenden Substanz möglich werden wird. W. Richter/Jena. 6530.

Kochan, Ivan und Rose, Sandra R.; Dallas, Tex., Baylor Univ., Wadley Res. Inst.; Graduate Res. Inst. Fate of tubercle bacilli in lipopolysaccharide- and BCG-treated mice. **(Das Schicksal von Tuberkelbakterien in mit Lipopolysacchariden und BCG behandelten Mäusen.)** J. Bacteriol. **84** (1962) Nr. 2. S. 291–294. – 1 Abb., 13 Lit.
Weiße Mäuse wurden mit Lipopolysacchariden aus *E. coli* oder abgetöteten BCG-Zellen vorbehandelt und erhielten danach i.v. lebende Tuberkelbakterien injiziert. Beim Vergleich mit Kontrolltieren, die teils mit BCG vacciniert worden waren, teils unbehandelt waren, wurde gefunden, daß die Zahl der Tuberkelbakterien im Mäusegewebe und die Überlebenszeit der infizierten Mäuse sich während der Versuchsdauer bei den mit Lipopolysacchariden oder abgetöteten BCG-Zellen vorbehandelten Mäusen gleich verhielten wie bei den unbehandelten Tieren. Kurz nach der Infektion stieg die Zahl der Tuberkelbakterien bis zum 4. Tag p.i. an, sank dann wieder ab und erreichte 10 Tage p.i. ungefähr die Hälfte der Ursprungszahl. – Mit BCG vaccinierte Mäuse zeigten eine gute Immunität. G. Scheibner. 6540.

Hauduroy, P. und Rosset, W.; Lausanne, Inst. d'Hyg. Douze ans d'expérimentation sur l'infection des hamsters par le BCG. **(12jährige Untersuchungen der BCG-Infektion von Hamstern.)** Ann. Inst. Pasteur **104** (1963) Nr. 1. S. 131–132. – 4 Lit. Zus. in Engl.
Am 16. Dezember 1948 wurde ein Hamster (*Mesocricetus auratus*) mit einer starken Dosis von BCG, das für die Vaccinierung bestimmt war, infiziert. 1 Jahr später starb das Tier, wies eine Hypertrophie der Milz auf. Daraus wurden zahlreiche säurefeste Bakterien gezüchtet, die bei Meerschweinchen und einem Kaninchen weder krankhafte Veränderungen noch den Tod hervorriefen. Bis 1955 wurden 10 Hamsterpassagen durchgeführt, bis jetzt 33 Passagen. Der Tod trat nach 1 bis 11 Monaten, im Mittel nach 89 Tagen ein. In Leber, Milz, Lunge und Nieren wurden zahlreiche säurefeste Bakterien festgestellt, die auf Löwensteinsubstrat wie BCG wachsen. Die 18 infizierten Meerschweinchen wiesen weder klinische noch pathologisch-anatomische Veränderungen auf. Während der Goldhamster gegen subcutane und intraperitoneale Injektionen von lebenden BCG empfindlich ist und daran stirbt, reagiert das Meerschweinchen niemals. Der Stamm *Mycobacterium bovis* var. BCG zeigt eine gleichbleibende pathogene Wirkung.
E. Tempel. 6540.

Jespersen, Andr., Bentzon, M. Weis und Magnusson, Mogens; Copenhagen, Statens Seruminst., Tuberculosis and Statistical Dep. Acquired resistance to tuberculosis and tuberculin sensitivity in guinea pigs vaccinated with a small or a large dose of BCG vaccine. **(Erworbene Resistenz gegen Tuberkulose und Tuberkulinempfindlichkeit von Meerschweinchen, die mit einer kleinen oder großen Dosis BCG-Vaccine vacciniert wurden.)** Acta pathol. microbiol. scand. **56** (1962) Nr. 2. S. 193–218.

Gruppen von Meerschweinchen wurden entweder mit 10^{-5} mg (kleine Dosis) oder 10^{-1} mg (große Dosis) BCG-Vaccine subcutan oder intracutan verschieden lange vacciniert. Durch nachfolgende Tuberkulinproben mit 5 und 250 TE wurde festgestellt, daß die große Vaccinedosis schneller und besser sensibilisiert als die kleine und daß mit der höheren Tuberkulindosis eine bessere Unterscheidung zwischen vaccinierten Tieren und Kontrollen möglich ist. Einige vaccinierte Tiere jeder Gruppe wurden nach Abschluß der Vaccinierung getötet und festgestellt, daß in den regionalen Lymphknoten BCG-Keime erst nach 3–9 Mon. auftauchten, wenn nur mit 10^{-5} mg vacciniert worden war, daß jedoch mit der großen Vaccinedosis schon früher, und zwar nach 1½–3 Mon. lebende BCG-Bakterien herausgezüchtet werden konnten. Die durch BCG-Vaccine erworbene Resistenz wurde ermittelt durch i. v. Applikation von virulenten Tuberkelbakterien (*M. bovis*) und durch nachfolgende Feststellung der Überlebenszeit der infizierten Meerschweinchen. Fast alle vaccinierten Tiere überlebten die Kontrollen. Die Resistenz trat jedoch langsamer ein bei subcutaner Vaccinierung mit der kleinen Dosis. Nach 6–9 Mon. war kein Unterschied mehr zwischen kleiner und großer Dosis zu erkennen. Bei intracutaner Vaccinierung bestand von vornherein kein Unterschied zwischen beiden Dosen. W. Richter/Jena. 6543.

Kudláč, E., Vlček, Z. und Kozumplík, F.; Brno, Porodnicko-Gynekol. Klin. Veterin. Fak. Výskyt tbc pohlavního ústrojí skotu a její vztah k reprodukci. **(Tuberkulose der Geschlechtsorgane des Rindes und ihre Beziehung zur Fortpflanzung.)** Veterinární Med. **7(35)** (1962) Nr. 6/7. S. 587 bis 592. – 14 Lit. Zus. in Russ., Engl., Franz.
Bei einer gynaekologischen Untersuchung von 152 weiblichen Tb-Reagenten wurde in 7,23% der Fälle die Tuberkulose der Geschlechtsorgane festgestellt. Die Diagnose wurde in 36,36% der Fälle durch mikroskopische Untersuchung der Sekretproben bestätigt. Von 167 tuberkulösen und im Schlachthof untersuchten Tieren wurde die Tuberkulose der Geschlechtsorgane bei 18,56% makroskopisch festgestellt, und zwar immer an der Gebärmutter, weniger oft an Eileitern (77,40%), Perimetrium (54,83%) und am Mesometrium (51,61%); das eigentliche Eierstockgewebe wurde in 6,45% der Fälle betroffen, die Perioophoritis tuberculosa fand sich bei 45,16%. Durch Untersuchung von 20 makroskopisch unveränderten Geschlechtsorganen der Tb-Kühe wurden tuberkulöse Keime im homogenisierten und präparierten Material in 3 Fällen nachgewiesen (15%), durch Kultivierung des Materials fand man die Keime in 6 Fällen (30%) und anhand eines biologischen Versuches auf Meerschweinchen gleichfalls in 6 Fällen (30%). Störungen der Ovarialfunktion bei tuberkulosem Prozeß auf eigenen Geschlechtsdrüsen kommen laufend vor. Aus den festgestellten histopathologischen Befunden geht hervor, daß bereits bei der Perioophoritis tuberkulösen Ursprungs der Follikelapparat des Eierstocks beeinflußt werden kann.
B. Hamzová. 6545.

Jeney, Endre und Zsolnai, Tibor; Debrecen, Ungarn, Univ., Hyg. Inst. **Versuche zur Entdeckung neuer Tuberkulostatica. 18. Mitt. 4-Amino-salizylsäure-hydrazid und seine Derivate.** Zbl. Bakteriol., Parasitenkunde, Infektionskrankh. Hyg., I. Abt., Orig. **185** (1962) Nr. 3. S. 385–394. – 17. Mitt. vgl. LZ. Abt. IV 7 (1962) Nr. 8. S. 1715.
Vff. berichteten über Hydrazone des 4-Amino-salizylsäure-hydrazids, die sie mit Benzaldehyd, Salizylaldehyd, p-Oxy-benzaldehyd, p-Dimethylaminobenzaldehyd, Acetophenon und p-Oxy-acetophenon hergestellt haben. In vitro entfalteten diese Verbindungen sowohl auf *Mycobacterium tuberculosis* $H_{37}Rv$ wie auf verschiedene INH- und PAS + INH-resistente Tuberkulosestämme eine tuberkulostatische Wirkung, die jedoch durch die 4-Aminobenzoësäure vermindert oder gänzlich aufgehoben wurde. Bei der experi-

mentell durch *M. tuberculosis* $H_{37}Rv$ erzeugten Tuberkulose des Meerschweinchens konnte dagegen mit diesen Verbindungen bei täglicher oraler Verabreichung von 20 ± 2 mg/kg keine therapeutische Wirkung erzielt werden, während sich das zur selben Zeit vergleichsweise untersuchte Isonicotinsäure-hydrazid in dieser Dosierung als in bedeutendem Maße therapeutisch wirksam erwies. Das 4-Amino-salizylsäure-hydrazid und seine Hydrazone stellen daher keinen Fortschritt in der Chemotherapie der Tuberkulose dar.
W. Richter/Jena. 6560.

XIII. CHIRURGIE

Deriaz, Daniel; Alfort, École Nat. Vétérin. Contribution à l'étude de la cicatrisation des plaies; emploi du principe trophique du pancréas. **(Untersuchungen über die Narbenbildung bei Wunden; Anwendung der trophischen Wirksamkeit des Pancreas.)** Diss. Alfort **1961** 46 S. – 32 Lit.
K. Reinhardt. 6607.

Dietz, O., Nagel, E., Koch, T., Berg, R. und Štěrba, O.; Berlin, Humboldt-Univ., Chirurg. Tierklin. mit Zentr. Röntgenabt.; Inst. für Veterin.-Anatomie. **Zur Entstehung und zur Klinik der sogenannten gedeckten, distalen Griffelbeinfrakturen.** Schweiz. Arch. Tierheilkunde **105** (1963) Nr. 2. S. 87–98.
Der Beitrag dient durch die aufgezeichneten anatomischen und röntgenologischen Untersuchungen und durch die am Patienten gesammelten Erfahrungen der weiteren Differenzierung der Diagnostik, der Klinik und der Pathogenese sogenannter gedeckter, distaler Griffelbeinfrakturen. In diesem Zusammenhang wird über die klinischen Symptome und röntgenologischen Befunde bei 8 Vollbluttrabern und einem Turnierpferd mit insgesamt 12 sogenannten gedeckten distalen Griffelbeinfrakturen berichtet. Durch Fehlbildungen einzelner Griffelbeine können bei der klinischen Untersuchung differentialdiagnostische Schwierigkeiten entstehen. Röntgenologische Fehlbeurteilungen auf Grund von Epiphysenlinien erscheinen bei jungen Tieren nicht ausgeschlossen. Bei den gedeckten distalen Griffelbeindefekten bestehen häufig gleichzeitig auftretende röntgenologisch und zum Teil auch klinisch nachweisbare Gleichbeinbefunde. Die erhobenen Befunde berechtigen, der Hypothese von der Übermüdungsgenese einiger dieser Griffelbeindefekte zuzustimmen. Die bisher angewandte Therapie (Sequestrotomie bzw. konservative Behandlung) läßt auf Grund eigener Erfahrung noch keine sicheren Schlußfolgerungen zu. N. ulnaris- bzw. N. fibularis prof.-Anästhesien können in der klinischen Diagnostik dieser Gliedmaßenerkrankungen beim Sportpferd angewandt werden. O. Dietz. 6634.

Robin, Y.; Villeurbanne, Clin. Canine des Gratte-Ciel. Quelques fractures de la mâchoire, chez le chien. Ostéosynthèse par cerclage métallique. **(Einige Kieferbrüche beim Hund, Osteosynthese durch Umschlingung mit Metalldraht.)** Rev. Méd. vétérin. [N. S.] **25(113)** (1962) Nr. 12. S. 835–843. – 4 Abb. Zus. in Engl., Span.
An Hand von vier Fällen wird gezeigt, daß diese Methode, wenn sie anwendbar ist, den anderen schwierigeren Methoden gegenüber einfacher und billiger ist, von jedem Praktiker ausgeführt werden kann, keine neuen Wunden setzt und keine Ostitis nach sich zieht. Die Häufigkeit der Kieferbrüche beträgt ungefähr 4,1% aller Brüche beim Hund. Die Diagnose ist nicht schwer. Als Metalldraht wird meist ein Draht aus Aluminiumbronze, No 2–No 6, angewandt. Der Verf. nimmt aber einadrigen, verstählten u. galvanisierten Eisendraht von 4–6–10 mm Durchmesser, den die Elektrogeschäfte verkaufen, Andere ausprobierte Drähte aus Kupfer, Messing, Silber oder rostfreiem Stahl befriedigten nicht. Als weitere Instrumente braucht man Péanklemmen, eine starke Schere oder irgend eine schneidende Zange,

Zahnzangen und -hebel, eine Nadel nach Reverdin, gebogene Nadeln und Catgut. Der einfache Bruch des Unterkiefers in der Symphyse benötigt zur Fixierung eine Drahtschlinge um beide Canini, die an der Außenseite eines Hakenzahnes festgedreht und abgekniffen wird. Zur doppelten Sicherung kann man bei großen Hunden noch eine zweite Drahtschlinge zusätzlich um die 6 Incisivi legen. Stümpfe von Hakenzähnen müssen behandelt werden. Anschließend kann der Draht dann durch eine Rille über den Stumpf gelegt werden. Ein Doppelbruch der Mandibula in der Symphyse und im ersten Drittel wird durch die beiden im ersten Fall erwähnten Schlingen, die Symphyse betreffend, fixiert. Die Drahtschlinge zur Fixierung des Querbruches wird vom Hakenzahn durch den M. mylohyalis, entlang der Fascia interna des Unterkiefers, durch die Haut der Ganaschengegend, an der äußeren Fascie des Unterkiefers entlang wieder bis zum selben Hakenzahn gelegt und zusammengedreht. Der Draht gräbt sich in die Haut ein und rutscht dadurch nicht ab. Ein Querbruch im zweiten Drittel der Mandibula wurde durch zwei Querschlingen, eine einen Zahnzwischenraum hinter, eine einen Zahnzwischenraum vor dem Bruch, festgelegt. Durch beide Schlingen ist quer eine metallische Schiene gesteckt, die von den angezogenen Schlingen fest an die Außenfläche des Unterkiefers gepreßt wird. Eine Fraktur des Os incisivum wird durch eine Drahtschlinge um die Schneidezähne fixiert. Eine Querfraktur des Oberkiefers am hinteren Rand des Hakenzahnes wird durch eine Schlinge um beide Hakenzähne und den P_1 (letzten größten Prämolaren, Reißzahn) der Frakturseite zur Fixation und Heilung gebracht. Die Hunde gewöhnen sich schnell an die Metallschlingen. Die Bruchstelle muß aber zweimal täglich mit Hydramon oder dergl. desinfiziert und eine allgemeine Antibioticabehandlung für die Dauer von 8 Tagen nach dem Eingriff durchgeführt werden. Als Verpflegung gibt es am Tag nach der Operation nichts, am 2. und 3. Tag nur Zuckerwasser mit dem Löffel, vom 4.–15. Tag flüssige Nahrung zum Trinken mit gehacktem Fleisch und Gemüsebouillon, ab 16. Tag fast alles außer Brotkrusten und Knochen. Zur besseren Heilung gibt man Suppositorien mit Calcium und Vit. D. Die Abnahme der Schlingen geschieht unter Transquillizer durch Durchschneiden und vorsichtiges Herausziehen. K. Preißler. 6634.

Fritsch, R. und Zedler, W.; München, Chirurg. Univ.-Tierklin. **Die suprakondyläre Femurfraktur bei Hund und Katze.** Berliner Münchener tierärztl. Wschr. **76** (1963) Nr. 3. S. 41–45. – 12 Abb., 2 Tab.

Die sog. supracondyläre Femurfraktur, die Fraktur am Übergang der Diaphyse zur distalen Epiphyse des Femur, ist wohl die häufigste Oberschenkelfraktur bei jüngeren Hunden und Katzen. Es wird über die Behandlung von 54 supracondylären Oberschenkelfrakturen bei Hunden und 28 derartigen Frakturen bei Katzen berichtet. Die Frakturlinie bei der sog. supracondylären Femurfraktur verläuft meistens durch die bei jungen Tieren noch vorhandene Epiphysenfuge und ist in die Condylen hineingewölbt. Bei erwachsenen Hunden ist die Frakturlinie meist glatter und liegt dann etwas oberhalb des Bereiches der Epiphysenfuge am oberen Ende der Rollkämme. Die Diagnose des supracondylären Femurfraktur ist klinisch meist nicht einwandfrei zu stellen. Erst die unerläßliche Röntgenaufnahme des Frakturbereiches in 2 Ebenen ergibt eine einwandfreie Diagnose. Die supracondyläre Femurfraktur bringt in der Regel eine starke Dislokation mit sich. Bei dieser Fraktur handelt es sich um eine Gelenkfraktur in das Femoropatellargelenk. Eine genaue Reposition und sichere Fixation ist notwendig. Zur Reposition und Fixation werden folgende Verfahren angegeben: 1. Reposition durch Extension, 2. Unblutige Reposition und Fixation nach Anschrauben der Fragmente mittels einer extracutanen Schiene nach Kirschner oder extracutaner Kunststoffschiene nach Becker. 3. Nagelung nach Armistead und Lumb. 4. Nagelung nach Leonard, 5. Fixation mit zwei Rush-Pins. 6. Operative Frakturfixierung nach Westhues mittels der Knochenschraube. Dieses letzte Verfahren wird in allen Einzelheiten beschrieben. Erfahrungen damit liegen seit etwa 10 Jahren vor. Es hat sich zur Therapie der supracondylären Femurfraktur gut bewährt. O. Dietz. 6634.

Dey, S. P. und Raker, C. W.; Philadelphia, Univ. of Pennsylvania, School of Veterin. Med., Dep. of Appl. Veterin. Med. Sci. Burns in a Shetland pony. **(Verbrennungen bei einem Shetlandpony.)** J. Amer. veterin. med. Assoc. **141** (1962) Nr. 3. S. 355-359. – 8 Abb.
Ein Shetlandpony erlitt bei einem ½stündigen Stallbrand schwerste Verbrennungen am Kopf und Hals. Die Haut war nach 12 Std. ödematös, der Kopf besaß die 1½-fache Größe, die Mähne war abgebrannt, ein Hauterythem an der Brust ausgebildet und Plasmaaustritte waren sichtbar. Eingeleitet wurde die Therapie mit 30 mg Prednisolon mit fallenden täglichen Dosen, Antibiotica über 5 Tage und Waschung der Haut mit Salicylsäure, Tanninsäure und Alkohol. Am 4. Tag entstanden Blasen. Nitrofurazon sollte die Sekundärinfektion und Austrocknung verhindern. Am 14. Tage begann das Granulationsgewebe zu wachsen, das durch Adstringentien reduziert wurde. Bei Verbrennung 3. Grades auf der Stirn mit Freiliegen des Periostes wurde eine Salbenbehandlung mit Chymotrypsin und Prednisolon durchgeführt. Eine Hautbiopsie von der Schulter zeigt das Fehlen von Haarfollikeln. H. Trolldenier. 6642.

Kottman, Ján; Brno, VŠZ, Veterin. Fak., Katedra Chirurgie, Ortopédie a Rentgenol. Penicilín a streptomycín v terapii hnisavých zápalov synoviálnych útvarov u koní. **(Penicillin und Streptomycin in der Therapie der eitrigen Entzündungen der Synovialgebilde bei Pferden.)** Sborník Vysoké Školy zemědělské Brně, Řada B **9(30)** (1961) Nr. 3/4. S. 359-373. – 2 Abb., 37 Lit. Zus. in Russ., Dtsch.
Es wurden 125 Fälle von eitrigen Entzündungen der Synovialgebilde bei Pferden verfolgt. Die Behandlung geschah mit Streptomycin und Penicillin. Am besten hat sich die intrasynoviale Applikation von 200000 bis 400000 Einheiten Procain-Penicillin unter Zusatz von 0,5 g–1 g Streptomycin, in Zeitabständen von 48 Std. bewährt. In schweren Fällen empfiehlt sich eine gleichzeitige Gesamtapplikation von 5000 Einheiten Procain-Penicillin auf 1 kg Kgw. täglich und zur Nachbehandlung 15000 Pendeponeinheiten/kg Kgw. auf einmal. Es wird auf den häufig vorkommenden negativen bakteriologischen Befund bei klinisch festgestellter purulenter Synovitis hingewiesen. Die untersuchten Fälle zeigten am häufigsten die Gegenwart von *Micrococcus pyogenes, var. albus* und von betahämolytischen Streptokokken. B. Hamzová. 6692.

Böni, A.; Zürich, Univ., Arbeitsgemeinsch. für Arthritisforsch. **Klinische Aspekte der Ziegen-Polyarthritis.** Bull. Schweiz. Akad. med. Wiss. [Basel] **18** (1962) Nr. 1/2. S. 70. 6696.

Warwick, B. L. und Berry, R. O.; College Station, Texas Agric. Exp. Stat. Infantile entropion in sheep. **(Das angeborene Entropium beim Schaf.)** J. Heredity **53** (1962) Nr. 1. S. 10-11. – 1 Tab., 4 Lit.
Die Untersuchungen beziehen sich auf 4718 Lämmer der Universitätsversuchsstation Texas. Beim Entropium sind ein- oder mehrere Augenlider eingerollt. Zumeist kommt es dabei zu einer spontanen Abheilung, Gelegentlich ist ein chirurgischer Eingriff notwendig. In den untersuchten Versuchsherden kam der Fehler bei den Rambouillets und den Romneys in unterschiedlicher Häufigkeit, bei den Cheviots aber nicht vor. Die Differenzen zwischen den Rassen waren nicht gesichert. Waren beide Eltern normal, trat das Merkmal nur bei 1,17% von 1629 Lämmern auf. Bei einem normalen

und einem nichtkontrollierten Elternteil lag die Häufigkeit bei 1893 Lämmern bei 4,19%; lag über kein Elternteil ein Befund vor, waren 5,29% von 1059 Lämmern mit dem Merkmal behaftet. Bei einem Elternteil mit Entropium und einem normalen Elternteil hatten 8,19% von 122 Lämmern ein Entropium. 94 Nachkommen von einem Entropiumelterntier und einem unkontrollierten Elternteil wiesen das Merkmal zu 14,89% auf. Bei nur einem Lamm war der Fehler bei beiden Eltern vorhanden und dieses war normal. Die Unterschiede in der Häufigkeit des Auftretens von Entropium bei den verschiedenen Paarungsarten sind signifikant, so daß eine genetische Ursache eine gewisse Rolle spielen muß. Durch die Bekanntgabe der Daten soll angeregt werden, daß andere Untersucher die Häufigkeit von Entropium exakt ermitteln und festzustellen versuchen, ob eine Selektion gegenüber dem Merkmal von Erfolg ist. H. Busse. 6753.

Roberts, S. R.; Richmond, Calif. Abnormal tear secretion in the dog. **(Abnormale Tränensekretion beim Hund.)** Mod. veterin. Pract. **43** (1962) Nr. 6. S. 37–40. — 5 Abb.

Tränenspuren sind bei verschiedenen Rassen ein großes Problem. Klinische Beobachtungen wurden an 60 Hunden mit normaler, übermäßiger oder unzureichender Sekretion gemacht. Bei Hunden mit chronischer Keratoconjunctivitis war die Tränenbildung gering und die Proteinmenge verringert. Hunde mit Tränenträufeln bildeten durchschnittlich nur 10% mehr Tränenflüssigkeit als normale aus. Der Proteingehalt war konstant erniedrigt. Daraus ergab sich, daß chronischer Tränenfluß nicht immer mit Tränenüberproduktion verbunden ist. Benetzte Teile der Backe nehmen ein rostiges Aussehen an, später treten Epilation und behandlungsresistente Ekzeme auf. Eine unzureichende Tränensekretion trat bei 8 Hunden an 12 Augen auf. Ursache waren u. a. granuläre oder follikuläre Conjunctivitis, chronische Keratoconjunctivitis, abheilende Corneaverletzungen. Epiphora entstand bei 4 Hunden durch Fehlen des unteren Tränenpunktes (Verschluß durch Membran). Distichiasis oder Trichiasis bestand bei 8 Hunden, von denen nur 5 Tränenträufeln zeigten. Es bestand kein konstantes Verhältnis bei diesen 60 Hunden zwischen lymphoider Hypertrophie und Epiphora. Im Farbtest zur Prüfung der Durchgängigkeit des Tränen-Nasenkanals zeigten $^2/_3$ (40) eine Färbung innerhalb von 5 Min. Viele Hunde mit Tränenträufeln wiesen Anomalien auf: 4 besaßen keinen unteren Tränenpunkt, 6 zeigten eine Obstruktion des Tränen-Nasenganges, und 8 besaßen ein Entropium oder Blepharophimosis. H. Trolldenier. 6753.

Moltzen, H.; Copenhague. Otite moyenne chez le chien et le chat. **(Mittelohrentzündung bei Hund und Katze.)** Écon. Méd. animales **3** (1962) Nr. 5. S. 361–375.

Die Ursache der Otitis media ist in den häufigsten Fällen eine ascendierende Infektion vom Pharynx durch die Eustachische Röhre, meist verursacht durch Staphylokokken. Ausnahmsweise liegt eine Verletzung des Trommelfells von außen durch Fremdkörper oder andere Noxen vor, die zur Otitis führt. Die akute Mittelohrentzündung tritt meist bei jungen Hunden und einseitig auf, während die chronische Form häufig bei älteren Tieren beiderseitig vorliegt. Hier kann sich noch zusätzlich eine Blepharoconjunctivitis anschließen. Vf. verwendet zur Untersuchung das Spekulum nach Saxinger mit 2–3 Ansatztrichtern und zur Fremdkörperentfernung den richter von Überreiter mit seiner Extraktionspinzette. Besonders bei älteren Prozessen wird eine Röntgenuntersuchung vorgenommen. Wegen frühzeitigem Verschluß der Tuba Eustachii kommt es zur spontanen Perforation des Trommelfells durch das Auftreten von Exsudat. Die Passage der Tuba Eustachii wird durch vorsichtiges Durchblasen von erwärmter Luft (40 °C) mit einem Gummiballon und Durchspülen vom Gehörgang her wiederhergestellt. Die weitere medikamentöse Behandlung besteht im Einträufeln von milden Desinfektionsmitteln, Borwasser, Zinköl und von Breitspektrum-Antibiotica und Cortison. In chronischen Fällen wird der Erreger gezüchtet und ein Antibiotica-Test vorgenommen. Weiterhin werden noch Silbernitrat, Euflavin und Lugol'sche Lösung verwendet oder Kurzwellen- und Infrarotbestrahlungen vorgenommen. Der Erfolg der Therapie hängt von ihrer Intensität ab. Das Trommelfell hat eine hervorragende Heiltendenz; es gelang, alle akuten, fast alle subakuten und den größten Teil der chronischen Fälle zu heilen. A. Meyer. 6774.

Doyen und Landraud; Lyon, Clin. Buzenac. Corps étranger de la gouttière jugulaire, chez un chien. Essai de traitement médical, cure chirurgicale. **(Fremdkörper in der Jugularis-Rinne bei einem Hund. Versuch der medikamentösen Behandlung und chirurgisches Heilverfahren.)** Rev. Méd. vétérin. [N. S] **25(113)** (1962) Nr. 12. S. 843–846. – Zus. in Engl., Span.

Bei einem Waldspaziergang schrie ein Hund auf und konnte den Speichel nicht abschlucken. Der Speichel wurde blutig, Freßunlust und etwas Husten stellten sich ein. Eine Röntgenaufnahme ergab nichts. Eine Behandlung mit Aureomycin brachte keine anhaltende Besserung. Plötzlich bildete sich am Brusteingang ein mandarinengroßer Abszeß, aus dem sich von selbst Eiter und ein daumennagelgroßes Stück Baumrinde entleerten. Ein Versuch, den noch im Körper vermuteten Hauptteil des Fremdkörpers mit Terramycin und Streptomycin zu sterilisieren, schlug fehl. Der Eiter lief weiter aus der Fistel. Eine Röntgenaufnahme zeigte den Fremdkörper parallel zu Trachea und Oesophagus vom Brusteingang bis zum Larynx. Wegen der zu erwartenden fibrösen Kapsel wurde in einer umfangreichen Operation unter Schonung von Vena jugularis, A. carotis, Ösophagus, Trachea usw. das Ganze entfernt. Der Fremdkörper selbst war ein dünnes Reis von 15 cm Länge und 5 mm Durchmesser. Der Hund erholte sich sehr schnell nach der Operation. Epikritisch soll der Hund das Holzstück im Laufen aufgenommen haben, das dann die Speiseröhre durchbohrte und sich in der Drosselrinne festgesetzte. Nur die Operation konnte Abhilfe schaffen.

K. Preißler. 6777.

Lansade, P.; Orsennes, Indre. Entérectomie large pour torsion du côlon, sur une vache. **(Breite Enterektomie bei Grimmdarmtorsion bei einer Kuh.)** Rev. Méd. vétérin. [N. S.] **25 (113)** (1962) Nr. 11. S. 765–767. 6812.

Schebitz, H.; München, Univ., Chirurg. Tierklin. **Zur Harnblasen-Harnröhrenverletzung beim Hund.** Berliner Münchener tierärztl. Wschr. **76** (1963) Nr. 2. S. 21–24.

Auf Grund der anatomischen Verhältnisse kommt es zu traumatischen Harnblasen- und Harnröhrenverletzungen fast nur beim Rüden. Gegenüber früher üblichen Untersuchungsmethoden wird heute die positive Röntgenkontrastdarstellung angeraten, die sichere Diagnosen ermöglicht. Hierbei sind beide Wege, die Ausscheidungsurographie, die i. v. appliziert wird, und die retrograde Urethrocystographie möglich. Verwendet wurde dazu eine 10%ige Kaliumjodidlösung. Die Technik ist kurz beschrieben.

K.-P. Jaksztien. 6815.

Udall, Robert H.; Fort Collins, Colorado State Univ., Coll. of Veterin. Med., Agric. Exp. Stat. Studies on urolithiasis. V. The effects of urinary pH and dietary sodium chloride on the urinary excretion of proteins and the incidence of calculosis. **(Untersuchungen über Harnsteine. 5. Mitt. Die Wirkung des Harn-pH-Wertes und des diätetischen Kochsalzes auf die Ausscheidung von Proteinen mit dem Harn und auf das Vorkommen der Calculosis.)** Amer. J. veterin. Res. **23** (1962) Nr. 97. S. 1241–1245. 6815.

Kosych, A. P. (Kossych, A. P.); Burjatskaja, Burjat-Mongol. ASSR, Landwirtsch. Inst. Opyt častičnoj kastracii samcov životnych. **(Die Teilkastration**

von männlichen Tieren.) Vestnik sel'skochozjajstvennoj nauki, Moskva 7 (1962) Nr. 9. S. 60–68. – 2 Abb., 4 Tab., 10 Lit. Zus. in Engl., Franz., Dtsch.
Im Mastversuch wurden nichtkastrierte Jungböcke, Jungbullen und Jungeber den nach Baiburtzjan und nach der offenen Methode kastrierten Tiere gegenübergestellt. In der Gewichtsentwicklung traten zwischen letzteren kaum Unterschiede auf. Gegenüber den vollkastrierten Tieren hatten dagegen nach Baiburtzjan kastrierte Lämmer im Alter von 6 Mon. ein um 4 kg und nach 10 Mon. ein um 5,8 kg höheres Kgw. aufzuweisen. Bei Jungochsen waren es nach 3 Mon. 10 kg und nach 6 Mon. 20 kg zugunsten der teilweise kastrierten Tiere. S. Willer. 6818.

Švagor, A. (Schwágor, A.) O kastracii krolikov. **(Zur Kastration von Kaninchen.)** Krolikovodstvo i zverovodstvo, Moskva **5** (1962) Nr. 8. S. 30. – 1 Abb.
Über optimale Kastrationstermine und -arten der Kaninchen liegen in der Literatur widersprechende Angaben vor. Ausgehend von langjährigen Erfahrungen erachtet Vf. die Kastration im Alter von 3,5–4 Monaten, also zu Beginn der Geschlechtsreife, als die beste, da die Hoden sich u. U. bis zum 3. Monat in der Bauchhöhle befinden. Vf. erläutert den in einer Abb. gezeigten Kastrationstisch. Die getrennte Fixierung der Extremitäten (Hinterläufe werden vom Körper abgewinkelt) verhindert das Eintreten der Hoden in die Bauchhöhle und erleichtert die Kastration, die aus dem Anlegen einer Ligatur und dem Abtrennen der Geschlechtsorgane in einem Abstand von 0,3–0,4 cm zu dieser besteht. W. Bathke. 6818.

Anonym. Ėffektivnost' novogo metoda kastracii životnych. **(Der Nutzeffekt der neuen Kastrationsmethode [nach Baiburtzjan].)** Životnovodstvo, Moskva **24** (1962) Nr. 8. S. 20–23.
Bei der neuen Methode wird nur das Parenchym der Hoden entfernt, während die Nebenhoden und deren Interstitium erhalten bleiben, so daß zwar die Spermabildung unterbrochen, aber die hormonale Funktion aufrechterhalten wird. Die Operation ist einfach und dauert nur kurze Zeit. Jungbullen und Schafböcke sollen mit 1–2 Monaten operiert werden, Jungeber im Alter bis zu 1 Monat. Nach diesem Verfahren kastrierte Jungbullen wogen mit 5 Monaten 139 kg, die nach dem üblichen Verfahren kastrierten Bullen 125 kg. Die Hammel wogen mit 7 Monaten 6,6 kg mehr, und ihr Wollertrag stieg um 150 g. Die 4–6 Monate alten Jungeber wogen 7,3 kg mehr. F. Schenk. 6818.

Kosych, A. P. (Kossych, A. P.) Pri častičnoj kastracii uveličivaetsja proizvodstvo mjasa. **(Erhöhung der Fleischproduktion bei teilweiser Kastration der Bocklämmer.)** Ovcevodstvo, Moskva 8 (1962) Nr. 10. S. 10–11. – 1 Tab.
Aus Spezialversuchen, die in Betrieben und auch von Versuchstationen durchgeführt wurden, ging hervor, daß bei voller Kastration die hormonale Tätigkeit der Hoden aufhört und die Entwicklung der Tiere gehemmt wird. Bei teilweiser Kastration nach der Methode von Baiburtzjan aber war der Fleischansatz höher als bei nicht kastrierten Bocklämmern. Das ging aus den Ergebnissen von Versuchen hervor, die in vier Betrieben angelegt wurden, und zwar betrugen die durchschnittlichen täglichen Gewichtszunahmen bei den teilweise kastrierten Tieren 74 g, bei vollkastrierten 56 g und bei nicht kastrierten Bocklämmern 61 g; im Laufe von 8 Monaten hatten sie entsprechend 17,9 kg, 13,5 kg und 14,7 kg zugenommen. Die Schurerträge lagen bei den teilweise kastrierten Hammeln um 187 g höher als bei den voll kastrierten. Die größte Differenz im Fleischansatz ergibt sich in den ersten 6 Monaten nach erfolgter Kastration, später gleicht sie sich mehr aus. Die im zeitigen Frühjahr geborenen und teilweise kastrierten Hammel können bereits im Oktober mit einem Gewicht von 35–40 kg zum Schlachten abgeliefert werden. E. Kahn. 6818.

Nejčev, O. und Dimitrov, D. (Nejtschew, O. und Dimitrow, D.) Sravnitelni proučvanija vŭrchu kastracionnite metodi pri mŭžkite agneta vŭv vrŭzka s tjachnoto razvitie i produktivnost. **(Vergleichende Untersuchungen über die Kastrationsmethoden bei männlichen Lämmern im Zusammenhang mit ihrer Entwicklung und Leistungsfähigkeit.)** Naučni trudove. Visš veterinarnomedicinski institut „Prof. d-r G. Pavlov", Sofija **10** (1962) S. 355–364. – 5 Tab., 14 Lit. Zus. in Russ., Dtsch.
Auf Grund vergleichender Untersuchungen wurde festgestellt, daß nach der unblutigen Methode im Alter von 4–5 Monaten kastrierte, männliche Lämmer sich körperlich am besten entwickeln und den höchsten Tageszuwachs aufweisen. Die besten Ergebnisse wurden bei Lämmern erzielt, die zwischen dem 4. und 7. Lebensmonat kastriert wurden. Das Fleisch der im Alter von 3 bis 5 Monaten kastrierten Lämmer wies den höchsten Fettgehalt auf. Die Metakarpalknochen bei den im Alter von 4 bis 7 Monaten kastrierten Lämmern waren verhältnismäßig länger. Die Kastration von ganz jungen Lämmern (1 bis 2 Monate alt) wird durch das Fehlen gut entwickelter Hoden und Sammenleiter erschwert. Die Kastration von älteren Lämmern (8 bis 10 Mon.) wird dagegen durch starken und andauernden Schmerz, starke Anschwellung und langsame Resorption kompliziert. Abschließend wird empfohlen, die Kastration von zuchtuntauglichen männlichen Lämmern im Alter von 4-5 Monaten nach der unblutigen Methode mit der Burdizzo-Zange vorzunehmen. G. Radew. 6818.

Hopf, Klaus H.; München. **Über ein neuartiges Aërosolgerät zur Inhalationstherapie beim Tier.** Prakt. Tierarzt **1962** Nr. 12. S. 472–473. – 23 Lit.
Aërosole gelangen bei der Inhalation bis in die Endabschnitte der Bronchioli und Alveolen, dadurch erfolgt der Transport des Medikamentes an den Krankheitsort mit gleichzeitiger großflächiger Resorption in den Blutkreislauf. Durch Entwicklung transportabler Sauerstoffgeräte zur Asphyxie Neugeborener konnte durch Zusatz ein Sauerstoff-Aërosol-Gerät (Oxyparat-Aêrosol-Kombination) entwickelt werden. Eine Flasche enthält 400 l komprimierten Sauerstoff, der Vernebler erzeugt Aërosole von 0,5–5,0 μ Größe in einer Dichte von 20–40 mg/l. Pro Minute entstehen ca. 20 l Aërosol-Sauerstoff-Luftgemisch entsprechend dem Atemvolumen eines Großtieres. Bei 5-6minütiger Inhalationsdauer können 2-3 ml Medikament vernebelt werden.
H. Trolldenier. 6871.

Hojovec, Jiří und Molčík, Marian; Brno, VŠZ, Veterin. Fak., Katedra Chirurgie, Ortopedie a Radiol.; ČSAV, Lab. pro Studium Vlastností Kovů. Vývoj detektoru pro účely veterinární medicíny. **(Ein neuer Detektortyp für die Veterinärmedizin.)** Sborník Vysoké Školy zemědělské Brně, Řada B **9(30)** (1961) Nr. 3/4. S. 349–358. – 4 Abb., 22 Lit. Zus. in Russ., Engl.
Der neue Detektor beruht auf einem stabilen Oszillator, der mit einer Frequenz von etwa 1300 c/S arbeitet. Diese Frequenz wurde gewählt, um dem Apparat eine genügende Empfindlichkeit für magnetische und nichtmagnetische Metalle zu verleihen. Der Detektor wird mit einer Anodenbatterie von 67,5 V und von 2 Monoelementen von 1,5 V gespeist. Die Empfindlichkeit des Detektors ist größer als bei den Detektoren der Marken Bavaria und Cintel. Der Detektor Hauptner-Solingen wurde zum Vergleich nicht zugezogen. Der neue Detektor ist nicht nur gegen Eisen, sondern auch gegen größere Aluminium- und Kupfergegenstände empfindlich. Der Detektor wiegt samt Energiequellen, Hörer und Tasche 4865 g. Er läßt sich leicht bedienen. Der Hersteller ist VEB Prema Stará Turá, Betrieb Brünn.
B. Hamzová. 6871.

Seidel, Georg Rudolf; München, Univ., Chirurg. Tierklin. **Ein Beitrag zur Narkose der Fischee.** Diss. München **1962** 38 S. – 48 Lit.

Die Narkose von Fischen ist für Zoologen und Pharmakologen eine oft unentbehrliche Voraussetzung zur Durchführung ihrer Untersuchungen, die der weiteren Erforschung der Fische dienen oder in denen Fische als Versuchstiere Verwendung finden. Die Anästhesierung der Fische wird durchgeführt zur Immobilisierung wegen der schwierigen Fixation und zur Senkung des Stoffwechsels. Sie muß auch zur Schmerzausschaltung gefordert werden, solange die Schmerzwahrnehmung umstritten, aber noch nicht ausgeschlossen ist. Aus der allgemeinen Biologie der Fische werden das zentrale Nervensystem, der Schmerz sowie die allgemeine Giftwirkung besprochen. Bei der Narkotisierung der Fische unterscheidet man das Rauschstadium, das Lähmungsstadium und das Toleranzstadium. Es werden Versuche mit Aethylalkohol, Chloralhydrat, Aethylurethan, Combelen, Taractan, Tutocain, Metacain, Thiogenal und Narcoren an Schleien und Karpfen beschrieben. Als ungeeignet erwiesen sich Alkohol (Excitation), Thiogenal und Narcoren (Atemschädigung). Die Phenothiazinderivate sind sehr giftig für Schleie und Karpfen. Chloralhydrat (10 g/l), Aethylurethan (7,5 g bzw. 10 g/l) und Metacain (0,1 g/l) ergeben gute Narkosen. Zur Unterhaltung der Narkose mit einem kurz wirkenden Narkoticum bedient man sich der „narkotischen Grenzkonzentration", die für jede Fischart spezifisch ist. Auch dabei kann es jedoch zur Überdosierung kommen. da individuelle Unterschiede in der Empfindlichkeit bestehen. Die Grenzkonzentration beträgt für Urethan bei Schleien und Karpfen 5 g/l und für Metacain 0,1 g/l. Die angegebenen Dosierungen gelten nur für Schleie und Karpfen. O. Dietz. 6876.

Mussill, J.; Salzburg. **Festliegen nach Extraduralanästhesien.** Berliner Münchener tierärztl. Wschr. **76** (1963) Nr. 3. S. 45–46.
Aus der Sammlung von 104 Fällen mit Festliegen nach der Geburt, die im Laufe von einigen Jahren zu beobachten waren, blieben 11 Fälle übrig, bei denen als Ursache die Extraduralanästhesie selbst angenommen wurde, weil das Festliegen mit vollständiger Lähmung des Schwanzes und der Beine genau mit dem Beginn der Anästhesie entstanden und so erhalten geblieben war und weil später in keinem Fall bei möglichst genauer Untersuchung ein Anhaltspunkt für eine Bänder- oder Knochenschädigung zu finden war. Es wurde die Möglichkeit erwogen, Nervenschädigungen durch histologische Methoden nachzuweisen. Zahlreiche Anästhetica wie z. B. Diricain, Novocain, Hostacain, Tutocain, Xylocain, Procain wurden in verschiedenen Konzentrationen erprobt. Wenn auch Fälle von Festliegen infolge einer Extraduralanästhesie selten sind, so wird nur die Anwendung von schwachen Injektionslösungen zu empfehlen sein, die in ihrer Wirkung höchstens einer 1,5%igen Novocainlösung entsprechen. O. Dietz. 6898.

Bolz, W. und Sommer, H.; Hohenheim, Landwirtsch. Hochschule, Tierklin., Inst. für Tierheilkunde. **Über Beatmungsmöglichkeiten und oxymetrische Untersuchungen bei der Mundbeatmung und der apparativen Beatmung beim Hund.** Berliner Münchener tierärztl. Wschr. **76** (1963) Nr. 5. S. 81–84.
Zur Verhütung und Behandlung der Hypoxämie und der Hyperkapnie im Verlaufe von Ateminsuffizienzen und Atemlähmungen sowie zur Aufrechterhaltung der Ventilation unter der Muskelrelaxation mit Curare oder Succinylcholin kennt man verschiedene Arten der artifiziellen Beatmung. Bei der Spontanatmung ist mit einer Kreislaufbelastung nicht zu rechnen, da Inspirations- und Exspirationsdruck gleich sind. Bei der Beatmung werden die physiologischen intrapulmonalen Druckverhältnisse ins Gegenteil verkehrt. In der Praxis sind folgende bewährte Beatmungsformen bekannt: 1) die manuelle Beatmung, 2) die Mundbeatmung und 3) die apparative Beatmung. Ein Vergleich der Mundbeatmung und der apparativen Beatmung ergibt, daß beide Methoden gleichwertig in ihrer Auswirkung auf die Sauerstoffzufuhr sind. Beide rufen sogar durch Hyperventilation eine Erhöhung des

arteriellen HbO_2 um 3% über die Norm hervor. Bei der apparativen Beatmung liegt die venöse Sauerstoffsättigung höher. Bei der Mundbeatmung fällt sie anfangs unter die physiologischen Werte. Zur Vermeidung einer durch zu hohe Sauerstoffzufuhr bedingten Acidose bei der apparativen Beatmung empfiehlt sich die vorherige .Bestimmung des Atemvolumens.

O. Dietz. 6898.

Habel, R. E., Barett, R. B., Diesem, C. D. und Roenigk, W. J.; Ithaca, New York State Veterin. Coll.; Columbus, Ohio State Univ., Coll. of Veterin. Med. Nomenclature for radiologic anatomy. **(Nomenklatur in der Röntgen-Anatomie.)** J. Amer. veterin. med. Assoc. **142** (1963) Nr. 1. S. 38–41.

Der Unterschied in der Nomenklatur, wie sie von den Anatomen und den Röntgenologen benutzt wird, hat zu einem gewissen Durcheinander geführt. Wenn auf diesem Gebiet der Terminologie Übereinstimmung erzielt würde, so wäre dies ein Fortschritt für Lehre und Forschung. — In der Veterinäranatomie besteht das Prinzip, daß die Nomenklatur auf alle Tiere anwendbar sein muß und daß homologe Teile bei allen Arten dieselben Bezeichnungen haben. Dies bedeutet, daß alle Positionsbezeichnungen und Richtungsbezeichnungen sich auf Teile des tierischen Körpers selbst beziehen und nicht zur entsprechenden Oberfläche noch zur Richtung, in der das Tier schaut. So spricht man von cranial und caudal und nicht von anterior oder posterior. Ein weiteres extremes Beispiel ist folgendes; bei der menschlichen Standardstellung ist der Handteller nach vorn gerichtet. Bei der Standardstellung des Hundes ist die Metacarpal- und Metatarsalbeuge nach hinten gerichtet. Aus diesem Grunde, ist ein a. p. Röntgenbild der menschlichen Hand genau das Gegenteil eines a. p. Röntgenbildes vom Hund. Um Klarheit zu schaffen, wird empfohlen, eine Liste von Ausdrücken zu veröffentlichen und zusammenzustellen, so wie sie von den Röntgenologen benutzt wird und diese, Ausdrücke mit der anatomischen Nomenklatur zu vergleichen. Vff. erläutern ihr Vorhaben an Hand von 5 Abbildungen. Es wird weiter versucht darzulegen, was für den Röntgenologen die Richtungsbezeichnungen ventrodorsal, dorsoventral, anteroposterior, posteroanterior, rechtslateral, linkslateral, mediolateral, lateromedial, stehend rechts lateral, stehend links lateral, aufrecht ventrodorsal, aufrecht dorso-ventral, aufrecht rechtslateral, aufrecht linkslateral, rechts ventrodorsal schräg und anteroposterior lateralschräg bedeuten.

O. Dietz. 7000.

Jobsky, Edwin; München, Univ., Gynäkol. und Ambulator. Tierklin. **Beitrag zur gynäkologischen Diagnostik am Uterus der Hündin durch Röntgenkontrast der Gefäße.** Diss. München **1962** 26 S. — 4 Abb., 38 Lit.

Die Arteriographie des Beckens weist auch beim Tier auf neue Möglichkeiten zur Aufklärung gynäkologisch wichtiger Situationen hin. Es wurde zunächst die Durchführbarkeit bzw. die Technik der Angiographie am Becken der Hündin überprüft. An 10 Hündinnen wurden Arteriogramme angefertigt. In Anlehnung an das in der einschlägigen Literatur beschriebene Arteriographiebesteck nach Seldinger wurde ein Instrumentarium entwickelt, das den anatomischen Gegebenheiten beim Hunde angepaßt ist. Die Versuchstiere wurden im Megaphen-Polamivet-Rausch ruhiggestellt. Als Kontrastmittel wurde Urografin (Schering) in drei Konzentrationen (30%ig, 60%ig und 76%ig) verwendet. Die Injektion in die Aorta erfolgte mit Hilfe eines Polyaethylenschlauches, der durch die A. femoralis eingeführt wurde. Die Umschlagstelle der A. uterina wird in ihrer bis zur Höhe des caudalen Randes des Foramen obturatum reichenden Ausdehnung sichtbar gemacht. Bei zwei Hündinnen konnte anhand verbreiterter Gefäßschatten im Röntgenbild die Diagnose einer Endometritis gestellt werden. Die Arteriographie im Becken der Hündin ist in der Anwendung als Hilfsmittel in der gynäkologischen Diagnostik wegen der schwierigen Durchführung noch wenig geeignet. O. Dietz. 7000.

XIV HUF-, KLAUEN- UND ZEHENKRANKHEITEN, HUF- UND KLAUENBESCHLAG

Rohde, Fritz H.; Rostock, Bezirkstierklin. **Die Klauenerkrankungen des Rindes. Ein Beitrag zur Ätiologie, Diagnose und operativen Behandlung.** Mh. Veterinärmed. **18** (1963) Nr. 4. S. 128–131.

Die Ursachen, die zu Klauenerkrankungen führen, sind mannigfaltiger Art: keine Klauenpflege, Offenställe mit ungenügender Einstreu, fehlende Mechanisierung bei der Entmistung, steile Melkhausrampen usw. – Die Feststellung der erkrankten Klaue erfolgt durch Betrachtung und Palpation ihrer volaren bzw. plantaren Fläche, wobei der betreffende Ballen gerötet, vermehrt warm, verdickt und schmerzempfindlich ist. Ferner ist die Sohlenfläche in jedem Falle gründlich aus- und nachzuschneiden, da diese häufig durch die Bildung einer Doppelsohle oberflächlich gesund erscheint, während in der Tiefe bereits ausgedehnte nekrotische Prozesse bestehen. Bei der Durchführung der Klauenamputation haben sich durch die häufige Miterkrankung der Beugesehnenscheide neue Gesichtspunkte ergeben, die zur Resektion der erkrankten Sehne in einem Operationsgang mit der Amputation geführt haben. Folgende Operationstechnik wird angewandt. Die Klaue wird mit einer Blattsäge, die fingerbreit distal vom Saumband des Ballens angesetzt wird, im Klauengelenk abgesetzt. Die Säge muß etwas schräg und distal gehalten werden, wenn man einen genügend großen Wundrand im Klauenspalt erhalten will. Im volaren bzw. plantaren Bereich des weichen Ballens wird ein keilförmiges Hautstück exzidiert. Die Haut der Zehe wird bis in die Höhe der distalen Epiphyse des Fesselbeines abpräpariert. Mit der Drahtsäge erfolgt die Amputation in der distalen Fesselbeinepiphyse. Vom Amputationsstumpf her wird eine kräftige, 30 cm lange Sonde, deren vorderes Ende angebogen ist, in die von der oberflächlichen Beugesehne gebildete röhrenförmige Scheide des tiefen Beugesehnenschenkels eingeführt. Die Sonde wird bis zum Ende der Sehnenscheide geführt, das mit dem Sondenknopf durch die Haut markiert wird. An dieser Stelle, etwa 8 cm proximal der Afterklaue, wird ein 2 bis 4 cm langer Schnitt sehnenparallel auf den Sondenknopf zu geführt. Dadurch wird die röhrenförmige Scheide eröffnet und der Schenkel der tiefen Beugesehne freigelegt. Mit einer gebogenen Schere wird der Sehnenschenkel unter kräftigem Druck herausgehebelt, bis er aus der Höhle hervorspringt. Der Sehnenschenkel wird mit einer scharfen Zange erfaßt und an seiner Teilungsstelle mit einem glatten Schnitt abgesetzt. – In den Fällen, in denen die Sehnennekrose auch den oberflächlichen Beugesehnenschenkel ergriffen hat, wird dieser im Zusammenhang mit dem tiefen Beugesehnenschenkel reseziert. Folgende Vorteile ergeben sich bei dieser Amputationsmethode: Möglichkeit der Primärheilung, Senkung der Medikamenten-, Behandlungs- und Verbandkosten, schnelle Rückgabe der behandelten Tiere, Vermeidung der bisher durch die geschilderte Erkrankung entstandenen Totalverluste. O. Dietz. 7140.

Marwitz, Tim; Berlin, Humboldt-Univ., Veterinärmed. Fak., Inst. für Veterin.-Orthopädie. **Der Hufbeschlag bei Turnierpferden (Springpferden).** Diss. Berlin **1963** 49 S. – 35 Lit.

In der Zeit des ständigen Rückganges der Pferdehaltung erfreut sich der Reitsport in weiten Kreisen der Bevölkerung und insbesondere der ländlichen Bevölkerung einer zunehmenden Beliebtheit. Während der Hufbeschlag des Gebrauchspferdes in jedem einschlägigen Lehrbuch zu finden ist, sind die Angaben über den Hufbeschlag des Reit- und Jagdpferdes überall sehr kurz gehalten oder bleiben völlig unerwähnt. Vf. hat aus diesem Grunde an 109 deutschen Turnierpferden den Stand des Hufbeschlages untersucht, nicht zuletzt, weil reiterlicher Erfolg nicht unwesentlich von der Verfassung der Hufe und des Hufbeschlages abhängt. Erstaunlicherweise zeigt sich tatsächlich, daß insbesondere ein Teil der ländlichen Reitpferde keinesfalls zufriedenstellend beschlagen ist und auch bei der mitunter schablonenhaft vorgenommenen Anwendung bekannter Spezialhufeisen Fehler gemacht werden. Es bedarf weiterhin des Hinweises, daß beispielsweise ein Hufeisen für Springpferde, das genauestens angepaßt ist, einer täglichen Kontrolle unterzogen werden muß, um Fehler sofort feststellen und abstellen zu können. E. Wiesner. 7175.

Moor, A. de und Bouckaert, J.; Gent, Rijksuniv., Chirurg. Klin. voor Grote Huisdieren. Technovit: Een fixatiemiddel voor klauwblokjes bij het rund en orthopedische ijzers bij het kalf. **(Technovit, ein Fixationsmittel für Klauenblöcke beim Rind und orthopädische Eisen beim Kalb.)** Vlaams diergeneeskund. Tijdschr. **31** (1962) Nr. 11. S. 283–291. – 6 Abb., 5 Lit. Zus. in Engl., Franz., Dtsch.

In den letzten Jahren sind polymere Kunststoffe in zunehmendem Maße von der Industrie sowie in der Zahnheilkunde und Chirurgie eingesetzt worden. Vf. erprobte deshalb einen derartigen Kunststoff als Heftmittel für Holzblöcke, die den Rindern bei Klauenerkrankungen zur Entlastung der kranken Klaue bisher mittels Eisen angenagelt wurden, und ebenso für Kälber-Eisen mit bestem Erfolg. W. Kuhlmann. 7200.

XV. GEBURTSHILFE, KRANKHEITEN DER MUTTERTIERE UND DER NEUGEBORENEN

Vlček, Z. und Kozumplík, J.; Brno. Příspěvek k výskytu děložních torzí u masožravců. **(Beitrag zum Vorkommen von Gebärmuttertorsionen bei Fleischfressern.)** Veterinářství **12** (1962) Nr. 11. S. 334–336. – 3 Abb.

Gebärmuttertorsionen kommen bei Carnivoren selten vor. Im Laufe von fünf Jahren wurden sie an der Veterinärmed. Fakultät nur dreimal diagnostiziert, und zwar zweimal bei Hündinnen und einmal bei einer Katze. Die Operation der Katze gelang, bei den Hündinnen ließen sich die Torsionen nicht operieren und führten zu einem letalen Ausgang. Es werden die klinischen Symptome und der operative Eingriff beschrieben. B. Hamzová. 7275.

Stear, R. T. und Davidson, W. R.; Kingsbridge, Devon. Cesarean section in a mare. **(Kaiserschnitt bei der Stute.)** Veterin. Rec. **75** (1963) Nr. 5. S. 116. 7375.

Vlček, Z.; Brno, Porodnicko-Gynekol. Klin. Veterin. Fak. VŠZ. Příspěvek k mikrobiální analýze puerperálních onemocnění pohlevního ústrojí u skotu. **(Beitrag zur mikrobiellen Analyse puerperaler Erkrankungen der Geschlechtsorgane beim Rind.)** Veterinární Med. **7(35)** (1962) Nr. 6/7. S. 577–586. – 2 Tab., 28 Lit. Zus. in Russ., Franz., Dtsch.

Bei 70 Kühen, die an Komplikationen im Puerperium litten, wurde die Mikroflora der Geschlechtsorgane untersucht. Es handelte sich meistens um gemischte Infektionen, doch überwogen Keime der Familie Enterobacteriaceae (81,5%). Oft fand man auch *C. pyogenes* und hämolytische Kokken. Die besten therapeutischen Ergebnisse wurden mit Antibiotica von breitem antimikrobiellem Spektrum erreicht. Streptokokken, Staphylokokken und Corynebakterien, die Puerperalinfektionen hervorrufen, sind gegen diese Antibiotica genügend empfindlich, während Keime der Familie Enterobacteriaceae wenig empfindlich oder resistent zu sein pflegen. Die beste Wirkung auf die gemischte Mikroflora in den Sekreten hatten das Neomycin und Chloramphenicol. Das Ergebnis der Gebärmutterbehandlung hängt nicht nur von der richtigen Wahl des Heilmittels, sondern hauptsächlich von ihrer

Reinigung ab. Es empfiehlt sich, vor Beginn der Behandlung die Empfindlichkeit der Mikroflora gegenüber den Therapeutica zu ermitteln.
B. Hamzová. 7400.

Kurzweg, W.; Eberswalde, Bezirkstierklin. **Zur Anwendung neu entwickelter Uterusstäbe (Sulfastrepdipen-Stifte – Bernburg).** Medicamentum [Berlin] **1963** Nr. 2. S. 38–44. – 1 Tab.
Im Anschluß an Normal- bzw. Schwergeburten bei 25 Kühen wurde die Wirkung von Sulfastrepdipen-Uterusstiften (VEB Serumwerk Bernburg) auf den Puerperalverlauf klinisch und bakteriologisch geprüft. Zur Anwendung gelangten durchschnittlich 12 Stifte je Einlage, das sind entsprechend der Zusammensetzung des Präparates 15 g Becarmal sowie je 600000 IE Streptomycin und Penicillin, an durchschnittlich 3 aufeinanderfolgenden Tagen. In sämtlichen Fällen wurde das Präparat gut vertragen und ein gesichertes Puerperium erzielt. Auf Grund der langen Wirkungsdauer einer Sulfastrepdipen-Einlage genügen zur Puerperalprophylaxe nach geburtshilflichen Eingriffen (einschließlich Kaiserschnitt und Fetotomie) mit zeitgerechtem Abgang der Eihäute in der Regel zwei Behandlungen, bei gestörtem Puerperium (verzögerte Involution, Retentio secundinarum usw.) bis zu vier Behandlungen. Im Ergebnis von Resistenzbestimmungen an Lochialsekretproben zeigte es sich, daß Uteruskeime auch nach mehrmaliger Applikation von Sulfastrepdipen-Stiften gegen dieses Präparat empfindlich bleiben.
W. Rommel. 7400.

Swart, F. W. J.; Hoogland bij Amersfoort; Stichting C. L. O.-Controle. Atypische melkziekte. **(Atypisches Milchfieber.)** Tijdschr. Diergeneeskunde **88** (1963) Nr. 1. S. 34–38. – 1 Abb., 12 Lit. Zus. in Engl., Franz., Dtsch.
Das klinische Bild des Milchfiebers zeigt drei verschiedene Formen, die komatöse Form, die durch tonisch-klonische Krämpfe gekennzeichnete Form und die unter dem Bilde der Paralyse der Hinterhand verlaufende Form. Während bei den zwei erstgenannten Formen die Ca- und Mg-Injektion sowie die Euterinsufflation eine Besserung, wenn nicht Heilung bedingen, reagiert die 3. Form auf eine derartige Therapie nicht. In diesen Fällen hilft aber die perorale Zufuhr von Kalium (20–30 g KCl) oder die Injektion von Nebennierenrinden-Präparaten. Vf. geht ferner auf theoretische Grundlagen der Therapie ein.
W. Kuhlmann. 7400.

XVI. TRÄCHTIGKEITSDIAGNOSTIK, STERILITÄT, BESAMUNG

Pristaš, Otakar; Voderady, Pol'nohosp. Škola. Vzt'ah 23 a 54 dňového testu nenavracania (nonreturn) po prvom osemenení ku klinicky zistenej gravidite technicky osemenených kráv. **(Beziehung zwischen 23- und 54-tägigem Nonreturn-Test nach der ersten Besamung und der klinisch bestimmten Trächtigkeit der technisch besamten Kühe.)** Pol'nohospodárstvo **9** (1962) Nr. 9. S. 679–690. – 2 Abb., 4 Tab., 22 Lit. Zus. in Russ., Engl.
Um die statistische Sicherheit des Nonreturn-Testes im Vergleich mit der klinischen (rectalen) Trächtigkeitsfeststellung nach der ersten Insemination zu überprüfen, untersuchte man 10486 Erstbesamungen einer Besamungsstation. Die Trächtigkeit betrug im Jahresdurchschnitt 53,78%. Der Nonreturn-Test war nach 23 Tagen durchschnittlich um 25,6%, der 54tägige um 13,4% höher als die klinisch festgestellte Trächtigkeit. Während dieser Zeitspanne blieben durchschnittlich 12,2% der Zuchtkühe steril; klinisch wurde eine Sterilität von 9,14% festgestellt. In einigen Ländern gilt ein 5monatiger Nonreturn-Test, der gleichzeitig die klinische Untersuchung ersetzt. Vom volkswirtschaftlichen Gesichtspunkt wird der 23-Tage-Test empfohlen, weil im Sterilitätsfalle die Insemination früher wiederholt werden kann. Bei schwächerer Beweiskraft des 54tägigen Sterilitätstestes wird bakteriologische Samenuntersuchung empfohlen. J. Nádvorník. 7502.

Abdunazarov, N. Ch. (Abdunasarow, N. Ch.) Diagnostika stel'nosti korov po svojstvam šeečnoj slizi matki. **(Die Trächtigkeitsdiagnose bei Kühen nach den Eigenschaften des Cervixschleimes.)** Sel'skoe chozjajstvo Turkmenistana, Aščhabad **6** (1962) Nr. 5. S. 54–56. – 3 Abb., 1 Tab.
An 492 Kühen wurde die Zuverlässigkeit der Trächtigkeitsdiagnose nach der Methode Sokolowskaja untersucht. Bei der Beurteilung des Cervixschleims nach dem spezifischen Gewicht wurden bei Trächtigkeit 96% und bei Nichtträchtigkeit 79,2% Sicherheit erreicht. Die Beurteilung des Schleims nach dem Kochen in 10%iger Kochsalzlösung brachte jeweils bei Trächtigkeit und Nichtträchtigkeit 88,6 und 77,1% Sicherheit, die Beurteilung nach dem Kochen in destilliertem Wasser 92,9 und 33,3% und die mikroskopische Untersuchung von Schleimausstrichen 94,3 und 100,0% Sicherheit.
S. Willer. 7515.

Gamčík, P. und Ševčík, A.; Košice, Katedra Pôrodníctva, Gynekol. a Umelej Inseminácie Veterin. Fak. Skúsenostis laboratornym vyšetrovaním cervikálneho hlienu u kráv. I. Arborizačný test cervikálneho hlienu u kráv. **(Erfahrungen mit der Laboruntersuchung des Cervicalschleims bei Kühen. 1. Mitt. Arborisationstest des Cervikalschleims bei Kühen.)** Veterinární Med. **7(35)** (1962) Nr. 6/7. S. 519–524. – 8 Abb., 13 Lit. Zus. in Russ., Dtsch.
In einem aus Cervicalschleim bestehendem Ausstrich stellen sich die ersten Merkmale der Kristallbildung 2–3 Tage vor der Brunst ein. Die Gebilde werden allmählich deutlicher und stärker bis zum zweiten Tage nach der Brunst. In der Zwischenzeit von 8–12 Tagen nach der Brunst lassen sich die Kristalle im Ausstrich nicht erkennen. Während weiterer zwei bis vier Tage zeigen sich vereinzelte Gebilde, die denjenigen vor der Brunst ähnlich aussehen (zu dieser Zeit involviert das Corpus luteum). Bei Kühen im ersten bis zweiten Trächtigkeitsmonat können unter klümpchenförmigen Gebilden schwindende überreife Formen von Arborisationsgebilden vorkommen. Im 3.–4. Trächtigkeitsmonat werden im Ausstrich typische dicht angeordnete Klümpchenformen beobachtet. Im 4.–7. Monat sind die klümpchenförmigen Gebilde unregelmäßig oder zu nadelförmigen Gebilden geordnet. Später bilden sich die Arborisationsformen. Von den nadelförmigen Gebilden kann man auf die Trächtigkeitsdauer nicht genau schließen. Der Arborisationstest ergab im ersten Trächtigkeitsmonat 73,3%, im zweiten 75,1% und im dritten 78,2% trächtige Kühe. Bei allen Kühen mit follikulären Ovarialcysten stellte man typische farnförmige Gebilde fest, während bei Kühen mit Corpus luteum persistens der Befund negativ war. B. Hamzová. 7515.

Gamčík, P., Elečko, J. und Ševčík, A. Skúsenostis laboratórnym vyšetrovaním cervikálneho hlienu u kráv. II. Raná diagnostika gravidity u kráv pomocou luhového testu a modrej skalice. **(Erfahrungen mit der Laboruntersuchung des Cervicalschleims bei Kühen. 2. Mitt. Frühzeitige Diagnose der Trächtigkeit bei Kühen mittels des Laugentestes und des Kupfersulfates.)** Veterinární Med. **7(35)** (1962) Nr. 6/7. S. 525–530. – 2 Abb., 12 Lit. Zus. in Russ., Engl., Dtsch. 1. Mitt. vgl. vorst. Ref.
Der Cervicalschleim von 243 Kühen wurde in verschiedenen Trächtigkeitsstadien unter Anwendung der Tests nach Katerinov und Sokolovská zur Überprüfung der Zuverlässigkeit als frühzeitiger Trächtigkeitsdiagnose untersucht. Mit Hilfe des Katerinov'schen Tests (der Cervicalschleim wird in 10% NaOH-Lösung gekocht) wurde die Trächtigkeit bei 74,6% der Kühe im ersten, bei 76,3% im zweiten und bei 77,2% im dritten Trächtigkeitsmonat festgestellt. Nach der Methode von Sokolovská (der Cervicalschleim wird mit Kupfersulfat von spez. Gew. 1,008 vermischt) wurde die Trächtigkeit bei 76,1% der Kühe im ersten, bei 77,2% im zweiten und bei 77% der Kühe im dritten Monat festgestellt. B. Hamzová. 7525.

Lunaas, Torleiv; Oslo, Norway, Veterin. Coll., Dep. of Reproduct. Physiol. and Pathol. A rapid method for the quantitative estimation of urinary oestrogens in the pregnant mare. **(Eine Schnellmethode zur quantitativen Bestimmung der Harnoestrogene bei der tragenden Stute.)** Acta chem. scand. **16** (1962) Nr. 8. S. 2064–2065.
Jeweils 1 ml Urin von 60 im 5.–6. Trächtigkeitsmonat befindlichen Stuten wurde mit 10 ml Wasser in einer 100 ml-Flasche bei Raumtemperatur verdünnt. Unter Umschütteln wurden 15 ml konz. Schwefelsäure langsam hinzugegeben. Die Reaktionstemperatur (ca. 110 °C) blieb für 5 Min. erhalten. Anschließend wurden 35 ml Wasser hinzugefügt. 15 ml dieser Lösung wurden sorgfältig unter fließendem Wasser abgekühlt und mit 5 ml Methylenchlorid (mit einem Gehalt von 2% p-Nitrophenol) extrahiert und zentrifugiert. Zur fluorimetrischen Bestimmung wurde 1 ml Extrakt herangezogen. Der Teststandard wurde durch die Zugabe von 100 μg Oestron zum Serum nichttragender Stuten erhalten. Die Messungen wurden am Beckmann-Photometer durchgeführt. Die Extinktionen bei der colorimetrischen Messung wurden nach der Formel: $E_c = 2\,E_{533} - (E_{500} + E_{566})$ korrigiert. Mit beiden Meßmethoden wurden übereinstimmende Werte erzielt. Bei Konzentrationen unterhalb von 10–20 μg Oestrogen pro ml Harn wurden die Werte ungenau. In den unteren Meßbereichen war die Fluorimetrie genauer als die Kolorimetrie. Da zu erwarten ist, daß die Einzelwerte bei tragenden Stuten stark streuen, müssen weitere Untersuchungen durchgeführt werden, um die Grenzen dieser Methode bei der Trächtigkeitsuntersuchung der Stute zu ermitteln. S. Willer. 7525.

Lunka, N., Mjasnikova, I., Dimitrescu, J. und Slavescu, E.; Bukurešt', Výzkumný Ústav pro Chov Zvířat. Výzkum některých faktorů ovlivňujících oplonění krav po otelení. **(Erforschung einiger die Befruchtung von Kühen nach dem Abkalben beeinflussender Faktoren.)** Veterinární Med. **7(35)** (1962) Nr. 6/7. S. 469–478. – 5 Abb., 1 Tab., 9 Lit. Zus. in Russ., Dtsch.
Die Brunst stellt sich im Durschschnitt am 36. Tage nach dem Kalben ein. Der Sexualzyklus dauert durchschnittlich 20–21 Tage. Der Zeitpunkt der Brunst und der Sexualzyklus der Kuh ändert sich nach jedem Kalben. Es gibt keinen direkten Zusammenhang zwischen der Milchleistung und dem Auftreten der ersten Brunstmerkmale nach dem Kalben. Die Milchleistung der vorhergehenden Laktation übt weder einen wesentlichen Einfluß auf das Auftreten der ersten Brunstmerkmale nach dem Kalben, noch auf die Dauer des Sexualzyklus aus. Der maximale Konzeptionsprozentsatz (78%) stellt sich im 3. Monat nach dem Kalben ein und nimmt dann bis zum 6. Monat ab. Bei Kühen von Edelrassen mit hoher Milchleistung empfiehlt man die Zulassung im 3. und 4. Monat nach dem Kalben, bei Kühen der gleichen Rassen, jedoch mit niedriger Milchleistung, und bei Erstlingskühen im 2. Monat nach dem Kalben. Die Befruchtung zu einem früheren Zeitpunkt verringert die Milchleistung bei Kühen, deren Milchleistung als hoch angesehen wird. Kühe von Edelrassen und mit hoher Milchleistung können erst dann als unfruchtbar bezeichnet werden, wenn sie 5–6 Wochen nach dem Kalben nicht trächtig werden. B. Hamzová. 7537.

Přibyl, Emil; Brno, Katedra Porodnicko-Gynekol. Veterin. Fak. VŠZ. Dědičné formy neplodnosti u skotu. **(Hereditäre Formen der Sterilität beim Rind.)** Veterinární Med. **7(35)** (1962) Nr. 8. S. 611–624. – 31 Lit. Zus. in Russ., Engl., Franz., Dtsch.
Auf Grund eigener und ausländischer Erkenntnisse wird über die Bedeutung der Vererbungskontrolle der Geschlechtsgesundheit berichtet, die mit Rücksicht auf die künstliche Besamung bei der Vererbungskontrolle der Gesundheit von Zuchttieren verfolgt werden sollte. Eingehender wird über die

Entwicklungsstörungen der Geschlechtsorgane berichtet wie Hermaphroditismus, Störungen der Entwicklung von Embryonaldrüsen, Hoden- und Eierstockhypoplasie, Störungen der Gonadenmigration, Anomalien der inneren Geschlechtswege (wie z. B. White heifer disease), der Kopulationsorgane der Bullen, ferner über spastische Lähmung der Hintergliedmaßen bei Bullen, abnorme neuroendokrine Konstitution, Störungen der Spermiogenese, Kopulationsunfähigkeit, Anoestrie, cystöse Degeneration der Eierstöcke und Nymphomanie, Adrenalvirilismus, embryonale Mortalität, Fetusdeformationen und anomale Trächtigkeitsdauer sowie Riesenwuchs der Frucht. In den Zuchthaltungen müssen Tiere mit Störungen der Geschlechtstätigkeit aus der Zucht entfernt werden, bei denen die Störungen durch Vererbungsfaktoren hervorgerufen werden und die Behandlung der Zuchttiere nicht wünschenswert erscheint. F. Nádvorník. 7537.

Kramerenko, N. und Chalimon, A. Gruppovye progulki proizvoditelej. **(Gruppenweises Bewegen der Zuchtbullen.)** Moločnoe i mjasnoe skotovodstvo, Moskva 7 (1962) Nr. 11. S. 26–27.

Das systematische Bewegen der Zuchtbullen erhöht bedeutend ihre Geschlechtsaktivität, verbessert die Spermaqualität und damit die Befruchtungsziffer (bis 99,7%). Zur Verminderung der Bösartigkeit und Streitlust wird den Bullen an den Nasenring ein Gewicht von 5–7 kg gehängt und bleibt so lange daran befestigt, bis die Tiere ruhig geworden sind. (?. !. Die Red.) Die Last wird dann nur in Ausnahmefällen nochmals angehängt. R. Ihssen. 7537.

Pirnazarov, S. (Pirnasarow, S.) Vlijanie legkousvojaemych uglevodov v racionach bykov-proizvoditelej na kačestvo semeni i ich obščee sostojanie. **(Der Einfluß leichtverdaulicher Kohlenhydrate in den Futterrationen von Zuchtbullen auf die Qualität des Spermas und den Allgemeinzustand.)** Životnovodstvo, Moskva **24** (1962) Nr. 12. S. 32–34. — 2 Tab.

Bei Anreicherung der Futterrationen von Zuchtbullen mit leichtverdaulichen Kohlenhydraten, wie gekeimten Getreide und Melasse (Zucker-Eiweiß-Verhältnis 0,4–0,62), erfolgt eine Verbesserung des Allgemeinzustandes, ein Anstieg des Carotin- und Vitamin A-Gehaltes im Blutserum sowie eine Verbesserung der Spermaqualität. So stiegen z. B. bei 5–6 Jahre alten Bullen nach 3 Versuchsmonaten der Umfang eines Ejakulats um 11,95% (von 4,2 auf 4,66 ml), die Spermienkonzentration in 1 ml um 97,30% (von 0,86 auf 1,64 Md.), die Resistenz der Spermien von 24000 auf 55000 und die Lebensdauer um 48,9% (von 288 auf 428 Stunden). Bei Rationen mit Futtermitteln tierischer Herkunft (Magermilch) liegen diese Werte etwas niedriger.
F. Schenk. 7537.

Andersen, A. C., McKelvie, D. H. und Phemister, R.; Davis, Univ. of California, School of Veterin. Med.; Washington, Dep. of Health, Education and Welfare. Reproductive fitness of the female beagle. **(Zeugungstauglichkeit beim weiblichen Spürhund.)** J.. Amer. veterin. med. Assoc. **141** (1962) Nr. 12. S. 1451–1454.

In einer großen Meute von Spürhunden wurden jahrelang Beobachtungen im Hinblick auf die Zuchttauglichkeit der Hündinnen gemacht. Neben der Forderung nach charakterlicher Ausgeglichenheit wird vor allen Dingen eine weitgehend gleichmäßige Größe der Nachkommenschaft angestrebt. Bestimmte Grundsätze haben sich aus diesen Beobachtungen ergeben. Es sollten im Verlaufe von zwei Jahren nicht mehr als drei Würfe zugelassen werden. Außerdem sollte die Welpenzahl nicht mehr als drei bis vier pro Hündin betragen. Nach dem Absetzen ist es vorteilhaft, die Welpen bei gleichartiger Fütterung in Einzelboxen aufzuziehen.
K.-P. Jaksztien. 7537.

Goswami, S. K. und Chowdhury, T. M.; Himachal Pradesh, Animal Husbandry Dep.; West Bengal, Directorate of Veterin. Serv. The nature

of reproductive failure in local cows as observed from a study of the genitalia of animals slaughtered in the city (Calcutta) abattoir. **(Die Unfruchtbarkeitsursachen bei einheimischen Kühen auf Grund der Untersuchung von Schlachttieren in Kalkutta.)** Indian veterin. J. **40** (1963) Nr. 2. S. 108–110. – 1 Tab.
Eierstöcke, Uterus und Cervix von insgesamt 77 Kühen wurden untersucht. Bei anatomischer Betrachtung erwies sich der linke Eierstock geringfügig größer als der rechte. 35% der rechten und 20,8% der linken Eierstöcke besaßen normale Corpora lutea, 6,5 bzw. 3,9% Graaf'sche Follikel. 13,0 bzw. 11,7% der Ovarien zeigten keine Funktion und waren hart, während Follikelcysten und Eierstocksabszesse nur je einmal vorkamen. Zwei Tiere waren tragend. Uterus und Cervix zeigten in keinem Falle einen Befund, der als Ursache der schlechten Fruchtbarkeit hätte angesehen werden können. Die hier gefundenen Veränderungen waren im wesentlichen unbedeutender Art. Das relativ kleine Material scheint jedoch nicht geeignet zu sein, um grundsätzliche Aussagen zu geben. E. Wiesner. 7557.

Učaev, A. A. (Utschajew, A. A.); Zelinograd, Veterinärmed. Forsch.-Stat. Vnutriutrobnoe zaraženie teljat i rol' diplokokkov v besplodii krupnogo rogatogo skota. **(Intrauterine Infektion der Kälber und die Bedeutung der Diplokokken für die Sterilität des Rindes.)** Veterinarija, Moskva **39** (1962) Nr. 11. S. 30–31.
In einigen relativ stark mit Diplokokkeninfektionen verseuchten Beständen beobachtete Vf. häufige Kälberverluste wenige Stunden nach der Geburt. Zur Klärung der Problematik, ob Diplokokken (im Original spricht man vom *Diplococcus septicus*) ursächlich an diesen Verlusten sowie an der auftretenden Sterilität beteiligt sind, leitete Vf. Untersuchungen ein, die eine bakteriologische Überprüfung der Geschlechtsorgane tragender bzw. steriler Kühe, nicht verworfener bzw. abgestoßener Embryonen oder Feten, des Vaginalschleims, der verendeten Kälber, der Geschlechtsorgane von Bullen sowie blutserologische Untersuchungen zum Inhalt hatte. Die bakteriologische Untersuchung bestand aus der Anzüchtung auf festen und flüssigen Routine- und zuckerhaltigen Elektivnährböden, der Gallelöslichkeitsprobe und dem Mäusetierversuch. Sowohl in den Geschlechtsorganen der Kühe und Bullen als auch in den Embryonen und Feten und den verendeten Kälbern verseuchter Betriebe waren Diplokokken vom Typ *Diploc. septicus* nachweisbar (in 30–70% der Fälle). Muttertiere der an Diplokokkeninfektion erkrankten bzw. verendeten Kälber wiesen in der Agglutination einen Titer von 1:400–1:800 auf. Gleichfalls konnten mäusepathogene Diplokokken in derartigen Beständen häufig (79%) als Erreger akuter Mastitiden festgestellt werden. Vf. schließt daraus, daß Diplokokken intrauterin übertragbar sind und Aborte, Kälberverluste sowie Sterilität der Muttertiere bedingen. W. Bathke. 7562.

Trainin, D., Adler, J. H.; Givat Rambam, 'Hahaklait'; Jerusalem, Hebrew Univ., Med. School, Dep. of Physiol. The treatment of ovarian cysts in cattle by the intravenous injection of Gonadotrophin and Progesterone (Report on 110 cases). **(Die Behandlung von Eierstockscysten bei Rindern durch intravenöse Injektion von Gonadotropin und Progesteron [Bericht über 110 Fälle.].)** Refuah Veterinarith [Jerusalem] **19** (1962) Nr. 2. S. 109–108.
Durch i. v. Injektion von 3000 IE Choriongonadotropin und 100 mg Progesteron konnten bei 110 Kühen Eierstockscysten verschiedener Art erfolgreich behandelt werden. Nach der Behandlung nahmen 92 Tiere (83,6%,) wieder auf, wobei die Konzeptionsrate 40% betrug. J. Jürgens. 7580.

Prandžev, I. (Prandshew, I.) Prinos kŭm vŭprosa za borbata s bezplodieto po bivolicite. **(Beitrag zur Frage der Bekämpfung der Unfruchtbarkeit bei Büffelkühen.)** Naučni trudove. Visš veterinarnomedicinski institut

„Prof. d-r. G. Pavlov", Sofija 10 (1962) S. 335–343. – 2 Tab., 10 Lit. Zus. in Russ., Dtsch.
Es wurde festgestellt, daß die Anaphrodisie eine der häufigsten klinischen Formen der Unfruchtbarkeit bei Büffelkühen ist. Diese ungenügende Funktion der Geschlechtssphäre manifestiert sich durch anhaltende Geschlechtsruhe, Anoestrus oder stille, symptomlose Brunst. Zur Behebung der Anaphrodisie der Büffelkühe, die auf persistierenden Gelbkörpern oder ovarieller Hypofunktion beruhte, wurde mit Erfolg Vitamin B_1 appliziert. Die einmalige Injektion von 0,5 g Vitamin B_1 löste nach 4–5 Tagen eine gut ausgeprägte, vollwertige Brunst aus. Bei Büffelkühen mit stiller Brunst war eine dreimalige, in Abständen von 6–7 Tagen verabreichte Dosis von 0,5 g Vitamin B_1 von guter Wirkung. Von den zur Auslösung der Brunst in Abständen von 7 Tagen in zweimaliger Wiederholung mit 0,2 g Pilocarpin injizierten Büffelkühen wurden 46,6% bis zum 15. Tage nach der Injektion brünstig. Durch kombinierte Injektionen von Vitamin B_1 und Pilocarpin in vorerwähnten Dosen wurden bei Büffelkühen die besten Ergebnisse erzielt. Fünfzehn Tage nach solcher Behandlung wurden 76,8% der Tiere brünstig. Zur Heilung der anderen Unfruchtbarkeitsform der Büffelkühe, der katarrhalischen und eitrig-katarrhalischen chronischen Endometritiden wurden durch intramuskuläre Injektion von 0,4 g 2%iger Novocain-Lösung gute Ergebnisse erzielt. G. Radew. 7580.

Hynek, Bohumír; Uhříněves. Zkušenosti s použitím séra březích klisen k ošetření krav a jalovic. **(Erfahrungen mit der Anwendung des Serums von trächtigen Stuten bei der Behandlung von Kühen und Färsen.)** Veterinářství 12 (1962) Nr. 10. S. 305–307.
Es werden einige Fälle der Applikation des Serums trächtiger Stuten beschrieben, das bei Kühen und Färsen Follikelwachstum, Stimulierung interstitialer Eierstockzellen und Bildung des Gelbkörpers, bei männl. Tieren Stimulierung der Spermiogenese hervorruft. Als geeignete Gabe werden für Kühe 2000–3000 IE = 20–35 ml Serum trächtiger Stuten s. c., i. m., i. v., evt. auf die Scheidenschleimhaut oder in die Gebärmutter einmalig verabreicht. Wahllos und ohne Rücksicht auf den Brunstzyklus appliziertes Serum rief bei 15% der behandelten Kühe äußerlich erkennbare und bei 32,7% stille Brunst nach 5,5 Tagen hervor, die 2 Tage dauerte. Eine Brunst, die sich nach 7 und mehr Tagen einstellt, kann nicht als durch das Serum hervorgerufen gelten, da dessen wirksame Komponenten nach 6 Tagen aus dem Körper ausgeschieden werden. Von den besamten Kühen wurden nach der Serumapplikation etwa 14% trächtig. Nach konservativer Behandlung der Scheide und Gebärmutter und nach Enucleation der Gelbkörper stellte sich die Brunst in 66,6% der Fälle ein, davon wurden 35,5% nach der ersten Insemination trächtig. Daher kann die Serumapplikation besonders für Ställe empfohlen werden, in denen die Trächtigkeit infolge dauernd schwacher Brunst zurückgeht. Es gelang jedoch nicht, durch bloße Serumapplikation die Geburt von Zwillingen nachweislich herbeizuführen.

F. Nádvorník. 7580.

Kudláč, Eduard; Brno, Porodnicko-Gynekol. Klin. Veterin. Fak. VŠZ. Stimulace plodnosti u prasnic a ovcí sérem březích klisen (SBK). **(Stimulierung der Fruchtbarkeit von Sauen und Schafen mit dem Serum der trächtigen Stuten.)** Sborník Vysoké Školy zemědělské Brně, Řada B 9(30) (1961) Nr. 1/2. S. 121–141. – 4 Tab., 40 Lit. Zus. in Russ., Dtsch.
Man untersuchte den Einfluß von STS und des aus demselben hergestellten purifizierten Lyophilisats PMSG auf die sexuelle Aktivität und Fruchtbarkeit der Sauen sowie den Einfluß von STS auf die gleichen Eigenschaften der Schafe. Bei 50 nichtbrünstigen nulliparen Jungsauen stellte sich die Brunst nach einmaliger Applikation von 12–15 ml STS bei 43 (86%) Tieren

ein. Nach der Zulassung wurden von 35 Jungsauen bei der ersten Brunst 27, bei der wiederholten Brunst 6 (insgesamt 94,28%) trächtig. Von 144 behandelten Sauen, bei denen sich die Brunst nach durchschnittlich 63 Tagen seit der Absetzung der Ferkel nicht eingestellt hatte, zeigte sie sich nach der Applikation von 1 ml STS je 10 kg Lebendgewicht bei 117 Stück (81,25%). Von 113 brünstigen Sauen wurden nach der ersten Zulassung 88, bei der zweiten Brunst 13 (zusammen 89,38%) trächtig. Mit der zunehmenden Dauer des Anoestrus nimmt die Zahl der Graviditätsfälle ab. Nach der Applikation von STS an 53 Sauen zur Zeit der Ferkelabsetzung stellte sich die Brunst bei 49 Sauen ein, wovon 33 trächtig wurden. Das Lyophilisat PMSG hatte ähnliche Wirkung. Die Optimalgabe für nullipare Tiere ist 500 IE PMSG und für ältere Sauen je nach dem Lebendgewicht bis 1000 IE. Bei Schafen stieg die Fruchtbarkeit nach der Applikation von 10–12 ml STS um 25% im Vergleich mit den Kontrollschafen und beinahe um 95% im Vergleich mit der Fruchtbarkeit der Versuchsschafe vom vorigen Jahr. Bei sämtlichen Schafen, die während der Zulassungssaison nicht brünstig wurden, wurde die Brunst nach einer Applikation von 12 ml STS innerhalb von 5 Tagen hervorgerufen. B. Hamzová. 7580.

Raja, C. K. S. V. und Nambiar, K. G.; Mannuthy, Kerala Veterin. Coll., Dep. of Obstetrics and Gynaecol.; Dep. of Genetics. Infertility in a bull due to sperms with abaxial attachment of head and middle piece. **(Durch Spermien mit exzentrisch angesetztem Kopf und Mittelstück verursachte Unfruchtbarkeit bei einem Bullen.)** Indian veterin. J. **39** (1962) Nr. 10. S. 541–544. – 1 Abb., 1 Tab., 7 Lit.
Die von dem Bullen ausgeführten 12 Deckakte hatten in keinem Falle zu einer Befruchtung geführt. Eine organische Krankheit des Tieres lag nicht vor. Libido, Deckfähigkeit und Nachstoß waren gut, Menge und Dichte des Spermas normal. Die Zahl der pathologischen Spermien betrug 82–93%, wobei 72–85% exzentrisch angesetzte Kopfe und Mittelstücke zeigten. Den so veränderten Spermien fehlte das Bewegungsvermögen. Pathologische Spermien dieser Art sind beim Bullen selten und werden gewöhnlich nicht als Sterilitätsursache angesehen. Treten sie aber wie hier gehäuft auf, so können sie Unfruchtbarkeit hervorrufen. J. Jürgens. 7610.

Smirnova, E. I. (Smirnova, Je. I.) O roli joda v plodovitosti korov. **(Die Rolle des Jods in bezug auf die Fruchtbarkeit der Kühe.)** Životnovodstvo, Moskva **24** (1962) Nr. 12. S. 27–31. – 2 Abb., 2 Tab., 16 Lit.
Kühe mit anovulatorischem und normalem Zyklus erhielten 2,5 Mon. lang zuerst 0,7 und danach 1,5 mg Kaliumjodid/Tier/Tag. Bei Versuchsende wiesen alle Tiere einen normalen Zyklus bzw. 2 Gelbkörper auf (etwa 20%). In der Kontrollgruppe wurde bei 20% der normale Zyklus anovulatorisch. Wenn die Kühe vor dem Abkalben Jod erhalten, gebären sie bei Zwillingsgeburten lebensfähige Zwillinge und die Nachgeburtsverhaltung sinkt von 47,5 auf 5,7%. Weitere Versuche ergaben, daß bei 1–4 mg Kaliumjodid/Tier pro Tag die Zunahme am höchsten (22 kg anstelle von 15–17 kg pro Monat) und die Auswirkungen auf den Zyklus am günstigsten sind (schon bei 6 mg Kaliumjodid treten unerwünschte Drillinge und Vierlinge auf).
F. Schenk. 7678.

Doroškov, V. B. (Doroschkow, W. B.); Poltawa, Forsch.-Inst. für Schweinezucht. Vlijanie tkanevych preparatov na funkciju jaičnikov i plodovitost' svinomatok. **(Der Einfluß von Gewebepräparaten auf die Funktion der Eierstöcke und die Fruchtbarkeit der Sauen.)** Svinovodstvo, Moskva **16** (1962) Nr. 7. S. 34–35. – 1 Tab.
Das Durchschnittsgewicht der Eierstöcke und die Durchschnittszahl der ovulierten Follikel lagen bei allen Versuchssauen (I) höher als bei den Kontrollsauen (II). Die Anzahl der Zygoten mit richtiger Form der Blastomeren

betrug bei I – 82,1 und bei II – 72,3%. Am 45. Trächtigkeitstag lag die potentielle Fruchtbarkeit bei 17,2 (I) und 15 (II) reifen Eizellen, am 90. Trächtigkeitstag bei 16,8 (I) und 15,2 (II) reifen Eizellen. Die Zahl der lebenden Embryonen betrug am 45. Tag 13,8 (je 23,2 g) bei I und 11 (je 20,5) bei II bzw. am 90. Tag 12,8 (je 524 g) bei I und 10 (je 480,3 g) bei II. Das Geburtsgewicht der Ferkel lag bei 1256,3 g (II) und 1376,5 g (I), die durchschnittliche Wurfzahl bei 10 (I) und 8,1 Ferkeln (II). Die besten Ergebnisse brachten Placenta-Gewebepräparate, die die 5–6 Monate alten Sauen 2–3mal mit einem Intervall von 15–20 Tagen und die 9–10 Monate alten Sauen ebenfalls 2–3mal mit gleichem Zwischenraum erhielten. F. Schenk. 7678.

Kazakov, V. M. (Kasakow, W. M.); Stawropol, Unions-Forsch.-Inst. für Schaf- und Ziegenzucht. Ob iskusstvennom vyzyvanii ochoty u ovec. **(Die künstliche Erregung der Brunst bei Schafen.)** Životnovodstvo, Moskva **24** (1962) Nr. 8. S. 58–61. – 2 Tab.

Die stimulierende Wirkung der künstlichen Verkürzung des Lichttages ist bei morgendlicher Verdunklung und einer Lichttagdauer von 10–11 Std. am größten. Der Unterschied zwischen der Belichtungsdauer vor und während des Versuchs soll mindestens 5 Std. betragen. Die Wirkung trat nach 30–35 Tagen bei 84–94% der güsten und säugenden Muttern ein. Die Befruchtungsziffer betrug 53,4% (Kontrolltiere 48,6%), das Ablammergebnis 137% (Kontrolltiere 111%). Die Lämmer entwickelten sich normal. Bei Anwendung dieses Verfahrens können die Muttern auch im Sommer besamt werden. F. Schenk. 7678.

Misostov, T. A. (Missostow, T. A.); Charkow, Forsch.-Inst. für Tierzucht des Waldsteppen- und Polessje-Gebietes der Ukrain.SSR. Pokazateli krovi i semja produkcija bykov-proizvoditelej v zavisimosti ot uslovij ich soderžanija. **(Die Kennziffern des Blutes und der Spermaproduktion von Zuchtbullen unter unterschiedlichen Haltungsbedingungen.)** Životnovodstvo, Moskva **24** (1962) Nr. 8. S. 62–64. – 1 Abb., 3 Tab.

6–10 Monate alte Bullen der Simmentaler und der Roten Steppenrasse wurden im Sommer 1960 ständig in großen Ausläufen (I) bzw. im Sommerlager mit 3–4stündiger Bewegung am Tag (II) gehalten, im Winter im Laufstall mit freiem Auslauf (I) bzw. im Anbindestall mit täglich 2–3 Std. Bewegung (II). Im Aug. 1960 betrug die Erythrocytenzahl der Roten Steppenbullen 7490 (I) und 6310 Mill./mm³ (II). im Aug. 1961 – 6765 (I) und 5275 Mill./mm³ (II). Der Carotingehalt des Blutes betrug entsprechend 430 (I) und 336 μg% (II) bzw. 551 (I) und 348 μg% (II), der Gehalt an anorganischem Phosphor 4,52 (I) und 3,04 mg% (II) bzw. 7,16 (I) und 5,79 mg% (II). Das durchschnittliche Volumen eines Ejakulats betrug 5,01 (I) und 3,64 ml (II), wobei 65,02 (I) bzw. 32,90% (II) des Gesamtvolumens von guter Qualität waren. F. Schenk. 7680.

Flipse, R. J.; University Park, Pennsylvania State Univ., Dep. of Dairy Sci., Dairy Breeding Res. Center. Metabolism of bovine semen. XII. Galactose as an indicator of hexose transport by bovine spermatozoa. **(Der Stoffwechsel des Bullenspermas. 12. Mitt. Galaktose als Indikator für den Hexosetransport im Bullensperma.)** J. Dairy Sci. **45** (1962) Nr. 9. S. 1083–1086. – 11. Mitt. vgl. LZ. Abt. IV 8 (1963) Nr. 8. S. 1694.

Sperma von Holsteinbullen wird mit Ringerlösung gewaschen und in der gleichen Lösung resuspendiert. Der Hexosetransport durch die Zellmembran wird an incubierten Spermien mit Hilfe von Galaktose-1-^{14}C in 15 ml Zentrifugengläschen oder Warburgflaschen beobachtet. Nach der Incubation und Einstellung auf 10^8 Spermatozoen erfolgt Vakuumfiltration. Die Spermien werden dabei einer Waschung unterzogen, um die extracellulären radioaktiven Stoffe zu beseitigen. Zunächst wird ein Vergleich zwischen der

Aufnahme von Fructose-^{14}C und Galaktose-1-^{14}C und der $^{14}CO_2$-Produktion angestellt. Dabei kann ermittelt werden, daß bei gleicher Incubationsdauer etwa 65% des Fruktosewertes an Galaktose aufgenommen werden. Im Gegensatz zu den hohen Produktionswerten von $^{14}CO_2$ bei Verwendung der Fructose sind es bei Galaktose nur Bruchteile von diesen. Es wird weiterhin beobachtet, daß niedrige Fructosewerte die Aufnahme von Galaktose-1-^{14}C fördern, während bei höheren Konzentrationen von Fructose diese mit der Galaktose konkurriert und die bei niederen Werten zu beobachtende stimulatorische Wirkung überdeckt wird. Ein aktives Transportsystem wird vermutet, daneben erfolgt aber auch eine passive Diffusion ohne Energieverbrauch. K. Rothe. 7680.

Kozumplík, J.; Brno, Porodnicko-Gynekol. Katedra Veterin. Fak. VŠZ. O vlivu některých gum a plastických hmot na životnost spermií kance. **(Der Einfluß von Gummiarten und plastischen Stoffen auf die Vitalität der Eberspermien.)** Veterinární Med. **7(35)** (1962) Nr. 6/7. S. 501–506. – 3 Tab., 10 Lit. Zus. in Russ., Franz., Dtsch.
Bei der Sterilisierung von Gummischläuchen durch Kochen werden Stoffe frei, die spermicid wirken. Bei dauerndem Kontakt des Samens mit den Gummischläuchen kam es in 3 Fällen von insgesamt 4 bereits im Laufe von 15 Minuten zur vollständigen Einstellung der Spermienbewegung. Beim Kontakt des Samens mit denselben Schläuchen, der 1 Min. dauerte, war die Spermienbewegung nach 15–30 Min. zum Stillstand gebracht. Der dunkelrote Gummischlauch (sog. Gasschlauch) und plastische Stoffe (PVC, Plexiglas, Polyaethylen) hatten keine spermicide Wirkung. Von Chemikalien, die zur Erzeugung von Gummischläuchen dienen, zeigte das Tetramethylthiuramdisulfid noch in einer Konzentration von 0,001% eine starke spermicide Wirkung. Nach der Insemination von 145 Sauen mit Hilfe einer aus Gummiteilen bestehenden Apparatur wurden nur 24 (16,5%) trächtig. Sobald die Gummibestandteile durch Kunststoffe ersetzt waren, wurden unter Laborbedingungen von 21 inseminierten Sauen 16 (76,19%) und in der Praxis von 58 Sauen 36 (62,06%) trächtig. B. Hamzová. 7680.

Churý, Jiří; Brno, VŠZ, Veterin. Fak., Katedra Biol. a Fysiol. a Biol. Ústav. K otázce gonadotropního účinku spermatu. **(Zum Problem der gonadotropen Wirkung von Sperma.)** Sborník Vysoké Školy zemědělské Brně, Řada B **9(30)** (1961) Nr. 3/4. S. 209–213. – 6 Abb., 2 Tab., 24 Lit. Zus. in Russ., Dtsch.
An 55 infantilen Ratten beiderlei Geschlechts wurde ein Extrakt von Bullen- oder Eber-Sperma in einer Gabe von 0,4 ml einmal oder dreimal täglich 4 Tage lang s. c. verabreicht. Am 5. Tag wurden die Ratten getötet und ihre Organe (Uterus, Vagina, Ovarien und Testes) wurden histologisch untersucht. Die Ovarien waren gegenüber der Kontrolle durchschnittlich 2,5mal vergrößert. In den Follikeln kommt es zu einer starken mitotischen Teilung der Membrana granulosa. In den Hoden der männlichen Versuchstiere ist das Lumen der Kanälchen vergrößert. Die Spermatogonien haben meistens einen krustenartigen Charakter, das Chromatin ihrer Kerne ist klümpchenförmig, und viele dieser Kerne teilen sich mitotisch. Die Spermatocyten der ersten Ordnung bilden mehrere Schichten. Es wird angenommen, daß das Sperma entweder FSH oder eine Substanz mit ähnlichen biologischen Auswirkungen enthalte. B. Hamzová. 7680.

Zelfel, S., Walther, B. und Herrmann, G.; Schönow bei Bernau, Inst. für Künstl. Besam. **Stand der künstlichen Besamung bei Rindern in der Deutschen Demokratischen Republik.** Tierzucht **16** (1962) Nr. 12. S. 534–538.
Die künstliche Besamung hat in der DDR seit 1947 eine schnelle Entwicklung durchgemacht. 1961 beträgt die Besamungsdichte beim Rind 77,2%. 1965 soll sie etwa 90% betragen. 16,5% aller Erstbesamungen entfallen auf

Färsen. 1961 werden 111266 Herdbuchkühe besamt. In einigen Bezirken werden bereits 90% aller Herdbuchkühe der Besamung zugeführt. In allen Bezirken sind Einrichtungen von Bullenverwahrstationen geplant bzw. im Bau, die die Erbwertprüfung der Bullen sehr erleichtern werden. Die Bullenverwahrstationen sind in ihrer Kapazität so geplant, daß 50% der zu überprüfenden Jungbullen bis zu ihrer Wiederverwendung nach erfolgter Erbwertprüfung selektiert werden können. Der Bullenbestand der Besamungsstationen der DDR beträgt Ende 1961 1452 Bullen. 84% der Bullen gehören der Rasse des Schwarzbunten Rindes an. Das Durchschnittsalter der Bullen liegt infolge des vermehrten Zukaufes von Jungbullen bei 3 Jahren und 4 Mon. Die durchschnittliche Auslastung konnte dadurch von 2128 Erstbesamungen im Jahre 1960 auf 1549 im Jahre 1961 gesenkt werden. Die sexuelle Beanspruchung ist unterschiedlich und liegt im DDR-Durchschnitt bei 4,6 Ejakulaten im Monat. Die Erstbesamungsergebnisse liegen 1961 bei Auswertung aller durchgeführten Besamungen bei 58,0% und die Gesamtträchtigkeit bei 87,3% mit einem Besamungsindex von 1,97.
K. Rothe. 7687.

Weerden, E. J. van und Wal, P. van der; Wageningen, I. L. O. B., Hoofd Afdel. Pluimveeonderzoek. De praktische toepassing van de kunstmatige inseminatie bÿ pluimvee in Israël. **(Die praktische Anwendung der künstlichen Besamung beim Geflügel in Israel.)** Tijdschr. Diergeneeskunde **87** (1962) Nr. 21. S. 1368–1376. – 4 Abb., 2 Tab., 5 Lit.
In Israel hat sich die Geflügelhaltung seit 1948 sehr stark entwickelt. Ihr Aufbau basierte stark auf den Erfahrungen aus den USA. Ein beträchtlicher und beständig größer werdender Teil des Legehennenbestandes wird in Batterien gehalten, sogar in Zucht- und Vermehrungsbetrieben. Man ist deshalb gezwungen, die Hennen künstlich zu besamen. Die künstliche Besamung wird in Israel in breitem Umfang und mit sehr gutem Erfolg durchgeführt. Die Technik der Spermaentnahme und der Besamung wird beschrieben. Den Hähnen wird 2–3mal wöchentlich Sperma entnommen, wobei jedesmal 0,5–1,0 ml gewonnen wird. Die Besamung erfolgt mit unverdünntem Sperma, das so schnell wie möglich, maximal nach einer halben Stunde, verbraucht werden soll und in dieser Zeit auf 15–20 °C gehalten wird. Man verbraucht für eine Besamung ungefähr 0,05–0,1 ml Sperma, und die Hennen werden alle 6–7 Tage besamt. Es empfiehlt sich, die Besamung mittags durchzuführen. Die Befruchtung liegt im Durchschnitt bei 90–95%. Nach etwa 5–7 Mon. Besamung wird ein ziemlich starkes und plötzliches Absinken der Befruchtungsresultate festgestellt. Die Ursache dieser Besamungsmüdigkeit ist nicht geklärt.
W. Wittig. 7687.

Rob, Oldřich; Pardubice, Odděleni Fyziol. a Pathol. Rozmnožování Veterin. Nemocnice. Metody morfologického vyšetřeni spermatu býků pri sledování patologických změn a jejich význam z hlediska dědičnosti. **(Methoden der morphologischen Untersuchung von Bullensperma, Verfolgung pathologischer Veränderungen und ihre Bedeutung vom Gesichstpunkt der Vererbung.)** Veterinární Med. **7(35)** Nr. 12. (1962) S. 843–854. – 6 Abb., 2 Tab., 17 Lit. Zus. in Russ., Engl., Franz., Dtsch.
Es werden die Methoden der morphologischen Bullenspermauntersuchungen beschrieben, deren Zweck es ist, die erblichen Sperma-Anomalien hinsichtlich Form und Größe zu verfolgen. Diese Untersuchungen sollten im Betrieb der Zuchtstationen eingeführt sein, damit man bei der Unfruchtbarkeit der Jungbullen die evtl. erblichen Beziehungen verfolgen und rechtzeitig überflüssigen Schäden verbeugen kann. Von jedem anerkannten Zuchtbullen sollte ein morphologisches Spermapräparat hergestellt und aufbewahrt werden. Das Präparat sollte auch wiederholt hergestellt werden, um auf diese Weise die Störungen der Spermiogenese und bei der Nachkommenschaft auch ihre Eigenschaften verfolgen zu können. Die Kontrolle der erblichen Veränderun-

gen hinsichtlich der Spermienform und -größe bildet einen Teil der Kontrolle der Erblichkeit der Gesundheit und Fruchtbarkeit. Es wird empfohlen, die Spermien nach einer modifizierten Methode von Hancock oder Karras-Körde zu färben. F. Nádvorník. 7700.

Glover, F. A. und Phipps, L. W.; Reading, Univ., Nat. Inst. for Res. in Dairying. Preliminary study of an electronic method of counting and sizing bull spermatozoa. **(Erste Beobachtungen über eine elektronische Methode zur Dichtebestimmung und Beurteilung von Bullensperma.)** J. Reproduct. Fertility **4** (1962) Nr. 2. S. 189–194.
Ein elektronisches Gerät zur Untersuchung und Zählung kleiner Partikelchen wird für die Untersuchung von Bullensperma erprobt. (Das Instrument ist von Mattern, Brackett und Olson 1957 ausführlich beschrieben worden.) Eines der wesentlichsten Qualitätsmerkmale bei der Spermabeurteilung ist die Spermienkonzentration. Außer der Zählung der Samenzellen in der Blutzählkammer mit Hilfe des Mikroskopes gibt es verschiedene andere indirekte Bestimmungsmethoden für die Dichte. Bei Anwendung des elektronischen Zählapparates ist eine direkte, exakte Zählung in kurzer Zeit möglich. Die ersten Ergebnisse liegen in jedem Falle um einige Prozent höher als bei der mikroskopischen Zählung. Bei der Zählung der Samenzellen erfolgt gleichzeitig eine Registrierung der Größe. Damit können beschädigte Spermien, Verschmutzungen usw. von den normal ausgebildeten Spermien getrennt werden. K. Rothe. 7700.

Neumann, Jaroslav; Brno. Použití fotokolorimetru jako spermiodensimetru. **(Anwendung eines Photocolorimeters als Spermiodensimeter.)** Veterinářství **12** (1962) Nr. 12. S. 361-363. – 1 Abb., 1 Tab.
Zur raschen und einfachen Bestimmung der Spermienkonzentration im Bullensperma wurde die Anwendung des Photocolorimeters mit zwei Photozellen (VEB Laboratorní přístroje, Prag) und mit gelbem Filter D_1 (maximale Absorption 5.000 A⁰) erfolgreich ausprobiert. Die Ergebnisse wurden mit den mit einer Zählkammer gewonnenen Resultaten verglichen, und man arbeitete eine Methode zur direkten Umrechnung der photocolorimetrischen Werte zu Spermienzahl aus. Die beschriebene Methode wird für die Besamungsstationen empfohlen. F. Nádvorník. 7700.

Rachman, Ali. Primenenie ėozina dlja differencial'noj okraski živčikov. **(Die Verwendung von Eosin zur differenzierten Färbung der Spermien.)** Životnovodstvo, Moskva **24** (1962) Nr. 12. S. 37–38. – 2 Tab.
Zum Färben des Spermas von Kaninchen und Büffeln (tote Spermien färben sich, lebende nicht) wurden Eosin-Kalium und Eosin-Natrium verwendet. Bei einem Vergleich des auf diese Weise (Abstrich auf Objektträger unter Mikroskop) ermittelten Verhältnisses der toten und lebenden Spermien mit der Beurteilung der Aktivität (Prozentsatz der Spermien mit Vorwärtsbewegung) zeigte sich, daß die Ergebnisse bei der Färbung mit Eosin-Natrium am besten übereinstimmen (60% Spermien mit Vorwärtsbewegung, 79% lebende Spermien). F. Schenk. 7700.

Desjardins, C. und Hafs, H. D.; East Lansing, Michigan State Univ., Dep. of Dairy. Motility and fertility during post-thawing storage of bovine spermatozoa frozen concentrated, thawed, and re-extended. **(Beweglichkeit und Befruchtungsvermögen von Bullensperma nach Vorverdünnung und Abkühlung mit nachfolgender Nachverdünnung nach dem Auftauen.)** J. Dairy Sci. **45** (1962) Nr. 10. S. 1242–1247.
20 Ejakulate von 17 Bullen werden so mit Eidotter-Citrat- und Milchverdünner verdünnt, daß 200×10^6 und 20×10^6 Spermien pro ml Samenflüssigkeit und 7% Glycerin in der Endkonzentration vorhanden sind. Die eingefrorenen Samenportionen, welche 200×10^6 Spermien pro ml enthalten, werden

nach dem Auftauen einer Nachverdünnung mit Eidottercitrat, Vollmilch, Magermilch und CUE-Verdünner bis zu einer Endkonzentration von 20×10^6 Spermien pro ml Samenflüssigkeit unterzogen. Die Lagerung des aufgetauten und nachverdünnten Spermas erfolgt bei 5 °C. Die Beweglichkeit des so behandelten Spermas wird über 72 Std. beobachtet. Eingefrorene Samenportionen mit 200×10^6 Spermien lassen mit steigender Aufbewahrungsdauer eine bessere Beweglichkeitsrate erkennen. Die vier Verdünnerflüssigkeiten, die zur Nachverdünnung verwendet werden, unterscheiden sich in ihrer Wirkung untereinander. Ganz allgemein wird festgestellt, daß Gefriersperma eine Konservierung nach dem Auftauen besser übersteht, wenn es mit einer anderen Verdünnerlösung nachverdünnt wird. Die Nonreturn-Ergebnisse (60–90 Tage) bei Verwendung von eingefrorenem, mit Eidottercitrat- und CUE-Verdünnern bis auf 15×10^6 bewegliche Spermien pro ml Samenflüssigkeit nachverdünnten und bis 24–60 Std. nach dem Auftauen verwendeten Spermas betragen bei 2062 Besamungen im Durchschnitt 51,8% bzw. 63,0% Nichtumrindernde. Bei 675 Kontrollbesamungen liegen die Ergebnisse bei 66,5%. Die Nachverdünnung mit Eidottercitrat bringt schlechtere Ergebnisse. K. Rothe. 7710.

Foote, R. H. und Dunn, H. O.; Ithaca, N. Y., Cornell Univ., Dep. of Animal Husbandry; New York Artifical Breeders' Cooperative, Inc. Motility and fertility of bull semen extended at high rates in yolk extender containing catalse. **(Beweglichkeit und Befruchtungsvermögen von mit katalasehaltigen Eidotterverdünnern hochverdünntem Bullensperma.)** J. Dairy Sci. **45** (1962) Nr. 10. S. 1237–1241.

Die Überlebensrate von mit CUE-, CU-16- und 20% eidotterverdünntem Bullensperma wird bei 12tägiger Aufbewahrung durch Katalasezusätze verbessert. Die Verbesserung ist dann deutlich, wenn der Samen so verdünnt wird, daß pro ml Samenflüssigkeit 5 Mill. Spermien vorhanden sind. Samenportionen mit 10 Mill. Spermien pro ml dagegen lassen das nicht so deutlich erkennen. Es wird also ein Einfluß der Verdünnungsrate auf die Beweglichkeit beobachtet. Fruchtbarkeitsteste zeigen allerdings, daß die Katalase keine verbessernde Wirkung erkennen läßt. In zwei Versuchen betragen die Nonreturn-Ergebnisse (60–90 Tage) bei Verwendung von mit CUE verdünnten Kontrollsamenproben im Durchschnitt 71,0 bzw. 76,9%, während bei der Verwendung von katalasehaltigen (20 μg) Verdünnern 71,5 bzw. 74,6% Nichtumrindernde registriert werden. In zwei weiteren Versuchen mit insgesamt 64 930 Besamungen werden mit jeweils 5×10^6 beweglichen Spermien pro ml Samenflüssigkeit 74,6% und 75,2% und mit 10×10^6 Spermien 76,1% und 76,1% Nichtumrindernde festgestellt. K. Rothe. 7710.

Misostova, N. V. (Misostowa, N. W.); Charkow, Forsch.-Inst. für Tierzucht des Waldsteppen- und Polessje-Gebietes der Ukrain. SSR. Značenie stepeni razbavlenija semini na oplodotvorjaemost' korov. **(Die Bedeutung des Grades der Spermaverdünnung für die Befruchtung der Kühe.)** Životnovodstvo, Moskva **24** (1962) Nr. 12. S. 35. — 1 Tab.

Bullensperma wurde mit Glukose-Eigelb-Citratverdünner im Verhältnis 1:10, 1:50, 1:100, 1:200 und 1:300 verdünnt. Bei der Verdünnung 1:10 betrug der Befruchtungsprozentsatz 44,8%, bei 1:50 waren es 76,6% und bei 1:300 immer noch 67,6%. F. Schenk. 7710.

Džabrailov, D. M. und Sel'kin, I. I. (Dshabrailow, D. M. und Selkin, I. I.) Gazirovanie razbavitelja semeni barana. **(Sättigung des gelösten Spermas von Zuchtböcken mit Gas.)** Ovcevodstvo, Moskva 8 (1962) Nr. 9. S. 29–30. — 2 Tab.

Die Untersuchungen wurden mit dem Sperma von Zuchtböcken der Dagestanischen Gebirgsrasse durchgeführt. Die Verdünnung erfolgte im Verhältnis 1:10 mit dem üblichen Glykose-Citrat-Lösungsmittel, dem nur die Hälfte des Eidotters (10 ml auf 100 ml destilliertes Wasser) zugegeben worden war. Die Sättigung der Lösung mit Kohlendioxyd aus einer Stahlflasche erfolgte im Laufe von 30 Minuten. Nach der Aufbewahrung dieses Spermas bei +18 °C war seine Aktivität dreimal größer als die des Kontrollspermas (Verdünnung 1:2), das bei 0 °C aufbewahrt worden war. E. Kahn. 7710.

Sharma, S. C., Singh, Sartaj und Desai, R. N.; Mathura, Livestock Res. Stat., Animal Genetics Sect. The utility of the various antibiotics and sulpha drugs in bovine semen. **(Die Wirksamkeit verschiedener Antibiotica und Sulfonamide auf Bullensperma.)** Indian veterin. J. **39** (1962) Nr. 12. S. 648–656.
Die Wirksamkeit verschiedener Antibiotica und Sulfonamide hinsichtlich ihres Einflusses auf die Beweglichkeit und des Befruchtungsvermögens des Spermas wird geprüft. Als Verdünner findet Eidotter-Citrat im Verhältnis 1 + 9 Verwendung. Die Konservierungstemperatur beträgt 5 °C. Eine bestimmte Mindestanfangsbeweglichkeit (+3) ist Voraussetzung. Gradmesser für die Beweglichkeitsbeurteilung sind die sogenannte halbe Lebensdauer (Zeitraum in dem die Beweglichkeitsrate von +3 erhalten bleibt) und die äußerste Lebensdauer. Die Befruchtungsergebnisse werden durch rektale Trächtigkeitsdiagnose ermittelt. Geprüft werden Penicillin (Natriumsalz) in Mengen von 500 IE bis 2000 IE, Procain-Penicillin in gleichen Abstufungen, Dihydrostreptomycinsulfat von 500 bis 2000 μg, Aureomycin von 50 bis 200 μg, Terramycin von 50 bis 200 μg und 4 Sulfonamide von 2,5 mg bis 10 mg pro ml Samenflüssigkeit. Penicillin in Mengen von 500 bis 2000 IE und Streptomycin (500 μg) pro ml Samenflüssigkeit verbessern die halbe Lebensdauer auf 6,8 bzw. 6,4 Tage und die äußerste Lebensdauer auf 15,6 bzw. 16,4 Tage, während die Kontrollproben eine solche von 4,87 bzw. 14,05 Tagen aufweisen. Aureomycin, Terramycin und höhere Dosen von Streptomycin lassen keine Beziehungen zur Überlebensrate erkennen. Von den Sulfonamiden sind nur einige brauchbar. Die Verwendung von Samen, dem Kombinationen von 500 μg Streptomycin und 500 IE Penicillin zugesetzt sind, erbringt ein Trächtigkeitsergebnis von 45,9% bei Kühen und 43,3% bei Büffelkühen. Bei Kontrollbesamungen liegen die Trächtigkeitsergebnisse bei 40,5% und 35,0%. K. Rothe. 7710.

Hein, Günter; Berlin, Humboldt-Univ., Veterinärmed. Fak., Tierklin. für Geburtshilfe und Fortpflanzungsstör. **Versuche zur Verdünnung, Aufbewahrung und zum Transport von Ziegensperma.** Diss. Berlin **1963** 91 S. – 25 Abb., 35 Tab., 35 Lit.
Die Ziegenhaltung in der DDR hat zwar gegenüber den Jahren unmittelbar nach dem 2. Weltkrieg etwas an Umfang verloren, besitzt jedoch immer noch eine nicht zu unterschätzende volkswirtschaftliche Bedeutung. Obwohl in einigen Gegenden auch bei der Ziege die künstliche Besamung schon seit Jahren durchgeführt wird, überwiegt im allgemeinen noch der natürliche Sprung. Wie beim Rind, so würde es auch bei der Ziege die überwiegende Einführung der kB ermöglichen, trotz vorhandenen Bockmangels eine strengere Selektion zu betreiben. Das scheint umso notwendiger, als bei keiner anderen Tierart so viele erbliche Störungen der Fruchtbarkeit bekannt sind wie gerade bei der Ziege. Auch unter diesem züchterischen Gesichtspunkt gewinnen daher Versuche an Bedeutung über die Frage der Gewinnung, der Aufbewahrung und des Transportes von Ziegenbocksperma. Nach seinen Versuchen hat Vf. festgestellt, daß bei Verwendung einer Verdünnerflüssigkeit aus Natriumcitrat 2,5%, Glycerin 0,5% und Eidotter 3,0% das Sperma bei +5°C gut aufbewahrt werden kann und auch durch einen Transport von maximal 5–6 Std. nicht beeinträchtigt wird. 58,1% der kontrollierten Ziegen wurden nach Erstbesamung, 83,7% insgesamt tragend. E. Wiesner. 7710.

Chabibullin, Ch.; Dubrowizy, Gebiet Moskau, Unions-Inst. für Tierzuchtforsch. Semja bykov možno chranit' dolgo. **(Längere Aufbewahrung des**

Bullenspermas.) Moločnoe i mjasnoe skotovodstvo, Moskva 7 (1962) Nr. 11. S. 29–30. – 1 Tab.
Das bei −196 °C in flüssigem Stickstoff tiefgefrorene Sperma hat eine Lebensdauer von 1–2 Monaten bis 1 Jahr und weist eine höhere Aktivität auf als bei 79 °C eingefrorenes Sperma. Wird das Sperma nach dem Tiefgefrieren bei −79 °C in trockenem Eis aufbewahrt, so sinkt die Aktivität um 10–14%. Dagegen ist der Besamungserfolg des auch in flüssigem Stickstoff aufbewahrten Spermas gut. Nach dem Auftauen bei 0 °C ist das Sperma nur noch 2–3 Tage einsatzfähig. R. Ihssen. 7710.

Pozdnjakov, P. M. (Posdnjakow, P. M.); Alma-Ata, Kasach. Forsch.-Inst. für Tierzucht. Ot čego zavisit oplodotvorjajuščaja sposobnost' semeni pri ditel'nom chranenii. **(Die Befruchtungsfähigkeit des Spermas bei längerer Aufbewahrung.)** Ovcevodstvo, Moskva 8 (1962) Nr. 9. S. 27–29.
Entsprechende Versuche wurden mit 14 Zuchtböcken von vier verschiedenen Rassen und 8000 Mutterschafen durchgeführt. Die Konzentration der Spermien betrug 2,5–3,5 Md./ml und die Resistenz 20 bis 25000. Die Verdünnung mit dem üblichen Lösungsmittel betrug 1:3, die Dauer der Lagerung 24 Std. bei 0°. Reichhaltige Fütterung stellte sich als Hauptfaktor für gute Samenbildung heraus, wobei diese Fütterung das ganze Jahr über durchgeführt werden muß und nicht erst kurz vor der Deckperiode einsetzen darf. Durch eine hinsichtlich Eiweiß, Carotin und Mineralsalzen ausbalancierte Ration, die vor und während der Deckzeit zu steigern ist, läßt sich das Volumen des Ejakulats um das 1,5fache erhöhen und die Zahl der Spermien um 40–180% steigern. Aus den Versuchen ging ferner hervor, daß die Resistenz der Spermien vor und nach der Lagerung Hauptkennwert für die Vorbereitung der Zuchtböcke für die Deckperiode ist. Durch den Zusatz von Penicillin und Streptomycin wird die Befruchtungsfähigkeit des Spermas um 46% erhöht, wobei aber die Transporteignung des Spermas nur 36 Std. vorhält.
E. Kahn. 7710.

Martin, I. C. A.; Sydney, Univ., Dep. of Veterin. Physiol. Rates of cooling and storage temperatures for deep-frozen bull spermatozoa. **(Abkühlgeschwindigkeit und Aufbewahrungstemperatur bei der Tiefkühlung von Bullensperma.)** Austral. veterin. J. **38** (1962) Nr. 8. S. 414–420.
Bullensperma wird mit 7,5% Glycerin und 1,25% Arabinose enthaltendem Citrat-Eidotter-Verdünner verdünnt, bei 5 °C adaptiert, in Ampullen abgefüllt und bei verschiedenen Abkühlgesschwindigkeiten eingefroren. Die Ergebnisse zeigen, daß ein Abkühlungsstop innerhalb der kritischen Temperatur zwischen −15 °C und −25 °C vor der weiteren schnellen Abkühlung bis −195 °C die Überlebensrate verbessert. Kühlgeschwindigkeiten von 2°, 6° oder 18 °C pro Minute bis −25 °C mit und ohne Kühlstop erbringen trotzdem schlechtere Ergebnisse als die Kontrollproben, die bei einer Kühlrate von 1 °C pro Minute bis −15 °C und danach 3 °C pro Minute eingefroren werden. Eine bestimmte Adaptionszeit bei 5 °C beeinflußt die Ergebnisse positiv. Die Temperaturkonstanz bei der Lagerung von Tiefkühlsperma ist von großer Bedeutung. Die Erwärmung des Spermas von −195 °C auf −20 °C oder −30 °C für 10 Min. und die Wiederabkühlung auf die Lagerungstemperatur verursacht eine Verschlechterung der Überlebensrate. Bei wiederholter Aufwärmung und Abkühlung sinkt die Überlebensrate schließlich auf Null ab. Tiefkühlsperma kann ohne Verschlechterung der Auftauergebnisse von −79 °C auf −195 °C umgesetzt werden. K. Rothe. 7710.

Kelly, J. W. und Hurst, Victor; Clemson, South Carolina Agric. Exp. Stat. Fertility results with frozen bull semen thawed for four and six hours. **(Fruchtbarkeitsergebnisse mit tiefgekühltem Bullensperma bei Verwendung nach vier und sechs Stunden nach dem Auftauen.)** J. Amer. veterin. med. Assoc. **141** (1962) Nr. 10. S. 1171–1172.

Das in Plastikampullen abgefüllte und eingefrorene Sperma wird nach der Aufbewahrung bei −79 °C etwa 70 Sek. in Wasser von 40–49 °C verbracht. Die weitere Aufbewahrung erfolgt dann bis zur Verwendung in Eiswasser. Diese wird entweder 4 Std. oder 6 Std. nach dem Auftauen durchgeführt. Jeder Inseminator benutzt nacheinander bei drei verschiedenen Kühen frisch bzw. vor 4 Std. oder 6 Std. aufgetautes Sperma. Die Ergebnisse werden mit Hilfe des Non return-Verfahrens (60–90 Tage) ermittelt. Die Befruchtungsergebnisse bei 224 Erstbesamungen sind im ersten Versuch mit frisch bzw. 4 und 6 Std. nach dem Auftauen verwendeten Sperma gleich und liegen im Durchschnitt bei 70%. In einem weiteren Versuch mit 1118 Erstbesamungen betragen die Ergebnisse bei einer Aufbewahrungsdauer von 0 Std. nach dem Auftauen 68%, bei 4 Std. 69% und 6 Std. 60%. Ein Absinken der Ergebnisse wird nach längerer Aufbewahrung als 6 Std. nach dem Auftauen beobachtet.
K. Rothe. 7710.

Lopatko, M. I. und Ostaško, F. I. (Lopatko, M. I. und Ostaschko, F. I.) Žizń sochranjaetsja pri temperature 196 gradusov niže nulja. **(Das Leben bleibt bei einer Temperatur von 196 ° unter Null erhalten.)** Ovcevodstvo, Moskva 8 (1962) Nr. 8. S. 15–16. – 2 Tab.
Auf der Grundlage durchgeführter Untersuchungen ist folgende Methodik für die Tiefkühlung des Spermas von Zuchtböcken entwickelt worden. Das gewonnene Sperma wird im Verhältnis 1:1 mit dem Lösungsmittel (100 ml destilliertes Wasser, 3,5 g citronensaures Na, 1,5 g Glykose und 15 ml Eidotter) bei 25–30 °C verdünnt. Gleichzeitig wird dasselbe Lösungsmittel unter Zusatz von 12% Glycerin vorbereitet und zusammen mit der ersten Lösung langsam auf 2–5° abgekühlt. Nach einer Stunde wird das zweite Lösungsmittel der ersten Lösung zugegeben und nach weiteren 5 Stunden in Ampullen abgefüllt, die in einem kleinen Beutel in eine Spirituswanne mit −20° eingesetzt werden. Die weitere Unterkühlung erfolgt in Abständen von je 2 Minuten bis auf −50° und dann in Abständen von 5–10 Minuten bis −75° und 80°. Die Aufbewahrung erfolgt dann bei Minustemperaturen von 183 bis 196°. Von einem Ejakulat, das auf diese Weise behandelt und aufbewahrt wurde, eigneten sich 91% für die Besamung von Schafen; das Befruchtungsergebnis lag bei 67% (bei 0° im Laufe von 24–48 Std. aufbewahrtem Sperma 78%). Der Vorteil dieser Tiefkühlung liegt darin, daß das Sperma mehrere Monate aufbewahrt und auf weite Entfernungen transportiert werden kann.
E. Kahn. 7710.

Il'inskaja, T., Osipova, N. und Dudareva, T. (Iljinskaja, T., Ossipowa, N. und Dudarewa, T.) Osemenenie korov zamorožennym semenem. **(Besamung der Kühe mit Tiefgefriersperma.)** Moločnoe i mjasnoe skotovodstvo, Moskva 7 (1962) Nr. 11. S. 27–28. – 1 Tab.
Das Befruchtungsergebnis bei Verwendung von Tiefgefriersperma ist gleich dem bei 0 °C aufbewahrten Sperma. Jedoch hat das Tiefgefrieren den Vorteil, daß das Sperma wertvoller Bullen gleichmäßiger ausgenutzt werden kann. Eine Einfrierung des Spermas in Pennicillinfläschchen bei Verwendung von trockenem Eis verbilligt und vereinfacht die Arbeit. Das Auftauen einige Zeit vor dem Besamen führt zu einem Befruchtungsergebnis von 65%, beim Auftauen unmittelbar vor dem Besamen liegt es bei 78–83%.
R. Ihssen. 7710.

Lopatko, M. I. Metod zamoraživanija semeni baranov pri temperature − 183 − 196 °. **(Das Tiefkühlen von Schafbocksperma bei −183 bis −196 °C.)** Životnovodstvo, Moskva 24 (1962) Nr. 10. S. 86–88. – 2 Tab.
Das Sperma wurde im Verhältnis 1:1 verdünnt (100 ml Aqua dest.; 1,5 g Glukose; 3,5 g citronensauren Natrium und 15 ml Eigelb von 25–30 °C), dann ebenso wie das 2. Medium (88 ml Verdünner + 12 ml Glycerin) im Thermosbehälter in 1 Std. auf 2–5 °C abgekühlt und danach im Verhältnis

1 : 1 mit diesem vermischt. Dann hielt man das Sperma 4–5 Std. bei 2–5 °C, goß es in Ampullen, setzte diese in ein bis −20 °C abgekühltes Alkoholbad und kühlte sie (von +4 bis −15 °C je 0,5 °C/min, −15 bis −50 °C je 2 °C/min, −50 bis −80 °C je 5–10 °C/min, −80 bis −183 bzw. −196 °C je 100–200 °C/min). Danach kamen die Ampullen in flüssige Luft oder flüssigen N. Nach 3–5 Monaten wurde das Sperma bei Zimmertemperatur aufgetaut; es konnte bei Körpertemperatur noch 8 Std. aufbewahrt werden. Bei 2maliger Besamung mit 0,2 ml (Intervall 24 Std.) betrug die Befruchtung 44–67% (bei 10facher Verdünnung nur 41%). F. Schenk. 7710.

Serdjuk, S. I. und Golovko, Ju. B. (Serdjuk, S. I. und Golowko, Ju. B.) Balakleja, Gebiet Charkow, Stat. für Künstl. Besam. Landwirtsch. Nutztiere. Osemenenie svinej transportirovannoj spermoj. **(Die Besamung von Schweinen mit transportiertem Sperma.)** Svinovodstvo, Moskva **16** (1962) Nr. 7. S. 18–19. – 1 Tab.
Das frische Sperma wurde im Verhältnis 1 : 1–1 : 3 mit Glukose-Tartrat-Eigelbverdünner unter Zusatz von Penicillin langsam auf +10 bis +8 °C abgekühlt und aufbewahrt; vor der Besamung wurde es im Wasserbad auf 30 °C erhitzt. Die Zuchtsauen wurden mit 100–120 ml, die Hilfssauen mit 70–90 ml verdünntem Sperma besamt. Nach dem Transport und 7- bis 10stündiger Aufbewahrung betrug die Befruchtung 85,4% und die Wurfzahl 10,6 Ferkel, nach 24 Stunden entsprechend 86% und 10 Ferkel und nach 48 Stunden 82% und 9 Ferkel; bei der Besamung mit frischem Sperma wurde eine Befruchtung von 85,6% und eine Wurfzahl von 8,1 Ferkeln erzielt.
F. Schenk. 7710.

Lichačev, A. N. und Kudrjaševa, E. T. (Lichatschow, A. N. und Kudrjaschewa, Je. T.) Besčovnye polistirolovye termosy dlja perevozki semeni. **(Nahtlose Thermosbehälter aus Polystyrol für den Spermatransport.)** Životnovodstvo, Moskva **24** (1962) Nr. 7. S. 60–63. – 2 Abb., 1 Tab.
In einer aus zwei Zylindern bestehenden Form wird aus „Styropora P" (Polystyrolemulsion) durch Blähen und Sintern ein nahtloser Isolationsblock von 305 mm Höhe mit einem Außendurchmesser von 264 mm, einer Wanddicke von 55 mm und einer Bodendicke von 55 mm hergestellt. Der Raum für Eis und Sperma (in einem Chlorvinylbeutel) ist 250 mm tief und hat einen Durchmesser von 154 mm. Das Raumgewicht beträgt 0,035–0,045 g/cm³, die Wärmedurchgangszahl etwa 0,025–0,030 kcal/m h °C. Zur Erhöhung der mechanischen Festigkeit und zur Beseitigung der Hygroskopie werden die Isolationsblöcke mit 0,5 mm dicken Viniplastplatten verkleidet, die durch einen Überzug aus Polyurethan-Porolon geschützt werden.
F. Schenk. 7710.

Maksimov, Ju. (Maksimow, Ju.); Fernöstl. Forsch.-Inst. für Landwirtsch. Instrumenty dlja iskusstvennogo osemenenija korov. **(Instrumente zur künstlichen Besamung der Kühe.)** Moločnoe i mjasnoe skotovodstvo, Moskva **7** (1962) Nr. 11., S. 23–25. – 3 Abb.
1. Das Manometer mit U-förmigem ungleichlangem Glasrohr und Wassersäule kann auch als automatisches Manometer verwandt werden, wenn die Wassersäulen beide auf gleichen Stand gebracht werden. Durch die Verwendung einer Quecksilbersäule können die Rohre bedeutend kürzer gehalten werden, wodurch das Manometer handlicher wird. 2. Die bisher verwandten Glaspipetten sind zerbrechlich und spröde; auch wird nicht die gesamte Spermamenge ausgestoßen. Die vom o. g. Inst. entwickelte Spritze ermöglicht mit Hilfe eines Kolbens ein vollständiges Entleeren der Pipette.
R. Ihssen. 7720.

Prokopcev, V. M. (Prokopzew, W. M.); Puschkin, Gebiet Leningrad, Forsch.-Lab. für Tierzucht. Usoveršenstvovanie iskusstvennoj vaginy dlja

chrjakov. **(Die Vervollkommnung einer künstlichen Vagina für Eber.)** Životnovodstvo, Moskva **24** (1962) Nr. 12. S. 36–37. – 1 Abb., 1 Tab.
Da die Metallvagina (nach A. W. Kwasnitzki) für große Eber zu kurz ist, wurde die für Bullen bestimmte Gummivagina (Unions-Inst. für Tierzuchtforsch.) mit einem 10 cm langen Einsatz von 6 cm Dmr. aus Plasten (oben und unten ein Ring, durch 3 Längsleisten verbunden) versehen, der an dem zum Samenbehälter gewandten unteren Ende der unverkürzten Vagina eingesetzt wird. Beim Einblasen von Luft in die künstliche Vagina bilden die Wände der Gummikammer entlang der Längsleisten des Einsatzes schlitzförmige Kanäle, durch die das Sperma abfließt. Bei Verwendung dieser Vagina steigen der Umfang des Ejakulats von 214 (mit Metallvagina) auf 331 ml, die Spermienkonzentration von 0,19 auf 0,21 Md./ml, die Spermienzahl im Ejakulat von 40 auf 71,2 Md. und die Dauer der Ejakulation von 5,4 auf 10,2 Minuten. F. Schenk. 7720.

Paraskivescu, M. und Feredyan, T.; Bucurešt', Výzkumný Ústav Živočišné Výroby. O nervovém typu a činnosti u plemenných býků a beranů. **(Der Nerventyp und die Nervenfunktion bei Zuchtbullen und -böcken.)** Veterinární Med. **7(35)** (1962) Nr. 12. S. 837–842. – 3 Tab., 6 Lit. Zus. in Russ., Engl., Franz., Dtsch.
Nach einem Schema, das in bezug auf das Nervensystem, die Konstitution und das Sexualverhalten von Tieren ausgearbeitet worden ist, beurteilte man bei 19 Bullen verschiedener Rassen und 50 Merinoschafböcken, die für Inseminationszwecke auf einer Station gehalten wurden, den Nerventypus. Die Tiere wurden im Sinne von Pawlows bedingten Reflexen als träger, ruhiger, lebhafter oder nervöser Typus klassifiziert. Bei den beurteilten Zuchttieren kam der lebhafte und ruhige Typus am häufigsten vor. Die betreffenden Tiere zeichneten sich auch durch bessere Sameneigenschaften aus, und zwar, soweit es sich um Bullen handelte, durch die Menge des Ejakulates und durch die Konzentration und Beweglichkeit der Spermien, bei den Böcken durch die Menge des Ejakulates, die Spermienbeweglichkeit und die Intensität der Ausnutzung. Der träge Typus war am wenigsten geeignet, da sein Ejakulat verhältnismäßig klein und die Samenentnahme mit Schwierigkeiten verbunden ist. Die Tiere des nervösen Typus regen sich oft übermäßig auf, und es stellt sich bei ihnen eine Koordinationsstörung der Sexualreflexe ein. Die Kenntnis der Nerventypen von Zuchttieren, die für die künstliche Besamung verwendet werden, ermöglicht ihre bessere Ausnützung. F. Nádvorník. 7740.

XVII. KRANKHEITEN DER MILCHDRÜSEN

Cazemier, C. H.; Zeist, Inst. voor Veeteeltkundig Onderzoek „Schoonoord.“ Speenbetrappen bij rundvee. **(Zitzentreten beim Rind.)** Tijdschr. Diergeneeskunde **87** (1962) Nr. 20. S. 1294–1304. – 12 Tab. Zus. in Engl., Franz., Dtsch.
In den Niederlanden wurden an 50000 Viehhaltungen Fragebogen verschickt, um Aufschluß über die Ursachen des Zitentretens der Kühe und womögliche Zusammenhänge mit den Stallverhältnissen, der Klauenpflege usw. zu erlangen. 23% der Tierhalter beantworteten die Fragen. Die meisten Besitzer sahen als Ursache für derartige Verletzungen zu tief hängende Euter oder zu enge Stallungen an. Weitere Mitteilungen hierüber beziehen sich auf zu lange Klauen, zu kurze Stände, zu wenig Einstreu. Die Zahlen über die Häufigkeit des Zitzentretens zeigen, daß es sich hierbei um ein bedeutsames Übel in den holländischen Rinderhaltungen handelt. W. Kuhlmann. 7820.

Griesner, N.; Hachenburg. **Ein Beitrag zur Behandlung von Zitzenstenosen und Strichkanalverletzungen.** Tierärztl. Umschau **18** (1963) Nr. 2. S. 77–78. 83–85. – 3 Abb.

Die Beseitigung der Stenosen kann unblutig und blutig erfolgen. Vom Vf. wird eine kombinierte Methode angewendet, wobei der Strichkanal unblutig gedehnt und danach blutig erweitert wird. Die Ausheilung erfolgt dann im Schutze einer einzigen Bykanula mit zusätzlicher Penicillinsalbenanwendung. Die unblutige Strichkanaldehnung erfolgt mit einem eigens dafür konstruierten Strichkanalweiter und die blutige Erweiterung mit dem Zitzenmesser nach Dyekjaer. In allen Fällen wurde dabei niemals eine Infektion oder Milchtropfen, stets aber eine Verminderung oder völlige Beseitigung der Stenose erreicht. Der Erfolg der blutigen Erweiterung hängt von der Nachbehandlung ab, die einerseits Infektionen, andererseits Narbenstrikturen verhindern muß. Die nach der Operation eingeführte Bykanula bleibt nach Möglichkeit 14 Tage liegen; nach jedem Melken wird eine linsengroße Menge einer Euterantibioticumsalbe in die Bykanula eingedrückt und diese durch den Verschlußstift wieder völlig verschlossen. In der beschriebenen Art wurden vom Vf. ca. 90 Euterviertel behandelt, wovon in ca. 20% der Fälle eine erhebliche Besserung, in ca. 80% eine völlige Beseitigung der Stenose erreicht wurde. Bei größeren, schmerzhaften Eingriffen an den Zitzten empfiehlt es sich jedoch, das Tier niederzulegen unter Verwendung eines Transquillizers und die zu operierende Zitze noch durch ein Lokalanaestheticum zu anästhesieren. H.-J. Kuller. 7820.

Brodauf, H.; Freiburg/Br., Tierhyg. Inst. **Über die Wechselbeziehung von Milchleistung und Mastitisanfälligkeit.** Züchtungskunde **35** (1963) Nr. 1. S. 8–11. – 2 Tab., 11 Lit. Zus. in Russ., Engl., Franz.

Kühe mit höherer Milchleistung sind anfälliger gegenüber Mastitiden als solche mit niederer Leistung. Diesen konstitutionellen Zusammenhang konnte Vf. statistisch an einem größeren, laufend überwachten Kuhbestand nachweisen, in welchem eine Hälfte der Tiere zum Teil mehrfach Staphylokokkenmastitiden gezeigt hatte, die andere Hälfte dagegen nicht. Vf. hält es für möglich, durch Selektion Tiere mit erhöhter Mastitisresistenz zu züchten. Dies gehört mit zum Aufgabengebiet der Zuchthygiene.

W. Kötsche. 7855.

Stuart, P., Davidson, Ian; Slavin, G., Edgson, F. A. und Howell, Deborah; Weybridge, Centr. Veterin. Lab.; Reading, Veterin. Investigation Centre. Bovine mastitis caused by mycoplasma. **(Rindermastitis, verursacht durch Mycoplasmen.)** Veterin. Rec. **75** (1963) Nr. 3. S. 59–64. – 11 Lit.

Innerhalb von 4 Mon. erkrankten 26 von 28 Rindern einer Herde in England bei der ersten und 6 von 29 Rindern bei der zweiten Laktation an einer akuten Mastitis. Obwohl das Allgemeinbefinden der Tiere kaum beeinträchtigt war, trat ein mehrere Wochen währender, erheblicher Milchverlust ein. Die Krankheit charakterisierte sich außerdem durch die Festigkeit und Umfangsvermehrung der im übrigen schmerzfreien Euterviertel, das reichliche Sediment in der makroskopisch unveränderten Milch und die leichte Übertragbarkeit auf noch nicht infizierte Euterviertel. Das Eutergewebe war im Sinne einer Mastitis purulenta verändert, zeigte aber keine spezifischen Veränderungen. Ziegen, Mäuse und Meerschweinchen waren nicht infizierbar, mit Kükenembryonen gelang eine Rückübertragung auf das Rindereuter nur in einigen Fällen bei Dottersackbeimpfung von 6tägigen Embryonen. Die Bestimmung der Eigenschaften des Erregers, serologische Tests zur Differentialdiagnose und mikroskopische Untersuchung des Milchzentrifugates deuten auf einen Erreger aus der Mycoplasma-Gruppe hin. Unter Verwendung des Edward-Kulturmediums war es nach 3 Tagen möglich, typische Mycoplasmakolonien zu erzeugen. Der Erreger war von *M. bovi genitalium* nicht zu unterscheiden, obwohl dieser keine Mastitiden verursacht. Eine Therapie mit Tetracyclinen ist möglich, führt aber nicht zur endgültigen Beseitigung der Erreger. Die

Kühe gesunden jedoch völlig oder nahezu vollständig in der folgenden Laktationsperiode. C.-H. Becker. 7890.

Seelemann, M.; Kiel, Bundesforsch.-Anst, für Milchwirtsch., Inst. für Milchhyg. **Mastitis-Probleme.** Mh. Tierheilkunde **14** (1962) Nr. 8. S. 233–244.; Nr. 9. S. 287–302. – 1 Abb., 5 Tab., 20 Lit.
Aus einer großen, langjährigen Erfahrung heraus gibt Vf. einen gestrafften Überblick über die allgemeine Problematik der Mastitiden, insbesondere die Untersuchungsmethoden, die mikroskopische Prüfung des Sedimentes und die Diagnostik der sogenannten unspezifischen Sekretionsstörungen. Große Bedeutung wird der Standardisierung der Untersuchungsmethoden und Beurteilung der Befunde beigemessen. Abschließend werden die Bekämfungsmaßnahmen abgehandelt, wobei Vf. die prophylaktische, hygienische und kurative Überwachung aller Bestände, die Standardisierung der Untersuchungsmethoden, das Vorgehen bei der Sanierung und der Milchkontrolle, Fragen der Merzung, der Zusammenarbeit, Beihilfen usw. auf der Grundlage einer straffen gesetzlichen Organisation des Mastitisbekämpfungsverfahrens als dringend notwendig erachtet. W. Kötsche. 7905.

Kielwein, G.; Aulendorf/Württ., Staatl. Tierärztl. Untersuchungsamt. **Die Verwendung von Serumlabilitätsproben zur Diagnose entzündlicher Eutererkrankungen. Teil I und II.** Mh. Tierheilkunde **14** (1962) Nr. 10. S. 336–355.; Nr. 11. S. 361–383. – 5 Abb., 29 Tab., 37 Lit.
Zunächst wird ein Überblick über die verschiedenen Eiweiß- und Zellfraktionen der Milch unter physiologischen und pathologischen Verhältnissen gegeben. Es wird über Serumlabilitätsproben bei verschiedenen bakteriellen und abakteriellen Sekretionsstörungen und Mastitiden berichtet, durch die Änderungen im Immunglobulingehalt nachgewiesen werden. Gute Ergebnisse wurden mittels der Hitzekoagulationsprobe nach Weltmann in 3 $CaCl_2$-Konzentrationen erhalten. Sie zeigte Erhöhung des Immunglobulingehaltes bei Sekretionsstörungen mit großer Genauigkeit an und ist empfindlicher als Zellzahlbestimmung und Schalmtest, mit dem sie kombiniert wurde. Schalmtest und Hitzekoagulationsprobe sollten als Verdachtsproben in die routinemäßige Bearbeitung der Milchproben eingebaut werden, um Zellzahlbestimmung und Zelldifferenzierung stark einschränken zu können. W. Kötsche. 7935.

Carroll, E. J. und Schalm, O. W.; Davis, Univ. of California, Dep. of Clin. Pathol. Effect of deoxyribonuclease on the California test for mastitis. **(Desoxyribonuclease im California-Mastitis-Test.)** J. Dairy Sci. **45** (1962) Nr. 9. S. 1094–1097.
Vff. stellten fest, daß kernhaltige Körperzellen, wenn sie normaler Milch zugefügt werden, einen positiven Ausfall des California-Mastitis-Tests bewirken. Bei Behandlung einer Mastitismilch mit Desoxyribonuclease wird die für einen positiven California-Mastitis-Test typische Gelbildung verhindert. Desoxyribonuclease bringt den California-Mastitis-Test-Gel fast augenblicklich zur Auflösung; es genügt eine Menge von 1,65 μg Desoxyribonuclease/ml Mastitismilch (CMT = +++), um die typische Reaktion des Tests aufzuheben. Diese Beobachtungen lassen die Vermutung zu, daß pymerisierte Deoxyribonucleinsäure, die aus den Zellen des Entzündungs-Exsudats von Mastitismilch stammt, der verantwortliche Faktor für eine positive Reaktion des California-Mastitis-Tests ist. Chr. Dietz. 7935.

Parisis, El.; Thessaloniki, Aristoteles Univ., Tierärztl. Fak., Klin. für Tiergeburtshilfe und Rinderkrankh. **Über Erfahrungen mit dem Antiformin-Test.** Berliner Münchener tierärztl. Wschr. **76** (1963) Nr. 1. S. 1–3. – 7 Tab.
Es wird vom Vf. über die Erfahrungen mit dem Antiformin-Test vergleichend mit dem Whiteside-Test als Hilfsmetode für die Ermittlung der Mastitiden

des Rindes berichtet. Der Test ist leicht im Stall durchzuführen. Nach Mischen eines Tropfen Antiformin mit fünf Tropfen der zu untersuchenden Milch auf einem Objektträger erfolgt die Beurteilung wie beim Whiteside-Test durch die Konsistenzänderung bzw. Gelbildung der Mischung (Milch-Antiformin) innerhalb von 20 Sek. Zur Herstellung des verwendeten Antiformin werden in 100 ml Wasser 60 g Na_2CO_3 warm gelöst und filtriert, und ebenso werden in 300 ml Wasser 53 g Calcium chloratum s. p. 75% Merck gelöst und filtriert. Sodann werden die beiden Lösungen gemischt, geschüttelt, erwärmt und nochmals filtriert. Das Filtrat wird mit 15% NaOH-Lösung in gleicher Menge gemischt, geschüttelt, erwärmt und ebenfals filtriert. Der Antiformin-Test übertrifft den Whiteside-Test und steht in einer gewissen Korrelation mit dem pH, der Chlor-, Katalase-, Sediment- und Zellmenge der Milchproben. H.-J. Kuller. 7935.

Kunter, E.; Dresden, Veterinäruntersuchungs- und Tiergesundheitsamt. **Zur Prüfung der Antibiotica- und Sulfonamidempfindlichkeit von Mastitiserregern.** Mh. Veterinärmed. **18** (1963) Nr. 3. S. 88–92. — 2 Tab., 18 Lit.

Die weit verbreitete Anwendung von Antibiotica und Sulfonamiden birgt die Gefahr der Schaffung unempfindlicher Krankheitserreger in sich. Vf. prüfte daher 744 aus Rindermilchproben isolierte Mastitiserreger (597 Streptokokken-, 61 *C. pyogenes*-, 15 Staphylokokkenstämme und 71 Stämme coliformer Keime) auf ihre Empfindlichkeit gegenüber Penicillin, Streptomycin, Chloronitrin, Oxytetracyclin, Supronal, Sulfathiazol und Suprazid mittels des technisch einfachen Plattentestverfahrens nach Herrmann. Die Untersuchungen ergaben, daß die isolierten Mastitiserreger zum größten Teil normal oder vermindert empfindlich gegen die getesteten Stoffe waren, so daß für die Mehrzahl der Mastitiden keine Indikation zur Anwendung von Kombinationspräparaten oder Breitbandantibiotica bestand.

W. Kötsche. 7950.

Bílek, J. und Lis, M.; Uhříněves, ČSAV, Lab. Fyziol. a Genet. Živočichů. Vliv oxytocinu na ejekci mléka a možnost jeho použiti v terapii mastitid. **(Einfluß des Oxytocins auf die Milchejektion und seine mögliche Ausnützung in der Mastitistherapie.)** Veterin. Časopis **11** (1962) Nr. 6. S. 578–584. — 4 Tab., 23 Lit.

Bei der Therapie von experimentell hervorgerufenen und natürlich entstandenen Mastitiden bei Milchkühen gelangte man zu der Schlußfolgerung, daß sich die Behandlungsfrist bei der üblichen, mit der Oxytocinapplikation ergänzten Therapie um durchschnittlich 10 Tage verkürzt. Es wird empfohlen, nach vorherigem Melken eine Oxytocingabe von 20 IE i. v. zu applizieren. Nach der Applikation wird die Restmilch abgelassen. Daraufhin appliziert man Antibiotica oder andere Therapeutica in der üblichen Weise. B. Hamzová. 7950.

Tilgner, K.; Kiel. **Eutergesundheitsdienst in Norddeutschland.** Züchtungskunde **34** (1962) Nr. 9/10. S. 462–470. — Zus. in Russ., Engl., Franz.

Es wird über die mehr als 25jährigen guten Erfahrungen der Eutergesundheitskontrolle (EK) in Schleswig-Holstein berichtet. Auf freiwilliger Grundlage arbeiten hierbei Molkereien, welche die Kosten tragen und Gesundheitszentralen darstellen, prakt. Tierärzte, Eutergesundheitsdienst (EGD) und Tierbesitzer zusammen. Der Erfolg des EGD hängt von der Organisation und strikten Durchführung der EK, der Arbeitsweise des EGD und der turnusmäßigen vierteljährlichen präventiven bakteriologischen Untersuchung von Einzelmilchproben ab. Hinzu kommen Sanierungsmaßnahmen in großen Herden in Zusammenarbeit mit praktischen Tierärzten, Beratungen, Vorträge, Schulungen der Kontrollangestellten, Unterricht in Melkerschulen. In den letzten Jahren ist ein Wandel in der Mastitisflora, insbesondere eine

deutliche Zunahme der Staphylokokkenmastitiden (1951 = 0,12%, 1956 = 8,23% aller bakteriologisch bedingten Mastitiden) eingetreten.
W. Kötsche. 7970.

XVIII. JUNGTIERKRANKHEITEN

Dimitrov, C. (Dimitrow, Z.) Konstitucionalna dispepsija. **(Konstitutionelle Dyspepsie.)** Veterinarna sbirka, Sofija **59** (1962) Nr. 6. S. 19–20.
Bei unrichtiger Fütterung der trächtigen Tiere und der Kälber am zweiten Tage nach der Geburt mit Sammelmilch wurden Erkrankungen beobachtet. Die Kälber bekamen nur einen Tag Colostrum. Nach getroffenen prophylaktischen Maßnahmen sank die Sterblichkeit bei den Kälbern von 9,2% im Jahre 1960 auf 2,6% im Jahre 1961. Z. Tomow. 8095.

McErlean, B. A. Recently recognised clinical disease entities in pigs in Ireland. **(Neue Erkenntnisse über das Wesen der Ferkelkrankheiten in Irland.)** Irish veterin. J. **16** (1962) Nr. 12. S. 221–232. 8100.

Schamberger, J. und Schambergerová, N.; Domažlice. Příspěvek k ošetření chřipkových prasat určených pro výkrm. **(Beitrag zur Behandlung grippekranker, zur Mästung bestimmter Schweine.)** Veterinářství **12** (1962) Nr. 11. S. 328–329. – 1 Tab.
Die mit Influenzasymptomen behafteten Schweine wurden in 3 Gruppen eingeteilt. Die erste Gruppe erhielt Neoarsenphenamin i. v. und Pendepon i. m., die zweite Gruppe erhielt Succinat i. m. und Chlortetracyclin per os, die dritte Gruppe 40% Glukoselösung i. v. in einer Gabe von 20 ml/Tier, Adevetin 1,5 ml/10 kg Kgw. i. m. und 50 mg Chlortetracyclin/kg Futter an 28 Tagen; der Abendfütterung wurde ein Antitussicum zugesetzt. Alle drei Gruppen erhielten die normale Vitamingaben (D, A, B) und Mineralstoffe. Die Schweine der drei Gruppen wurden in verschiedenen landwirtschaftlichen Betrieben und unter verschiedenen Verhältnissen gehalten. Bei den Schweinen der ersten und zweiten Gruppe besserten sich der Gesundheitszustand und der Gewichtszuwachs infolge der Behandlung nicht wesentlich. Bei den Schweinen der dritten Gruppe war die günstige Wirkung der Therapie selbst unter den schlimmsten Bedingungen sehr betont; die klinischen Influenzaerscheinungen milderten sich oder waren geschwunden, und der Gewichtszuwachs wurde größer. Nach 28 Tagen wurde das Verabreichen von CTC und des Antitussicums eingestellt. Die nach 2 und 3 Mon. vorgenommene Gewichtskontrolle ergab, daß die Schweine auch weiterhin gut gediehen. B. Hamzová. 8115.

Fontaine, M., Labie, Ch. und Brion, A.; Alfort, École Nat. Vétérin., Serv. de Méd.; Serv. d'Histol. A propos de la maladie des tremblements du porcelet. **(Zur Zitterkrankheit des Ferkels.)** Bull. Acad. vétérin. France [N. S.] **35** (1962) Nr. 6. S. 247–249. 8145.

Beck, G. und Kast, A.; Nürnberg, Bayer. Staatl. Veterinäruntersuchungsamt. **Enzootische Streptokokken-Ependidymitis bei Ferkeln.** Berliner Münchener tierärztl. Wschr. **75** (1962) Nr. 22. S. 426–432. – 6 Abb., 4 Tab., 14 Lit. Zus. in Engl.
Bericht über mehrere Fälle enzootischer Ependidymitis bei Ferkeln, verursacht durch Streptokokken der Gruppe K und Enterokokken. Die Erreger gelangen aus der Lunge auf hämatogenem Wege in den Liquor. Beschreibung des klinischen Verlaufes und des pathologisch-anatomischen und histologischen Bildes. Chr. Lehnert. 8145.

XIX. FLEISCHBESCHAU, LEBENSMITTELÜBERWACHUNG

Niederehe, H.; Witten/Ruhr, Schlachthof. **Mängel beim Entbluten der Schweine im Hängen.** Schlacht- u. Viehhof-Ztg. **63** (1963) Nr. 2. S. 44–47. – 1 Abb.

Anhand der derzeitigen Schlachtanlagen und der verschiedenen Spezialmesser werden die Ursachen der Verschmutzung des Blutes überprüft. Für das deutsche und das neueste Brüsseler Stechhohlmesser werden Verbesserungsvorschläge gemacht. Da die Hygieneverordnungen der Länder der BRD über das Entbluten keine Bestimmung enthalten, ist es notwendig, in den Schlachthofordnungen den Gebrauch der Stechhohlmesser vorzuschreiben, wie es im Schlachthof Paderborn bereits 1958 erfolgte. W. Mathieu. 8275.

Chabasse, Y. und Genthon, H.; Angers, Direction des Abattoirs; Serv. d'Inspection Alimentaire. Observations sur la fréquence et les localisations de la cysticercose bovine aux abattoirs d'Angers. **(Beobachtungen in den Schlachthöfen von Angers über die Häufigkeit und den Sitz der Rinderfinnen.)** Recueil Méd. vétérin. **138** (1962) Nr. 12. S. 1083–1087.

Bereits 1943 wurde in Angers die Finnenschau eingeführt. Man fand 1,9% der erwachsenen Rinder mit Finnen befallen. Seit 1960 hat man in Angers die Finnenschau wieder aufgenommen nach Instruktionen, die dann 1962 für alle zu Exportschlachtungen zugelassenen Schlachthöfe verbindlich erklärt wurden. Es wurde bei geschlachteten erwachsenen Rindern, bei Kälbern und bei Schweinen nach Finnen gesucht. In jeden M. masseter und jeden M. pterygoideus werden je 2 parallele, tiefe Schnitte gelegt, die Außenfläche des Herzens wird besichtigt, Herzohren und Herzkammern werden eröffnet und die Hohlräume innen besichtigt. Zunge und Ösophagus bei den Rindern und die herausgenommenen Mm. psoas beim Schwein betrachtet. Wenn eine lebende oder verkalkte Finne gefunden worden ist, werden zusätzlich Zwerchfellspfeiler, Mm. psoas, die Innenseiten der Brust- und Bauchwände und durch Absetzen der Schultern die nun freigelegten Muskeln genau durchmustert. Bei 13 343 Schweinen fand sich keine Finne, von 20 379 erwachsenen Rindern waren 0,61% und von 23166 Kälbern 0,06% finnig. Oft wurden lebende und abgestorbene Finnen gleichzeitig in einem Tierkörper gefunden. Wenn das auch durch die Probe von Renard geklärt werden konnte, wird doch das Durchfrieren aller finnig befundenen Tierkörper gefordert. Bei Kälbern und jungen Rindern bis 4 Jahre werden oft Finnen in größerer Anzahl gefunden. Die Masseteren und das Herz sind weitaus am häufigsten befallen und alle finnigen Tiere hatten Finnen entweder in den Masseteren oder im Herz. Vff. meinen, daß bei ihnen diese zwei Stellen beim Rind zur allgemeinen Finnenschau genügen. Bei Kälbern werden die Finnen hauptsächlich im Herz gefunden, so daß dessen Untersuchung auf Finnen als ausreichend betrachtet wird. Es sei möglich, daß in anderen Ländern sich die Finnen auch an anderen Stellen bevorzugt lokalisieren und dann dort andere Vorschriften, wie z. B. Kenia, UdSSR, nötig werden. Die Nachforschung nach menschlichen Bandwurmträgern führte nur selten zum Ziel. Das Fehlen von Klärgruben und der Mangel an Hygiene werden verantwortlich gemacht.
K. Preißler. 8280.

Rozier, J. Coloration des reins de porcs par le bleu de méthylène. **(Färbung der Schweinenieren mit Methylenblau.)** Recueil Méd. vétérin. **138** (1962) Nr. 9. S. 791–793. – 2 Lit. Zus. in Engl., Ital.

Bei 2 jungen normannischen Schlachtschweinen, die gut genährt sind, färben sich die Ureteren und Nieren an der Luft blau, das umgebende Fett der Nieren und Ureteren leicht bläulich. Hinsichtlich der Entstehung werden 2 Hypothesen aufgestellt: entweder ist die Blaufärbung durch Verfütterung von mit Farbe denaturiertem Getreide verursacht worden oder durch Verabreichung von Methylenblau in wässeriger Lösung als Vorbeugungsmittel gegen Magendarmerkrankungen. Leider ließ sich diese Frage nicht klären. Auf Grund der grobchemischen Untersuchung handelt es sich um Methylenblau. Um Beanstandungen zu vermeiden, ist die Behandlung von Schweinen einige Tage vor der Schlachtung zu unterlassen. E. Tempel. 8282.

Vloten, J. M. van; 's-Gravenhage, Veeartsenijkundige Dienst. E. E. G. en vleeskeuring. **(EWG und Fleischbeschau.)** Tijdschr. Diergeneeskunde 87 (1962) Nr. 25. S. 1634–1641. – Zus. in Engl., Franz., Dtsch.

Vf. beschäftigt sich mit der Bedeutung der von den Mitgliedsstaaten der EWG erlassenen „Richtlinie über den Verkehr mit Fleisch" für die Volksgesundheit, den Schutz vor Tierseuchen sowie den Handel.
W. Kuhlmann. 8340.

Seidel, G. und Schulz, Chr.; Berlin, Veterinäruntersuchungs- und Tiergesundheitsamt. **Erfahrungen bei der bakteriologischen Untersuchung von Lebensmitteln, die mit dem Vorbericht „eventuelle bakterielle Lebensmittelvergiftung" eingesandt wurden.** Dtsch. Gesundheitswes. **18** (1963) Nr 9. S. 368–371. – 3 Tab.

Es werden diejenigen Punkte aufgezählt, die eine möglichst sichere Ermittlung der Ursachen ermöglichen, z. B. ausführlicher Begleitbericht, der laufend zu ergänzen ist, präzise Angaben über Art der Erkrankung, Essenteilnehmerzahl, Zahl der Erkrankten, Zeit zwischen Esseneinnahme und Ausbruch der Erkrankung, Einreichung der 24-Stunden-Probe und allen verdächtigen Materials in ausreichender Menge und in sachgemäßer Weise einschl. Pudding, Kompott usw. (Wichtig ist auch die Frage, was außer den eingereichten Lebensmitteln noch gegessen und getrunken wurde; der Ref.) Es werden die ermittelten Keimarten aufgeführt, dabei fällt auch bei diesen Untersuchungen wie in anderen VUTGA auf, daß nicht die echten Fleischvergifter, sondern *B. cereus*, gasbildende Anaërobier, aërobe Sporenbildner usw. überwiegen. Bei den Lebensmitteln, die die Erkrankungen verursachen, stehen Puddings und Saucen an der Spitze. Einige typische Fälle werden ausführlich beschrieben. Die Abhandlung soll zu einem allgemeinen Erfahrungsaustausch und zu Veröffentlichungen anderer Stellen anregen mit dem Ziele das Meldewesen und die Koordinierung zu verbessern. W. Mathieu. 8420.

Franssen, J. G.; Eindhoven, Gemeenteslachthuis, Lab. Over de betekenis van postduiven als besmettingsbron van levensmiddelen mit Salmonella-kiemen. **(Über die Bedeutung der Brieftauben als Ansteckungsquelle der Lebensmittel mit Salmonellen.)** Tijdschr. Diergeneeskunde 87 (1962) Nr. 24. S. 1576–1577. – Zus. in Engl., Franz., Dtsch.

Kotuntersuchungen in 85 Taubenschlägen mit insgesamt 1700 Brieftauben führten nicht zum Nachweis von Salmonellen. Demzufolge scheint den Brieftauben bei der Übertragung von Salmonellen auf Lebensmittel keine Bedeutung zuzukommen. W. Kuhlmann. 8420.

Tysset, C. und Espinasse, J. (unter techn. Mitarb. von Jullien, A. und Bourdois, P.); Alger, Inst. Pasteur. Inventaire des pseudomonaceae isolées de 75 échantillons de produits frais de charcuterie. Étude de leur rôle pathogène éventuel. **(Bestand von Pseudomonaceae, die aus 75 frischen Fleischprodukten isoliert worden sind. Betrachtung über ihre mögliche pathogene Bedeutung.)** Bull. Acad. vétérin. France [N. S.] **35** (1962) Nr. 6. S. 231–237. – 1 Tab., 13 Lit.

Während pathogene Enterobakterien und koagulasepositive Staphylokokken im Rahmen von Lebensmitteluntersuchungen schon immer eine besondere Beachtung fanden, hat man die Familie der Pseudomonaceae bislang vernachlässigt. Die einzelnen Verdünnungen von Hachees werden auf verschiedene Nährböden verimpft. 100 Bakterienstämme werden nach ihrer Isolierung nach der Methode von J. Magrou und A. R. Prévot, modifiziert nach J. Brissou und A. R. Prévot differenziert. Im Vergleich zu anderen Bakterienfamilien sind die Pseudomonaceae zu 79% vertreten. Sie sind ubiquitär. Sie weisen eine hohe enzymatische Aktivität auf. Ihre pathogene Wirkung für den Menschen darf nicht unterschätzt werden. In den letzten 15 Jahren sind in Säuglings- und Altersheimen sowie bei Operierten Epidemien festgestellt worden. E. Tempel. 8420.

Labie, Ch. und Barraud, Cl.; Alfort, École Nat. Vétérin., Lab. du Serv. d'Hyg. et de Contrôle des Denrées Alimentaires d'Origine Animale; Lab. du Centre Techn. de la Salaison de la Charcuterie et des Conserves de Viandes. Le jambon „pommade". **(Der Schinken von salbenartiger Beschaffenheit.)** Recueil Méd. vétérin. **138** (1962) Nr. 9. S. 777–785. – 4 Abb., 16 Lit. Zus. in Engl., Franz., Span.

Die französische Bezeichnung „jambon pommade" bezeichnet eine sehr selten (1:50000) vorkommende Veränderung gekochter Schinken und besteht in einer Verwandlung der Muskelbündel in eine homogene, blasse, weiche, fettige Masse. Im frischen, nicht gekochten Zustand ist bei derartigen Schinken kein Merkmal festzustellen, das Verdacht auf spätere Veränderung beim Kochen erwecken könnte. Erst beim Herauslösen der Knochen bei gekochtem Schinken erscheinen diese wie mit zerfallener Muskulatur überzogen. Beim Schneiden ist es nicht möglich, übliche dünne Scheiben anzufertigen. Nicht der ganze Schinken ist erweicht, sondern nur einzelne oder mehrere Muskelbündel haben eine Konsistenz von Leberpastete, der Geruch ist schal, aber niemals ganz unangenehm. Bisher war man der Meinung, daß die Erweichung die Folge eines Abszesses oder einer Phlegmone in der Tiefe sei. Vff. haben aber nie derartige Herde oder Eiter gefunden. Dagegen stellten sie in den erweichten Bereichen das gleichzeitige Vorkommen von degenerierten Muskelfasern und von Sarkosporidien fest. Die Degeneration beginnt mit einer Durchtränkung des Stützgewebes zwischen den Fasern, einer Schwellung des Sarkoplasmas und einer Auflösung der Myofibrillen, deren Querstreifung undeutlich wird. Die Durchtränkung nimmt zu, es tritt Myolyse ein. Die Querstreifung geht verloren, die Zellkerne lösen sich auf oder hypertrophieren. Zuletzt sind die Muskelfasern verschwunden und in eine Detritusmasse verwandelt. Diese veränderten Bezirke finden Vff. immer mit Sarkosporidiencysten in verschiedenen Entwicklungsstadien befallen. Normalerweise gehen die Sarkosporidiencysten nach Absterben in Verkalkung über. Im Falle des erweichten Schinkens werden die Cysten aber immer größer, öffnen sich schließlich und die sichelförmigen Sporozoiten verteilen sich zwischen die Muskelfasern. Die freien nicht abgekapselten Sporozoiten bewirken durch ihr Toxin Sarkocystin die Degeneration der Muskelfasern. Durch Pökellakebehandlung und Kochen werden die schon geschädigten Muskelfasern maceriert, der Schinken wird salbenförmig. Also kann am noch nicht gekochten Schinken leider nicht sozusagen vorbeugend der später erweichte Schinken vorausgesagt werden. K. Preißler. 8440.

Voigtländer, Berta; Berlin, Humboldt-Univ., Veterinärmed. Fak., Inst. für Lebensmittelhyg. **Die Geflügellisteriose im Schrifttum und ihre lebensmittelhygienische Bedeutung.** Diss. Berlin. **1963** 78 S. – 237 Lit.

Geflügellisteriose wurde erstmalig 1932 in einem Kükenbestand in Nordamerika beobachtet und bis 1962 bei 12 Vogelarten in allen Erdteilen, ausgenommen Afrika und Antarktis, beschrieben. Die klinischen Symptome sowie die pathologisch-anatomischen und -histologischen Veränderungen werden dargelegt. Das Vorkommen des gleichen Krankheitserregers bei Geflügel und Mensch, die Übertragung des Erregers vom Geflügel auf den Menschen, der Nachweis von Listerien in den Organen von geschlachtetem Geflügel und die Erkrankung des Menschen nach Umgang mit listeriosekranken Hühnern zwingen dazu, der Geflügellisteriose auch vom Standpunkt der tierärztlichen Lebensmittelhygiene Beachtung zu schenken. Unter Berücksichtigung der Ergebnisse aus dem Schrifttum werden Vorschläge unterbreitet, die die lebensmittelhygienischen Maßnahmen zur Verhütung der Listeriose des Menschen beinhalten. Vordringlich wird auf die Notwendigkeit des Erlasses eines Geflügelfleischbeschaugesetzes für die DDR hingewiesen, in das auch die Listeriose des Geflügels aufzunehmen ist. E. Wiesner. 8550.

Thiel, W. und Schaal, E.; Krefeld, Staatl. Veterinäruntersuchungsamt. **Untersuchungen über den Nachweis von oestrogenen Stoffen in Lebensmitteln tierischer Herkunft, insbesondere in Geflügelfleisch. 2. Mitt. Die Anwendung des Mäuse-Uterus-Testes unter praktischen Verhältnissen.** Fleischwirtschaft **14** (1962) Nr. 12. S. 1155–1158. – 3 Abb., 2 Tab. 1. Mitt. vgl. LZ. Abt. IV 7 (1962) Nr. 11. S. 2426.

75 Junghähne gleicher Rassen wurden auf verschiedene Arten kapaunisiert bzw. mit Hormonen gefüttert und alsdann 8 Wochen gemästet. 3 Versuchsgruppen mit unbehandelten Kontrollen wurden gebildet. Gruppe I erhielt eine Kapaunette zweimal im Abstand von 4 Wochen, Gruppe II je eine Kapaunette bekannter Dosierung unter die Kopfhaut, Gruppe III oral Cyren-B-Tabletten. Tiere mit starker Kammbildung wurden von weiterer Überprüfung ausgeschlossen. Es wurde nach der Schlachtung usw. ein Extrakt hergestellt, der aus der Leber, ca. 30 g Fett aus den großen Fettpolstern sowie aus Haut und Muskulatur bestand. Technik wird angegeben. Überprüfung des Hormongehaltes geschah an je 5 juvenilen Mäusen, es wurden je Hähnchen 15 Mäuse benötigt, also bei 47 behandelten Tieren und 15 Kontrollen ca. 1000 Mäuse. Der Nachweis einer im lebenden Zustande erfolgten Hormonbehandlung durch den Mäuse-Uterus-Test ist nur dann mit weitgehender Sicherheit möglich, wenn die Verabreichung über ein Depot erfolgte und das die Injektionsstelle umgebende Gewebe zur Untersuchung ebenfalls zur Verfügung steht. Alle anderen Verabreichungen bzw. Verbreitungen führen zwar zu einer Hormonanreicherung, die unterschwellige Menge kann aber nicht nachgewiesen werden. Hieraus ergibt sich, daß man entweder Kopf und Hals am Körper belassen muß oder, wenn „dressiert" werden soll, ein Attest gefordert werden muß, aus dem hervorgeht, daß eine Hormonbehandlung der Tiere oder eine Hormonfütterung nicht stattgefunden hat.

W. Mathieu. 8550.

Cachariev, C. und Dinčeva, E. (Zachariew, Z. und Dintschewa, E.) Proučvanija vŭrchu mikroflorata na presni i konservirani kokoši jajca. **(Untersuchungen über die Mikroflora frischer und konservierter Hühnereier.)** Naučni trudove. Visš veterinarnomedicinski institut „Prof. d-r G. Pavlov", Sofija **10** (1962) S. 365–375. – 3 Tab., 10 Lit. Zus. in Russ., Dtsch.

Es wurden Eidotter und Eiweiß von 1590 Eiern unterschiedlicher Kategorien auf Anwesenheit von Mikroorganismen untersucht. Positiv war das Ergebnis bei 7,69% der ganz frischen (bis 24 Stdunden nach der Ablage), 8,57% der frischen (bis 30 Tage nach der Ablage), 6,77% der Kühlhauseier (nach 6monatiger Lagerung). In allen Fällen war das Eidotter schwächer mit Mikroorganismen besiedelt als das Eiweiß. Es wurden Bakterien der Coli-Aerogenes und der Mesentericus-Subtilis-Gruppe, Proteus, Sarcinen, Staphylokokken, Milchsäurebakterien und Chromobakterien isoliert. Nur bei 0,5% der Eier wurde *Salm. pullorum gallinarum* isoliert. Dieser Feststellung wird besondere Beachtung geschenkt; es soll streng darauf geachtet werden, daß „Diäteier" nur aus pullorosefreien Hühnerfarmen stammen.

Z. Tomow. 8560.

Ferenčík, M. und Havelka, B.; Bratislava, Krajská Veterin. Vyšetrovací Stanica; Štátny Veterin. Ústav, Pobočka. Závislosť medzi obsahom histamínu, histidínu a organoleptickými vlastnosťami tuniačieho mäsa. **(Beziehungen zwischen dem Gehalt an Histamin und Histidin und den organoleptischen Eigenschaften des Fleisches von Thunfischen.)** Veterin. Časopis **11** (1962) Nr. 4. S. 384–391. – 4 Abb., 1 Tab., 7 Lit. Zus. in Russ., Engl., Dtsch.

In 90 Fleischproben verschiedener Qualität verfolgte man den Gehalt an Histamin und Histidin mit Hilfe der Papierelektrophorese. Drei Arten von

Thunfischfleisch (braunrosafarben, dunkel und dunkel hyperaemisch) wurden unter Aufbewahrung bei 15–18 °C und bei 3–5 °C untersucht. Frisches Fleisch guter Qualität enthält wenig Histidin (bis zu 200 mg%) und kein Histamin. Höhere Histidinwerte, jedoch gleichfalls ohne Anwesenheit von Histamin, weist ein nicht mehr ganz frisches Fleisch auf, das jedoch in den meisten Fällen noch verarbeitet werden kann. Jedweder Gehalt an Histamin deutet auf nicht mehr frisches Fleisch hin. Wenn der Histamingehalt die Grenze von 200 mg% überschreitet, so ist das Fleisch für den menschlichen Verbrauch nicht mehr geeignet. Fleisch mit 100–200 mg% Histamin soll mit Vorsicht bewertet werden. Wenn die Probe kein Histamin enthält, so bedeutet es jedoch noch nicht, daß sie frisch und einwandfrei ist. Die endgültige Bewertung des frischen Zustandes kann nur nach einer komplexen Beurteilung sämtlicher objektiven Kennziffern geschehen. B. Hamzová. 8575.

Franssen, J. G.; Eindhoven, Gemeenteslachthuis, Lab. Over het voorkomen van Salmonella-kiemen bij slagerijen. **(Über das Vorkommen von Salmonellen in den Schlächtereien.)** Tijdschr. Diergeneeskunde 88 (1963) Nr. 1. S. 26–29. – 3 Tab. Zus. in Engl., Franz., Dtsch.
In den Jahren 1960–1962 wurden insgesamt 2533 Schlächtereien einer bakteriologischen Betriebskontrolle unterzogen, wobei in 164 Betrieben Salmonellen festgestellt worden sind. So lange es nicht möglich ist, in jedem Fall salmonellenfreies Fleisch den Schlächtereien und damit auch dem Endverbraucher zur Verfügung zu stellen, sollten alle erdenklichen Maßnahmen ergriffen werden, die eine Vermehrung jener Keime verhindern. Dazu ist eine geschlossene Kühlkette und die tägliche Reinigung sowie Desinfektion der Räume, Maschinen und sonstigen Gerätschaften in den Schlächtereien neben einer sinnvollen Aufklärung der Bevölkerung notwendig.
W. Kuhlmann. 8610.

XX. MILCHKUNDE

Kunter, E.; Dresden, Veterinäruntersuchungs- und Tiergesundheitsamt. **Der praktizierende Tierarzt bei der hygienischen Überwachung der maschinellen Milchgewinnung.** Mh. Veterinärmed. 18 (1963) Nr. 2. S. 55–58.
Die Kontrolle der notwendigen Verbesserung der Milchgewinnung wird künftig eine Aufgabe der praktizierenden Tierärzte sein. Sie wird die Bekämpfung der Euterkrankheiten sinnvoll ergänzen. Auf Grund von bisherigen Überprüfungen an 60 Fischgrätenmelkständen durch die Abt. Milchhygiene und Serologie des VU-TGA Dresden werden die wichtigsten Gesichtspunkte für eine solche Kontrolltätigkeit aufgezeigt. Sie umfassen die Hygiene des Melkpersonals und die zweckmäßige Vorbereitung der Milchkühe ebenso wie die Behandlung der Milch nach dem Melken. Als besonderer Schwerpunkt wird die exakte und regelmäßige Reinigung und Desinfektion der Melkanlage herausgestellt. R. Held. 8715.

Kunter, E. und Ulbrich, F.; Dresden, Veterinäruntersuchungs- und Tiergesundheitsamt. **Milchhygienische Untersuchungen in Fischgrätenmelkständen.** Arch. exp. Veterinärmed. 16 (1962) Nr. 6. S. 1125–1186. – 4 Abb., 22 Tab., 135 Lit.
36 Betriebe mit Fischgrätenmelkständen wurden milchygienisch und beratend überwacht. Die Auswertung aller Untersuchungen erfolgte in Anlehnung an ein Beurteilungsschema des amerikanischen Schrifttums. Die milchhygienischen Untersuchungen erstreckten sich auf Gesundheitszustand der Kühe und des Stallpersonals, auf Stallhygiene und Melkhaus mit seinen Einrichtungen, Desinfektion, Bewertung des Gebrauchswassers und Milchqualität. Die stall-, melk- und milchhygienischen Verhältnisse entsprechen in den meisten Betrieben nicht den hygienischen Erfordernissen der Milcherzeugung und -gewinnung. Es wird auf die Notwendigkeit hingewiesen,

einen leistungsfähigen Milchhygienedienst, Milcherzeugerberatungs- und Eutergesundheitsdienst aufzubauen. Einzelheiten sind im umfangreichen Original nachzlesen. W. Kötsche. 8715.

Tudoriu, C. D., Ionică, C., Cambir, S. und Predoiu, J. Utilizarea reacţiel inelare cu lapte în cadrul diagnosticului complex (serologic şi alergic) al brucelozei la taurine. **(Die Nützlichkeit der Milch-Ringprobe im Rahmen des Diagnose-Komplexes [serologische und allergische Diagnose] der Brucellose bei Rindern.)** Probleme Epizootol. [Bucureşti] **11** (1962) S. 21. – 2 Abb., 1 Tab., 16 Lit. Zus. in Russ., Franz.
In verseuchten Rinderbeständen wird die größte Anzahl von Reagenten mittels der allergischen (49%) und der Milch-Ringprobe (54%) entdeckt; es folgen in abfallender Ordnung die Serumagglutination mit 31% und die KBR (Komplementbindungsreaktion) mit 30%. Den größten Prozentsatz von positiven und zweifelhaften Ergebnissen bei der Milch-Ringprobe erhält man bei Kühen mit akuter, subakuter und chronischer Brucellose. Bei Kühen, die Keimträger sind oder bakteriologisch geheilt sind, bleiben die Milch-Ringprobe und der allergische Test in 36,96% der Fälle positiv oder zweifelhaft. Von 24 Kühen mit negativem Ergebnis bei der Langsam-Serumagglutination, der KBR und der Allergie, aber mit positiver oder zweifelhafter Reaktion bei der Milch-Ringprobe, konnten mittels Überimpfung der Milch auf Meerschweinchen, zwei Stämme (= 8,3%) von *Br. abortus* isoliert werden. Die Ausscheidung von Brucellen durch die Milch Brucellose-kranker Kühe konnte nicht festgestellt werden. Die positiven oder zweifelhaften Ergebnisse bei der Milch-Ringprobe können durch Wiederholung der Untersuchung derselben Probe, ferner durch Mischung der zu untersuchenden Probe mit negativer Milch und mittels Durchführung der Untersuchung aller Milchproben, die aus den 4 Euterviertelп stammen, überprüft werden. Milchproben mit abnorm qualitativem und quantitativem Fettgehalt (Colostral- oder Residualmilch) können mittels der Milchringprobe nach vorhergehender Verdünnung mit negativer Milch, untersucht werden.
S. Bayer. 8815.

Krčméry, V., Görner, F. und Dömök, V.; Bratislava, Pobočka, Štátny Veterin. Ústav; Katedra Techn. Mikrobiol. a Biochem. SVŠT a Mestská Hyg.-Epidemiol. Stanice. Elektrometrické stanovenie porušenosti mlieka úpravou jeho kyslosti alkáliemi. **(Elektrometrische Feststellung der Verfälschung von Milch, deren Säuregrad durch Alkalien beeinflußt wurde.)** Veterin. Časopis **11** (1962) Nr. 6. S. 606–617. – 8 Tab., 8 Lit. Zus. in Engl.
Der Alkalitätsgrad (A°) von 186 Proben gemischter Milch und von einer größeren Anzahl garantiert nicht alkalisierter Milchproben wurde nach der Woiddisch-Schmidt'schen Methode der potentiometrischen Milchtitration bestimmt. Diese Methode kann mit Erfolg zum Bestimmen der Milchverfälschung mittels Alkalien oder durch Verwässerung in der Praxis verwendet werden, jedoch nicht in Fällen, wo beide Fälschungsarten gleichzeitig zutreffen. Sie ist auch insofern vorteilhaft, als man mit ihrer Hilfe auch die Sauermilchfälschung feststellen kann. Die Vff. bedienten sich bei ihrer Arbeit eines Potentiometers eigener Konstruktion (ohne Elektronenröhren) und einer Antimonelektrode. B. Hamzová. 8820.

Hauke, H.; Leipzig, Karl-Marx-Univ., Inst. für Lebensmittelhyg. **Bestimmung des Chlor- und Zellgehaltes maschinengemolkener Milch als Beitrag zur Eutergesundheit der Rinder bei der maschinellen Milchgewinnung.** Mh. Veterinärmed. **18** (1963) Nr. 3. S. 84–88. – 2 Tab., 24 Lit.
Innerhalb von 10 Wochen wurden in einem klinisch und bakteriologisch eutergesunden Rinderbestand von 43 mit der Maschine gemolkenen Tieren 263 Milchproben auf Chlor- und Zellgehalt untersucht. Bei 33 Tieren = 76,7% (Gruppe I) konnten in den Milchproben gleichbleibende, physikalisch-che-

mische Werte festgestellt werden. Die in der Literatur angegebenen Chlorgrenzwerte (0,063-0,0104 g-%) für normale Milch wurden nicht überschritten. Beim Einzeltier traten innerhalb der physiologischen Grenzen größere Schwankungen auf. Der Zellgehalt in der Gruppe I bewegte sich ebenfalls noch in normalen Grenzen (Zellgrenzzahl 450000-500000/ml Milch). Der durchschnittliche Zellgehalt liegt bei der maschinengemolkenen Milch höher als bei der handgemolkenen. Die Milchproben von 10 Tieren = 23,3% (Gruppe II) wiesen eine gleichbleibende Erhöhung des Chlorgehaltes über die physiologischen Normalwerte hinaus auf. In der Gruppe II mit abakteriellen Sekretionsstörungen traten vermehrt polymorphkernige Leukocyten auf, maximal 7,17%. Ein Anstieg des Zellgehaltes oder Chlorwertes der Milch während der Untersuchungsdauer war nicht zu beobachten. Die maschinelle Milchgewinnung übte keinen signifikanten Einfluß auf die Zellzahlen und den Chlorgehalt aus. Sachgemäßes Maschinenmelken verursacht keine gesundheitsschädliche Reizung des Eutergewebes. E. Kunter. 8820.

Popov, V. und Colov, V., (Popow, W. und Zolow, W.) Izmenenija v ksantindechidraznata aktivnost na mljakoto. **(Veränderungen in der Xanthindehydrase-Aktivität der Milch.)** Naučni trudove. Visš veterinarnomedicinski institut „Prof. d-r G. Pavlov“, Sofija **10** (1962) S. 41–48. – 3 Tab., 7 Lit. Zus. in Russ., Dtsch.

Mit wenigen Ausnahmen aktiviert sich die Xanthindehydrase der Milch bei Abkühlung von −56 bis +36 °C, doch ist die Saponinaktivierung von +13 bis +47 °C immer positiv und stärker als diese bei der Abkühlung. Es wird vorgeschlagen, die Bestimmung der Xanthindehydrase nach ihrer vorhergehenden Aktivierung mit Saponin durchzuführen. Z. Tomow. 8820.

XXI. TIERZUCHT, FÜTTERUNGSLEHRE

Karlov, V. N. (Karlow, W. N.) O vzaimosvjazi teloslozenija životnych s tipologičeskimi osobennostjami nervnoj sistemy. **(Über den Zusammenhang zwischen dem Körperbau der landwirtschaftlichen Nutztiere und den typologischen Besonderheiten des Nervensystems.)** Životnovodstvo, Moskva **24** (1962) Nr. 7. S. 66–70. – 4 Tab.

Bei Bullen mit unterschiedlichen Typen des Nervensystems ist eine unterschiedliche Erhöhung der Pulsfrequenz bei maximaler Erregung, ein unterschiedlich schneller Übergang von der Maximal- zur Minimalfrequenz usw. vorhanden, so daß die typologischen Besonderheiten des Nervensystems schnell und objektiv nach der Herztätigkeit bestimmt werden können. Außerdem zeigte sich, daß dem hemmungslosen Typ des Nervensystems die zarte, aber robuste Konstitution entspricht, dem lebhaften Typ die kräftige Konstitution, dem ruhigen Typ die derbe, feine oder die derbe, robuste Konstitution und dem schwachen Typ des Nervensystems die zarte, feine Konstitution. F. Schenk. 8920.

Barkema, R. M.; Utrecht, Rijksuniv., Diergeneeskundige Fac., Inst. voor Zoötechn. Driekleurigheid bij het Nederlandse rund en de verklaring ervan. **(Dreifarbigkeit beim holländischen Rind und ihre Erklärung.)** Tijdschr. Diergeneeskunde 88 (1963) Nr. 4. S. 195–204. – 6 Abb., 27 Lit.

Es wird einleitend auf die Chemie der Pigmentbildung eingegangen, die wie folgt vermutet wird: Tyrosin $\xrightarrow{\text{Tyrosinase}}$ 3,4-Dioxyphenylalanin $\xrightarrow{\text{"Dopa"-Oxydasen}}$ Melanin. – In Holland hat man vereinzelt dreifarbige Kälber beobachtet, und zwar unter den Rotbunten einige Tiere mit schwarzen Flecken innerhalb der weißen oder roten Farbe und unter den Schwarzbunten und den Rindern der Groninger Rasse (Lokalrasse, schwarz mit weißer Bauchlinie und weißem Kopf, d. Ref.) solche mit roter Farbe innerhalb der schwarzen bzw. weißen Farbe. Entstehung und Erbgang sind bisher völlig unklar. Die Frage der angeblichen Unfruchtbarkeit dreifarbiger Tiere wird am bekannten Beispiel

der Dreifarbigkeit der Katze diskutiert. Die Arbeit soll den Züchter anregen, mit evtl. anfallenden Probanden zur Klärung dieser Fragen weiter zu züchten.
E. Wiesner. 8920.

Hanset, R. La „maladie des génisses blanches": son aspect génétique. II. L'hypothèse d'un gène récessif autosome complètement pénétrant lié au gène semi-dominant du blanc, N. **(Die „Weiße-Färsen-Krankheit" in genetischer Sicht. 2. Mitt. Die Hypothese eines rezessiven autosomen, vollkommen penetranten Genes, gekoppelt an ein semi-dominantes Gen für weiß, N.)** Ann. Méd. vétérin. [Bruxelles] **104** (1960) Nr. 1. S. 3–33. – 12 Tab., 6 Lit. 1. Mitt. vgl. LZ. Abt. IV **5** (1960) Nr. 3. S. 532.
In einer umfangreichen Studie versucht Vf. die genetische Bedingtheit und den Vererbungsmodus der „Weißen-Färsen-Krankheit" (White Heifer Disease) zu klären. Vf. geht bei seinen Untersuchungen von der am häufigsten aufgestellten Vererbungshypothese aus, daß die Krankheit durch ein rezessives Autosom, das völlig penetrant und mit dem semi-dominanten Gen für weiß (N) gekoppelt ist, bedingt sei. Die wichtigsten statistischen, für diese Krankheit charakteristischen Daten werden am Material der eingetragenen Färsen der blauen belgischen Rasse ermittelt. Sie sind mit der genannten Hypothese z. T. nicht ohne weiteres vereinbar. Die Aufrechterhaltbarkeit dieser Hypothese wird diskutiert. In einer weiteren Arbeit wird Vf. versuchen, die Vererbungshypothese aufzustellen, die mit den gefundenen Ergebnissen am besten übereinstimmt.
G. Krische. 8930.

Hanset, R. La „maladie des génisses blanches": son aspect génétique. III. Hypothèses en présence – Discussion générale. **(Die „Weiße-Färsen-Krankheit", in genetischer Sicht. 3. Mitt. Die augenblickliche Hypothese. Allgemeine Diskussion.)** Ann. Méd. vétérin. [Bruxelles] **104** (1960) Nr. 2. S. 49-93. – 12 Tab., 30 Lit. 2. Mitt. vgl. vorst. Ref.
In einer vorangegangenen Veröffentlichung wurde der Erbgang dieser Erkrankung einem rezessiven Faktor zugeschrieben, der mit einem anderen Faktor N für Weiß in unvollständiger Dominanz gekoppelt ist. Bei Würdigung der physiologischen Funktion der Gene im Erbgeschehen bedarf diese Hypothese jedoch der Überprüfung. Zunächst werden an einer Vielzahl von Paarungsbeispielen die Häufigkeit der Erkrankungen in verschiedenen regionalen Gebieten untersucht und die Hypothese der physiologischen Wirksamkeit eines Teilalleles N^w des Genes N und ein gegebenenfalls polyfaktorieller Erbgang einer Betrachtung unterzogen. Anhand einer Reihe von Tatsachen wird das Vorhandensein von Hilfsgenen in Betracht gezogen, die an der Ausprägung der Weißen-Färsen-Krankheit beteiligt sein können. Der Faktor N ist von unvollständiger Penetranz, zumal jede nicht anomale Färse genetisch als NN anzusehen ist. Blaufarbige anomale Färsen, genetisch N-Tiere, haben diesen Faktor in geringerer Dosierung. – Allgemein folgen diese Gene anscheinend einem rezessiven Erbgang, eine „Interaktion" zwischen Genen verschiedener Loci ist nicht ausgeschlossen, und in der Population nehmen sie wahrscheinlich zahlenmäßig zu. Unter den Besamungsbullen ist im Rahmen eines weitgefaßten Nachkommenschaftsprüfungsprogrammes durch scharfe Selektion die Häufigkeit des Merkmales bei den Nachkommen zu eliminieren.
H. Busse. 8930.

Hodgman, S. F. J.; Kennett, Newmarket, Animal Health Trust, Canine Centre. Abnormalities of possible hereditary origin in dogs. **(Möglicherweise erblich bedingte Mißbildungen beim Hund.)** Veterin. Rec. **74** (1962) Nr. 46. S. 1239–1242. – 6 Lit.
Die Häufigkeit und Verbreitung von Mißbildungen bei Hunden hängt von den Züchtern und Züchterorganisationen ab. Vf. fordert, die völlige Gesundheit über alle noch so markanten Rassenmerkmale zu stellen. Störungen des ZNS und progressive Atrophie der Retina sollen bei Klein- und Zwergpudeln sowie

Cocker-Spaniels zugenommen haben. Auch Kniescheibenluxation, Hüftgelenkdysplasie, Kryptorchismus, Trichiasis und Oesophagusdilatation wurden besonders bei kleinen Rassen beobachtet, aber auch bei Boxern, während übermäßiger Haarwuchs im Meatus acusticus ext. und Linsenluxation vorwiegend bei Terriern auftraten. Dermatitis mit Faltenbildung trat bei Bluthunden, Bulldoggen und Bernhardinern auf, intervertebrale Bandscheibenluxation bei Pekinesen und Cockerspaniels, Taubheit bei Bullterriern und Dalmatinern, Inertia uteri bei Schottenterriern, Darmdistensionen und -torsionen bei Bluthunden und Irischen Settern. B. Busch. 8930.

Raušenbach, Ju. O., Kiselev, Ju. A. und Monastyrskij, O. A. (Rauschenbach, Ju. O., Kisseljow, Ju. A. und Monastyrski, O. A.); Nowosibirsk, Inst. für Cytol. und Genetik der Sibir. Abt. der Akad. der Wiss. der UdSSR. Sostojanie i zadači ėkologii sel'skochozjajstvennych životnych. **(Lage und Aufgaben der Ökologie der landwirtschaftlichen Nutztiere.)** Zoologičeskij žurnal, Moskva **41** (1962) Nr. 10. S. 1449–1458. – 40 Lit. Zus. in Engl.
Die Ökologie der landwirtschaftlichen Nutztiere, eines der jüngsten Gebiete der Tierökologie, hat sowohl ein großes theoretisches als auch ein praktisches Interesse, da ein wesentlicher Teil der Nutzleistung der landwirtschaftlichen Haustiere durch die Umweltverhältnisse bestimmt wird. Während Ergebnisse aus ökologisch-physiologischen Untersuchungen schon in größerer Zahl vorliegen, sind auf ökologisch-genetischem Gebiet erst die ersten Beobachtungen durchgeführt worden. Eine weitere günstige Entwicklung dieser Wissenschaft erfordert eine klare Aufgabenstellung. Gegenstand der Ökologie sind die Beziehungen irgendeiner Population mit ihren genetischen und altersmäßigen Besonderheiten zu ihrer Umwelt. Die Besonderheiten der Haustierökologie bestehen in ihrer eigentümlichen, durch Zuchtwahl bestimmten Population, ihrer unter Umständen willkürlichen Umwelt und in dem großen Einfluß, den der Mensch entfalten kann. Die Höhe der Nutzleistung, die Nährstoffverwertung und die sich dabei zeigende interindividuelle Variabilität sind die Merkmale, die das Verhältnis der Tiere zu ihrer Umwelt bestimmen. Die Hauptaufgaben, die daraus hervorgehen, sind ökologisch richtige Verteilung der Tiere unter Berücksichtigung sämtlicher möglichen Haltungs-, Fütterungs- und Nutzungsmethoden und die Untersuchung der ökologisch-genetischen Struktur der Populationen und des Akklimatisationsvermögens.
S. Willer. 8940.

Aristova, V. P. und Vlasova, S. E. (Aristowa, W. P. und Wlassowa, S. Je.); Moskau, Landwirtsch. Timirjasew-Akad. Sostav žira moloka korov černopestroj, džerzejskoj porod i ich pomesej. **(Der Milchfettgehalt bei Kühen der Schwarzbunten und der Jerseyrasse und deren Nachkommen.)** Vestnik sel'skochozjajstvennoj nauki, Moskva 7 (1962) Nr. 9. S. 69–75. – 7 Tab., 19 Lit. Zus. in Engl., Franz., Dtsch.
Untersucht wurden in der 1. Laktation sowie im gleichen Laktationsstadium stehende Kühe der Schwarzbunten Rasse, der Jerseyrasse und der F_1-Generation. Bei Stallfütterung brachten die Tiere in der gleichen Reihenfolge tägl. 12,3 kg, 9,6 kg und 11,4 kg Milch mit 3,61%, 5,50% und 4,47% Fett. Während der Weideperiode waren es 12,1 kg, 8,6 kg und 10,8 kg Milch mit 3,72%, 5,90% und 4,48% Fett. Das Milchfett der Jerseys enthielt gesättigte Fettsäuren in größerer Menge, d. h. es war ein anderes Fettsäurenverhältnis als bei den Schwarzbunten Kühen vorhanden. Es wurden mehr harte Triglycerid-Fraktionen ausgeschieden. In der Milch von Kühen der Schwarzbunten Rasse waren es umgekehrt mehr ungesättigte Fettsäuren und weniger feste Triglycerid-Fraktionen. Die Milch der F_1-Tiere verhielt sich annähernd intermediär mit einer leichten Neigung zur Jerseymilch. In der Menge der Fettsäuren in der Tagesmilch übertrafen die Jerseykühe die Schwarzbunten um 85% gesättigte und um 45% ungesättigte Fettsäuren. S. Willer. 8960.

Arbobov, A. (Arbobow, A.); Dubrowizy, Gebiet Moskau, Unions-Inst. für Tierzuchtforsch. Kačestvo potomstva pri raznom urovne kormlenija stel'nych korov. **(Die Qualität der Nachkommen bei unterschiedlicher Fütterung der trächtigen Kühe.)** Životnovodstvo, Moskva **24** (1962) Nr. 8. S. 38–42. – 3 Tab.

Es bestehen 58 Staatliche Zuchtstationen und 333 Stationen für KB, die die Zuchtbetriebe anleiten. Zur weiteren Vervollkommnung der in der Ukraine gezüchteten Tiere werden in den einzelnen Betrieben und Gebieten Selektions- und Zuchtpläne aufgestellt. – Die Erhöhung des Milchfettgehaltes erfolgt in den Zuchtbetrieben und Zuchtabteilungen der Mastfarmen durch Schaffung milchfettreicher Blutlinien und Familien (zielgerichtete Auslese und Zuchtwahl, verbesserte Fütterung, Selektion innerhalb der Rasse, Bluteinmischung, Nachkommenprüfung, Einkreuzung von Jersey-Bastardbullen). Viel Aufmerksamkeit wird auch der Rassenkreuzung, der KB und der alljährlichen Bonitierung aller Zuchttiere gewidmet. F. Schenk. 9005.

Brüchner, Christel; Berlin, Humboldt-Univ., Veterinärmed. Fak., Inst. für Tierzucht und Tierernähr. **Aufbau und Leistungen des Rinderbestandes auf dem VE Lehr- und Versuchsgut Groß-Kreutz.** Diss. Berlin **1963** 152 S. – 34 Abb., 15 Tab., 59 Lit. 9010.

Savič, I. A. und Akopjan, N. S. (Sawitsch, I. A. und Akopjan, N. S.) Nekotorye osobennosti obmena veščestv u pomesnych i čistoporodných svinej. **(Einige Stoffwechselbesonderheiten bei reinrassigen und bei Kreuzungs-Schweinen.)** Izvestija Timirjazevskoj sel'skochozjajstvennoj akademii, Moskva **1962** Nr. 2. S. 87–93. – 6 Tab., 13 Lit. Zus. in Engl.

Die bessere Körpergewichtsentwicklung und Nährstoffverwertung der Kreuzungstiere der Muromsker und der Großen Weißen Rasse gegenüber gleichaltrigen Vergleichstieren ist auf eine Reihe von Stoffwechselbesonderheiten zurückzuführen. Die Kreuzungsnachkommen sind durch ein höheres Verdauungsvermögen für Rohnährstoffe, eine höhere Stickstoffassimilation und einen hohen Gehalt an Gesamteiweiß sowie eine vergrößerte Globulinfraktion im Blutserum gekennzeichnet. Im Verlauf des Lebens treten bei allen Versuchstieren Änderungen im Bluteiweißgehalt auf. Ein hoher Globulingehalt ist zur Zeit eines intensiven Fleischansatzes (bis zum 6. Mon.) zu ermitteln, während sich zur Zeit des verstärkten Fettansatzes (ab 6. Mon.) die Albuminfraktion vergrößert. Die vergrößerte Globulinfraktion bei den Kreuzungstieren wird im Sinne einer verbesserten Fleischwüchsigkeit gedeutet. S. Willer. 9030.

Weidmann, Hildmar; München, Univ., Inst. für Tierzucht, Vererbungs- und Konstitutionsforsch. **Untersuchungen über die Möglichkeit, die Lammzeit in einer Herde des süddeutschen Merino-Landschafes vorzuverlegen.** Diss. München **1962** 48 S. – 3 Abb., 6 Tab., 72 Lit. 9070.

Bankov, N. (Bankow, N.) Dejstvieto na akaricidnite sredstva vŭrchu količestvoto i kačestvoto na vŭlnata. **(Die Auswirkung der Milbenbekämpfungsmittel auf Menge und Güte der Wolle.)** Veterinarna sbirka, Sofija **59** (1962) Nr. 6. S. 12–14. – 2 Tab.

Drei Gruppen zu 12 Schafen wurden 4mal gebadet: nur im Wasser, mit Akarizid oder mit Kreolin. Bei der mit Akarizid gebadeten Schafgruppe wurde ein höherer Wollertrag festgestellt. Vf. ist der Ansicht, daß die Ursache in der chemischen Zusammensetzung des Akarizids zu suchen ist. In der Qualität der Wolle der drei Gruppen wurden keine Unterschiede festgestellt. Z. Tomow. 9075.

Brüggemann, J. und Tiews, J.; München. **Ein neuer Abschnitt in der Ernährungslehre?** Tierzüchter **14** (1962) Nr. 12. S. 448–449.

Das Wissen der Tierernährung wurde im letzten Jahrzehnt durch die Auffindung „leistungspermittierender" Futterzusätze vertieft. Hierdurch werden unterschiedlich geartete Hindernisse beseitigt, die der optimalen Ausnutzung der Nahrung im Tierkörper entgegenstehen. Dadurch wirken diese Stoffe leistungssteigernd und entfalten Sonderwirkungen im Tier. Es handelt sich dabei um chemische Stoffe, die oft nicht mehr als Nährstoffe bezeichnet werden können. So tritt die Ernährungslehre aus dem Stadium der Mangelkrankheiten heraus und fragt nach der anteilmäßigen Verwendung einer bestimmten Menge Nährstoffe für bestimmte organische Funktionen. Vom Tier aus gesehen ist nicht die „tierische Produktion" am wichtigsten, sondern die Aufrechterhaltung seiner Körpertemperatur, die Wahrung des Grundumsatzes, die Abwehr äußerer Reize, wie ungünstiger Klimafaktoren und die Auseinandersetzung mit Mikroorganismen und Parasiten. Durch Verabreichung leistungspermittierender Stoffe soll der maximale Teil der verabreichten Futtermenge der Produktion von Lebensmitteln tierischer Herkunft dienstbar gemacht werden. Dazu gehören die Thyreostatica (Senkung des Grundumsatzes), die Transquillizer (Ruhigstellung) und die Beeinflussung der Darmflora. Das Nutztier soll von produktionsstörenden Reizen abgeschirmt werden. Weder das Tier noch der die von ihm stammenden Nahrungsmittel konsumierende Mensch dürfen jedoch geschädigt werden. H. Busse. 9142.

Mäckel, H. G.; Hamburg, Staatsinst. für Angew. Bot. **Über aktuelle Probleme der Futtermittelmikroskopie.** Landwirtsch. Forsch. **16** (1963) Nr. 1. S. 42–50. — Zus. in Engl., Franz.
Bei der Futtermitteluntersuchung müssen sich die chemische und die mikroskopische Untersuchung gegenseitig ergänzen, wobei bei der letztgenannten Methode u. U. auch solche spezielleren Verfahren wie die Untersuchung im polarisierten Licht, die Fluoreszenzmikroskopie oder das Phasenkontrastverfahren in Betracht kommen können. Die Stärke mikroskopischer Untersuchungen liegt in der qualitativen Ermittlung der Natur bzw. der Zusammensetzung des Futtermittels, ihre schwache Seite sind dagegen quantitative Feststellungen. Andererseits betreffen die quantitativen Ermittlungen des Chemikers nur chemisch definierte Stoffe. In der „quantitativen Mikroskopie" liegt daher eines der dringendsten Probleme der Futtermittelmikroskopie. Vf. gibt an Hand einer Reihe von Beispielen (Milchviehfutter, Preßfutter, Fischmehle usw.) einige allgemeine Hinweise, um danach am Beispiel der Senfsaatrückstände und der Kokos- und Palmkernrückstände die Problematik spezieller aufzuzeigen. E. Wiesner. 9142.

Fleischer; Bonn, Tiergesundheitsamt. **Tierarzt-Wünsche an die Mischfutterhersteller.** Kraftfutter **45** (1962) Nr. 10. S. 456–459.
Vf. sieht das derzeitig verwandte „Fertigfutter für Ferkel und Sauen" als einen unzweckmäßigen Kompromiß an und empfiehlt entsprechend den unterschiedlichen Bedürfnissen die Herstellung eines Fertigsauenfutters und eines Fertigferkelfutters. Ersteres könnte unbedenklich einen 2–3% höheren Rohfaseranteil haben. Die bisher vorgeschriebene 1%ige Mineralstoffmischung (IIa) mit 59,5% kohlensaurem Kalk und 30% phosphorsaurem Kalk sollte geändert werden in 60% Dicalciumphosphat, 33% Calciumcarbonat, 5% Viehsalz, 2% Spurenelemente mit hohem Eisen- und Kupfergehalt und dann zu 1,5–2% beiden Fertigfuttern zugesetzt werden. Der Mindestgehalt an Roheiweiß für Sauen sollte 18%, für Ferkel 20% betragen. Außerdem werden je kg Futter 12000 IE Vit. A und 3000 IE Vit. D_3 für Sauen und 20000 IE Vit. A und 4000 IE Vit. D_3 für Ferkel als zweckmäßig angesehen. Außerdem wird statt der Anfangs-, Mittel- und Endmastfutter die Herstellung von nur zwei Futtersorten angeregt. E. Krause. 9145.

Danilenko, I. A., Baru, A. Z., Mirošničenko, N. A. und Kacukova, A. A. (Danilenko, I. A., Baru, A. S., Miroschitschenko, N. A. und Kazukowa,

A. A.); Charkow, Forsch.-Inst. für Tierzucht des Waldsteppen- und Polessje-Gebietes der Ukrain. SSR. Aminokislotnyj sostav kormov. **(Der Aminosäuregehalt von Futtermitteln.)** Vestnik sel'skochozjajstvennoj nauki, Moskva **7** (1962) Nr. 8. S. 72–77. – 3 Tab., 4 Lit. Zus. in Engl., Franz., Dtsch.
Vff. geben eine tabellarische Übersicht über den Aminosäuregehalt der wichtigsten, in der Schweinefütterung benutzten Futtermittel. Die Autoren stellen fest, daß eine in bezug auf essentielle Aminosäuren unausgeglichene Fütterung zu einer Eiweißverschwendung führt. Bei der üblichen Grundration von Mais und Futterrüben müssen Erbsen, Futter- oder Sojabohnen zugefüttert werden, um den Tryptophan-, Lysin- und Methioninbedarf zu decken.
S. Willer. 9145.

Rohr, Klaus; Kiel, Bundesforsch.-Anst. für Milchwirtsch., Inst. für Milcherzeug. **Untersuchungen über die Brauchbarkeit des Harnstoffes als Eiweißersatz beim Wiederkäuer.** Kieler milchwirtsch. Forsch.-Ber. **14** (1962) Nr. 5. S. 353–383. – 11 Abb., 10 Tab. Zus. in Engl., Franz.
Der Einsatz von Harnstoff in der Fütterung von Milchkühen anstelle von Sojaschrot wurde geprüft, unter besonderer Berücksichtigung wirtschaftlicher Aspekte. Der NH_3-Gehalt im Pansensaft ist bei Harnstoffütterung signifikant höher als bei Fütterung von Sojaschrot. Bei N-Mangelfütterung finden sich nur Spuren von NH_3 im Pansensaft. In der Produktion an flüchtigen Fettsäuren ergeben sich zwischen Sojaschrot- und Harnstoffperiode keine wesentlichen Unterschiede. Ein N-Mangel hat einen Rückgang in der Säureproduktion zur Folge. Der pH-Wert im Pansen ist bei Harnstoffgaben anfangs zur alkalischen Seite verschoben; im weiteren Verlauf gleichen sich die Werte an. Die Keimzahlen werden bei Ersatz von Sojaschrot durch Harnstoff nicht wesentlich geändert. Die Futteraufnahme ist in der Sojaschrot- und Harnstoffperiode gleich, bei N-Mangel nimmt sie ab. Der Ersatz von 1 kg Sojaschrot – entsprechend 72% des verdaulichen Rohproteins der Gesamtration – durch eine N-äquivalente Menge Harnstoff ist ohne Einfluß auf die Leistung der Tiere. Bei N-Mangelfütterung nimmt die Milchleistung signifikant ab. Die bei N-Mangel festgestellte Depression der Verdauung und der Leistung läßt sich durch Zugabe von Harnstoff innerhalb von 1–3 Tagen beheben. – Untersuchungen über die Wirkung von fein verteiltem Harnstoff in einer Heuration ergaben, daß die Leistung der Tiere unverändert blieb. Vergleichsweise zur Sojaschrotgruppe bestanden keine Unterschiede im Gesamt-N-Gehalt der Milch; der Rest-N-Gehalt ist bei Harnstoffütterung geringfügig erhöht. – Die Prüfung hochkonzentrierter Harnstoff-Mineralstoffmischungen ergab, daß eine Mischung mit 20% Harnstoff nicht aufgenommen wurde. Eine Erhöhung des Anteils wohlschmeckender Komponenten verbesserte die Aufnahme nicht. Nach Herabsetzung der Harnstoffkonzentration auf 11,1% wurde auch nur eine beschränkte Harnstoffmenge aufgenommen. – Die Rentabilität des Harnstoffs in der Fütterung ist vom Angebot an billigen Energieträgern abhängig. E. Kolb. 9145.

Gregory, P. H. und Lacey, Maureen E.; Harpenden, Herts., Rothamsted Exp. Stat. Mycological examination of dust from mouldy hay associated with farmer's lung disease. **(Mykologische Untersuchungen des Staubes von verschimmeltem Heu im Zusammenhang mit der Lungenentzündung der Farmer.)** J. gen. Microbiol. **30** (1963) Nr. 1. S. 75–88. – 4 Abb., 8 Tab., 16 Lit.
Kleine Heuproben wurden in eine durchlöcherte Trommel bei einer Windgeschwindigkeit von 4,2 m/Sek. verbracht. Die entstehende Staubwolke wurde in einen Windtunnel geleitet und mit einem sog. „Kaskaden-Impactor" mikroskopisch und zugleich mit einem „Probensammler nach Andersen" zur kulturellen Identifizierung der Organismen untersucht. Die Ergebnisse der untersuchten Heuproben waren in bezug auf ihren mikrobiellen Inhalt sehr unterschiedlich. 28 Proben aus der Gruppe „gutes Heu" enthielten bis

zu 3 Mill. Sporen/g Heutrockengewicht, insbesondere *Aspergillus glaucus* sowie *Cladosporium spp.* und *Hemispora stellata.* Der Staub von 17 Proben der Gruppe „Verschimmeltes Heu" unterscheidet sich sehr von der vorangenannten Gruppe und enthält zwischen 5 und 250 Mill. Sporen/g, unter anderem *A. glaucus, A. fumigatus, A. nidulans, Penicillinum spp., Absidia spp., Mucor,* Bakterien und viele Aktinomyceten. 14 verschimmelte Heuproben aus Beständen mit Lungenentzündungen der Farmer zeigten im Prinzip den gleichen Pilzbefall wie die Gruppe „Verschimmeltes Heu", enthielten jedoch mehr Sporen von *Humicola lanuginosa* und *A. fumigatus* und zeichneten sich weiterhin durch den Gehalt an zahlreichen Aktinomyceten aus. Fast alle Sporen der aufgefundenen Pilzarten sind in der Lage, in tiefere Lungenabschnitte zu gelangen, jedoch ist unbekannt, ob diese Organismen bei der Ätiologie dieser Erkrankung eine Rolle spielen. P. Kielstein. 9145.

Chandra, K. und Jayal, M. M.; Izatnagar, Uttar Pradesh, Indian Veterin. Res. Inst., Animal Nutrit. Div. The chemical composition and nutritive value of giant star grass hay (Cynodon plectostachyum) at the preflowering stage. **(Chemische Zusammensetzung und Nährwert des Hundszahnheues [Cynodon plectostachyum] im Stadium der Vorblüte.)** Indian veterin. J. **39** (1962) Nr. 11. S. 579–584. 9145.

Korobov, A. P. und Štoda, I. V. (Korobow, A. P. und Schtoda, I. W.); Saratow, Zootechn. und Veterinärmed. Inst. Chimičeskaja obrabotka solomy. **(Die chemische Behandlung von Stroh.)** Životnovodstvo, Moskva **24** (1962) Nr. 10. S. 36–37. — 1 Tab.
Unzerkleinertes Stroh wurde in einem unverkleideten Grabensilo in 50-60 cm dicken Schichten gleichmäßig mit einer 3%igen alkalischen Lösung (ungelöschter Kalk und kaustische Soda zu gleichen Teilen) befeuchtet (100–120 l Lösung auf 1 dt Trockenmasse). Dieses Stroh hatte nach 10 Monaten einen Nährwert von 74,8–80,6 FE/dt und 72,2% Gesamtfeuchtigkeit; 1,9% Rohprotein; 9,4% Rohfaser; 0,47% Fett; 10% N-freie Extraktstoffe und 4,2% Asche. Sein Anteil betrug in den Rationen der Rinder 42,2–85,4% und bei den Schweinen 60–63,4%. F. Schenk. 9150.

Staroverov, N. A., Bojko, M. M. und Mosolova, É. S. (Starowerow, N. A., Boiko, M. M. und Mossolowa, E. S.) Ob izvestkovanii i drugich metodach podgotovki solomy. **(Das Kalken und andere Methoden der Strohbehandlung.)** Životnovodstvo, Moskva **24** (1962) Nr. 10. S. 37–39. — 6 Tab.
16–17 Monate alte Kälber erhielten 35 Tage lang in ihrer Ration 1,5–3 kg Stroh, das nicht behandelt (I), bedampft (II), gekalkt (III), mit calcinierter Soda (IV) und mit kleinen Dosen Ätznatron (V) behandelt worden war (jeweils 50% unbehandeltes + 50% behandeltes Stroh). Die Tagesdurchschnittszunahmen betrugen 638 (II), 608 (III), 584 (IV) und 578 g/Tier/Tag (V), der Futteraufwand je kg Zunahme 7,7; 8,4; 8,4 und 9,9 FE. Störungen des Mineral-, Kohlenhydrat- und N-Stoffwechsels traten nicht auf. Bei folgender 66tägiger Fütterung mit Erhaltungsfutter (mit je 5 kg behandeltem Stroh) betrugen die Tagesdurchschnittszunahmen: 25 (I), 136 (II), 156 (III), 128 (IV) und 62 (V) g. Danach erhielten die Tiere je 3 kg Stroh mit 100 g Harnstoff/Tag, wobei ihre Zunahmen noch stärker, und zwar auf 335 (I), 360 (II), 323 (III), 302 (IV) und 285 (V) g/Tier/Tag (in 42 Tagen) anstiegen. F. Schenk. 9150.

Bondarev, Ju. F. und Gurtich, V. A. (Bondarew, Ju. F. und Gurtich, W. A.); Odessa, Landwirtsch. Gebietsversuchsstat. Obrabotka solomy ammiačnoj vodoj. **(Die Behandlung von Stroh mit Ammoniakwasser.)** Životnovodstvo, Moskva **24** (1962) Nr. 10. S. 33–35.
17 t Stroh wurden in einer Miete unter einer Kunststoffhaut mit 2040 l 25%igem Ammoniakwasser berieselt, nach 7 Tagen 3 Tage gelüftet, dann

gehäckselt und verfüttert. Eine Gruppe von Versuchskühen (I) erhielt 27 Tage lang 15 kg Maissilage, 6 kg mit Ammoniakwasser behandelten Häcksel von Winterweizenstroh, 1,6 kg Mischfutter, 0,5 kg Maisschrot, 2 kg Luzerneheu und 1 kg Melasse/Tier/Tag; die 1. Kontrollgruppe (II) erhielt die gleiche Ration, nur ohne Ammoniakwasserbehandlung, die 2. Kontrollgruppe (III) dieselbe, die aber durch Luzerneheu und Melasse den gleichen Gesamtnährwert wie bei I bekam. Die Milchleistung betrug im Durchschnitt 12,6; 10,3 und 11,5 kg/Tier/Tag. Die Versuchskälber erhielten 25 Tage lang 4 kg Silage, 2,5 kg Heu, 2 kg mit Ammoniakwasser behandelten Häcksel von Winterweizenstroh und 0,5 kg Maisschrot/Tier/Tag; bei der Kontrollgruppe war der Strohhäcksel unbehandelt. Die Tagesdurchschnittszunahmen betrugen entsprechend 360 und 532 g. F. Schenk. 9150.

Joris; Hannover. **Grassilage.** Tierzüchter **14** (1962) Nr. 12. S. 456–458.
Ursprünglich säuerte man in den norddeutschen Grünlandgebieten wegen des unsicheren Herbstwetters nur den 2. Schnitt ein, jetzt wird aber auch zunehmend der 1. Schnitt insiliert. Grassilierung und Unterdachtrocknung führen zur Arbeitsersparnis, Risikominderung und Qualitätsverbesserung. Die Ernte des Grases im richtigen Vegetationsstadium sichert den höchsten Nährstoffgehalt. Wenn das Gras geschoßt, aber noch nicht geblüht hat, ist es für die Insilierung am geeignetsten. Der Rohfasergehalt liegt dann bei 25% in der Trockenmasse. Bei zu jungem Futter beträgt er nur 20% und 30% bei zu spät geworbenen Gräsern. Eine wichtige Forderung ist, daß das Futter beim Zusammenfahren und Vergären kühl bleibt. Deshalb muß es festgetreten, festgepreßt und festgefahren werden. Zur Förderung der Milchsäurebakterien muß unter Umständen Futterzucker hinzugesetzt werden. Das ist um so notwendiger, je feuchter das Silagegut ist. Je trockener das Futter ist, um so konzentrierter ist es, und um so besser werden die Milchsäurebakterien ernährt. In Gebieten mit nicht so unsicheren Seeklimaten kann das Gras angewelkt siliert werden. Angewelktes Futter muß aber gehäckselt und dicht gelagert werden, damit es sich nicht erwärmt und hohe Nährstoffverluste, wie bei der Braunheugewinnung, eintreten. Bei der Ernte und Silierung von frischem Gras hat sich der Schlegelhäckseler bewährt. Er erntet, zerkleinert und lädt nicht nur auf, sondern quetscht auch das Futter gleichzeitig, bricht die Elastizität der Halme und läßt den Zellsaft als Bakteriennährstoff an die Oberfläche treten. Solches Futter erwärmt sich auch nicht so stark. 87 bis 88% der mit dem Schlegelhäckseler geernteten Grassilagen wurden mit „befriedigend" bis „sehr gut" bonitiert. H. Busse. 9155.

Anonym. **Weitere Fortschritte in der Fütterung.** Kraftfutter **45** (1962) Nr. 10. S. 450. 452.
Über Fütterungsfragen der Milchviehhaltung in England und besonders über den Einfluß der im Pansen entstehenden Fettsäuren für den Milchfettgehalt und deren Variation durch verschiedene Rationsbestandteile sprach Prof. Dr. Baskett. Weiterhin wurde die Mineralstoffversorgung und der Magnesiumstoffwechsel (Grastetanie) behandelt. In Ausführungen von Dr. Weniger, Göttingen, über Schweinefütterung wird eine Spezialisierung der Ferkelaufzucht empfohlen und die richtige Vorbereitungsfütterung der trächtigen Sau als entscheidend für die Ferkelaufzucht angesehen. Gegen Mangelkrankheiten der Ferkel wird eine eiweiß- und vitaminreiche, ballastarme Ration (20–25% Rohprotein) vorgeschlagen. Auf Beziehungen zwischen Gesamtnährstoff der Nahrung und Phosphorbedarf sowie auf Schwankungen bis 50% im Ca- und P-Ansatz bei wachsenden Schweinen wird hingewiesen. Prof. Dr. Hirschfeld, Utrecht (Holland), referierte über Legehennenfütterung und forderte eine bessere Mineralstoffversorgung zur Verhinderung der Skelettdeformationen und der mangelnden Eischalenqualität. Die P-Ausscheidung scheint ein brauchbarer Meßwert für den Ca-Entzug im Skelett zu sein. Auch

die Temperatur hat einen Einfluß auf den Kalkbedarf. Grit und Muschelkalk zur freien Verfügung sei kein Ausweg aus einem Ca-Mangel, da der Henne der Instinkt für Kalkmangel fehlt. E. Krause. 9160.

Plužnikov, A., Čaljuk, E. und Popov, V. (Plushnikow, A., Tschaljuk, Je. und Popow, W.) Vitaminno-mineral'nye podkormki sportivnych lošadej. **(Die Vitamin- und Mineralstoffbeifütterung der Sportpferde.)** Konevodstvo i konnyj sport, Moskva **32(107)** (1962) Nr. 10. S. 29–30.
Mit einer Tagesration von 6–8 kg Hafer (z. T Weizenkleie) und 6-7 kg Heu werden dem Organismus nicht genügend Vitamine und Mineralstoffe zugeführt. Dem Futter sollten deshalb pro Tier und Tag zugesetzt werden: 0,2–0,3 kg Futterhefe, 2–3 kg Gras im Sommer bzw. 2–3 kg Möhren im Winter, 30 mg Vitamin E, 5000 IE Vitamin D (oder 2–3 Std. Bewegung im Freien), 50 g Knochenmehl, 10–20 mg Kobaltsulfat, 60–70 mg Kupfersulfat, 70–100 g Mangansulfat und 15 mg Kaliumjodid. F. Schenk. 9160.

Vinçon, Hans; München, Univ., Inst. für Tierzucht, Vererbungs- und Konstitutionsforsch. **Untersuchungen über Aufzuchtmethoden bei Fleckviehbullen zur Versteigerung in 12 Herdbuchbetrieben Südbadens.** Diss. München **1961** 109 S. – 2 Tab., 104 Lit. 9160.

Nikišova, S. V. (Nikischowa, S. W.) Sacharnaja svekla pomogla likvidirovat' zabolevanie i gibel' novoroždennych teljat. **(Die Zuckerrübe als Mittel zur Bekämpfung von Erkrankungen und Verlusten bei neugeborenen Kälbern.)** Životnovodstvo, Moskva **24** (1962) Nr. 12. S. 19–20.
Im Gebiet Karaganda sind in den letzten Jahren ca. 30% der im Winter geborenen Kälber von gut genährten Kühen mit hoher Milchleistung am 1.–3. Lebenstag erkrankt (Dyspepsie, Einsinken der Augäpfel) und gestorben. Der Grund war die Unausgeglichenheit der Futterrationen der Kühe an leichtverdaulichen Kohlenhydraten (Zucker) in der Trockenstehperiode, die in den letzten Tagen der Trächtigkeit und den ersten der Laktation zu Störungen des physiologischen Zustandes führte. Deshalb ist es bei Silagefütterung sehr wichtig, den Kühen 2-3 Wochen vor dem Abkalben bis zu 10–12 Tagen danach 3–4 kg Zuckerrüben/Tier/Tag zu verabreichen; dann treten keine Erkrankungen der Kälber mehr auf. F. Schenk. 9160.

Berry, Thomas H., Jensen, Aldon H., Becker, D. E. und Woods, George T.; Urbana, Univ. of Illinois, Coll. of Veterin. Med., Dep. of Animal Sci. Nutrition and management considerations for primary specific-pathogen-free and colostrum-deprived pigs. **(Betrachtungen über die Ernährung und Haltung von Schweinen, die primär von spezifischen Krankheitserregern frei sind und ohne Colostrum aufgezogen werden.)** J. Amer. veterin. med. Assoc. **141** (1962) Nr. 6. S. 689–693. – 4 Tab., 8 Lit.
In drei Versuchen an 44 durch Hysterektomie gewonnenen sowie an 19 bei der Geburt in sterilen Plastiksäcken aufgefangenen Ferkeln wurden verschiedene Probleme der Ernährung und Haltung bei der Aufzucht von Ferkeln ohne Colostrum untersucht. Eine modifizierte Kuhmilchdiät führte zu signifikant höheren Gewichtszunahmen als eine Laktose-Casein-Diät. Bei siebenmaliger Fütterung tgl. wurden signifikant höhere Gewichtszunahmen als bei dreimaliger Fütterung erzielt; bei den häufiger gefütterten Ferkeln trat seltener Durchfall auf. Durch Füllung der Tröge in den Isolierkäfigen durch ein Kupferrohr wurde die für die Fütterung der Ferkel benötigte Arbeitszeit verringert; die Tröge brauchen nur noch einmal täglich gereinigt und sterilisiert zu werden. Die Beifütterung von Antibiotica in den ersten zwei Wochen hatte keine signifikante Wirkung. Ein im Handel befindliches Fertigfutter für von spezifischen Krankheitserregern freie Schweine führte bei Fütterung vom 3.–20. Tag zu ähnlichen Gewichtszunahmen wie die modifizierte Kuhmilchdiät. Ein im Handel befindliches Präparat für Kinder erwies sich als ungenügend. W. Wittig. 9160.

Soehngen, F. K.; Höxter. **Zur Praxis der Mineralstoffversorgung des Weideviehs.** Tierzüchter **14** (1962) Nr. 12. S. 452–453.
Die hohe Leistungsbeanspruchung unserer Milchkühe fordert eine Mineralstoffbeifütterung nicht nur in den Wintermonaten, sondern auch während des Weideganges. Falls die Tiere während der Weideperiode nicht in einer für die Mineralstoffzusätze fütterungstechnisch geeigneten Weise beigefüttert werden, ist die Mineralstoffversorgung des Weideviehs am besten durch Lecksteine sicherzustellen. Sie müssen insbesondere die Stoffe enthalten, an denen im Weidegras erfahrungsgemäß Mangel herrscht. Zur Einengung des zu weiten K:Na-Verhältnisses ist der Anteil der Na-Salze auf 20% zu erhöhen, der Phosphorsäuregehalt im Leckstein muß mindestens 15% erreichen bei einem Ca:P-Verhältnis von 1 bis 2:1. Zur Vorbeuge gegen die Weidetetanie ist der Gehalt der Lecksteine an Mg-Salzen zu erhöhen, und die Spurenelemente Kupfer und Cobalt sind als Zusatz erforderlich. Nach vorangegangenem winterlichen Mineralstoffmangel wird beim Weidegange oft eine anfängliche Mineralstoffgier der Weidetiere beobachtet, nach kurzer Zeit läßt jedoch der Mineralstoffhunger nach, und der Lecksalzverbrauch normalisiert sich auf den physiologischen Bedarf von 100 bis 200 g täglich. Die gierige oder zögernde Aufnahme des Lecksalzgemisches zu Weidebeginn kann als Indikator einer knappen oder ausreichenden Mineralstoffversorgung in der vorangegangenen winterlichen Stallhaltungsperiode angesehen werden. H. Busse. 9172.

Oll', Ju. K.; Tartu, Estn. Landwirtsch.-Akad. Potrebnost' svinej v mineral'nych veščestvach. **(Der Mineralstoffbedarf der Schweine.)** Svinovodstvo, Moskva **16** (1962) Nr. 8. S. 18–19. – 6 Tab.
Der Mineralstoffbedarf der Läufer beträgt pro kg Trockensubstanz: 5,5 g Calcium; 4 g Phosphor; 0,2 g Magnesium; 2,5 g Kalium; 0,8 g Natrium; 100 mg Eisen; 10 mg Kupfer; 40 mg Mangan; 60 mg Zink; 2–3 mg Kobalt und 200 µg Jod. Bei überwiegender Fütterung voluminöser Futtermittel benötigen die Läufer pro kg Trockensubstanz 8 g kohlensauren Kalk, 2 g Knochenmehl, 200 mg Eisen-(III)sulfat, 88 mg Zinksulfat, 66 mg Mangansulfat, 8 mg Kupfersulfat und 4 mg Kobaltchlorid; bei überwiegender Fütterung von Kraftfutter sind es entsprechend 12 g kohlensaurer Kalk; kein Knochenmehl; 0,5 g Kochsalz; 200 mg Eisen-(III)sulfat; 88 mg Mangansulfat; kein Kupfersulfat und 4 g Kobaltchlorid. Auch für Ferkel und Sauen werden die entsprechenden Werte angeführt. F. Schenk. 9172.

Kemme, J. und Freese, H.-H.; Göttingen, Univ., Inst. für Tierphysiol. und Tierernähr. **Der Einsatz von Kupfersulfat in der Schweinefütterung.** Schweinezucht u. Schweinemast **10** (1962) Nr. 5. S. 98–100. – 1 Abb., 2 Tab., 17 Lit.
Kupfer greift als Coferment von Phenolasen in den intermediären Stoffwechsel ein. Bei Mangel kann die Eiweißsynthese gehemmt und die Pigment- und Knochenbildung gestört sein. Zum Eisen hat das Kupfer eine synergistische Beziehung. Bei Kupfermangel wird die Resorption des Eisens aus dem Verdauungskanale und seine Mobilisierung im Gewebe gehemmt, was eine verminderte Synthese von Hb und Häminprotein zur Folge hat. Der Kupferbedarf des Schweines beträgt etwa 4 mg Kupfer je kg trockenes Gesamtfutter. Seit 1955 wurde in Fütterungsversuchen bei wachsenden Schweinen festgestellt, daß eine zusätzliche Supplementierung des Futters mit 1 g $CuSO_4$ je kg lufttrockenes Futtermittel die Wachstumsgeschwindigkeit und Futterverwertung steigerte. Die Zunahme des Wachstums konnte 7 bis 9% und die Steigerung der Futterverwertung 5–6% betragen. Als Ursache der wachstumsstimulierenden Wirkung wird eine Beeinflussung der Mikroorganismen im Verdauungstrakt angesehen. Es soll die Zahl der Streptokokken und Laktobazillen im Kote gesenkt und die Zahl der Coliformen in nicht signifikantem Maße erhöht werden. Die Befunde der Ausschlachtungsergebnisse zeigen

keinen eindeutig gerichteten Trend. Auffällig ist, daß die Supplementierung des Futters mit $CuSO_4$ die Gewichte von Leber und Herz reduziert, den Wassergehalt aller Organe aber erhöht. Die Autoren berichten, daß in eigenen Versuchen bei einer $CuSO_4$-Zulage von 0,1% der Ration Gewichtszunahmen und Futterverwertung verbessert werden. Ob es sich um eine echte Wachstumssteigerung handelt und welchen Anteil eine erhöhte Wasserbindung daran hat, bleibt noch zu klären. Da verschiedene Mikroorganismen im Verdauungskanal gehemmt oder gefördert werden, ist zu untersuchen, ob zwischen Kupfersulfat und Antibiotica eine additive Wirkung besteht.

H. Busse. 9172.

Gudė, Z. Ž. (Gude, S. Sh.); Ternopol, Med. Inst., Lehrstuhl für Biochem. K voprosu o vlijanii marganca na potrebnost' životnych v vitamine B_1. **(Zur Frage des Einflusses des Mangans auf den Vitamin B_1-Bedarf von Tieren.)** Voprosy pitanija, Moskva 21 (1962) Nr. 6. S. 49–52. – 1 Abb., 1 Tab., 9 Lit. Zus. in Engl.

Setzt man einer B_1-vitaminarmen Kost Mangan in Spuren zu, so verringert sich bei Ratten die Thiaminausscheidung im Harn. Bei Tieren mit einer B_1-Avitaminose führt die Anwendung von Vitamin B_1 in Kombination mit kleinen Manganmengen bedeutend schneller zur Heilung.

W. Plaschke. 9174.

Evdokimov, É. S. (Jewdokimow, E. S.) Primenenie biovetina i biovita-40 pri legočnych zabolevanijach ovec. **(Die Verwendung von Biovetin und Biovit-40 bei Lungenerkrankungen von Schafen.)** Ovcevodstvo, Moskva 8 (1962) Nr. 12. S. 30–32. – 1 Tab.

In einem Kolchos wurde ein Versuch mit 30 chronisch kranken Schafen (Alter 1–4 Jahre) durchgeführt. Den älteren Schafen wurden 2 g Biovetin (500 000 Einheiten Chlortetracyclin) und den einjährigen Tieren 1 g verabfolgt. Die Gabe an Biovit-40 betrug 12,5 g bei den älteren, 6,25 g bei den jüngeren Tieren. Die Biovit-40-Gaben erwiesen sich als die wirkungsvollsten, was wahrscheinlich darauf zurückzuführen ist, daß das Biovit-40 Eiweiß, Fette, Vitamin B_{12} und anorganische Salze enthält. E. Kahn. 9174.

Solodkij, F. T., Lomakin, A. M. und Blinova, K. M. (Soledki, F. T., Lomakin, A. M. und Blinowa, K. M.) Elovaja chvoja v racionach kur. **(Fichtennadeln in Hühnerrationen.)** Pticevodstvo, Moskva **1962** Nr. 10. S. 10.

Der Tagesbedarf an Carotin beläuft sich je Huhn auf 3-4 mg. 1 kg Fichtennadeln enthalten 90 mg Carotin. Durch Verabreichung von 10 g frischen Fichtennadeln je Henne und Tag konnte die Legeleistung bedeutend erhöht werden. H. Pingel. 9174.

Solncev, K. M. (Solnzew, K. M.); Minsk, Beloruss. Forsch.-Inst. für Tierzucht. Ispol'zovanie kormovogo biomicina v racionach teljat. **(Die Verwendung von Futterbiomycin in der Kälberfütterung.)** Životnovodstvo, Moskva 24 (1962) Nr. 8. S. 34–38. – 3 Tab.

Die Versuchstiere (II) erhielten vom 4. Trächtigkeitsmonat an 22 FE und 35,5% verd. Eiweiß mehr als die Kontrolltiere (I). Das Geburtsgewicht der Kälber betrug 41 (I) und 44 kg (II), das Gewicht mit 1 Jahr 257,5 (I) und 255,4 kg (II). Pro kg Zunahme wurden 6,4 (I) und 6,55 FE (II) benötigt. In bezug auf die Entwicklung der inneren Organe, des Muskel- und Knochengewebes und die chemische Zusammensetzung des Fleisches bestanden keine Unterschiede. Der Verdauungskoeffizient des Proteins lag bei II um 12,84% höher, die Stickstoffablagerung um 10,5 g/Tag. Die Versuchstiere schieden mit 1 Jahr 6,15% mehr CO_2 aus. F. Schenk. 9176.

Plaschke, I. und Plaschke, W.; Berlin-Karlshorst. **Erfahrungen bei der praktischen Anwendung biogener Stimulatoren.** Mh. Veterinärmed. **17** (1962) Nr. 16. S. 649–652. – 4 Tab., 13 Lit.

Vff. berichten über die Anwendung biogener Stimulatoren bei Kaninchen und Schweinen. Bei beiden Tierarten konnten die nach der Methode von German und Kalaschnik hergestellten Gewebepräparate die Gewichtszunahmen erhöhen, ohne daß eine Schadwirkung nachzuweisen war. Der günstige Einfluß der Präparate trat nicht sofort nach der 1. Injektion, sondern erst im Verlaufe der Versuche zutage. Bei Ferkeln im Alter von 10 Wochen war eine Verbesserung der Gewichtszunahmen bereits im ersten Monat festzustellen. In einem Versuch mit veredelten Landschweinen von 6monatiger Dauer war bei den Versuchstieren im letzten Versuchsmonat ein relativer Leistungsabfall zu verzeichnen, der mit einer gewissen Erschöpfung nach forciertem Wachstume erklärt wird. Die noch offenstehenden Probleme sind von Vff. in systematischer Weise dargestellt. H. Busse. 9187.

Leucht, Kh.; Crimmitschau, Sachsen. **Wachstumsbeeinflussung durch Verfütterung von Natriumsalicylat an Jungtiere.** Mh. Veterinärmed. **17** (1962) Nr. 16. S. 646–648. – 2 Tab., 5 Lit.

Verschiedene Derivate der Benzoësäure, insbesondere die Salicylsäure, beeinflussen die Nebenniere, die Schilddrüse und die Hypophyse, den Glykose- und Glykogenstoffwechsel, die Respirations- und die Gewebeatmung, so daß mit ihrer Hilfe eine Auswirkung auf das Wachstum erzielt werden kann. In Versuchen tschechoslow. Institute wurden durch Verabreichung von 200 bis 500 mg Natriumsalicylat je kg Futtertrockenmasse bei Geflügel, Ferkeln und Läufern beträchtliche Wachstumszunahmen erreicht. In eigenen Versuchen konnte der Vf. mit 350 mg Natriumsalicylat je kg Futtertrockenmasse bei Küken 19% höhere Durchschnittsgewichte bei einem um 8% höheren Futterverbrauch erzielen. Bei Läuferschweinen lagen bei einer Dosis von 200 bis 400 mg Natriumsalicylat je kg Futtertrockenmasse die Gewichtszunahmen um 13,3% höher. Mit der gleichen Natriumsalicylatdosis konnten bei Ferkeln 12,5 bzw. 21,5% höhere Gewichtszunahmen erreicht werden. Es blieben in dieser Arbeit unbeantwortet, 1) die Frage nach dem Futter- und Nährstoffaufwand je kg Gewichtszuwachs bei Ferkeln und Läufern der Versuchsgruppen im Verhältnis zur Kontrollgruppe, 2) die Erfolge des Präparates in der Kälberaufzucht, 3) die Frage nach dem Einfluß auf das Ausschlachtungsergebnis bei Kälbern und Geflügel (d. Ref.). H. Busse. 9187.

Egels, W.; Münster/Westf., Landwirtsch. Untersuchungs- und Forsch.-Anst., Joseph-König-Inst. **Über den Begriff der Futterschädlichkeit.** Landwirtsch. Forsch. **16** (1963) Nr. 1. S. 65–69. – Zus. in Engl., Franz.

Futterschädlichkeiten entstehen entweder durch fehlerhafte, unsachgemäße Fütterungstechnik oder durch Einverleibung von Futterstoffen, die gesundheitsschädliche oder unverträgliche Substanzen enthalten und dadurch echte Futterschädlichkeitsmerkmale besitzen. Leider ist es bisher nur in sehr geringem Maße möglich, diese nachzuweisen, da viele Träger von Futterschädlichkeiten bisher nicht erkannt sind. Die Skala der Futterschädlichkeitsgrade reicht von Unbedenklichkeit oder Unschädlichkeit über alle Erkrankungsstufen hinweg bis zum Exitus. Vf. unterscheidet in einer Tabelle die Futterschädlichkeitsgrade 0 (Unschädlichkeit), 1 (Erkrankungen), 2 (Siechtum) und 3 (Tod) und warnt dringend davor, Schadstoffe ohne ganz sicher fundierte Unbedenklichkeitsnachweise dem Schädlichkeitsgrad 0 zuzuordnen, weil artspezifische und individuelle Empfindlichkeit in hohem Maße eine Rolle spielen können. Als gemeinsame Arbeit vieler Berufsgruppen empfiehlt Vf. die Registrierung aller Schadstoffe und die Aufstellung ihrer Wirkungsspannen, bezogen auf jede einzelne Tierart und auf jedes Alter. E. Wiesner. 9190.

Hendriks, Hendrik Jacobus; Gent, Rijksuniv. Enige biochemische aspecten van voedingstetanie. **(Einige biochemische Gesichtspunkte der Ernährungstetanie.)** Diss. Gent **1962** 137 S. – 17 Abb., 65 Tab., 198 Lit. 9190.

XXII. PARASITOLOGIE

Whitlock, J. H.; Ithaca, N.Y., Cornell Univ., New York State Veterin. Coll., Dep. of Pathol. and Bacteriol. Parasitology, biometry and ecology. **(Parasitologie, Biometrie und Ökologie.)** Brit. veterin. J. **117** (1961) Nr. 8. S. 337 bis 348. – 6 Abb., 2 Tab., 18 Lit.

In vorliegender Arbeit weist Vf. an einigen ausgewählten Beispielen auf die Möglichkeit hin, mit Hilfe der Biostatistik und unter Berücksichtigung der Umweltverhältnisse die Beziehungen zwischen Wirt und Parasit sowie die Wirkung von Wurmmitteln bildlich in Form graphischer Darstellungen darzulegen, wodurch ein besserer Einblick in das Zusammenwirken der Einzelfaktoren erzielt werden kann. Einzelheiten müssen dem Original entnommen werden. S. Nickel. 9220.

Scheu, O.; Stuttgart, Staatl. Tierärztl. Untersuchungsamt. **Die Bedeutung der Parasiten für Gesundheit und Leistung der Haustiere.** Tierärztl. Umschau **18** (1963) Nr. 1. S. 19–22.

Die wirtschaftliche Bedeutung der Parasiten resultiert aus direkten und indirekten Schäden, von denen letztere bedeutsamer, jedoch schwerer abzuschätzen sind. Das Ausmaß dieser Schäden hängt von der Zahl der vorhandenen Schmarotzer ab, wobei die Dauer des Parasitenbefalls mit eine Rolle spielt. Offenbar verursachen tierische Schmarotzer während der Präpatenzperiode die größten Schäden. Die eigentlichen pathogenen Wirkungen der Parasiten sind noch nicht genügend erforscht. Der Einfluß der Parasiten auf den Gesamtstoffwechsel sowie auf den Stoffwechsel der einzelnen Bausteine des Tierkörpers ist komplexer Natur. Störungen im Eiweiß-, Kohlenhydrat- und Mineralstoffwechsel spielen dabei ebenso eine Rolle wie der Entzug von Vitaminen. Während eine einzige Parasitenart auch bei starkem Befall keine bedrohlichen Erscheinungen auszulösen braucht, können Parallelinvasionen mit mehreren Parasitenarten zu klinischen, oft tödlichen Erkrankungen führen. Wurmbefallene Tiere erweisen sich gegenüber Infektionserregern als weniger widerstandsfähig. E.-A. Nickel. 9220.

Sweatman, G. K., Henshall, T. C. und Manktelow, B. W.; Otago, Univ., Med. School, New Zealand Med. Res. Council, Hydatid Res. Unit; Dep. of Pathol.; New Zealand Dep. of Agric., Taieri Agric. Centre, Veterin. Diagnostic Stat. Experimental observations on parasitic liver white spot in New Zealand sheep. **(Beobachtungen zu der durch Parasiten experimentell verursachten Weißfleckigkeit der Leber bei Schafen in Neuseeland.)** New Zealand veterin. J. **10** (1962) Nr. 5. S. 99–107. – 13 Abb., 2 Tab., 16 Lit.

Die Weißfleckigkeit der Leber bei Schlachtschafen ist in Neuseeland häufig. Zur Feststellung, ob und welche Parasiten diese Veränderungen in der Leber verursachen, infizierten Vff. eine größere Anzahl parasitenfrei gehaltener Lämmer, sowie einige Kaninchen und Mäuse zur Kontrolle, mit größeren Mengen ansteckungsfähiger Oocysten und Eiern von verschiedenen Parasitenarten. Die Infektion mit *Eimeria stiedae, Taenia ovis, T. pisiformis, Multiceps multiceps, M. serialis, Toxocara cati* und *Ascaris lumbricoides* (Schwein) führte zu keinen Leberschäden bei den Lämmern. Makroskopisch sichtbare, herdartige Veränderungen dagegen konnten bereits an der Leber der Lämmer 7 Tage nach der Infektion mit *Echinococcus granulosus* und *Taenia hydatigena* festgestellt werden. Die Larven von *Toxocara canis* verursachten ausgedehnte Narben in der Leber und drangen auch in Lunge, Nieren, Herz, Skelettmuskulatur sowie ins Gehirn ein. Noch 7 Mon. post infectionem konnten lebende Larven im Gewebe nachgewiesen werden.

Die Verabreichung von 10000 ansteckungsfähigen Eiern von *T. canis* führte zu keinen nervösen Symptomen. Geringere herdförmige Leberveränderungen wurden durch *Hydatigera taeniaeformis*, *Linguatula serrata* und *Toxascaris leonina* verursacht. Die durch die einzelnen Parasitenarten hervorgerufenen Leberschäden wurden histologisch untersucht und beschrieben.

S. Nickel. 9220.

Raynaud, J. P. Prospection des hématozoaires et tiques de bovins à Madagascar. I. Recherches dans la province de Tananarive. **(Erforschung der Blutparasiten und Milben der Rinder auf Madagaskar. 1. Mitt. Untersuchungen in der Provinz Tananarive.)** Rev. Élevage Méd. vétérin. Pays trop. [N. S.] **15** (1962) Nr. 2. S. 137–145. 9255.

Raynaud, J.-P. und Uilenberg, G. Prospection des hématozoaires et tiques de bovins à Madagascar. II. Recherches complémentaires et conclusions. **(Erforschung der Blutparasiten und Milben der Rinder auf Madagaskar. 2. Mitt. Ergänzende Untersuchungen und Schlußfolgerungen.)** Rev. Élevage Méd. vétérin. Pays trop. [N. S.] **15** (1962) Nr. 2. S. 147-153. — 1. Mitt. vgl. vorst. Titel. 9255.

Petkov, K.; Sofie, Ústřední Výzkumný Ústav Biol. a Patol. Rozmnožování Hospodářských Zvířat. Vliv hodnoty pH výplašků z předkožky pyje na životaschopnost Trichomonas foetus. **(Der Einfluß des pH der präputialen Spülflüssigkeit auf die Vitalität von Trichomonas fetus.)** Veterinární Med. **7(35)** (1962) Nr. 6/7. S. 555-560. — 1 Abb., 1 Tab., 14 Lit. Zus. in Russ., Engl., Dtsch.
Der pH-Wert von 334 präputialen Spülproben bei Bullen wurde mit Hilfe des pH-Meters bestimmt; dieser lag bei 7(2,1%) Spülflüssigkeiten zwischen 6 und 6,4; 218(65,3%) Spülungen bewegten sich zwischen 6,5 und 7,9 und 109(32,6%) besaßen einen pH-Wert zwischen 8,0 und 9,3. Bei 167 Spülflüssigkeiten wurde der pH sofort nach der Entnahme in die physiologische Lösung von pH 7,0 ermittelt, um festzustellen, ob die Differenzen nicht etwa erst beim Transport der Spülflüssigkeiten entstehen. 8(4,8%) Ausspülungen hatten einen pH von 6,0 bis 6,4, 142(85%) zwischen 6,5 und 7,9 sowie 17(10,2%) zwischen 8,0 bis 9,1. Bei wiederholter pH-Messung zeigten 23(13,8%) Spülflüssigkeiten keine Veränderung, in 24 Fällen (14,4%) verzeichnete die Acidität eine Zunahme von 0,2 bis 0,7 (durchschnittlich 0,3), und in 120 Fällen (71,8%) kam es zur Alkalisierung um 0,3–1,3 (durchschnittlich um 0,6). Im Laufe von weiteren 4 Std. waren die Veränderungen nur geringfügig (bis ± 0,2 pH). Um den pH-Einfluß auf *Trichomonas fetus* festzustellen, wurden 89 Proben bei der Entnahme mit 1 ml Kultur infiziert. In 23 Fällen wurden die Trichomonaden nicht festgestellt, wobei in 19 Fällen der pH der Spülflüssigkeiten bei der Impfung höher als 8, in 2 Fällen niedriger als 6,3 war, und 2 Fällen bewegte er sich zwischen 6,5 und 7,9. Es zeigte sich, daß die Trichomonaden in einem mit der physiologischen Lösung isotonischen Puffer bei pH 6,8 130 Std. und bei pH 9,0 112 Std. überlebten.

B. Hamzová. 9268.

Crane, C. S.; Porterville, Calif. Equine coccidioidomycosis. **(Coccidioidomycosis der Pferde.)** Veterin. Med. **57** (1962) Nr. 12. S. 1073–1074. 9305.

Kobjakova, N. I. (Kobjakowa, N. I.); Inst. für Zool. und Parasitol. der Akad. der Wiss. der Usbek.SSR. Kokcidionositel'stvo sredi dikich kozlov i baranov v nevole. **(Coccidienträger bei Wildziegen und Mufflons in zoologischen Gehegen.)** Veterinarija, Moskva **39** (1962) Nr. 11. S. 40–41. — 2 Tab.
Insgesamt 31 Tiere unterschiedlichen Alters (4 Monate bis 20 Jahre) wurden in zwei zoologischen Gärten (Taschkent, Termes) zu verschiedenen Jahreszeiten koprologisch auf Coccidien untersucht. Alle Tiere waren nachweislich mit Coccidien infiziert, ein Umstand, der durch den kleinen Auslauf in den

Gehegen gefördert wurde. Die Artzusammensetzung der Coccidien bei Wildziegen und Mufflons unterscheidet sich nicht von der der Haustiere. Eine besonders starke Invasion liegt bei Jungtieren im Alter von 3-4 Monaten vor, in dem auch eine pathogene Wirkung zu verzeichnen ist, während bei erwachsenen Tieren Krankheitsmerkmale nicht beobachtet wurden. Erstmals wurde bei einer Wildziege *Eimeria parva* nachgewiesen.
W. Bathke. 9305.

Smirnov, A. P. (Smirnow, A. P.); Fernöstl. Forsch.-Inst. für Veterinärmed. Opyt lečenija kokcidioza krolikov furazolidonom. **(Behandlungsversuch der Kaninchencoccidiose mit Furazolidon.)** Krolikovodstvo i zverovodstvo, Moskva 5 (1962) Nr. 7. S. 27.
Zur Behandlung der Kaninchencoccidiose sind zwar zahlreiche Präparate unterschiedlichster chemischer Natur vorgeschlagen worden, doch lassen nur einige gute Resultate erwarten. An 49 Kaninchen mit einer intensiven Invasion kam Furazolidon (20 mg/kg Kgw. je Tag) morgens und abends mit dem Futter zur Anwendung. Insgesamt wurden zwei achttägige Behandlungskurse mit fünftägigem Intervall durchgeführt. Toxische Wirkungen konnten nicht beobachtet werden. Der Allgemeinzustand der Tiere verbesserte sich deutlich; obwohl keine Verluste auftraten, waren bei koprologischen Kontrollen noch vereinzelte Oocysten nachweisbar. Somit zeigt das Präparat keine sterilisierende Wirkung auf den Erreger. W. Bathke. 9305.

Demidov, V. A. und Karjagin, V. I. (Demidow, W. A. und Karjagin, W. I.) Primenenie furazolidona i terramicina pri odnovremennom zabolevanii krolikov paratifom, pasterellezom i kokcidiozom. **(Die Anwendung von Furazolidon und Terramycin bei gleichzeitiger Erkrankung der Kaninchen an Paratyphus, Pasteurellose und Coccidiose.)** Krolikovodstvo i zverovodstvo, Moskva 5 (1962) Nr. 9. S. 31.
Paratyphus, Pasteurellose und Coccidiose gelten als gefährliche Kaninchenkrankheiten und verursachen viele Verluste, wenn sie gemeinsam auftreten. Bei einer solchen Mischinfektion kamen Furazolidon F-60 und Terramycin zur Anwendung. Die Tiere erhielten im Verlauf von 4 Tagen eine 2%ige Terramycinlösung (20 mg Trockensubstanz/kg Kgw.) i. m. und 30 ml Furazolidon/kg Kgw. mit dem Futter vermischt. Da einige Tiere dieses Futter nicht aufnahmen, erfolgte bei diesen die Verabreichung als Bolus. Nach 4 Tagen waren keine klinischen Symptome vorhanden. Nach weiteren 2 Wochen erhielten die Tiere nochmals 2 Tage lang beide Präparate. Während des Sommers traten die Krankheiten nicht auf. W. Bathke. 9305.

Kemron, A., Pipano, E., Hadani, H., Neuman, M. und Egyed, M.; Bet Dagan, Veterin. Inst. Studies on bovine piroplasmosis caused by Babesia bigemina. I. The enhancement of the virulence of Babesia bigemina by serial passage in non-splenectomized calves using blood collected at the acute stage of the disease. **(Untersuchungen über die bovine Piroplasmose, verursacht durch Babesia bigemina. 1. Mitt. Die Steigerung der Virulenz von Babesia bigemina durch Serienpassagen in nichtsplenektomierten Kälbern bei Verwendung von Blut, das in dem akuten Krankheitsstadium gewonnen wurde.)** Refuah Veterinarith [Jerusalem] **19** (1962) Nr. 2. S. 124–122. – 5 Lit.
Durch 4 Kurzpassagen in 2-5 Mon. alten Kälbern kam es zu einer Virulenzsteigerung der Erreger, die sich bei Kühen, die mit dem während der akuten Krankheitsphase gewonnenem Blute infiziert wurden, in starken klinischen Reaktionen äußerte. Chr. Lehnert. 9307.

Roberts, E. D., Morehouse, L. G., Gainer, J. H. und McDaniel, H. A.; Ames, Iowa, Nat. Animal Disease Lab., ADE Diagnostic Serv., Pathol. Sect. Equine piroplasmosis. **(Piroplasmose des Pferdes.)** J. Amer. veterin. med. Assoc. **141** (1962) Nr. 11. S. 1323–1329. – 8 Abb., 1 Tab., 10 Lit.

Seit August 1961 sind mehr als 60 Fälle von Piroplasmose des Pferdes im südlichen Florida diagnostiziert worden. Piroplasmose wurde experimentell von einem Maulesel auf ein Pferd übertragen. Die beobachteten klinischen Erscheinungen sowie der hämatologische, der pathologisch-anatomische und der histologische Befund stimmen mit den bereits bekannten Tatsachen überein. Zur Versendung infizierten Blutes für Untersuchungszwecke erwies sich ein Zusatz von neutralem Formalin (10%ig) oder Aethylendiamintetra-Essigsäure der Zugabe von Oxalat überlegen. J. Beer. 9307.

Heck, F. C., Huff, J. W. und Franklin, T. E.; College Station, A. & M. Coll. of Texas, School of Veterin. Med., Dep. of Microbiol. A study of the transmissibility of Anaplasma marginale in cattle. **(Eine Untersuchung der Übertragbarkeit von Anaplasma marginale bei Rindern.)** J. Amer. veterin. med. Assoc. **141** (1962) Nr. 12. S. 1469–1472. – 3 Tab., 7 Lit.
Blut von 9 Rindern mit niedrigen, zweifelhaften und negativen KBR-Titern mit Anaplasma-Antigen wurde auf empfängliche Kälber übertragen. Bei der Mehrzahl der Kälber entstand darauf ein serologischer Titer, klinische Reaktionen und Einschlußkörperchen traten nur selten auf. Rinder mit niedrigem und zweifelhaftem Titer sind deshalb bei einer Bekämpfung als infiziert anzusehen. Die mit geringen Mengen Blut von Tieren mit niedrigem Antikörpertiter infizierten Kälber waren gegen eine nachfolgende Infektion immun und reagierten nur mit einem Anstieg des Serotiters.
Chr. Lehnert. 9307.

Merriman, G. M., Buckner, Caroline und Hobbs, C. S.; Knoxville, Univ. of Tennessee, Dep. of Animal Husbandry and Veterin. Sci. Field trial with the complement-fixation test for anaplasmosis in a herd free of clinical evidence of infection. **(Felduntersuchungen mit der Komplementbindungsreaktion auf Anaplasmose in einer augenscheinlich klinisch symptomlosen Herde.)** J. Amer. veterin. med. Assoc. **141** (1962) Nr. 11. S. 1335–1338. – 2 Tab., 13 Lit.
Mit der KBR wird eine Rinderherde über mehrere Jahre untersucht. Dabei traten bei 2,3% der Tiere vorübergehend positive Reaktionen auf, die bei den folgenden Untersuchungen wieder verschwanden. Blut der vorübergehenden Reagenten verursachte in splenektomierten Kälbern keine Anaplasmose, das zeigt, daß gelegentlich in anaplasmosefreien Herden positive Reaktionen vorkommen können. Chr. Lehnert. 9307.

Nobuto, Kenzo, Sato, Usaburo und Hanaki, Takuma; Kokubunji, Tokyo, Nat. Veterin. Assay Lab. Preparation of the concentrated skin-test antigen (TSC) for swine toxoplasmosis. **(Herstellung des konzentrierten Hauttest-Antigens (TSC) gegen die Toxoplasmose der Schweine.)** Jap. J. veterin. Sci. **24** (1962) Nr. 5. S. 297–309. – Orig.: jap., Ausz.: engl. 9308.

Braun, John L. und Thayer, Charles B.; Iowa City, State Univ. of Iowa, Coll. of Med., Dep. of Hyg. and Preventive Med. A survey for intestinal parasites in Iowa dogs. **(Überblick über Darmparasiten der Hunde in Iowa.)** J. Amer. veterin. med. Assoc. **141** (1962) Nr. 9. S. 1049–1050. 9325.

Meyers, Betty June, Kuntz, R. E. und Wells, W. H.; Quebec, Canada, McGill Univ., Macdonald Coll., Inst. of Parasitol. Helminth parasites of reptiles, birds, and mammals in Egypt. VII. Check list of nematodes collected from 1948 to 1955. **(Helminthen bei Reptilien, Vögeln und Säugetieren in Ägypten. 7. Mitt. Kontroll-Liste der von 1948 bis 1955 gesammelten Nematoden.)** Canad. J. Zool. **40** (1962) Nr. 4. S. 531–538. 9325.

Sweatman, Gordon K.; Otago, Univ., Med. School, New Zealand Med. Res. Council, Hydatid Res. Unit. The potential role of the possum (Trichosurus vulpecula) as a transport host of Toxocara canis. **(Die mögliche Be-**

deutung des Fuchskusus [Trichosurus vulpecula] als Transportwirt von Toxocara canis.) New Zealand veterin. J. **10** (1962) Nr. 5. S. 108–110. – 2 Abb., 1 Tab., 5 Lit.

Das australische Fuchskusu *Trichosurus vulpecula* (austral. Opossum) ist sehr häufig und hat in Neuseeland eine allgemeine Verbreitung. Es ernährt sich primär in Buschwerkzonen, wurde aber schon oft auf Weide- und Wiesenflächen beobachtet, wo es zweifellos auch mit den Parasiten der Farmtiere in Berührung kommt. Der Beweis wurde durch 8 von 17 Fuchskusus gebracht, die mit maturen *Trichostrongylus colubriformis*-Exemplaren infiziert waren. Auch Fuchskusus haben daher Gelegenheit, *Toxocara canis*-Eier auf der Weide aufzunehmen. Es wird also untersucht, ob *T. vulpecula* als Transportwirt von *T. canis* dienen kann. Durch ein Gewebe-Verdauungsverfahren wurden Larven von *T. canis* in den Lungen eines Fuchskusus 6 Tage post inf. entdeckt. Bei einem anderen Tier wurden Larven 9 Tage post inf. in der Leber und den Skelettmuskeln festgestellt. Makroskopische Schädigungen konnten 6 oder 9 Tage nach der künstlichen Infektion nicht beobachtet werden. Histologisch wurden im allgemeinen subkapsuläre Schäden ausgemacht. Zelltrümmer, manchmal mit Larven, machten den Kern der Schäden aus. Sie waren von vielkernigen Riesenzellen umgeben, darüber befand sich eine diffuse Infiltration von Eosinophilen und Lymphocyten. Kollagenfasern zogen sich ganz durch die Schadstellen. Die beobachteten Larven waren beweglich und beweisen nach Vf. die Eignung des Fuchskusus als Transportwirt von *T. canis*. Vf. sezierte außerdem 216 Fuchskusus aus verschiedenen Gegenden von Neuseeland auf grobe Schädigungen hin, aber außer einigen parasitischen Granulomen in Lunge und Leber, die teilweise verkalkt waren, wurden parasitische Strukturen nirgends festgestellt. G. Diez. 9330.

Smith, H. J. und Archibald, R. McG.; Sackville, New Brunswick, Canada Dep. of Agric., Health of Animals Div., Animal Pathol. Lab.; Atlantic Area Branch Lab. On the presence of Ostertagia species and Teladorsagia davtiani in sheep in Canada. **(Über das Vorkommen von Ostertagia-Arten und Teladorsagia davtiani bei Schafen in Kanada.)** Canad. J. comparat. Med. veterin. Sci. **26** (1962) Nr. 11. S. 273–274. – 4 Abb., 5 Lit.

Zur Feststellung, welche Ostertagia-Arten bei Schafen in Kanada vorkommen, werteten Vff. in 3 Jahren mehr als 125 Magen-Darmtrakte parasitologisch aus. Die meisten der untersuchten Schafe wiesen einen Befall mit dieser Trichostrongyliden-Gattung auf. Es dominierte neben *O. trifurcata* die Art *O. circumcincta*. Gleichfalls wurde der Nematode *Teladorsagia davtiani* gefunden. Letztgenannte Art ist von *O. trifurcata* allein auf Grund der Größe und Form der Spicula schwer zu unterscheiden. *T. davtiani* hat einen gut ausgebildeten Genitalkonus mit terminal gelegenen Papillen. *O. trifurcata* weist dagegen an gleicher Stelle eine bursaartige Membran, die von 2 kleinen Rippen gestützt wird, auf. In dorso-ventraler Lage sind genannte Strukturen bei lebenden oder mit Lactophenol aufgehellten fixierten Würmern gut zu erkennen. S. Nickel. 9340.

Dittrich, L.; Hannover, Zool. Garten. **Gongylonema neoplasticum (Fibiger und Ditlevsen, 1914) bei Ratten und Schaben.** Berliner Münchener tierärztl. Wschr. **76** (1963) Nr. 1. S. 12–13.

Als Zufallsbefund – d. h. bei der Suche nach Ascarideneiern in Schaben (*Periplaneta americana* und *Blatella germanica*) – wurden in der Muskulatur der Insekten encystierte Nematodenlarven nachgewiesen, die nach Fütterungsversuchen an Ratten als *Gongylonema neoplasticum* bestimmt wurden. Auch bei daraufhin untersuchten Wildratten des Leipziger Zoos konnten derartige Parasiten gefunden werden. Die Schaben sind als Zwischenwirte anzusehen. Endwirte sind Kleinsäuger, im vorliegenden Falle Ratten.
A. Kuntze. 9353.

Iliev, I. (Iliew, I.) Proučvane vŭrchu njakoi ikonomičeski rezultati ot priloženieto na lečebno profilaktičnite meroprijatija protiv fasciolozata po ovcete. **(Untersuchung wirtschaftlicher Ergebnisse aus der Anwendung therapeutischer und prophylaktischer Maßnahmen bei der Fasciolose der Schafe.)** Naučni trudove. Visš veterinarnomedicinski institut „Prof. d-r G. Pavlov", Sofija **10** (1962) S. 483–489. – 3 Tab., 9 Lit. Zus. in Russ., Dtsch.

Zur Heilung einer Schafherde vom Leberegelbefall wurden komplexe Maßnahmen durchgeführt, planmäßige Dehelminthisation der einzelnen Tiere, Meliorationsmaßnahmen zur Trockenlegung der Moorwiesen und Weiden und Chemisierung der Biotope. Die Seuchentilgung in den Beständen war von wirtschaftlichem Nutzen begleitet, der sich in einer 5,5%igen Steigerung der Milchleistung, einer 10%igen Steigerung des Wollertrages, der Geburten und des Gewichts der Jungtiere sowie einer Herabsetzung der Sterblichkeit um 37%, gekennzeichnet. Vf. kommt zur (bekannten; die Red.) Schlußfolgerung, daß die Durchführung der Sanierungsmaßnahmen wirtschaftlich vorteilhaft ist und zur Ertragssteigerung der Tierzuchtfarmen führt.
G. Radew. 9372.

Lienert, E.; Wien, Tierärztl. Hochschule, Pharmakol. Inst. **Diaphene ist im „Leberegeltest" Fasciola hepatica-wirksam.** Arch. exp. Veterinärmed. **17** (1963) Nr. 1. S. 101–104. – 2 Tab., 9 Lit.

Diaphene, ein Gemisch von drei Teilen 3,5-Dibromsalicylsäure-4'-bromanilid und einem Teil 5-Bromsalicylsäure-4'-bromanilid, entfaltete in einer Dosis von 35 mg/kg Kgw. nach oraler Verabreichung als 1%ige Suspension in Paraffinöl im „Leberegeltest" des Vf. gegenüber geschlechtsreifen *Fasciola hepatica*-Exemplaren eine eindeutige Leberegelwirksamkeit. Diese wurde jedoch vom Hexachlorophen unter gleichen Versuchsbedingungen um das 3fache übertroffen.
E.-A. Nickel. 9372.

Lienert, E. und Jahn, F.; Wien, Tierärztl. Hochschule, Pharmakol. Inst. **Prüfung von Halothan (Fluothane) im „Leberegeltest".** Wiener tierärztl. Mschr. **49** (1962) Nr. 12. S. 928–932. – 1 Tab., 6 Lit. Zus. in Engl., Franz., Ital.

Halothan (1,1,1-Trifluor-2-chlor-2-bromaethan; Fluothane) wurde mit Hilfe des „Leberegeltests" nach Lienert an Ratten geprüft. Das Mittel erwies sich in einer Dosierung von 3255 mg/kg Kgw. als leberegelwirksam. Ein Vergleich der Wirksamkeiten verschiedener Halogenverbindungen auf *Fasciola hepatica* ergab, daß Halothan ca. 9mal weniger wirksam als Hexachloraethan und ca. 616mal weniger wirksam als das extrem wirksame Hexachlorophen ist. Halothan wirkte bald nach der Verabreichung auf die Versuchsratten narkotisch.
Th. Hiepe. 9372.

Robinson, Virgil B. und Ehrenford, Frank A.; Indianapolis, Ind., Dep. of Pathol. and Biomed. Res., Res. Lab. Hepatic lesions associated with liver fluke (Platynosomum fastosum) infection in a cat. **(Leberschäden in Verbindung mit Leberegelbefall [Platynosomum fastosum] bei einer Katze.)** Amer. J. veterin. Res. **23** (1962) Nr. 97. S. 1300–1303. – 4 Abb., 8 Lit.

Vff. fanden bei einer 2½jährigen Katze in Florida den Trematoden *Platynosomum fastosum* in der Leber (zweiter Fund in Nordamerika). Die Katze wurde mit einer progressiven Vergrößerung der Bauchhöhle, mit Anorexie und Lethargie vorgestellt. Da die Erkrankung allen Behandlungsversuchen widerstand, führten Vff. die Laparotomie durch. Die Operation offenbarte eine schwere Bauchwassersucht, und an der vergrößerten Leber fand man auf der dem Diaphragma zugewandten Oberfläche dünnschalige cystenartige Gebilde. Der anschließend getöteten Katze wurde die Leber entnommen, und in den stark erweiterten, mit gestauter Flüssigkeit angefüllten Gallengängen konnten einige Egel der Art *Platynosomum fastosum* nachgewiesen werden. Weitere Trematoden befanden sich in der Gallenblase. Das histologische

Präparat der Leber zeigte fibröse Strukturen und Wandverdickungen der Gallengänge. Im Lumen der angeschnittenen Gänge waren die Parasiten sowie deren Eier (44×31μ groß) zu erkennen. Die benachbarten Gänge waren oft verengt und wiesen eitrige Herde unterschiedlicher Ausdehnung auf. Im fibrösen Bereich konnten Neubildungen von Gängen erkannt werden.

S. Nickel. 9372.

Yamashita, Jiro und Tsumura, Iwao; Sapporo, Japan, Hokkaido Univ., Fac. of Veterin. Med., Dep. of Parasitol.; Tottori, Japan, Tottori Univ., Fac. of Agric. On a new trematode, Plantynosomum passeri n. sp., from the gall bladder of the Japanese tree-sparrow, Passer montanus saturatus Stejneger, with a review of Dicrocoeliidae. **(Ein neuer Trematode, Platynosomum passeri n. sp., aus der Gallenblase des japanischen Baum-Sperlings Passer montanus saturatus Stejneger mit einer Übersicht der Dicrocoeliidae.)** Jap. J. veterin. Res. **10** (1962) Nr. 3. S. 97–102. – 7 Abb., 3 Tab., 7 Lit. Orig.: engl.

Der neue Trematode *Platynosomum passeri n. sp.* wurde in der Gallenblase bei 9 von 48 japanischen Baum-Sperlingen gefunden. Von den befallenen Vögeln beherbergte jedes Tier zwischen 2 und 10 dieser Parasiten. Der Trematodenkörper ist verlängert bis ziemlich spindelförmig mit stumpfendigen 3,2 bis 3,64 mm langen und im Maximum 0,9 bis 0,96 mm breiten Extremitäten in der Höhe der Hoden. Die Cuticula ist dünn und unbewaffnet. Die Saugnäpfe liegen dicht beeinander, der orale subterminal, mit einem Durchmesser von 0,336 bis 0,352 mm. Der Pharynx ist rund und nur ca. 0,12 mm groß. Der Ösophagus ist sehr kurz, die beiden Darmschenkel einfach und blind endend. Das Acetabulum liegt unmittelbar unterhalb des Mundsaugnapfes, dahinter die ovalen oder runden Testes. Der Cirrusbeutel ist rundlich oder birnenförmig und präacetabulär gelegen. Die Genitalöffnung liegt in der Höhe der Bifurkationsstelle des Darmes. Das Ovar hat runde bis ovale Form und ist hinter den Hoden gelagert; dahinter liegt dann das runde oder elliptische Receptaculum seminis. Der Uterus nimmt das gesamte Gebiet zwischen und nach den Dotterstöcken ein und mündet nach vielen Windungen rechts dorsal vom Cirrusbeutel. Die Eier sind elliptisch, dunkelbraun, dickschalig und 0,044 bis 0,052×0,028 bis 0,32 mm groß. Die Morphologie stimmt mit den Merkmalen der Gattung Platynosomum überein, aber in der Form der Dotterstöcke besteht ein ziemlicher Unterschied zu den bisher bekannten Arten. Der Arbeit ist eine Übersicht über die bekannten Gattungen der Familie Dicrocoeliidae beigefügt. G. Dietz. 9380.

Sweatman, Gordon K.; Otago, Univ., Med. School, New Zealand Med. Res. Council, Hydatid Res. Unit. The importance of the New Zealand campaign against Echinococcus granulosus and Taenia hydatigena on the prevalence of Taenia ovis. **(Die Bedeutung der neuseeländischen Kampagne gegen Echinococcus granulosus und Taenia hydatigena für das Vorherrschen von Taenia ovis.)** New Zealand veterin. J. 10 (1962) Nr. 5. S. 93–98. – 5 Abb. 4 Lit.

Der Befall von mehr als 20000 Schafen und Lämmern mit *Taenia ovis*-Cysten wurde durch Fleischinspektionen bemerkt. Das ist zwar nur ein Allgemeinbefall von weniger als 3%, aber auf einzelnen Farmen steigt der Befall bis auf 50% an. Adulte Stadien von *T. ovis* und *T. hydatigena* wurden bei Hunden in allen Teilen Neuseelands festgestellt, auch nach Behandlung mit Bandwurmmitteln. Zwar verzeichnete man einen Rückgang des Strobilastadiums von *T. hydatigena* nach der ersten Medikation, aber spätere Bandwurmbehandlungen in 4monatigen Abständen ließen keine Änderung des Gesamtbefalls erkennen. Auch der Gesamtbefall durch *T. hydatigena* war immer niedrig, Der mögliche Effekt der neuseeländischen Aktion gegen *E. granulosus* und *T. hydatigena* für das Vorherrschen von *T. ovis* wird ab-

schließend kurz diskutiert und eine einfache Methode der Autopsie vorgeschlagen, um *T. ovis* auf jeder Farm feststellen zu können.
G. Diez. 9387.

Kitaoka, Shigeo. Physiological and ecological studies on some ticks. IV. Physiological stage and lipid deposit during the blood-sucking process in the tick. **(Physiologische und ökologische Untersuchungen an einigen Milben. 4. Mitt. Physiologisches Stadium und Lipoidablagerung während des Prozesses des Blutsaugens in der Milbe.)** Nat. Inst. Animal Health Quart. **1** (1961) Nr. 2. S. 85–95. – Orig.: engl. 9415.

Kitaoka, Shigeo. Physiological and ecological studies on some ticks. V. Nitrogen and iron excretion and amount of blood meal ingested during the blood-sucking process in the tick. **(Physiologische und ökologische Untersuchungen an einigen Milben. 5. Mitt. Stickstoff- und Eisenausscheidung und Menge der während des Blutsaugens in die Milbe eingeführten Blutnahrung.)** Nat. Inst. Animal Health Quart. **1** (1961) Nr. 2. S. 96–104. – Orig.: engl. 4. Mitt. vgl. vorst. Titel. 9415.

Kitaoka, Shigeo. Physiological and ecological studies on some ticks. VI. Rate of digestion of blood meal and nitrogen, iron, and sterol economy during the ovipositing process in the tick. **(Physiologische und ökologische Untersuchungen an einigen Milben. 6. Mitt. Verdauungsgeschwindigkeit der Blutnahrung und des Eisens sowie Sterolhaushalt während der Eiablage in der Milbe.)** Nat. Inst. Animal Health Quart. **1** (1961) Nr. 2. S. 105–112. – Orig.: engl. 5. Mitt. vgl. vorst. Titel. 9415.

Kitaoka, Shigeo. Physiological and ecological studies on some ticks. VII. Parthenogenetic and bisexual races of Haemaphysalis bispinosa in Japan and experimental crossing between them. **(Physiologische und ökologische Untersuchungen an einigen Milben. 7. Mitt. Parthogenetische und bisexuelle Rassen bei Haemaphysalis bispinosa in Japan und experimentelle Kreuzung zwischen diesen.)** Nat. Inst. Animal Health Quart. **1** (1961) Nr. 3. S. 142–149. – Orig.: engl. 6. Mitt. vgl. vorst. Titel. 9415.

Kitaoka, Shigeo. Physiological and ecological studies on some ticks. VIII. Diurnal and nocturnal changes in feeding activity during the blood-sucking process of Haemaphysalis bispinosa. **(Physiologische und ökologische Untersuchungen an einigen Milben. 8. Mitt. Tag- und Nachtveränderungen in der Ernährungstätigkeit während des Blutsaugens bei Haemaphysalis bispinosa.)** Nat. Inst. Animal Health Quart. **2** (1962) Nr. 2. S. 106–111. – Orig.: engl. 7. Mitt. vgl. vorst. Titel. 9415.

Maillot, L. Glossines d'Afrique centrale. III. Espèces rares du groupe Palpalis. **(Tsetsefliegen Zentralafrikas. 3. Mitt. Seltene Arten der Gruppe Palpalis.)** Rev. Élevage Méd. vétérin. Pays trop. [N. S.] **15** (1962) Nr. 1. S. 17–21. – 2. Mitt. vgl. LZ. Abt. IV **8** (1963) Nr. 4. S. 876. 9450.

Finelle, P.; Bouar, R. C. A., Inst. d'Élevage et de Méd. Vétérin. des Pays Trop., Centre de Rech. sur les Trypanosomiases Animales. Essai de prévention des trypanosomiases bovines par l'association. Antrycide pro-salt-hyaluronidase. **(Versuch einer Vorbeugung der Trypanosomiasis der Rinder durch die Kombination Antrycid pro-salt und Hyaluronidase.)** Rev. Élevage Méd. vétérin. Pays trop. [N. S.] **15** (1962) Nr. 2. S. 155–160. 9476.

Crawley, Gerald J.; Iowa State Univ. New aspects in the treatment of helminths. **(Neue Gesichtspunkte in der medikamentösen Bekämpfung der Helminthen.)** Iowa State Univ. Veterinarian **25** (1962) Nr. 1. S. 13–20. – 1 Tab., 25 Lit.
Durch die Entwicklung neuer wirksamer Anthelminthica haben sich in den letzten Jahren für die medikamentöse Therapie des Wurmbefalles bei Haus-

tieren neue Gesichtspunkte ergeben. So kann heute beim Pferd das Thiabendazol neben dem Phenothiazin als wirksames und gut verträgliches Strongylidenmittel angewandt werden. Piperazinverbindungen zeichnen sich bei sehr guter Verträglichkeit durch ihre hohe Wirksamkeit gegenüber Ascariden und geschlechtsreifen Oxyuren des Pferdes aus. Unter den organischen Phosphatverbindungen kommt dem Neguvon eine Bedeutung als Wurmmittel beim Pferd zu, während zur Gastrophiluslarvenbekämpfung der Schwefelkohlenstoff nach wie vor am geeignetsten erscheint. Bei Wiederkäuern hat sich das Phenothiazin als Wurmmittel mit einem breiten Wirkungsspektrum bewährt, wird jedoch vom Thiabendazol in dieser Hinsicht noch übertroffen. Beim Schwein können heute die Piperazinverbindungen auf Grund ihrer hohen Wirksamkeit gegenüber geschlechtsreifen und nicht geschlechtsreifen Spulwürmern sowie ihrer Eignung zur Bekämpfung der Knötchenwürmer als Mittel der Wahl herausgestellt werden, zumal sie sich durch eine gute Verträglichkeit auszeichnen. Jede medikamentöse Parasitenbekämpfung muß jeoch mit Maßnahmen zur Infektionsverhütung gekoppelt werden.

E.-A. Nickel. 9480.

Ranali, E. und Antunes, N.; São Paulo, Dép. de la Product. Animale (Serv. de Protection contre la „Tristeza" Bovine); Co. Quim. Rhodia Brasiliera. Utilisation d'un nouvel agent piroplasmicide l'amicarbalide (10. 667 R. P.) pour la prophylaxie de la „tristeza" bovine au Brésil. **(Verwendung des neuen Piroplasmen tötenden Präparates Amicarbalide [10. 667 R. P.] zur Prophylaxe des Texusfiebers in Brasilien.)** Rev. Élevage Méd. vétérin. Pays trop. [N. S.] **15** (1962) Nr. 2. S. 161–166. 9480.

Vodolažko, I. V. (Wodolashko, I. W.); Gebiet Rostow, Simownikower Pferdezuchtbetr. Lečenie ovec, bol'nych diktiokaulezom. **(Die Behandlung der Dictyocaulose der Schafe.)** Veterinarija, Moskva **39** (1962) Nr. 11. S. 40.
Sämtliche 34 Schafherden eines Betriebes waren mit Dictyocaulose verseucht. Bei diagnostischen Schlachtungen wurden zahlreiche Parasiten in den Lungen ermittelt. Im September erhielt jedes Tier intratracheal Lugollösung (keine näheren Angaben). Je Herde wurden weiterhin 400 kg Phenothiazinlecksteine bereitgestellt. Im November wurden die Tiere 2mal mit Phenothiazin behandelt (erwachsene Tiere 20–25 g, Jungtiere 10–15 g im Konzentratfutter). Da mit diesem Verfahren keine deutlich sichtbaren Sanierungserfolge erreicht werden konnten, ging man im Januar des folgenden Jahres zur Behandlung mit Ditrasin-Phosphat (0,015 g kg Kgw. subkutan) über. Hierdurch konnten die Verluste auf ein Zehntel verringert werden. Bei Probeschlachtungen im Februar und März waren in den Lungen keine Parasiten nachweisbar.

W. Bathke. 9480.

Remizov, E. S. (Remisow, Je. S.); Uralsk, Gebiet West-Kasachstan. Primenenie fenotiazina pri gemonchoze sujagnych ovec. **(Die Verwendung von Phenothiazin bei der Haemonchiasis trächtiger Schafe.)** Veterinarija, Moskva **39** Nr. 11. S. 39.
Vf. bestätigt die von K. Sch. Gadshijew (vgl. Veterinarija, Moskva **28** [1951] Nr. 4.) ermittelten Aborte und letalen Verluste bei unterernährten Mutterschafen nach einmaliger Verabreichung von 0,5 g Phenothiazin/kg Kgw. Bei Sektionen verendeter Schafe ermittelte man vorwiegend kruppöse Bronchopneumonien, vereinzelte Parasiten in der Labmagenschleimhaut und strohgelbe Flüssigkeit im Herzbeutel sowie in der Bauchhöhle. Zur Verhütung derartiger Verluste verabreichte man mit dem Futter ein Phenothiazin-Kochsalzgemisch (1:9) ad libitum. Abgemagerte Tiere erhielten besseres Futter sowie ein Phenothiazin-Kochsalzgemisch von 1:14. Bei einer solchen Wurmbehandlung traten keine Verluste auf. Diese Gemische wie auch die Kombination von Kupfersulfat, Phenothiazin und Kochsalz (1:10:100) fin-

den in den Gebieten West-Kasachstans zur Prophylaxe der Trichostrongylose und der Monieziose der Schafe breite Anwendung. W. Bathke. 9480.

Parnell, I. W., Dunn, A. M. und Mackintosh, G. M.; Otago, New Zealand, Univ of Otago, Med. School, Hydatid Res. Unit.; Glasgow, Univ., Veterin. School; Aberdeen, North of Scotland Coll. of Agric. Field trials of some anthelmintics on Scottish hill ewes. **(Feldversuche mit einigen Wurmmitteln an Muttertieren schottischer Bergschafe.)** Brit. veterin. J. **117** (1961) Nr. 6. S. 239–255. — 10 Tab., 36 Lit.

1445 Mutterschafe verschiedener Altersstufen von 7 Farmen wurden in 19 Versuchsgruppen aufgeteilt und mit Phenothiazin in unterschiedlichen Dosen (16 Gruppen), mit Tetrachlorkohlenstoff (2 Gruppen) und mit Nicotin-Kupfersulfat (1 Gruppe) zu verschiedenen Jahreszeiten unter besonderer Berücksichtigung der Ablammzeit behandelt. Gleichwertige Schafe verblieben als Kontrolltiere. Während der Feldversuche wurden die behandelten und unbehandelten Schafe jeder Gruppe unter gleichen Bedingungen gehalten. Die Wurmwirksamkeit der angewandten Anthelminthica ermittelten Vff. durch koprologische Untersuchungen mit Hilfe der McMaster-Kammer. So führte die Verabreichung von etwa 40 g Phenothiazin pro Tier als Drench im Herbst zu einer Verminderung der Ausscheidungsquote der Magen-Darm-Strongylideneier. Sie war zumeist niedriger als die bei den Kontrolltieren im Dez. und Jan. (Zeitraum der geringsten Eiausscheidung). Von Mitte Winter bis Anfang Frühjahr stieg die Eiausscheidung wieder an und erreichte die Ausscheidungsquote der Kontrolltiere. Durch eine Wurmkur mit Phenothiazin im Frühjahr konnte gleichfalls eine Verminderung der Eiausscheidung erzielt werden; sie hielt jedoch eine kürzere Zeitspanne an. Die Behandlung der Mutterschafe mit Phenothiazin im Herbst vor dem Ablammen bedingte eine Steigerung der Wolleistung um etwa 140 g pro Tier und führte zu einer erhöhten Gewichtszunahme von duchschnittlich 1130 g bei den Muttertieren, von 900 g bei den Lämmern. Die Ergebnisse der Versuchsreihen ließen nicht klar erkennen, ob eine Wurmkur der Mutterschafe vor oder nach dem Ablammen zweckmäßiger ist. Behandlungen nach dem Ablammen scheinen sich nachteilig auf die Gewichtszunahme der Absatzlämmer auszuwirken.
S. Nickel. 9480.

Eckert, J. und Abdel Gawad, A. F.; Hannover, Tierärztl. Hochschule, Inst. für Parasitol. und Veterinärmed. Zool. **Versuche zur Therapie des Strongyloidesbefalles beim Schaf.** Berliner Münchener tierärztl. Wschr. **76** (1963) Nr. 1. S. 8–11. — 3 Tab., 27 Lit. Zus. in Engl.

Verschiedene Anthelminthica — Thiabendazole (2-(4′-Thiazolyl-benzimidazol; Hersteller Merck, Sharp & Dohme, Rahway USA), Dekelmin (2-(-methoxy-aethyl)-pyridin; Hersteller Cela, Ingelheim), Dithiazaninjodid (3,3-Diaethyl-thiodicarbozyaninjodid; Hersteller Pfizer, Karslsruhe), und die organische Phosphorverbindung Neguvon (Hersteller Bayer, Leverkusen) — wurden in vergleichenden Untersuchungen an 14 künstlich infizierten Lämmern auf ihre Wirksamkeit gegen *Strongyloides papillosus* geprüft. Thiabendazole (als suspendierbares Pulver mit einem Wirkstoffgehalt von 52,5%) entfaltete, in einer Dosierung von 100 mg/kg Kgw. einer Suspension per os verabreicht, eine Wirksamkeit von 99,5%; hervorzuheben ist die große therapeutische Breite dieses Präparates. Eine 90%ige Dekelminlösung führte in einer Dosierung von 180 mg/kg Kgw., s. c. appliziert, zu einer Wirksamkeit von 96,5%; in einem Falle war an der Injektionsstelle eine starke Gewebsreaktion zu beobachten. Der benzinartige Geruch des Dekelmins führte bei Versuchstieren, die 119 bis 136 Std. post applicat. geschlachtet wurden, nicht zu Abweichungen bei der Koch- und Bratprobe. Dithiazaninjodid wirkte in einer einmaligen Dosis von 20 mg/kg Kgw. nicht genügend; dagegen wurden bei einem

Lamm mit 50 mg/kg Kgw. ein starker Rückgang der Eizahl sowie der Abgang einer großen Zahl von Strongyloides erzielt. Dithiazaninjodid hat den Nachteil, daß es den Kot und die damit verunreinigte Wolle verfärbt. Neguvon erwies sich in einer Dosierung von 100 mg/kg Kgw. als unwirksam. Thiabendazole und Dekelmin werden für den Einsatz in der Praxis empfohlen.
Th. Hiepe. 9480.

XXIII. HAUTKRANKHEITEN

Aries, Lothar; Eichendorf/Ndb. **Die Behandlung der Allergodermie bei Schweinen mit Thioglutamat.** Prakt. Tierarzt **40** (1963) Nr. 2. S. 45.
Die Behandlung der Dermatosen bereitet auf Grund der sehr unterschiedlichen auslösenden Faktoren oft große Schwierigkeiten. Störungen des Mineralstoffwechsels und des Vitamin-Hormon-Haushaltes sieht Vf. als Hauptursache der veränderten Reaktionslage an. Auf nicht ausschließbare erbhygienische Zusammenhänge weist er noch mit hin. Schon durch hygienische Aufstallung, Sauberkeit und ordnungsgemäße Pflege und Haltung ist die Sanierung in Betrieben oft möglich. Thioglutamat, eine 20%ige stabilisierte Schwefelverbindung mit Glutamin, hat sich bei der Behandlung bewährt, Großtiere erhalten 20–50 cm³ und Kleintiere 5–10 cm³ langsam i. v., Schweinen und Kleintieren kann das Medikament auch s. c. und i. p. appliziert werden. Prophylaktisch hat sich bei Muttersauen vor der Geburt und bei den Ferkeln, sobald sie Futter aufnehmen, die Verabreichung von Laptovet pulv. (Atarost) bewährt. Für Läufer wird die Anwendung von Tetanusan (Atarost) 24 oder 50%ig vorgeschlagen.
H. Haase. 9570.

Mitroiu, P., Minciună, V., Danciu, S. und Boiciu, Gh. Pityriasis rosea la porcine. **(Pityriasis rosea bei Schweinen.)** Probleme Epizootol. [București] **11** (1962) S. 60. — 4 Abb., 6 Lit. Zus. in Russ., Franz.
Es wird über das Vorkommen der Pityriasis rosea bei Schweinen in Rumänien berichtet. Die Krankheit kommt am häufigsten bei Ferkeln im Alter von 1-3 Mon. vor, und die größte Morbidität wird bei Ferkeln im Alter von 3-5 Wochen beobachtet. Klinisch ist die Krankheit durch Auftreten von ringförmigen Zonen auf der Haut, die von einem Erythem begrenzt sind, gekennzeichnet. Die Krankheit dauert 2–4 Wochen, und die Mehrzahl der erkrankten Ferkel gesundet spontan. Eine 1–2%ige Lösung von Jod oder Natrium salicylicum beschleunigt die Heilung. Unbehandelte, kranke Tiere zeigen Gewichtsverluste. Die mykologischen Untersuchungen haben die Anwesenheit von pathogenen Dermatophyten als Erreger dieser Krankheit ausgeschlossen.
S. Bayer. 9605.

Grigore, C. und Ungureanu, C. Cazuri de dermatită micotică la oaie. **(Sporadische Erkrankungen an mykotischer Dermatitis bei Schafen.)** Probleme Epizootol. [București] **11** (1962) S. 77. — 3 Abb., 3 Lit. Zus. in Russ., Franz.
Es werden sporadische Hauterkrankungen bei Schafen beschrieben, welche das charakteristische klinische Bild einer mykotischen Dermatitis aufwiesen. Aus den Hautschäden konnten eine Pilzart, die den Pilzen vom Genus *Gypsaeum* kulturell ähnlich ist, sowie Hefepilze und eine unspezifische Bakterienflora isoliert werden. Ausbruch und Verlauf der Krankheit wurden von einem Feuchtigkeitsüberschuß in den Frühlingsmonaten begünstigt.
S. Bayer. 9650.

Dokudovskij, E. G. (Dokudowski, Je. G.) O metodach borby s trichofitiej. **(Über Behandlungsverfahren der Trichophytie.)** Veterinarija, Moskva **39** (1962) Nr. 11. S. 32-35. — 1 Lit.
Vf. gibt eine kritische zusammenfassende Darstellung über die derzeitigen Kenntnisse auf dem Gebiet der Trichophytie. Zahlreiche überalterte Vor-

stellungen, besonders bei Medikamenten, werden vorbehaltlos immer wieder übernommen. Vf. gibt der Überzeugung Ausdruck, daß es sich bei der Trichophytie nicht um einen lokalisierten Prozeß und nicht nur um eine Hauterkrankung, sondern um eine Erkrankung des gesamten Organismus handelt, was besonders durch die Humanmedizin bestätigt wird. Obwohl der Erreger bereits 1845 nachgewiesen werden konnte, bestehen heute noch keine einheitlichen Auffassungen bezüglich seiner Tenazität in der Umwelt; sie soll nach eigenen Untersuchungen sehr stark ausgeprägt sein. Entgegen anderweitigen Ansichten ist Vf. der Auffassung, daß Erkrankungen zu einer soliden, dauerhaften, wahrscheinlich sogar lebenslänglichen Immunität führen. Die Auslegung, daß hochproduktive Tiere leichter erkranken, sei ebenfalls nicht akzeptabel. Die Trichophytie ist nicht nur eine Krankheit der Jungtiere. Vf. unterscheidet drei klinische Formen: 1) Trichophytie mit leicht feststellbaren Veränderungen des Haarkleides; 2) Trichophytie mit äußerst geringgradigen Veränderungen, die nur bei sorgfältiger Untersuchung feststellbar sind, und 3) Trichophytie ohne jeglichen Hautveränderungen. Die letztere Form kann Ausdruck bestehender Immunität sein. Vf. empfiehlt zur Bekämpfung die Vernichtung des Erregers in der Umwelt, die Schaffung immuner Tierstapel mittels Schutzimpfung und die Behandlung der erkrankten Tiere; besondere Bedeutung erlangt in diesem Zusammenhang die Frühdiagnose.
W. Bathke. 9650.

Semenov, M. Z. (Semjonow, M. S.); Kaschin, Gebiet Kalinin, Zootechn. und Veterinärmed. Technikum. Lečenie životnych, poražennych striguščim lišaem. **(Behandlung an Glatzflechte erkrankter Tiere.)** Veterinarija, Moskva **39** (1962) Nr. 11. S. 36.

In einem Versuchsgut erfaßte die Glatzflechte im Verlaufe eines Monats 30% der vorhandenen Tiere. Die entsprechend der existierenden Anordnungen und vorhandenen Arzneimittel durchgeführten Behandlungen und Desinfektionen blieben erfolglos, ungeachtet dessen, daß eine ganztägige Weidehaltung im Sommer eingeführt wurde. Im folgenden Jahr ging man zur Behandlung mit einer 1%igen Sodalösung, die bis zu 2% Formalin enthielt und mit der Bürste aufgetragen wurde, über. Die Bearbeitung erfolgte zweimal, vor dem Weideaustrieb und vor der Winteraufstallung. Die Stallungen unterzog man einer Desinfektion mit einer 2%igen Sodalösung, die bis zu 5% Formalin enthielt. In der anschließenden dreimonatigen Beobachtungszeit während des Winters konnten Neuausbrüche nicht ermittelt werden.
W. Bathke. 9650.

Safarov, K. M., Safarov, Ju. B. und Džumajan, S. (Safarow, K. M., Safarow, Ju. B. und Dshumajan, S.); Aserbaidshan. Landwirtsch. Inst.; Kirowabad, Aserbaidshan.SSR, Mjasnikow-Kolchos. Preparat No 74 dlja lečenija teljat, bol'nych striguščim lišaem. **(Das Präparat Nr. 74 zur Therapie der Glatzflechte bei Kälbern.)** Veterinarija, Moskva **39** (1962) Nr. 11. S. 36 bis 37.

Ungeachtet der zahlreichen beschriebenen Präparate für die Glatzflechte hat diese noch einen weiten Verbreitungsgrad, was einerseits auf die oft sehr ungenügende Komplexbehandlung und andererseits auf die mangelhafte Wirksamkeit einzelner Medikamente zurückgeführt wird. Das Präparat Nr. 74 (eine Jodverbindung, nicht näher beschrieben) kam bei Kälbern zur Anwendung. Das veränderte Haarkleid wurde mit einer 3%igen Lösung Nr. 74 benetzt, nach 24 Std. mit heißem Wasser bearbeitet und danach mit einer 10%igen Lösung Nr. 74 überdeckt. Bei frischen Infektionen tritt nach 5–7 Tagen (2malige Behandlung) völlige Heilung ein, bei chronischen Verlaufsformen nach 10–15 Tagen. Mykologische Untersuchungen waren dann negativ.
W. Bathke. 9650.

XXIV. GEFLÜGELZUCHT, GEFLÜGELKRANKHEITEN

Doroško, I. N. und Gerja, G. I. (Doroschko, I. N. und Gerja, G. I.) Ustanovka dlja dezinfekcii ptičnikov. **(Eine Einrichtung für die Desinfektion von Geflügelställen.)** Pticevodstvo, Moskva **1962** Nr. 11. S. 29–30. – 3 Abb.

Bisher wurde zur gründlichen Desinfektion die Lötlampe angewandt, mit der eine Arbeitskraft in 8 Stunden nur 200 m² Bodenfläche desinfizieren konnte. Daher wurde eine Einrichtung für die Desinfektion mit einem Gasbrenner entwickelt. Auf einem Lastwagenanhänger sind die Gasflaschen, die Methan, Propan oder Butan enthalten, angeordnet und können so beliebig zu jedem Orte transportiert werden. Die Flamme des Gasbrenners hat eine Länge von 30–40 cm, eine Breite von 25–30 cm und 20 cm vom Gasbrenner entfernt eine Temperatur von 1200–1300 °C. Für die Desinfektion von 200 m² Stallfläche oder 100 Batteriekäfigen werden 40–45 Minuten Zeitaufwand benötigt.

H. Pingel. 9700.

Hilbrich, Paul; Hannover. **Geflügeltierarzt und Mischfutterindustrie arbeiten zusammen.** Kraftfutter **45** (1962) Nr. 10. S. 459–460.

Nach Ausführungen über die gewaltigen Veränderungen der Nutztierhaltung in den letzten Jahrzehnten bespricht Vf. die Einflüsse dieser Entwicklung auf die tierärztliche Tätigkeit besonders im Hinblick auf die moderne Massenhaltung des Geflügels. Es wird eine vertrauensvolle Zusammenarbeit zwischen Futterberater und Tierarzt gefordert, um die neuen Probleme der Geflügelintensivhaltung zu meistern und eine Überschneidung der Interessensphären, die besonders durch Verwendung hochkonzentrierter Wirkstoffzusätze im Mischfutter gegeben sind, zu vermeiden. Eindeutige Grenzen sind hier durch die verschiedene Dosierung gesetzt. Die Verhinderung des Kurpfuscherunwesens einiger Futterberater (Medikamentenhandel, Impfungen usw.) könnte das gegenseitige Mißtrauen beseitigen und bei beiderseitigem Verständniswillen zu einer nützlichen Zusammenarbeit zwischen Mischfutterindustrie und Tierarzt führen.

E. Krause. 9710.

Kummer, H.; Augustenberg, Staatl. Landwirtsch. Versuchs- und Forsch.-Anst. **Calcium- und Phosphorgehalt sowie Ca/P-Verhältnis in den VDW/DLG-Geflügelfuttern des Handels.** Landwirtsch. Forsch. **15** (1962) Nr. 3/4. S. 257 bis 263. – 4 Tab., 4 Lit. Zus. in Engl., Franz.

Einleitend wird der Ca- und P-Bedarf der Hühner diskutiert und die Bedeutung dieser Mineralien im Stoffwechselgeschehen erörtert. In einer Übersichtstabelle werden die verschiedenen VDW/DLG-Geflügelfutter und ihre Ca- und P-Gehalte und die sich daraus ergebenden Ca/P-Verhältnisse angegeben. Um zu erfahren, ob die geforderten Ca- und P-Gehalte in den VDW/DLG-Geflügelfuttern vorhanden sind, wurden 241 Proben der genannten Mischfutter untersucht. Dabei stellte sich heraus, daß von 241 Proben 57,7% einen unvorschriftsmäßigen Ca-Gehalt, davon 35,7% einen Übergehalt und 22% einen Untergehalt aufwiesen. Bei der P-Untersuchung hatten 30,7% einen unvorschriftsmäßigen P-Gehalt, davon 29,5% einen Untergehalt und 1,2% einen Übergehalt. Demzufolge war das Ca/P-Verhältnis zumeist zu weit; es machte 24,5% der Proben aus. Es wurde die Schlußfolgerung gezogen, daß sowohl bei den Mischfuttern für Küken und Junghennen die Untergehalte an Ca und P als auch für Lege- und Zuchthennen der Untergehalt an Ca so stark sind, daß sie sich ernährungsphysiologisch ungünstig auswirken müssen. Die bei den für die Mast bestimmten Mischfuttern gefundenen zu hohen Ca-Gehalte werden ebenfalls als sehr nachteilig bezeichnet.

M. Richter. 9710.

Machlin, L. J., Cordon, R. S., Marr, J. E. und Pope, C. W.; St. Louis, Mo., Monsanto Chem. Co.; Ralston Purina Co. Effect of antioxidants and unsaturated fatty acids on reproduction in the hen. **(Die Wirkung der Antioxydantien und ungesättigten Fettsäuren auf die Fortpflanzung von Hennen.)** J. Nutrit. [Philadelphia] **76** (1962) Nr. 3. S. 284–290. – 6 Abb., 3 Tab., 18 Lit.

Gegenstand vorliegender Untersuchungen war die Klärung der Frage, ob zur Steigerung der Fruchtbarkeit bei Hennen nach Fütterung größerer Mengen ungesättigter Fettsäuren verstärkt Vit. E oder oxydantienhemmende Stoffe benötigt werden. Deshalb wurden 8 Wochen lang an Hühner größere Mengen Linolensäure mit geringen Gaben von Antioxydantien verfüttert. Die Eierproduktion sank in diesem Zeitraum auf 25% der Normalleistung. Nur 37% der Eier waren befruchtet, jedoch konnte keines davon ausgebrütet werden. Bei nachfolgenden Gaben von Vit. E war eine beachtliche Steigerung der Eiproduktion zu verzeichnen. 76% der Eier waren befruchtet, 67% der befruchteten Eier schlupffähig. In den weiteren Ausführungen wird auf die Ergebnisse nach Gaben von oxydantienhemmenden Stoffen in der Kombination mit Vit. E sowie auf Fragen von Fütterungsstress eingegangen.

M. Richter. 9710.

Orel, Vítězslav und Klimeš, Bedřich; Brno. Genetická rezistence u drůbeže. **(Genetische Resistenz beim Geflügel.)** Veterinářství **12** (1962) Nr. 12. S. 365 bis 369. – 2 Abb., 1 Tab.

Es wird auf die große ökonomische Bedeutung aufmerksam gemacht, welche die Züchtung auf die genetische Resistenz für die Geflügelgroßhaltungen hat. Durch zielbewußte Züchtung hat man in einigen Staaten eine wesentliche Leistungssteigerung der Geflügelhaltung erreicht. So sind Haltungen mit einer jährlichen Eierleistung von 220–230 Eiern (in Japan bis 300 Eier) entstanden, oder es sind Rassen herangezüchtet worden, die je 1 kg Zuwachs wesentlich niedrigere Futtergaben verbrauchen, wie z. B. nur 2 kg/kg Kgw. usw. Fortschrittliche Geflügelfarmen sind bestrebt, durch Selektion einzelner Tiere Zuchten zu erhalten, die auch gegen bestimmte Seuchen (wie z. B. Tuberkulose, Salmonellose), durch die bisher ganze Haltungen ausgeschaltet wurden, resistent sind. Es werden Beispiele angeborener genetischer Mängel angeführt und Beziehungen der genetischen Resistenz zur Umwelt, Ernährung und zu Infektions- und Invasionskrankheiten des Geflügels näher beschrieben. Wenn spezifisch genetische, resistente Zuchten erzielt werden, kann man z. B. selbst bei der perniciösen Lymphomatose und bei der Coccidiose die Verluste mit Erfolg herabsetzen. Die angeführten Fragen erfordern sowohl auf dem Forschungsgebiet als auch in der Züchtungspraxis eine erhöhte Aufmerksamkeit.

F. Nádvorník. 9710.

Dachnovskij, N. V., Bajdevljatov, A. B. und Doroško, I. N. (Dachnowski, N. W., Baidewljatow, A. B. und Doroschko, I. N.); Kiew, Ukrain. Forsch.-Inst. für Geflügelzucht. Ul'trafioletovoe oblučenie kur v širokogabaritnom ptičnike. **(Ultraviolette Bestrahlung der Hühner in Intensivgeflügelställen.)** Pticevodstvo, Moskva **1962** Nr. 10. S. 12–13. – 2 Abb.

Die Wirkung auf den Organismus ist bei UV-Bestrahlung bedeutend vielseitiger als bei Verfütterung von Fischöl oder Vit. D-Präparaten. Es wird die UV-Bestrahlung mit an einem Futterverteilungswagen angebrachten Quarzlampen beschrieben. Bei der Fütterung werden in 80 Min. 12000 Hennen bestrahlt, wobei bes. die unbefiederten Kopfteile getroffen werden. Außerdem wird auch das verabreichte Futter kurzfristig bestrahlt.

H. Pingel. 9710.

Gromov, A. M. und Poleckij, V. A. (Gromov, A. M. und Polezki, W. A.) Vlijanie geterogennoj krovi na organizm kur. **(Der Einfluß von heterogenem Blut auf den Organismus der Hühner.)** Životnovodstvo, Moskva **24** (1962) Nr. 10. S. 83–85.

Bei Blutübertragungen zur vegetativen Hybridisierung erhielten Weiße Leghorn und ihre Nachkommen in den Brustmuskel 12 Blutinjektionen von Australorps und Bronzeputen. Gewicht und Schale der Eier veränderten sich nicht, während beim Recipienten Gefieder, Läufe und Schnabel dunkler wurden und das Kgw. anstieg. Bei den vegetativen F_6-Kreuzungstieren aus Weiße Leghorn × Bronzeputen enthält die Leber 35% mehr Gesamt-N als bei den Ausgangsrezipienten und weniger als bei den Blutspendern; ebenso verhält es sich mit dem Gehalt an Rest-N, Gesamtphosphor (16% mehr als bei den Erstrecipienten), säurelöslichem Phosphor, Phosphatiden und Lipoiden. Insgesamt erfolgt eine Steigerung des Stoffwechsels bei den Recipienten. F. Schenk. 9710.

Levine, P. P.; Ithaca, New York State Veterin. Coll., Dep. of Avian Diseases. The place of vaccination in the control of poultry diseases. **(Die Bedeutung der Vaccinierung bei der Bekämpfung der Geflügelkrankheiten.)** Veterin. Rec. 74 (1962) Nr. 49. S. 1394–1398. – 10 Lit.

Die für das Geflügel gebräuchlichen Vaccinen sind im allg. auf den gleichen Grundlagen aufgebaut wie bei der Immunität gegen Geflügelpocken. Entweder werden kleine Dosen von voll virulentem Impfstoff in einer nicht gefährdeten Körperregion verabreicht oder das Virus wird modifiziert oder abgeschwächt verwendet. Die Vaccine gegen Laryngotracheitis wird aus Kükenembryonen gezüchtet und entweder mit einem harten Pinsel in die Mucosa der Kloake eingerieben oder als Tropfen in die Kloake gegeben. Das virulente Bronchitis-Virus wird in einigen Passagen in bebrüteten Hühnereiern gezüchtet. Während dadurch die Pathogenität für den Embryo zunimmt, nimmt sie für das Küken ab. Die Vaccine wird aus der Chorioallantoisflüssigkeit hergestellt. Da sich in den letzten Jahren herausgestellt hat, daß es verschiedene Stämme von Bronchitis-Virus gibt, wird empfohlen, den in der Gegend heimischen Stamm oder eine polyvalente Vaccine zu verwenden. Bei der ansteckenden Gehirnrückenmarksentzündung des Geflügels (avian encephalomyelitis) erhält das Küken über das Ei Antikörper vom Huhn, die es in den ersten gefährlichen Wochen schützen. Zur Zeit wird eine Lebendvaccine im Trinkwasser an die Zuchtstämme verabreicht. Wenn das Virus der Newcastle Krankheit stark pathogen ist und die Diagnose schnell gestellt werden kann, sollte man die Tiere abschlachten und Quarantänemaßnahmen erlassen. In USA nimmt diese Krankheit im allg. einen milden Verlauf, so daß sie kein wirtschaftliches Problem mehr darstellt. Während früher abgetötete Vaccinen injiziert wurden, verwendet man heute in USA Lebendvaccinen entweder in Form von Spray oder im Trinkwasser.

E. Tempel. 9735.

Amer, M. F.; Kobba Palace, U.A.R., Ain Shams Univ., Fac. of Agric., Animal Product. Dep. Embryonic mortality and malpositions in Fayoumi chicken. **(Embryonensterblichkeit und fehlerhafte Lagen bei Fayoumi-Küken.)** Poultry Sci. 41 (1962) Nr. 6. S. 1707–1712. 9740.

Helmboldt, C. F. und Frazier, M. N.; Storrs, Univ. of Connecticut, Dep. of Animal Diseases. Neurofibromatosis in a turkey. **(Neurofibromatose bei einer Pute.)** J. Amer. veterin. med. Assoc. 141 (1962) Nr. 9. S. 1073–1076. – 8 Abb., 13 Lit.

Ein Tier aus einer Herde von 5 Mon. alten Nichols weißen Puten zeigt Lähmungserscheinungen beider Beine. Dieses und eine klinisch gesunde Pute werden getötet und genau untersucht. Während das gesunde Tier keinerlei pathologisch-anatomische Veränderungen erkennen läßt, wird bei dem anderen eine beiderseitige Verdickung der Nerven zwischen dem Femorotibialgelenk und den Spinalganglien nachgewiesen. Durch die histologische Untersuchung mit Hilfe von verschiedenen Färbemethoden wird festgestellt, daß ein Neurofibrom des plexiformen Typs vorliegt. Differentialdiagnostisch müssen folgende Krankheiten ausgeschlossen werden: 1) Meningoencephalitis, 2) Newcastle Krankheit, 3) Neurolymphomatose. E. Tempel. 9740.

Aguirre, Walter G. und Menéndez, Néstor A.; La Plata, Fac. de Ci. Veterin., Cátedra de Microbiol. Espec.; Cátedra de Anatomia y Fisiol. Patol. Salmonellas en criaderos de aves. **(Salmonellen im Geflügelstall.)** Rev. Med. veterin. [Buenos Aires] **43** (1962) Nr. 4. S. 239–244. 9768.

Stoenescu, V., Săndulescu, C. Vior, St. und Cercetări asupra transmiterii pulorozei la găinile adulte. **(Versuche zur Übertragung der weißen Kükenruhr auf erwachsene Hühner.)** Probleme Epizootol. [Bucureşti] **11** (1962) S. 83. — 1 Abb., 2 Lit. Zus. in Russ., Franz.
Die Kohabitation von 22 keimfreien Hühnern, die auch eine normale Legetätigkeit hatten, mit Keimausscheidern von *Salmonella pullorum* führte zum Auftreten von kleinen Mengen von Antikörpern für kurze Zeit nur bei 2 keimfreien Hühnern. Die bakteriologische Untersuchung von 17 Küken, die von keimfreien Hühnern stammten, hat die Abwesenheit der *S. pullorum* bewiesen. Die serologischen, pathologisch-anatomischen und bakteriologischen Untersuchungen bei diesen Versuchshühnern hatten gezeigt, daß keine Infektion mit *S. pullorum* der keimfreien Hühner nach einer Kohabitationsdauer von 8 Mon. zu Stande kam. S. Bayer. 9768.

Fletcher, R. D. und Maas, H. J. L.; Storrs, Univ. of Connecticut, Dep. of Animal Diseases. Acute fowl cholera in a Connecticut chicken flock: Description of the isolation of Pasteurella multocida. **(Akute Geflügelcholera in einem Hühnerbestand in Connecticut. Beschreibung der Isolierung von Pasteurella multocida.)** Tijdschr. Diergeneeskunde **87** (1962) Nr. 17. S. 1125–1132. — 1 Tab., 10 Lit. Zus. in Franz., Niederl., Dtsch.
Die klinischen, pathologisch-anatomischen, histologischen und bakteriologischen Befunde bei einem Ausbruch von Geflügelcholera in einem größeren Hühnerbestand in Connecticut werden beschrieben. Der isolierte *Pasteurella multocida*-Stamm wurde auf Grund der biochemischen Reaktionen in die Gruppe II nach Merchant eingereiht. Therapeutisch wurde dem Futter Chlortetracyclin zugesetzt; sobald diese Behandlung aufhörte, traten erneute Todesfälle auf. W. Wittig. 9772.

Bierer, Bert W.; Columbia, South Carolina Agric. Exp. Stat. Treatment of avian pasteurellosis with injectable antibiotics. **(Behandlung der Geflügelpasteurellose mit injizierbaren Antibiotica.)** J. Amer. veterin. med. Assoc. **141** (1962) Nr. 11. S. 1344–1346. — 3 Tab., 6 Lit.
Einige Gruppen von Hühnern und Hähnchen versucht man durch i.m. Injektion von Antibiotica gegen Geflügelcholera zu schützen. Die Tiere werden experimentell mit Pasteurellen infiziert. Für die Versuche werden folgende Antibiotica verwendet: Penicillin in wässeriger Lösung oder in Öl, Dihydrostreptomycin, Streptomycinsulfat, Oxytetracyclin. Außerdem wird die Wirkung einer mit Phenol abgetöteten Bouillonkultur von *Pasteurella multocida* geprüft. Die genannten Antibiotica haben sich bei ihrer therapeutischen Anwendung bewährt. Auch die gleichzeitige Verabreichung von Penicillin in wässeriger Lösung und der Pasteurella-Phenol-Kultur schützt die Versuchstiere gegen eine Pasteurella-Infektion. Die Geflügelcholera bei Küken tritt in Südkarolina und Umgebung in subakuter und chronischer Form auf und zeigt klinisch große Ähnlichkeit mit der Blaukammkrankheit oder Geflügelmonocytose. E. Tempel. 9772.

Gilchrist, P. T.; Penrith, New South Wales. Avian respiratory diseases. **(Erkrankungen der Atmungsorgane des Geflügels.)** Austral. veterin. J. **38** (1962) Nr. 10. S. 495–499. — 31 Lit.

Der Begriff „Erkrankungen der Atmungsorgane des Geflügels" ist sehr umfassend. Man reiht folgende Krankheiten hier ein: infektiöse Laryngotracheitis (ILT), Geflügelpocken, A-Avitaminose, Newcastle-Krankheit, infektiöse Bronchitis, Geflügelpest, Geflügelcholera, Coryza, chronische Erkrankung der Atmungsorgane (CRD), mucoide Tracheitis und gemischte Ursachen. Die ersten 3 Krankheiten lassen sich ohne weiteres klinisch unterscheiden, während man zur Diagnose der anderen Laboratoriumsmethoden heranziehen muß. Die einzelnen Erkrankungen werden einschließlich der Behandlungsmöglichkeiten genauer beschrieben. E. Tempel. 9774.

Renault, L., Guillon, J. C. und Palisse, M. Contribution à l'étude de l'étiologie des affections respiratoires chez les volailles. **(Beitrag zur Ermittlung der Ätiologie der Erkrankungen der Atmungsorgane beim Geflügel.)** Bull. Acad. vétérin. France [N.S.] **35** (1962) Nr. 7. S. 283–285. – 3 Lit.

Das Virus der infektiösen Bronchitis ist mit Hilfe der Serumneutralisation im embryonierten Ei, das Virus der Newcastle Krankheit mit Hilfe der Hämagglutinationshemmung und durch Isolierung aus dem Hühnerembryo nachgewiesen worden. Zum Nachweis der pathogenen Mycoplasmen wird der Hämagglutinationshemmtest in Verbindung mit dem Antigen von Crawley verwendet. Die isolierten Stämme von *Escherichia coli* werden nach dem Schema von Kauffmann bestimmt. Auf Grund der Veränderungen kann man 2 große Gruppen unterscheiden: 1) Veränderungen der oberen Atmungswege mit Entzündung der Sinus, des Kehlkopfes und der Trachea, 2) Affektionen der oberen und unteren Atmungswege, verbunden mit fibrinösen Veränderungen der serösen Häute. Die zweite Gruppe entspricht der Luftsackerkrankung der amerikanischen Autoren (CRD). In 76 Zuchten mit 176 untersuchten Tieren werden Veränderungen der Gruppe 1 festgestellt und in 42% eine Mischinfektion des Virus der infektiösen Bronchitis und Mycoplasmen ermittelt. In 57 Zuchten liegen die Veränderungen der Gruppe 2 vor (214 Tiere). In 32% wird eine Mischinfektion des Virus der infektiösen Bronchitis und von Mycoplasmen nachgewiesen, in 88% eine Beteiligung von *Escherichia coli*. Das Virus der infektiösen Bronchitis wird in 25% der Fälle allein festgestellt, Mycoplasmen in 17%, *Escherichia coli* in 22%. Die Veränderungen der Gruppe 1 finden sich vor allem beim Junggeflügel (89%), die der Gruppe 2 beim Geflügel unter 13 Wochen (65%) und besonders beim Masthähnchen. E. Tempel. 9774.

Skalka, Boris; Brno, VŠZ, Veterin. Fak., Ústav Mikrobiol. a Imunol. Isolace PPLO z nosní dutiny drůbeže. **(Isolierung von PPLO aus der Nasenhöhle bei Geflügel.)** Sborník Vysoké Školy zemědělské Brně, Řada B **9(30)** (1961) Nr. 3/4. S. 303–314. – 16 Abb., 4 Tab., 38 Lit. Zus. in Russ., Engl.

Es wird die Isolierung von *Mycoplasma sp.* (PPLO) beschrieben, die dem Vf. bei der Kultivierung von Material gelang, das durch Ausstrich des hinteren Teiles der Nasenhöhle nur bei Hennen gewonnen wurde, die Symptome einer chronischen Respirationskrankheit oder eines Schnupfens zeigten, jedoch nicht bei gesunden und aus gesunden Haltungen stammenden Hennen. Als Nährboden wird Bouillon mit 25% inaktiviertem Pferdeserum, 0,5% Glukose, 0,5% Maltose und Phenolrot einerseits und Agar mit demselben Serumgehalt andererseits bei Anwendung der Mikrokulturmethode empfohlen. Zur Unterdrückung nicht erwünschter Mikroflora hat sich ein Zusatz von 5000 IE Penicillin je 1 ml und eine Lösung von Thalliumacetat im Verhältnis von 1:2000 bewährt. Bei den isolierten Stämmen verfolgte man die Morphologie der Individuen und Kolonien, ferner die Fermentaktivität und die Fähigkeit, auf Agarboden Pferdeblut zu hämolysieren. Bei keinem der getesteten Bakterienstämme gelang es, die L-Formen hervorzurufen. Nur zwei Stämme waren diesen Formen etwas ähnlich. Es wird empfohlen, die Fermentaktivität der aviären *Mycoplasma sp.*-Stämme in Saccharose

und zugleich auch ihre Fähigkeit auszunützen, die Glukose zu fermentieren, um dadurch die Bestimmung der Arten zu erleichtern.
F. Nádvorník. 9774.

Zjuban, V. I. (Sjuban, W. I.) Puti likvidacii tifa pticy. **(Wege zur Beseitigung des Geflügeltyphus.)** Pticevodstvo, Moskva **1962** Nr. 11. S. 32.
Die Anwendung der Antibiotica der Tetracyclinreihe führt zur völligen Tilgung von Geflügeltyphus. Als optimale Biomycindosis wird 1 mg je kg Kgw. angegeben. Die Verabreichung der Antibiotica soll periodisch im Verlauf von 1 Monat mit anschließender 10–15tägiger Pause erfolgen.
H. Pingel. 9775.

Hilbrich, P. und Reuss, U.; Hannover, Landwirtschaftskammer, Tiergesundheitsamt; Tierärztl. Hochschule, Inst. für Mikrobiol. und Tierseuchen. **Immunitätsdauer nach konsekutiver Schutzimpfung gegen die atypische Geflügelpest mit Hitchner B_1-Vaccine und Adsorbatvaccine nach Traub.** Berliner Münchener tierärztl. Wschr. **76** (1963) Nr. 3. S. 50–53. — 3 Tab., 18 Lit. Zus. in Engl.
Bis 1960 werden die Hühnerbestände durch Adsorbatvaccine gegen Hühnerpest geschützt. Sie bewirkt bei einmaliger Injektion von 1 cm^3 einen Schutz bis zu 6 Mon., bei 2maliger Injektion der gleichen Menge einen solchen von 7–9 Mon. Die Legeleistung wird nicht beeinflußt. Wegen der Arbeitsaufwendigkeit und der hohen Kosten wird 1960 die Verabreichung der Lebendvaccine im Trinkwasser erlaubt. Sie bewährt sich bei Massenaufzuchten, insbesondere bei der Junggeflügelmast. Allerdings hat sie einige Nachteile wie die unkontrollierbare Übertragung von Krankheitserregern infolge Gewinnung aus dem bebrüteten Hühnerei, temporäre Ausscheidung des Erregers mit dem Ei und Kot sowie eine dadurch bedingte Quarantäne der behandelten Tiere für 3 Wochen. Durch Versuche wird überprüft, inwieweit konsekutive Impfungen — d. h. Anwendung der Trinkwasservaccine beim Küken und der Adsorbatvaccine bei älteren Jungtieren — eine wirksame Immunität hervorrufen. In sämtlichen 3 Versuchsgruppen erhalten Küken im Alter von 4 Tagen und 3 Wochen die Hitchner B_1-Vaccine ins Trinkwasser. Die Tiere der Gruppe 1 werden mit 3 Mon. in der gleichen Weise behandelt und erhalten im Alter von 6 Mon. eine Injektion von je 1 cm^3 Adsorbatvaccine. In Gruppe 2 wird die Impfung mit 1 cm^3 Adsorbatvaccine im Alter von 3 und 4 Mon. durchgeführt, in Gruppe 3 im Alter von 2 und 3 Mon. Sämtliche Tiere werden 18 Monate im Versuch belassen. Alle 3 Verfahren haben die Tiere gegen eine künstliche Infektion mit dem Virus der atypischen Hühnerpest geschützt. Die Frage, welche Impfmethode anzuwenden ist, wird am besten je nach Größe der Herde und Betriebsart entschieden. E. Tempel. 9785.

Mitev, G. (Mitew, G.) Bivaksina sreštu šarkodifterit i psevdočuma po pticite. **(Bivalente Vaccine gegen Pockendiphtherie und Pseudogeflügelpest.)** Centralnija naučnoizsledovatelski veterinaren institut po virusologija, Sofija 1 (1962) S. 85–91. — 2 Abb., 1 Tab., 6 Lit. Zus. in Russ., Engl.
Für die Versuche wurden angewandt: a) Vaccinestamm K aus Hühnern, auf Chorioallantoismembran aus 11tägigen Hühnerembryonen erhalten. Als Vaccine wurden Embryonen mit reichlichen, gutausgeprägten Läsionen benutzt. b) Pseudogeflügelpest-Vaccinestamm Raakin — auf 10–11tägigen Hühnerembryonen kultiviert und in lyophilisiertem Zustand aufbewahrt; c) 3-4 Monate alte Hühner und Legehennen aus gesunden Wirtschaften. Die Immunisierung wurde mittels Flügelfaltenstich ausgeführt. Zu Provokationszwecken wurde virulentes Pseudogeflügelpest-Virus angewandt. Die Versuchsergebnisse zeigten, daß sowohl die jungen als auch die erwachsenen Hühner gegen beide vorerwähnten Krankheiten eine stabile, ein Jahr währende Immunität aufbauen. Die vaccinierten Hühner zeigten keine sichtbaren Störungen. An 276643 Hühnern appliziert, hat die Vaccine, außer einer

leichten Legeleistungsstörung, die bald danach verschwindet, keine postvaccinalen Störungen gezeigt. P. Pawlow. 9785.

Giovaneli, Néstor E. Enfermedad de Newcastle. **(Die Newcastle-Krankheit.)** Rev. Med. veterin. **43** (1962) Nr. 4. S. 219–227. 9790.

Rusev, Ch. und Mateva, V. (Russew, Ch. und Matewa, W.) Interferencija meždu Njukjasŭlski i šapen virus v tŭkanni kulturi. **(Interferenzerscheinung zwischen Newcastle Disease- und MKS-Virus in Gewebekulturen.)** Izvestija na Centralnija naučnoizsledovatelski veterinaren institut po virusologija, Sofija **1** (1962) S. 157–158. – 1 Tab., 4 Lit. Zus. in Russ., Engl.
Nachgewiesen wurde, daß bei Serienkultivierung des Newcastle Disease-Virus in Gewebekulturen aus Kälbernieren bei progressiver Steigerung der Passageanzahl das Virus seine Virulenz für Hühner, seine cytopathogene Wirkung Rindernierengewebekulturen gegenüber sowie seine Fähigkeit darin Hämagglutinine zu bilden, allmählich verliert. Röhrchengewebekulturen aus Kälberniere, mit diesem acytopathogenen Newcastle Disease-Virus infiziert, wurden 40 Stunden nachher mit gewebekulturellem MKS-Virus superinfiziert. Die bei der Superinfektion angewandte Dosis von MKS-Virus enthielt durchschnittlich ca. 10^{-6} gewebekulturelle cytopathogene Einheiten. Mit gleicher MKS-Virus-Dosis wurden bei jedem Versuch die gleiche Zahl normaler Gewebekulturen derselben Serie inoculiert. Bei den einzelnen Versuchen wurden drei unterschiedliche MKS-Virus-Stämme vom Typ O verwendet. Die Interferenzerscheinung beim Newcastle Disease-Virus gegenüber der cytopathogenen Wirkung des MKS-Virus und der Reduzierung seines infektiösen Titers im Vergleich zum Titer des Kontrollkultur-Virus wurde mikroskopisch abgelesen. Es wurde ermittelt, daß die cytopathogene Wirkung des MKS-Virus in den interferierten Kulturen voll blockiert und sein infektiöser Titer bedeutend reduziert wurde. Über diese Frage werden später ausführlichere Einzelheiten veröffentlicht. P. Pawlow. 9790.

Durand, D. P.; Columbia, Univ. of Missouri, School of Med., Dep. of Microbiol. Interference between viable strains of Newcastle disease virus. **(Interferenz zwischen Lebendvirus-Stämmen des Newcastle Disease-Virus.)** J. Bacteriol. **82** (1961) Nr. 6. S. 979–983. – 2 Abb., 3 Tab., 11 Lit.
Bei der Untersuchung von zwei NDV-Stämmen, von denen der eine im Gegensatz zum anderen während der Vermehrung auf Hühnerfibroblastenkulturen keine Plaques bildete, wurde Interferenz beobachtet. Infiziert man die Zellkulturen mit dem lebenden, nicht-plaquebildenden NDV, so treten bei nachfolgender Superinfektion mit dem plaquebildenden NDV-Stamm keine Plaques auf. Der primäre Mechanismus bei diesem Typ der Interferenz scheint an das lebende, infektiöse Virus gebunden zu sein und steht nicht in Verbindung mit einer Interferenzbildung oder dem Hämmagglutinin.
H. Hantschel. 9790.

Wassilewa, L. und Spassov, Al.; Sofia, Bulg. Akad. der Landwirtsch.-Wiss., Veterin. Virusforsch.-Inst.; Med. Fak., Lehrstuhl für Med. Chem. **Reinigung des Newcastle-Virus mit Zinkhydroxyd.** Zbl. Bakteriol., Parasitenkunde, Infektionskrankh. Hyg., I. Abt., Orig. **186** (1962) Nr. 3. S. 277–286. – 1 Abb., 6 Tab., 21 Lit.
Das auf Hühnerfibroblastenkulturen gezüchtete NDV wurde durch 0,12 Zinkhydroxyd bei pH 6,5–7,0 zu 99% adsorbiert. Über 80% der stickstoffhaltigen Verunreinigungen wurden dabei entfernt. In Gegenwart von anorganischen Salzen kann ein noch größerer Prozentsatz stickstoffhaltiger Begleitstoffe abgetrennt werden. Das Verfahren ist gut reproduzierbar.
H. Hantschel. 9790.

Neurath, A. R.; Nitra, ČSSR, Forschungsabt. von Bioveta. **Spektrophotometrische Untersuchungen über die Reaktion zwischen hämolytischem Virus**

und spezifisch die Hämolyse hemmenden Antikörpern bei dem Virus der atypischen Geflügelpest (NDV). Z. Immunitätsforsch. exp. Therap. 124 (1962) Nr. 2. S. 164. 9790.

Garside, J. S.; Houghton Poultry Res. Stat. Newcastle disease vaccination. **(Vaccinierung gegen die Newcastle-Krankheit.)** Veterin. Rec. 74 (1962) Nr. 51. S. 1497–1499.
In Großbritannien wird nur die Totvaccine zum Schutz gegen die Newcastle Krankheit angewendet. Das Vaccinevirus wird entweder mit Hilfe von β-Propriolacton oder von Formalin inaktiviert und dann entweder an Aluminiumhydroxyd gebunden oder in Mineralöl suspendiert. Diese Vaccinen werden im allg. i. m. in die Brustmuskulatur injiziert. Die Technik wird ausführlich beschrieben. Hühnerküken, Hühner und Putenküken erhalten 0,5 ml, Jungputen 1,0 ml. Die Vaccinen müssen bei einer Temperatur von +2–10 °C aufbewahrt werden; sie dürfen auf keinen Fall gefrieren. Küken werden das erste Mal mit 3 Wochen und das 2. Mal mit 16–20 Wochen geimpft, ebenso die Putenküken. Später erfolgt die Impfung zwischen den Legeperioden. Die Vaccinierung verursacht weder Stresserscheinungen noch eine Abnahme der Eierproduktion. 10–20 Tage nach der Vaccinierung ist der Schutz voll ausgebildet und dauert bei der ersten Injektion 6 Mon., bei der zweiten 12 Mon. an. Ausnahmsweise kommt es einmal am Ende der Zeit zu einem Impfdurchbruch, wenn das Virus stark virulent ist, z. B. im Experiment. Allerdings dürfen die hygienischen Maßnahmen nicht vernachlässigt werden. Zugekaufte, nicht schutzgeimpfte Tiere sind zu isolieren und so schnell wie möglich zu vaccinieren. E. Tempel. 9790.

Ognjanov, D. (Ognjanow, D.) Postvaksinalni pareze u kokoški sled vaksiniraneto im s H-vaksina i vrŭzkata im s kalcievo fosfornata obmjana. **(Postvaccinale Paresen bei Hühnern nach ihrer H-Vaccine-Impfung und ihr Zusammenhang mit dem Calzium-Phosphor-Stoffwechsel.)** Izvestija na Centralnija naučnoizsledovatelski veterinaren institut po virusologija, Sofija 1 (1962) S. 105–109. — 3 Lit. Zus. in Russ., Engl.
Verfolgt wurde der Calcium-Phosphor-Spiegel bei mit Pseudogeflügelpest, Stamm H vaccinierten Hühnern sowie der Calcium-Phosphor-Stoffwechsel bei gelähmten Hühnern im Vergleich zwischen nichtgelähmten immunen und Kontrollhühnern. Auf Grund dieser Untersuchungen ergab sich, daß bei mit apathogenem Pseudogeflügelpestvirus, Stamm H, geimpften Hühnern vor und nach der Vaccinierung keine empfindlichen Schwankungen des Gesamtcalciums und -phosphors sowie des löslichen Calciums und des nichtlöslichen Phosphors feststellbar waren. Im Vergleich zum Gesamtcalcium und -phosphor bewegen sich das lösliche Calcium und der nichtorganische Phosphor bei nicht immunen, immunen und gelähmten Hühnern in viel engeren Grenzen. Nach der Vaccinierung tritt gewöhnlich ein leicht und nicht lange andauerndes Ansteigen des Calcium-Spiegels auf, der sich später mit dem ursprünglichen ausgleicht. Nach der Vaccinierung zeigt auch die Katalasezahl ein schwaches Ansteigen. Festgestellt wurde außerdem, daß die künstlich hypocalcaemisch gemachten Hühner nach ihrer Vaccinierung mit dem geprüften Vaccine-Stamm keine Parese zeigten. Daraus wird geschlossen, daß die postvaccinalen Paresen und Paralysen wahrscheinlich auf das Newcastle Disease-Virus zurückzuführen sind. P. Pawlow. 9790.

Stoenescu, V., Surdan, Cecilia, Săndulescu, St. und Vior, C. Coexistența leziunilor de avitaminoza A boala respiratorie cronică și variola păsărilor. **(Gleichzeitige Veränderungen, hervorgerufen von Avitaminose A, chronischer Atemkrankheit [CRD] und Geflügelpocken.)** Probleme Epizootol. [București] 11 (1962) S. 89. — 4 Abb., 4 Lit. Zus. in Russ., Franz.
Es wird über die Möglichkeit des gleichzeitigen Bestehens der Veränderungen von Avitaminose A, chronischer Atemkrankheit und Geflügelpocken in

der Trachealschleimhaut von Hühnern, die an CRD erkrankten, berichtet. Dieses Bild hat eine besondere Bedeutung für Erkennung der Ätiologie und Pathogenese der chronischen Atemkrankheit sowie zur Vorbeugung und Bekämpfung dieser Krankheit. S. Bayer. 9791.

Lagerlöf, Bengt; Stockholm, Sweden, Karolinska Inst., Dep. of Pathol., Res. Lab. Transplantation studies with chromosome-labelled erythroleukaemia cells of fowl. **(Transplantations-Versuche mit an Chromosomen gebundenen Erythrocytenleukämie-Zellen des Geflügels.)** Acta pathol. microbiol. scand. **56** (1962) Nr. 2. S. 135–142. – 2 Abb., 3 Tab., 10 Lit.

Früher ist gezeigt worden, daß Erythroleukämie als Transplantationsleukämie durch intravenöse Injektion von mit Virus infizierten intakten Leukämiezellen bei Küken hervorgerufen werden kann. Küken von weißen Leghorn erhalten 1 ml eines Viruspräparates, das aus lyophilisiertem Medium aus Kulturen von Erythroleukämie-Knochenmark besteht, intravenös appliziert. Das Medium wird durch gleiche Teile nicht lyophilisierten Materials ergänzt. Die besondere Technik, vor allem die Darstellung und Zählung der Makro- und Mikro-Chromosomen wird ausführlich beschrieben. Weibliche Küken werden mit Leukämiezellen von männlichen Küken behandelt. Knochenmark und Milz werden besonders eingehend im Hinblick auf Leukämiezellen und Chromosomen untersucht. Die weibliche Leukämiezelle enthält 11 Makro-Chromosomen und ein 5. unpaares Chromosom, die männliche Leukämiezelle normalerweise 12 Makro-Chromosomen. Das Knochenmark zeigt verschiedengradige Proliferation der übertragenen Leukämiezellen. Am 3. und 4. Tag nach der Injektion besteht die Masse der Leukämiezellen vor allem aus den transplantierten Zellen, während am 5. Tag auch eine autochthone Komponente vorhanden ist. E. Tempel. 9792.

Hwang, J., Ash, W. J. und Dougherty, E.; Eastport, New York State Veterin. Coll., Dep. of Avian Diseases, Duck Res. Lab.; Cornell Univ., New York State Coll. of Agric., Dep. of Poultry Husbandry. Production of passive immunity against viral hepatitis in White Pekin ducklings. **(Erzeugung passiver Immunität gegen Virushepatitis bei weißen Pekingentenküken.)** J. Amer. veterin. med. Assoc. **141** (1962) Nr. 12. S. 1474–1476. – 2 Tab., 8 Lit.

Eine Anzahl von 8 Mon. alten Pekingenten, die gerade mit dem Legen beginnen, werden in 4 Gruppen eingeteilt. Jede Ente der Gruppen 1–3 erhalten eine i. m. Injektion von je 1 ml einer Virushepatitis-Zubereitung, die 1:10 homogenisierte Leber von infizierten Entenküken mit $10^6 ID_{50}$/ml des Virus enthält. Diese Enten werden 1-, 3- und 5mal im Abstand von 7 Tagen behandelt. 2 Wochen nach der letzten Injektion erhalten sie 2 ml der Viruszubereitung intramuskulär. Gruppe 4 dient als unbehandelte Kontrolle. Die Eier der immunisierten Enten werden bebrütet und die frisch geschlüpften Entenküken mit 100 ID_{50} des Entenhepatitisvirus i. m. infiziert, ebenso die Entenküken der Gruppe 5, die von Enten stammen, die nicht immunisiert worden sind. Die Mortalität der nicht geschützten Küken beträgt 50–100%. Die passive Immunität der Entenküken hält noch 28, 26 und 24 Wochen nach der Immunisierung der Zuchtenten an. Da man im allg. mit einer 3–4 Wochen andauernden passiven Immunität rechnet, erzielt man durch die Behandlung der Zuchtenten den Schutz der Entenküken im besonders gefährdeten Alter von 1–3 Wochen. E. Tempel. 9794.

Enneking jun. und Enneking sen.; Steinfeld, Oldenburg. **Dekelmin in der Geflügelpraxis.** Prakt. Tierarzt **1963** Nr. 1. S. 4–6. – 2 Abb., 4 Lit.

Auf Grund der in der Literatur angegebenen guten Erfolge werden 17506 Hühner, meist legende Junghennen, mit Methyridin = Dekelmin behandelt. Der Haarwurmbefall des Bestandes wurde vorher durch Sektion und mikroskopische Untersuchung festgestellt. 20,0 Dekelmin werden in 100,0 Aqua

dest. oder abgekochtem Wasser verdünnt und davon 1,0 cm^3/kg Kgw. streng subcutan injiziert. Die Behandlung ist durch hygienische Maßnahmen und einen Vitamin A-Stoß wirksam zu unterstützten. Kurz nach der Behandlung treten bei einigen Tieren Nebenerscheinungen wie Trauern usw. auf, die nach 24 Std. verschwinden. Dekelmin entfaltet eine 100%ige Wirkung auf Haarwürmer sowie eine günstige Wirkung auf Legeleistung und Eigewicht, Futterverwertung und Gewichtszunahme sowie die Schlupfquote.
E. Tempel. 9810.

Kogan, Z. M. (Kogan, S. M.); Gorki Belorusskije, Beloruss. Landwirtsch. Akad., Lehrstuhl für Zool. Izmenčivost' formy oocist kurinych kokcidij i ee biologičeskoe značenie. **(Die Formveränderung bei Hühnercoccidien und ihre biologische Bedeutung.)** Zoologičeskij žurnal, Moskva **41** (1962) Nr. 9. S. 1317–1326. – 3 Abb., 1 Tab., 14 Lit. Zus. in Engl.
Mit Hilfe der biometrischen Analyse wird die Variation des IF-Indexes (IF Länge:Weite) bei *Eimeria necatrix* untersucht. Es wurden 5236 Oocysten ausgemessen. Bei *Eimeria necatrix* schwankt der IF-Index in den Grenzen 1,1 bis 1,7 bei einem Mittelwert von 1,32. Da sich die Untersuchungen auf ein großes Material aufbauen, wird angenommen, daß die im Versuch gefundenen Werte für die Schwankungen des IF-Indexes den natürlichen Grenzwerten der Schwankungen sehr nahe kommen. Zwischen der Länge der Oocysten und dem IF-Index besteht eine statistisch glaubwürdige positive Korrelation ($r = 0{,}3–0{,}4$). Nach außen abgeschiedene Oocysten vergrößern sich wahrscheinlich gleichmäßig sowohl in der Länge als auch Breite, wodurch sich der IF-Index nicht verkleinert; sein korrelatives Verhältnis mit der Oocystenlänge dagegen verringert sich. Eine Eiweißdiät der Hühnchen führt zu einer Vergrößerung der mittleren Länge der Oocysten um 1,3–1,4 μ, wobei parallel dazu der IF-Index auf 0,02 anwächst. V. Palm. 9810.

Alwar, V. S.; Madras, Veterin. Coll. Serial passage of Trypanosoma evansi in fowls. **(Reihenpassage von Trypanosoma evansi im Huhn.)** Indian veterin. J. **39** (1962) Nr. 10. S. 557–559. – 22 Lit.
0,3 ml Kükenblut, das *Trypanosoma evansi* enthält, wird Küken subcutan verabreicht. Die Küken sind entweder frisch geschlüpft oder bis 3 Tage alt. Es werden 6 Reihenpassagen durchgeführt. Die Parasiten werden teils im feuchten Ausstrich, teils im Mäuseversuch ermittelt. Sie tauchen nach einer Mindestzeit von 4 Tagen auf und verschwinden nach einer Höchstzeit von 25 Tagen. Die Trypanosomen verändern sich weder in bezug auf ihre Morphologie noch Pathogenität. Nur 1 Küken stirbt, während die anderen keinerlei klinische Veränderungen aufweisen. E. Tempel. 9810.

Schad, G. A. Helminth parasitism in a flock of domestic geese introduced to arctic summer conditions in Canada. **(Helminthenbefall in einer unter arktischen Sommerverhältnissen gehaltenen Herde von Hausgänsen in Kanada.)** Canad. J. Zool. **40** (1962) Nr. 1. S. 1–4. – 2 Abb., 2 Tab., 5 Lit.
Im Brutschrank erbrütete und parasitenfrei aufgezogene Gössel von Pilgergänsen wurden Ende Juli bei False River, Quebec (58°07'N., 68°W) auf eine am Fluß gelegene Niederung mit nur geringem Pflanzenvorkommen (*Puccinellia sp.* und *Calamagrostis sp.*), die wiederholt vom Brackwasser überschwemmt wurde, zur Nahrungsaufnahme aufgetrieben. In diesen Weidebereich fielen oft ziehende Ufervögel und Wildenten in größerer Anzahl ein. Wildgänse mieden dagegen die Niederung vollkommen. Von Sept. bis Okt. wurden 57 der Gänse geschlachtet. 16 Tiere, die in schlechter Verfassung waren, wurden der vollständigen helminthologischen Sektion unterzogen. Da nur Darmparasiten gefunden wurden, wertete Vf. von den übrigen Gänsen nur den Magen-Darmkanal aus. Bei 22 Tieren (39%) fand er Trematoden der Art *Notocotylus attenuatus* in unterschiedlichen Mengen. Bei einer Gans lag ein Befall mit einem Bandwurm der Gattung *Hymenolepis* vor. Von 50

gleichaltrigen Gänsen waren die Ganter zu 47%, die weiblichen Tiere zu 35% mit dem Trematoden befallen. Am stärksten waren die schweren männlichen Gänse invadiert. Da die Versuchsgänse nicht mit Wildgänsen in Berührung gekommen waren, hält Vf. andere Wildvögel (Regenpfeifer, Uferläufer, bei denen der gleiche Parasit nachgewiesen worden war) für die Verbreiter des Trematoden *Notocotylus attenuatus*. S. Nickel. 9810.

XXV. KRANKHEITEN DER TIERE ZOOLOGISCHER GÄRTEN, DER PELZTIERE, DES WILDES, DER FISCHE

Prakash, Anand und Singh, Virdhi; Bikaner, Rajasthan Veterin. Coll. Normal parturition in camels. **(Normalgeburt bei Kamelen.)** Indian veterin. J. **39** (1962) Nr. 10. S. 551–553. – 1 Tab., 6 Lit.

Nach Beobachtungen von 45 Kamelgeburten hat Vf. eine durchschnittliche Geburtsdauer von 336 Min. (120–600 Min.) errechnet. Die Eihäute wurden 65–300 Min. post partum abgestoßen. Ödematisierung von Vulva und Euter sowie Einsinken der Beckenbänder und Einschießen der Milch gelten – genau wie bei unseren Haustieren – als Zeichen bevorstehender Geburt. Das Fohlen wird in gestreckter Haltung, oberer Stellung und Vorderendlage ausgetrieben. Geburtshilfe war nur in einem Falle notwendig. Etwa 2 Std. nach der Geburt stehen die Fohlen das erste Mal auf und saugen bald.

A. Kuntze. 9862.

Lucke, Vanda M.; Bristol, Univ., Dep. of Pathol. Pyometra in the lioness (Panthera leo). **(Pyometra bei einer Löwin [Panthera leo].)** Veterin. Rec. 74 (1962) Nr. 45. S. 1225–1227. – 4 Abb., 5 Lit.

Eine 13jährige Löwin verstarb an den Folgen einer Pyometra. Das Tier hatte 3mal geworfen, das letzte Mal 5 Jahre vor dem Tode. In der letzten Zeit hatte die Löwin das ganze Jahr hindurch regelmäßig jeden Monat „gerollt", d. h. Brunstsymptome gezeigt, ohne daß sie konzipierte. Einige Monate vor dem Tode wurden mehrmals Apathie und Anorexie beobachtet, die aber nach 2–3 Tagen ohne Behandlung wieder abklangen. 5 Tage vor dem Tode zeigte das Tier erhebliche Atembeschwerden und pralle Auftreibung der Bauchdecken, die, wie die Sektion ergab, durch 10 l schokoladenfarbigen Eiter verursacht wurde, der die Bauchhöhle ausfüllte. Die prall gefüllten Uterushörner enthielten mehrere, zystenähnliche, eitergefüllte Kammern, die nicht miteinander kommunizierten. Beide Ovarien enthielten nebeneinander Cysten bis zu 3,5 cm im Durchmesser und Corpora lutea. A. Kuntze. 9862.

Bywater, J. E. C., Hartley, E. G., Rutty, D. A. und Ackerley, E. T.; Sandwich, Kent, Pfizer Ltd., Vaccine Testing Unit. Observations on the intradermal palpebral tuberculin test and subsequent autopsy findings in monkeys. **(Beobachtungen bei der intradermalen palpebralen Tuberkulintestung und folgenden Sektionsbefunden bei Affen.)** Veterin. Rec. **74** (1962) Nr. 49. S. 1414–1416. – 2 Tab., 7 Lit.

Insgesamt wurden 2301 Rhesusaffen (*Macaca mulatta*) und 5328 Grüne Meerkatzen (*Cercopithecus aethiops*) nach der Methode Schroeder intrapalpebral tuberkulinisiert. Die Ergebnisse wurden jeweils nach 24, 48 und 72 Std. abgelesen und nach dem Grad der Ödembildung bewertet. 0 = keine Rötung oder Ödem, 1 = Rötung ohne Ödem, 2 = leichtes Ödem, 3 = Ödem, 4 = deutliche Ödembildung. Ursprünglich wurden jene Tiere als positive Reagenten angesehen, die nach 24 Std. zur Gruppe 3 oder 4 gezählt werden mußten. Da hierbei von 25 Tieren nur bei 13 Reagenten pathologisch-anatomisch Tuberkulose nachgewiesen werden konnte, wurden späterhin nur jene Affen als tuberkulinpositiv bewertet, bei denen sowohl nach 48 als auch nach 72 Stunden die Punkte 3 oder 4 erfüllt waren. Aber auch hier stimmten Tuberkulintest und Sektionsbild nur in 58% der Fälle überein. Die Aussagekraft der intrapalpebralen Tuberkulinreaktion bei Affen ist daher nur als relativ anzusehen. A. Kuntze. 9862.

Steiniger, Fritz. **Typhus-Paratyphusbakterien bei importierten Reptilien.** Dtsch. tierärztl. Wschr. **68** (1961) Nr. 20. S. 587–589. – 24 Lit.

Bei einer frisch gefangenen Kreuzotter und einer aus dem Tierhandel bezogenen griechischen Landschildkröte wurden mehrere Wochen lang Salmonellen (*S. typhimurium*) im Kot nachgewiesen. Während bei fleischfressenden Reptilien die Infektionsquelle klar ist, dürften sich pflanzenfressende Reptilien nur dadurch infizieren, daß sie sich in der Nähe menschlicher Siedlungen oder beim Menschen als Haustier halten. Infektionsquellen sind entweder Fäkalien oder abwassergedüngte rohe Grünpflanzen. Der Kampf gegen die Salmonellen sollte nicht durch Einschränkung des Reptilienimportes, sondern durch Verbesserung der hygienischen Futterüberwachung geführt werden, da die meisten Tierfuttermittel salmonellenhaltig sind. A. Kuntze. 9862.

Friedburg, K. M.; Three Oaks, Mich. Anesthesia of parakeets and canaries. **(Anästhesie bei Wellensittichen und Kanarienvögeln.)** J. Amer. veterin. med. Assoc. **141** (1962) Nr. 10. S. 1157–1160.

Gelegentlich werden vom Tierarzt auch an kleinen Stubenvögeln chirurgische Eingriffe gefordert. Da Vögel sehr leicht Kreislaufkollaps oder Atemstillstand bekommen, ist der Lokalanästhesie unbedingt der Vorzug zu geben. Es empfiehlt sich ein kurz anflutendes (1 Min.) und lang wirksames Anaestheticum zu verwenden, das möglichst nicht auf Procainbasis aufgebaut sein soll, da Vögel prokainüberempfindlich sind. Aether und Aethylchlorid eignen sich für kleinere chirurgische Eingriffe, wobei dem Aethylchlorid der Vorzug zu geben ist, da es von den Schleimhäuten reizlos vertragen wird. Es wird empfohlen, das Tier hierzu in Rückenlage in der Hand zu halten, und das Anaestheticum mit einer Injektionsspritze auf das Nasenloch aufzuspritzen. Für größere, langdauernde Operationen sollte Equi-Thesin i. m. in die Brustmuskulatur (0,25 ml/100 g Vogel) injiziert werden. Narkosezwischenfällen sollte durch O_2-Zufuhr und eventuelle vorsichtige Thoraxmassagen begegnet werden. A. Kuntze. 9862.

Kučerjavyj, A. I. (Kutscherjawy, A. I.) Zabolevanie s nevyjasnennoj ėtiologiej. **(Eine Erkrankung ungeklärter Ätiologie.)** Krolikovodstvo i zverovodstvo, Moskva **5** (1962) Nr. 8. S. 28.

Im Januar 1962 erkrankten 8 Silberfüchse einer Pelztierwirtschaft an einer katarrhalisch-fibrinösen Stomatitis, die von Abgeschlagenheit, Futterverweigerung und struppigem Fell begleitet wurde; weibliche Tiere erkrankten nicht. Bakterielle Infektionen waren bei einem verendeten Tier nicht nachweisbar. Im Februar traten ähnliche Erkrankungen nochmals bei Silber- und bei Polarfüchsen auf. Sämtliche Tiere der Wirtschaft erhielten 100 000 IE Penicillin i. m. und im Verlauf von 3 Tagen je 100 mg Biomycin als Pulver mit dem Futter. Nach 4 Tagen waren keine Symptome mehr zu ermitteln. In drei anderen Wirtschaften führte diese Behandlung bei ähnlichen Situationen ebenfalls zu günstigen Resultaten. Es wird der Verdacht auf eine infektiöse Stomatitis ausgesprochen. W. Bathke. 9870.

Geurden, L. M. G. und Devos, A.; Gent, Rijksuniv., Lab. voor Bacteriol. en Hyg. der Huisdieren. Onderzoek over sterfte bij nertsen tijdens de periode 1956–1960. **(Untersuchung über Todesfälle bei Nerzen im Zeitraum 1956-1960.)** Meded. Veeartsenijschool Rijksuniv. Gent **4** (1960) Nr. 4. S. 1–27. – 12 Abb., 4 Tab., 10 Lit.

Zur Todesursachenstatistik wurde ein aus 148 Nerzen bestehendes Untersuchungsmaterial ausgewertet, in dem zu je etwa 15% Futterschäden und Pneumonien als Todesursache festgestellt wurden. An Infektionskrankheiten kamen Staupe (6,1%), Tuberkulose (12,7%), Milzbrand (5,4%) und Rodentiose (1,3%) vor. Bei je einem Tier war eine Infektion mit *Proteus vulgaris* und *Staphylococcus aureus* nachzuweisen. Weitere Todesursachen waren: Gastro-Enteritis (12,1%), Magenperforation (1,3%), Ascites (2,6%), Pneumonie (16,2%). Affektionen des Harnapparates in Form von Nierenblutungen, Nephritis, Blasensteinen fanden sich in 5,4% der Fälle. Weiterhin wurden als Todesursache Abortus, Haemopericard und Bißwunden ermittelt.

H. Zimmermann. 9870.

Buzinov, I. A., Novikova, L. S., Kagan, F. I. und Nikiforova, N. M. (Businow, I. A., Nowikowa, L. S., Kagan, F. I. und Nikiforowa, N. M.); Udelnaja, Gebiet Moskau, Forsch.-Inst. für Pelztier- und Kaninchenzucht; Staatl. Forsch.-Inst. für Veterinärmed. Präparate des Min. für Landwirtsch. der UdSSR. Kompleksnaja vakcina protiv botulizma i pasterelleza norok. **(Eine Simultanvaccine gegen Botulismus und Pasteurellose der Nerze.)** Krolikovodstvo i zverovodstvo, Moskva **5** (1962) Nr. 9. S. 29–30.

Botulismus und Pasteurellose treten bei Nerzen häufig gemeinsam auf; eine Sanierung würde bedeutend erleichtert werden, wenn eine Simultanvaccine gegen beide Infektionen vorhanden wäre. Zur Vervollständigung des bereits erprobten Botulismusimpfstoffes wurden Versuche zur Vaccineherstellung mit Pasteurellen durchgeführt (Lebend- und Totimpfstoffe). Die an Aluminiumhydroxyd oder an Alaun adsorbierten Totvaccinen wiesen bessere immunogene Eigenschaften auf (1-3 Monate p. i.). Nach vorbereitenden Laborversuchen erfolgte die Überprüfung der Simultanvaccine unter Praxisbedingungen. Nach 4-5 Monaten schützte dieser Impfstoff gegen 100 DL_{min} des jeweiligen Erregers. Bis zu ca. 12 Monate gelagerter Impfstoff schützte noch 94% der behandelten Nerze vor der Infektion.

W. Bathke. 9870.

Dorofeev, K. A. (Dorofejew, K. A.); Kirow, Landwirtsch. Inst. Lehrstuhl für Epizootol. Klebsiellez norok. **(Klebsiellose der Nerze.)** Krolikovodstvo i zverovodstvo, Moskva **5** (1962) Nr. 7. S. 28.

Nach einer sehr ausführlichen Beschreibung der Bakteriologie und Serologie der Klebsiellen berichtet Vf. über den klinischen Verlauf der durch diese Keime bedingten Infektionen bei Nerzen. Die Symptome sind wechselnd; es dominieren jedoch Inappetenz, Trägheit, Abszeßbildung im Unterhautgewebe und Sepsis (insbesondere Peritonitis). 3–4% der erkrankten Nerze verenden in der Regel. Die Sektion liefert u. a. Milztumor, Peritonitis und Blutungen in den Nieren. Die Diagnose kann durch Mikroskopie gefärbter Präparate, Anzüchtung auf Nährböden und im Versuchstier sowie durch serologische Differenzierung ermittelt werden. Zur Therapie wird Streptomycin (50 mg i. m. 3mal täglich) empfohlen. Neben der Vernichtung verendeter Tiere ist auf Hygiene und Desinfektion zu achten. W. Bathke. 9870.

Dubnickij, A. A. und Komissarov, E. Ja. (Dubnizki, A. A. und Komissarow, Je. Ja.) Iz opyta bor'by s korinozomatozom. **(Aus den Erfahrungen der Corynosomatosebekämpfung.)** Krolikovodstvo i zverovodstvo, Moskva **5** (1962) Nr. 7. S. 29–30.

Im Sommer 1960 erkrankten zahlreiche Nerze eines Betriebes an Corynosomatose (Erreger: *Corynosoma semerme* und *C. strumosum*). Aus einem größeren See gefangene und verfütterte Stinte wurden als Ansteckungsherd ermittelt, da bei diesen die Entwicklungsstadien der genannten Parasiten in vermehrtem Umfange nachweisbar waren. Es erkrankten vorwiegend Jungtiere unter schweren Störungen der Funktionen des Magen-Darmkanals, wobei insbesondere die Tiere verendeten, die gleichzeitig an anderen chronischen Krankheiten litten. Typische postmortale Veränderungen lagen im Enddarm vor (Schwellung und Nekrosen der Schleimhaut sowie zahlreiche, in der Schleimhaut haftende Parasiten). Oft waren Parasiteneier in den Körperhöhlen anzutreffen. Nach Ausschaltung der Infektionsquelle wurden sämtliche Jungtiere einer Wurmbehandlung mit Tetrachloraethylen oder Tetrachlorkohlenstoff unterzogen. Beide Präparate wurden in den Enddarm mittels Spritze und Milchkatheter appliziert und bei mehreren Tausend Tieren eingesetzt. Da Probeschlachtungen erkennen ließen, daß beim Tetrachloraethylen nicht immer alle Parasiten abgetötet werden, gab man im Verlauf der weiteren Arbeiten dem Tetrachlorkohlenstoff den Vorzug. Am besten erwies sich eine Mischung des Tetrachlorkohlenstoffs mit Sonnenblumenöl im Verhältnis 2:1 (1,5 ml/kg Kgw.). Toxische Nebenerscheinungen wie sie bei reiner Anwendung des Präparates auftraten (Erbrechen) wurden danach nicht beobachtet. W. Bathke. 9870.

Čebolda, V. (Tschebolda, W.); Ausstell. der Errungenschaften der Volkswirtsch. der Ukrain.SSR. Lečenie kokcidioza krolikov furazolidonom. **(Die Behandlung der Kaninchencoccidiose mit Furazolidon.)** Krolikovodstvo i zverovodstvo, Moskva 5 (1962) Nr. 8. S. 28.
Nach einer Regenperiode erkrankten die im Freigehege einer Ausstellung gehaltenen Kaninchen an Coccidiose. Nachdem 53 verendet waren, wurden 475, davon 30 mit Klinischen Symptomen, mit Furazolidon behandelt (0,02 g/kg Kgw. für 4 Tage im angefeuchteten Futter). Diese Behandlung und die gleichzeitige Säuberung und Desinfektion des Auslaufes sowie eine Verbesserung der Futterration ermöglichten eine Heilung des Bestandes, in dem nur noch 6 weitere Verlustfälle auftraten. Koprologisch waren 2 Wochen nach der Behandlung keine Oocysten mehr nachweisbar. W. Bathke. 9870.

Skovronskij, R. V. und Ugrin, N. N. (Skowronski, R. W. und Ugrin, N. N.); Lwow, Veterinärmed. Inst., Lehrstuhl für Parasitol. und Zool. Lečenie česotki u krolikov. **(Die Behandlung der Räude bei Kaninchen.)** Krolikovodstvo i zverovodstvo, Moskva 5 (1962) Nr. 9. S. 30–31.
Phenothiazin – allgemein als Wurmmittel bekannt – besitzt akaricide Wirkungseigenschaften. Seit 1954 behandelten Vff. 746 an Räude erkrankte Kaninchen. Bei der Kopf- und Fußräude werden die veränderten Regionen mit Lebertran benetzt und darauf das Phenothiazin als Pulver gebracht (3malige Behandlung mit 5–6tägigen Intervallen). Bei der Ohrräude wurde das Phenothiazinpulver in die Ohrmuschel eingeführt; zur gleichmäßigeren Verteilung des Präparats im Ohrgang massierten Vff. das Ohr. Die Heilung trat 1 Woche nach der 2. Applikation ein. Behandelte Tiere dürfen keinen Sonnenstrahlen ausgesetzt werden, da sonst eine Oxydation des Phenothiazins erfolgt und eine rötliche Färbung des Haarkleides die Folge ist.
W. Bathke. 9870.

Fetisov, V. I. (Fetissow, W. I.) Mery borby s passalurozoe krolikov. **(Maßnahmen zur Bekämpfung der Passalurose bei Kaninchen.)** Krolikovodstvo i zverovodstvo, Moskva 5 (1962) Nr. 8. S. 26–27.
Da über die Biologie des *Passalurus ambiguus* keine einheitliche Meinung besteht, konnten bisher noch keine wissenschaftlich begründeten Bekämpfungsmaßnahmen erarbeitet werden. Verschiedene Versuchsreihen sollten zur Klärung beitragen. Unter Temperaturbedingungen von 0–45 °C überprüfte Vf. die Entwicklung der Parasiteneier in verschiedenen Flüssigkeiten (physiol. NaCl, destilliertes und Leitungswasser, 0,5%ige Formalinlösung, 0,5%ige Salzsäurelösung, feuchtes Filterpapier, Fäkalien, feuchte Kammer). Eine Entwicklung war im Verlauf der 215 Versuche nur bei den Eiern zu verzeichnen, die innerhalb des Parasiten bereits das Stadium der Gastrula erreicht hatten und Temperaturen von 20–40 °C ausgesetzt waren. Der Übergang zum Invasionsstadium wurde mittels Einwirkung von Magen- und Darmsäften mit anschließender Messung ausgestoßener Eier sowie im Kaninchentierversuch ermittelt. Vf. ermittelte weiterhin, daß die Entwicklung des Erregers vorwiegend in den perianalen Falten stattfindet, wo bei Tempera-

turen um 36–38 °C dieser Prozeß in 24–48 Std. abgeschlossen ist. An Kaninchen, die 300–425 Tage isoliert auf Netzböden gehalten wurden, wies Vf. nach, daß eine Selbstausheilung bei dieser Parasitose der Kaninchen nicht stattfindet, wie es z. B. bei der Coccidiose der Fall ist. In Laborversuchen und an 1845 Tieren unter Praxisbedingungen wurden verschiedene Medikamente erprobt. Therapeutisch erwiesen sich als besonders wirksam die Salze des Piperazins (Adipinat, Phosphat, Sulfat) und Phenothiazin. Die Präparate stellen ebenfalls gute Chemoprophylaktica dar. Die Wirkung des Phenothiazins ist hier jedoch etwas schwächer. Die Dosierungen der Präparate, die mit dem Futter zu verabreichen sind, müßten dem Original entnommen werden.
W. Bathke. 9870.

XXVI. ZOONOSEN

Buck, G. und Courdurier, J.; Madagascar, Région de Rech. Vétérin. et Zootechn.; Inst. Pasteur. Les zoonoses à Madagascar. **(Zoonosen auf Madagaskar.)** Rev. Élevage Méd. vétérin. Pays trop. [N. S.] **15** (1962) Nr. 2. S. 181–191.
9900.

Mágrová-Tesařová, Jaroslava und Duniewicz, Milan; Praha, Karlova Univ., Fak. Všeob. Lékařství; Klin. Chorob Infekčních. Kardiální změny v průběhu Bangovy choroby. **(Herzveränderungen im Verlauf der Bangschen Krankheit beim Menschen.)** Veterinární Med. **7 (35)** (1962) Nr. 9. S. 685–688. — 3 Tab., 32 Lit. Zus. in Russ., Engl., Franz.
Es wird über den Verlauf der Bangschen Krankheit bei 26 Patienten berichtet, die während der Jahre 1957–1959 in einem Prager Krankenhaus (Bulovka) behandelt wurden. Herzveränderungen vom Myocarditischarakter und EKG-Befund stellten sich oft bald nach dem Auftreten der ersten Krankheitssymptome ein. Die Arbeit enthält tabellarische Übersichten der EKG-Kurven, der Auskultationsbefunde, des Blutdruckes und der Pulsfrequenz. In Fällen, die nur serologisch festgestellt waren und ohne klinische Symptome verliefen, waren sowohl der klinische Herz- als auch der EKG-Befund normal.
B. Hamzová. 9908.

Pilet, Ch. und Goret, P.; Alfort, École Nat. Vétérin., Chaire de Pathol. des Maladies Infectieuses. L'infection brucellique chez les vétérinaires français. Étude épidemiologique et statistique. **(Die Brucelleninfektion französischer Tierärzte. Eine epidemiologische und statistische Betrachtung.)** Recueil Méd. vétérin. **138** (1962) Nr. 12. S. 1095–1101. — 3 Tab., 1 Lit. Zus. in Engl., Ital.
In Frankreich wird eine Umfrage bei den prakt. Tierärzten betr. eigener Brucelleninfektion gehalten. Darauf antworten 1248 Tierärzte aus 79 Departements, von denen 349 = 27,8% eine Brucelleninfektion aufweisen. Dabei werden folgende Infektionsmoglichkeiten angegeben: 1) durch Rinder: 310 = 88% Fälle, 2) Schafe und Ziegen: 18 = 5,15%, Vaccine B 19: 8 = 2,26%. 4) infizierte Milch: 2 = 0,56% und 5) ungeklärt: 11 = 3,45% Fälle. Im Vordergrund steht also das Rind. An Hand einer Liste werden die verschiedenen klinischen Formen beim Menschen angegeben. Durch die beruflichen Möglichkeiten kommt es häufig zu Reinfektionen und Rückfällen. Besonders oft treten Gelenkaffektionen auf. Rückfälle werden vor allem bei kürzerer Behandlung mit Antibiotica beobachtet. 41% der französischen prakt. Tierärzte weisen allergische Erscheinungen an der Haut des Armes oder Unterarmes auf, die verschieden lange Zeit anhalten. Bei den meisten Personen handelt es sich um eine Allergie gegenüber Brucellen, bei manchen aber um eine Allergie gegenüber den Proteinen der Placenta.
E. Tempel. 9908.

Kozlov, M. P. (Koslow, M. P.); Stawropol, RSFSR, Forsch.-Inst. für Seuchenbekämpf. im Kaukasus und in Transkaukasien. Sezonnaja cikličnost' zabolevaemosti brucellezom i opredelenie srokov vakcinacij naselenija.

(Saisonmäßiges Auftreten von Brucelloseerkrankungen und Ermittlung der Vaccinierungstermine für die Bevölkerung.) Žurnal mikrobiologii, ėpidemiologii i immunobiologii, Moskva **33** (1962) Nr. 10. S. 111–116. — 1 Abb., 2 Tab., 8 Lit. Zus. in Engl.

Da die Impfung mit dem Brucellenlebendimpfstoff beim Menschen nur einen sicheren Schutz für die Dauer von 6–7 Monaten gewährleistet, untersucht der Vf. das zeitliche Auftreten gehäufter Brucelloseerkrankungen bei verschiedenen Berufsgruppen: 1. Beschäftigte in Schafzuchten: Zootechniker und Tierärzte; 2. Beschäftigte in Rinderzuchten und milchverarbeitenden Betrieben; 3. Beschäftigte auf Schlachthöfen und fleischverarbeitenden Betrieben; 4. Arbeiter und Dorfbewohner, die Tiere im Privatbesitz haben und 5. Bewohner von Kleinstädten, die keine Bindung zur Tierzucht haben. Es ergaben sich bei den einzelnen Berufsgruppen im zyklischen Ablauf der Ersterkrankungen erhebliche Unterschiede, die in 5 graphischen Darstellungen aufgezeigt werden. Vf. führt diese Unterschiede auf die variierende dominierende Rolle einzelner epizootiologischer Faktoren des Brucelllosegeschehens, die zu einer Ansteckung führen können, zurück. Deshalb darf die Anordnung, daß in Landgemeinden die Vaccinierung 2 Monate vor der Ablammperiode — die sich ja in einzelnen Wirtschaften selbst über 6–8 Monate erstreckt —, durchzuführen ist, nicht ohne weiteres auf alle Berufsgruppen übertragen werden. W. Bathke. 9908.

Čerčenko, I. I. und Samsonova, N. I. (Tschertschenko, I. I. und Samsonowa, N. I.) Brucelleznaja infekcija v rajonach Krajnego Severa. Soobščenie III. Kliničeskie projavlenija „olenego" brucelleza u čeloveka. **(Die Brucellose-infektion in den Gebieten des Hohen Nordens. 3. Mitt. Die klinischen Erscheinungen der Ren-Brucellose beim Menschen.)** Žurnal mikrobiologii, ėpidemiologii i immunobiologii, Moskva **32** (1961) Nr. 7. S. 51–56. — 2 Tab. Zus. in Engl. 2. Mitt. vgl. LZ. Abt. IV 7 (1962) Nr. 2. S. 479.

Durch Tierärzte ist in den letzten Jahren festgestellt worden, daß die Brucellose in den Renbeständen des hohen Nordens weitverbreitet ist. Auf diesen Umstand ist von Seiten der Humanmedizin bisher noch kaum Rücksicht genommen worden. Vff. untersuchten 189 Patienten aus Gebieten, in denen die Renzucht beheimatet ist. Die Untersuchungen erstreckten sich auf anamnestische Erhebungen, vollständige klinische Untersuchungen, serologische und bakteriologische Prüfungen des Blutes und den allergischen Hauttest. Die Patienten zeigten verschiedene Gesundheitsstörungen, die für Brucellose charakteristisch sind. Die Schädigungen führten bei einem Teil von ihnen zur Arbeitsunfähigkeit. In der Mehrzahl der Fälle jedoch war der Verlauf mild. W. Plaschke. 9908.

Bothwell, P. W., McDiarmid, A., Bartram, H. G., Mackenzie-Wintle, H. A. und Williamson, A. R. H.; Bristol, Health Dep.; Compton, Berks., A. R. C. Field Stat.; Oxfordshire; Southern Combined Districts of Oxfordshire; Nettlebed, Oxfords. Brucellosis control and eradication: notes and proposals of the Oxford Working Group. **(Brucellosebekämpfung. Darlegungen und Vorschläge der Oxforder Arbeitsgruppe.)** Veterin. Rec. **74** (1962) Nr. 41. S. 1091–1101. — 3 Tab., 26 Lit.

In England wurden 1959: 88, 1960: 84 und 1961: 101 menschliche Brucelloseerkrankungen registriert. Die Zahl der Brucelloseinfektionen liegt in Wirklichkeit bedeutend höher und wird auf 1000 Fälle pro Jahr geschätzt. Es traten jährlich 1-3 Todesfälle durch Brucellose auf. Als Hauptinfektionsquelle ist rohe Milch anzusehen. Allein durch die Milch-Pasteurisierung kann die menschliche Brucelloseinfektion nicht verhütet werden. Es bedarf einer wirksamen Bekämpfung der Brucellose des Rindes, um auch die Kontaktinfektionen auszuschalten. Gegenwärtig stellt das Rind den Hauptbrucellenträger dar, obgleich auch bei Schafen, Pferden, Rotwild und Ratten

Brucelloseinfektionen beobachtet wurden. Die Bruceloseverseuchung der Rinder ist gebietsweise sehr unterschiedlich. Man rechnet mit wenigstens 10% infizierter Anlieferungsmilch. Die Brucellosebekämpfung darf sich jedoch nicht nur auf die Milchviehherden beschränken, sondern muß auch die Fleischrinder einschließen. Ungefähr 50% der Jungrinder wurden mit Buck 19 vacciniert. Die jährlich durch die Brucellose verursachten Verluste an tierischen Lebensmitteln werden auf 16 Millionen £ geschätzt, während der durch die Brucelloseinfektion einer Kuh entstandene wirtschaftliche Schaden mit 25 £ veranschlagt wird. England, Wales und Schottland sind nahezu die letzten Länder in Europa, in denen die Brucellose nicht anzeigepflichtig ist. Die Meldepflicht für die Brucellose des Menschen und Tieres wird dringend empfohlen. Die bestehenden gesetzlichen Bestimmungen beziehen sich hauptsächlich auf die Milchüberwachung, während die Bekämpfung der Brucellose der Tiere ungenügend gesetzlich geregelt ist. Das Hauptproblem ist der völlige Mangel an gesetzlichen Bestimmungen für die Durchführung von Maßnahmen nach der Feststellung brucelloseinfizierter Bestände. Auf der Grundlage eines umfassenden Gesetzes zur Bekämpfung der Brucellose sollten wirksame Maßnahmen gemeinsam von Gesundheitswesen, Veterinärwesen und Landwirtschaft getroffen, Sanierungsgebiete und ein nationales Bekämpfungsprogramm geschaffen werden. Eine Reihe von konkreten Vorschlägen, die Milch-Pasteurisierung, Untersuchungsmethoden, Kennzeichnung und Isolierung infizierter Tiere, Anzeigepflicht, Entschädigung, Handelsbestimmungen und Vaccination mit Buck 19 betreffend, sowie eine Zusammenfassung der bestehenden gesetzlichen Bestimmungen über Brucellose beschließen die ausführliche Übersicht. E. Kunter. 9908.

Lebedeva, E. A., Chomik, S. R. und Medjucha, G. A. (Lebedewa, Je. A., Chomik, S. R. und Medjucha, G. A.); Rostow/Don, Inst. für Epidemiol., Mikrobiol. und Hyg. Materialy ėpidemiologičeskogo izučenija očagov salmonelleznoj infekcii v Rostove-na-Donu. **(Materialien epidemiologischer Untersuchungen in Salmonelloseherden der Stadt Rostow/Don.)** Žurnal mikrobiologii, ėpidemiologii i immunobiologii, Moskva **33** (1962) Nr. 12. S. 25–30. – 1 Tab., 8 Lit. Zus. in Engl.

Ein Ansteigen sporadischer Salmonellosen bei ausbleibenden Gruppenerkrankungen waren Anlaß zu 3-6 monatigen epidemiologischen Beobachtungen bakteriologisch gesicherter Infektionen. Insgesamt 164 Herde mit 215 Personen (davon 54 Kinder) wurden erfaßt. In 36% der Fälle waren Erkrankungen in der Familie oder innerhalb eines kleinen Kollektivs zu verzeichnen. Von 27 „Gruppenherden" erkrankten in 11 nur Erwachsene, in 10 Erwachsene und Kinder und in 6 nur Kinder. In 134 Herden trat die Salmonellose 6–18 Std. nach der Nahrungsaufnahme auf (Wurst 46%, Fleischgerichte 28,7%), während in den restlichen Fällen die Nahrung nicht als Ansteckungsfaktor ermittelt werden konnte. Einzelerkrankungen traten vorwiegend unter den berufstätigen Familienmitgliedern auf. Mehrere Salmonellosefälle erfahren eine ausführliche Darstellung, aus denen Vff. schließen, daß infizierte Produkte die Anreicherung des Erregers ermöglichen und somit die größte Bedeutung bei der Übertragung besitzen. Bei Kleinkindern ist eine fäkal-orale Übertragung möglich. Alimentäre, durch Salmonellen bedingte Toxikosen und sporadische Salmonellosen (oft Familienerkrankungen) stellen eine einheitliche nosologische Form dar, die lediglich einige durch die epidemiologische Situation bedingte Unterschiede im Übertragungsmechanismus und Infektionsverlauf aufweisen. W. Bathke. 9910.

Zatulovskij, B. G. und Bondarenko, V. I. (Satulowski, B. G. und Bondarenko, W. I.); Kiew, Inst. für Epidemiol. und Mikrobiol. Izučenie lichoradki Ku na territorii Ukrainskoj SSR. **(Untersuchungen zum Q-Fieber auf**

dem Gebiet der Ukrainischen SSR.) Žurnal mikrobiologii, ėpidemiologii i immunobiologii, Moskva **33** (1962) Nr. 10. S. 116–121. — 1 Tab., 5 Lit. Zus. in Engl.

Vf. kritisiert die z. Z. noch ungenügenden Kentnisse über das Infektionsgeschehen des Q-Fiebers in der Ukraine. In drei Bezirken wurden stationär erkrankte Personen mit entsprechenden epidemiologischen und klinischen Verdachtsmomenten blutserologisch untersucht. Unter 985 Personen konnten bei einem Teil komplementbindende Antikörper gegen *R. burnetii* nachgewiesen werden. Anderweitige serologische Reaktionen sowie die KBR mit einem *R. prowazeki*-Antigen verliefen immer negativ. Positive KBR-Reaktionen treten erst in den späteren Krankheitsstadien auf. Kontrolluntersuchungen bei Infektionen wie Bauchtyphus, Salmonellosen, Tuberkulose, Rheumatismus und Brucellose bestätigten eindeutig die hohe Spezifität der KBR beim Q-Fieber. Von den ersten 10 und weiteren ermittelten, an Q-Fieber erkrankten Personen gehörten die meisten zu den Berufsgruppen, die Kontakt zu Tieren haben oder in der tierische Produkte verarbeitenden Industrie beschäftigt sind. Serologische Untersuchungen bei 1966 landwirtschaftlichen Nutztieren ergaben in 30 Fällen positive Ergebnisse. Geleichzeitig durchgeführte Untersuchungen der Zecken auf Q-Fiebererreger verliefen negativ. Vf. fordert, derartige systematische Untersuchungen auf sämtliche Bezirke der Ukraine auszudehnen. W. Bathke. 9912.

Adamovič, V. L. (Adamowitsch, W. L.); Wolynsk, Sanitär-Epidemiol. Gebietsstat., Abt. für Besonders Gefährl. Infekt. Zoologo-parazitologičeskaja charakteristika prirodnogo očaga tuljaremii v zapadnom poleśe Ukrainskoj SSR. **(Zoologisch-parasitologische Charakteristik der Naturherde der Tularämie in den westlichen Waldgebieten der Ukrainischen SSR.)** Zoologičeskij žurnal, Moskva **41** (1962) Nr. 9. S. 1297–1305. — 1 Abb., 1 Tab., 26 Lit. Zus. in Engl.

In dem südlich von Brest und Minsk gelegenen Waldgebiet, das mit Flüssen und Sümpfen reichlich durchzogen ist, wurde die Zusammensetzung der Kleintiersäuger und deren Parasiten, die Beziehung zur Tularämie aufweisen, untersucht. Ähnliche Untersuchungen liegen aus anderen europäischen und asiatischen Gebieten der UdSSR bereits vor. Auf Grund der vorgefundenen Kleinsäuger und deren Parasitenfauna kann mit Recht von einem Naturherdgebiet gesprochen werden. Die Entwicklungsbedingungen für die Tiere sind gut und damit Ursache für den Artenreichtum, der nach biocoenologischen Gesichtspunkten aufgeschlüsselt wurde. In den überwiegend mit Flüssen und Moorböden durchsetzten Biotopen erwiesen sich besonders *Arvicola terrestris* mit den Zecken *Ixodes apronophorus*, *Dermacentor pictus* und Vertretern der Überfamilie Gamasoidea (Milben) und der Familien Tabanidae (Bremsen) und Culicidae (Stechmücken) von Bedeutung. Dagegen sind es in den überwiegend waldreichen Biotopen (Wasserscheide!) des Gesamtgebietes: *Clethrionomes glareolus*, *Sorex araneus*, *Apodemus sylvaticus* und *A. flavicollis* mit den Zecken *Ixodes ricinus*, *I. trianguliceps*, *I. apronophorus*, *Dermacentor pictus*, dazu noch mehrere Floharten (Aphaniptera), Culiciden und Tabaniden. In freien Landstrichen (z. B. Felder) wurden neben den gewöhnlich anzutreffenden Nagern auch Wasserratten und Hausmäuse und ihre Parasiten (Milben und Flöhe) vorgefunden. Dies zeigt den engen Kontakt zwischen den Tieren verschiedener Biotope sowie den Weg zu Neuinfektionen für Tier und Mensch. F. Coch. 9912.

Davidovič, V. F., Kazanceva, E. L. und Malyševa, M. N. (Davidowitsch, W. F., Kasanzewa, Je. L. und Malyschewa, M. N.); Saratow, Sanitär-Epidemiol. Gebietsstat. Osobennosti ėpidemiologii tuljaremii i puti ee likvidacii. **(Epidemiologische Besonderheiten der Tularämie und Wege zu ihrer**

Tilgung.) Žurnal mikrobiologii, ėpidemiologii i immunobiologii, Moskva **33** (1962) Nr. 12. S. 44–49. – 2 Abb., 2 Tab., 10 Lit. Zus. in Engl.
Untersuchungen über die Naturreservoire bei der Tularämie ließen erkennen, daß die Infektion an bestimmte Landschaftsgebiete gebunden ist (Biotope, Biozöne). Seit 1931 waren im Bezirk S. sporadische Tularämieinfektionen bekannt. Als Ansteckungsherde galten Wassermäuse und blutsaugende Dipteren. 1941 und 1946 waren aber bedeutende Seuchenausbrüche zu verzeichnen, die auch eine starke Ausdehnung auf Kreise ohne bisherige Tularämie nahmen, was durch ein epizootisches Auftreten der Infektion unter den Nagern begünstigt wurde. Anhaltende Niederschläge und die sehr mangelhaften agrotechnischen Maßnahmen begünstigten diese Ausbreitung. Die menschlichen Erkrankungen waren durch Affektionen an den inneren Organen (vor allem während der Kriegsjahre) und ulcerative bzw. boubonenartige Veränderungen der Haut und des Auges gekennzeichnet. Während bei den ersten Ausbrüchen vorwiegend in der Landwirtschaft beschäftigte Personen im Alter von 20–50 Jahren erkrankten, erlagen im weiteren Personen aller Berufsgruppen und jeden Alters der Infektion. Vff. berichten über Untersuchungsresultate bei Nagern und Zecken. Während in den flußreichen Gebieten Erreger vorwiegend bei den im Wasser lebenden Nagern nachweisbar waren, fand man diese in trockenen Gebieten vor allem bei der Feldmaus. Bei 4948 untersuchten Zecken ließen sich aus *D. marginatus* in 6 Fällen Erreger anzüchten. Durch eindeutiges Zahlenmaterial führt Vf. den Beweis, daß die prophylaktische Immunisierung, wenn sie jährlich als Flächenimpfung ausgeführt wird, entscheidend zur Tilgung der Infektion beiträgt.
W. Bathke. 9912.

XXVII. BIENEN- UND SEIDENRAUPENKRANKHEITEN

Sorokin, P. Chromatografski izsledvanija na pčelen med. **(Chromatographische Untersuchung von Bienenhonig.)** Izvestija na Centralnija veterinaren institut za zarazni i parazitni bolesti, Sofija **5** (1962) S. 77–80. – 2 Abb., 5 Lit. Zus. in Russ., Engl.
In 76 von insgesamt 80 Bienenhonigproben wurde chromatographisch die Anwesenheit von Fructose und Glykose leicht und schnell festgestellt. Bei den restlichen, mit bitterem Geschmack behafteten 4 Honigproben wurden außerdem noch Saccharose und Maltose nachgewiesen. Z. Tomow. 9945.

Matuka, S.; Sarajevo, Univ. Veterin. Fak., Zavod za Zaraze i Mikrobiol. O suzbijanju američke gnjiloće pčelinjeg legla kod nas. **(Zur Bekämpfung der amerikanischen Faulbrut der Bienen.)** Veterinaria [Sarajevo] **11** (1962) Nr. 2. S. 259–260.
Die amerikanische Faulbrut der Bienen ist in Jugoslawien weit verbreitet. Für eine erfolgreiche Bekämpfung sind Aufklärung und Mithilfe der Imker unerläßlich. Die Anwendung von Sulfathiazol als einzige Maßnahme bei befallenen Völkern ist gefährlich; sie muß durch weitere Maßnahmen (z. B. Desinfektion und vorbeugende Behandlung in der Umgebung befallener Völker) ergänzt werden. – Die Kenntnisse der Tierärzte über Biologie und Krankheiten der Bienen sollten erweitert und intensiviert werden.
P. Schmidt. 9950.

Danieljan, S. G. Meleoz pčel v Armjanskoj SSR. **(Die Meleose der Bienen in der Armenischen SSR.)** Pčelovodstvo, Moskva **39** (1962) Nr. 10. S. 20–21. – 1 Abb.
Die Krankheit wird durch die parasitären Larven der *Meloc coleoptera* hervorgerufen, die sich in den Leib der Biene einbohren und sie aussaugen. Sie sind auf den Blüten wilder Rosen, der Kamille, der Luzerne, besonders aber der Esparsette anzutreffen. Symptome: krampfartige Windungen, Hochspringen

und Versuche mit den Beinen etwas vom Körper abzustreifen. Die Bekämpfung erfolgt mit Naphthalin. H. Gentz. 9950.

XXVIII. GERICHTLICHE VETERINÄRMEDIZIN, TIERSCHUTZ, TIERVERSICHERUNG

Grimm, Brigitte; Hannover, Tierärztl. Hochschule, Klin. für Kleine Klauentiere und Forens. Med.; Ambulator. Klin. **Der Hauptmangel „Schweineseuche (einschl. Schweinepest)“ in der Literatur der letzten 60 Jahre unter besonderer Berücksichtigung der klinischen Verhältnisse.** Diss. Hannover **1962** 142 S. – 262 Lit.

Die Verordnung betreffend die Hauptmängel und Gewährfristen beim Viehhandel vom 27. 3. 1899 ist seit ihrem Bestehen viel kritisiert, und es sind zahlreiche Änderungsvorschläge ohne Erfolg gemacht worden. Insbesondere der Hauptmangel „Schweineseuche (einschl. Schweinepest)“ ist wissenschaftlich veraltet und bedarf wie die ganze Hauptmängelliste mit ihren Gewährfristen dringend einer Revision. Ausgehend von der Schweineseuche werden Schweineinfluenza (Amerika), Ferkelgrippe (Deutschland), Viruspneumonie der Schweine (England), Enzootische Pneumonie der Schweine (Schweden) und Virus-Schweinepest beschrieben. Die Schweineseuche umfaßte zur Zeit des Erlasses der Hauptmängel die akute und die chronische Schweineseuche. Von der akuten oder Schützschen Schweineseuche trennte Glässer (1910) die fibrinöse Serosen- und Gelenkentzündung ab. Der Rest ging 1927 in der Pasteurellose oder akuten Bipolarinfektion auf. Die chronische Schweineseuche oder enzootische Katarrhalpneumonie (1910) wurde 1931–1933 von Köbe und Waldmann in die Ferkelgrippe aufgenommen. Von der Schweinepest, nach Entdeckung ihrer Virusnatur (1903–1904) als Viruspest bezeichnet, trennte Glässer 1907–1909 die bazilläre Form, den sogenannten Schweinetyphus, heute als akute und chronische Salmonellose bezeichnet, ab. Zum Hauptmangel „Schweineseuche (einschl. Schweinepest)“ gehören demnach heute die fibrinöse Serosen- und Gelenksentzündung, die Pasteurellose, die akute Bipolarinfektion, die Ferkelgrippe, die Viruspneumonie, die Virusschweinepest, die akute und die chronische Salmonellose. Es wird gefordert, den Tierhandel einheitlich dem römischen Rechtsprinzip zu unterstellen, d. h. ihn rechtlich dem Verkauf von beweglichen Sachen gleichzustellen.
A. Meyer. 9980.

XXIX. STAATSVETERINÄRKUNDE

Kliewe, H.; Mainz, Univ., Hyg. Inst. **Über Einsatz- und Abwehrmöglichkeiten von biologischen Kampfstoffen.** Gesundheitswes. u. Desinfekt. **54** (1962) Nr. 3. S. 33–37.

Bei einer Besprechung des Themas wird davon ausgegangen, daß bis zur Mitte des vorigen Jahrhunderts Kriege meist nicht durch Waffen, sondern durch verheerende Seuchen unter Menschen oder Tieren entschieden wurden. Es liegt daher nahe, heute durch eine biologische Kriegsführung ebenfalls entscheidend einzugreifen. Neben den für den Angreifer günstigen Auswirkungen, wie die Erhaltung von Gebäuden, Fabriken, Eisenbahnen u. a. m. im Feindgebiet, sind auch ungünstige Auswirkungen, wie Eindringen des Erregers in das eigene Land bzw. eine Nichthaften im Feindland, zu berücksichtigen. – Die Schutz- und Abwehrmaßnahmen hängen weitgehend von der guten Organisation des Gesundheits- und Veterinärwesens ab, die mit einem hohen Stand der öffentlichen Hygiene verbunden sein muß. – Im mittleren Teil der Arbeit wird auf die einschlägigen Bestimmungen und Durchführungsverordnungen der Bundesrepublik eingegangen, die im Gesetzestext nachgelesen werden müssen. Durch die Mithilfe der Bevölkerung und evtl. Schutzimpfungen lassen sich wirkungsvolle Abwehrmaßnahmen durchführen. Außerdem führen zu einem guten Erfolg die Reinigung des Körpers, der Geräte und Wohnräume und anschließende Desinfektion mit den bekannten Mitteln. In die Schutzräume sind Frischluftfilter einzubauen, Lebensmittel sind in verschlossenen Gefäßen aufzubewahren und offene Lebensmittel müssen gekocht, lang gebraten oder wie bei Brot im Backofen auf 150 °C erhitzt werden. Die Schädigung der Tiere kann durch den Einsatz von Erregern der Maul- und Klauenseuche, Rinderpest, Schweinepest, Geflügelpest, Gehirn- und Rückenmarksentzündung, Milzbrand, Rotz, Brucellose, Pasteurellose oder Schweinecholera hervorgerufen werden. „Wahrscheinlich wird der Feind gleichzeitig an mehreren Stellen Infektionsherde setzen oder gleichzeitig verschiedene Krankheitserreger verwenden. Auf diese Weise würde Verwirrung unter den Abwehrorganen angestiftet und die Erkennung der Krankheiten erschwert.“. Doch die Bekämpfung bakterieller Viehseuchen ist im Viehseuchengesetz ausführlich geregelt und führt in Friedenszeiten zu guten Erfolgen. Bei all dem Gesagten ist trotzdem eine übertriebene Furcht grundlos, da sich die Abwehr auf einen gut funktionierenden öffentlichen Gesundheitsdienst, auf speziell ausgebildete Ärzte, Tierärzte und Biologen, sodann auf ein geschultes Heer von Luftschutzhelfern stützen kann.

M. Worseck. 10050.

Schaaf; A. van der; Utrecht, Rijksuniv., Fac. der Diergeneeskunde. Salmonellose onder de werking van de Veewet. **(Die Auswirkungen des Viehseuchengesetzes auf die Salmonellose.)** Tijdschr. Diergeneeskunde 87 (1962) Nr. 14. S. 976–980. – 3 Lit. Zus. in Engl.

Vf. setzt sich mit der irrigen Ansicht auseinander, daß die Zunahme der Salmonellose beim Menschen in den Niederlanden lediglich auf die vermehrte Einfuhr salmonelleninfizierten tierischen Eiweißes zurückzuführen ist. Die damit im Zusammenhang stehenden gesetzlichen Bestimmungen der Niederlande werden diskutiert. W. Kuhlmann. 10060.

Redaktionsschluß 25. 6. 1963

Herausgeber: Deutsche Demokratische Republik · Deutsche Akademie der Landwirtschaftswissenschaften zu Berlin, Institut für Landwirtschaftliche Information und Dokumentation, Berlin W 8, Krausenstraße 38/39; Fernsprecher: 22 51 61. Chefredakteur: Dr. Ursula Wittbrodt, stellvertretender Chefredakteur: Dr. Werner Kleeberg, Berlin W 8, Krausenstraße 38/39; Fernsprecher: 22 51 61. Redaktion der Abteilung IV – Veterinärmedizin: Oberveterinärrat Dr. Kurt Reinhardt und Prof. Dr. Ekkehard Wiesner, Berlin W 8, Krausenstraße 38/39; Fernsprecher: 22 51 61. Verlag: Akademie-Verlag GmbH, Berlin W 8, Leipziger Straße 3—4; Fernsprecher: 22 04 41, Telex-Nr. 011773, Postscheckkonto: Berlin 350 21. Bestellnummer dieses Heftes: 1030 IV–VIII/5. Das Landwirtschaftliche Zentralblatt, Abt. Veterinärmedizin, erscheint monatlich. Einzelheft DM 16,–; einseitig bedruckte Ausgabe DM 20,–. Jahresbezugspreis DM 192,–; einseitig bedruckte Ausgabe DM 240,– einschl. Register, zuzüglich Porto- und Versandkosten. Gesamtherstellung: VEB Druckerei „Thomas Müntzer“ Bad Langensalza.
Veröffentlicht unter der Lizenznummer 1292 des Presseamtes beim Vorsitzenden des Ministerrates der Deutschen Demokratischen Republik

www.ingramcontent.com/pod-product-compliance
Lightning Source LLC
LaVergne TN
LVHW042239300926
849161LV00003B/406
9783112640173